本草实践

高敏　于俊洲——主编

中医古籍出版社
Publishing House of Ancient Chinese Medical Books

U0319521

图书在版编目（CIP）数据

本草实践 / 高敏，于俊洲主编 . -- 北京 : 中医古籍出版社 , 2024.9
ISBN 978-7-5152-2761-0

Ⅰ.①本… Ⅱ.①高… ②于… Ⅲ.①本草—研究
Ⅳ.① R281

中国国家版本馆 CIP 数据核字 (2023) 第 190200 号

本草实践

高　敏　于俊洲　主编

策划编辑　李　淳
责任编辑　李美玲
封面设计　蔡　慧
出版发行　中医古籍出版社
社　　址　北京市东城区东直门内南小街 16 号（100700）
电　　话　010-64089446（总编室）　010-64002949（发行部）
网　　址　www.zhongyiguji.com.cn
印　　刷　廊坊市鸿煊印刷有限公司
开　　本　787mm×1092mm　1/16
印　　张　30.75
字　　数　674 千字
版　　次　2024 年 9 月第 1 版　2024 年 9 月第 1 次印刷
书　　号　ISBN 978-7-5152-2761-0
定　　价　138.00 元

编委会

主　　编　高　敏　于俊洲

副 主 编　陈　杰　韩宝利　侯绪春　王红梅

编　　委　杨　良　王敬磊　李　志　展秀君　林仲琪　张宪红

　　　　　靳丽萍　孙姝岩　吴福友　朱兆武　步　楠

主编单位　黑龙江省佳木斯市中医医院

序

　　上古之人，禀天地浑穆之气以生，寿永而无病；中古自轩辕氏尝百草分经络，始知有药，始知有病；岐伯氏通脉理辨病因，始知有医。圣人惧后世疾痼而不求治，则著《灵枢》《素问》《内经》诸书以垂世，后人宗之。代有名医，各有著论，随时施治，无非救世之苦心。医，仁术也，济人者也。治病必求于本。古之圣人，法于阴阳，和于术数，天地人和，必竭耳目心思之用，忧之至深而虑之至远也。医圣仲景，博采众方，寻求古训，著成《伤寒杂病论》，以六经辨伤寒，依脏腑经络论杂病，古代经方，赖以流传，居功甚伟，中医经典。后之学者，不能致察于精微，形症弗辨，经络不分，冥心胶固，执成法以施之，无能为功，反以得咎，而仲景之旨亦因以晦。故医之为道，理甚微，旨甚奥。非殚其精思，收其理要，不可以尝试也。先生生于黑龙江双城堡，奋力于佳木斯，自幼耳濡目染于墨香之居，醉心于四书五经之论，感民生疾苦，修业医科大学，然临床实践多年，仍诸多病证不能求解，奋而西学中求道岐黄，师从龙江医派之大医名家，求术于仲景，沉潜力研，博极医源。从医六十余载，谦敏好学，精勤不倦。白首之年，广集古今中西之精华而成此书，药与方巧妙呼应，为从医问道者而举良策。拜读《本草实践》，词句分明，治法中病，果然切要也。此先生晚年之悟，高论敏行，微言喻论，始得如此。追踪于往哲，济众庶者也。乐于为之序也。

韩宝利

时寅卯年孟春

编写说明

中药学是专门研究中药的基本理论及其性能、功效、临床应用的具体操作规范的一门学科。

社会的进步、科学的发展，以及人类对健康的需求，给中医药学提供了广阔的发展前景。

我们注意到，中药学的著述，林林总总，尤其高等学府的中药学教材，给学习和应用中药的人员，起到了一个奠基的作用，但是，从事临床的一线实践者，中医或中西医结合的医生们，仍感有不便之处。在高校教材中，中药与方剂是两本书，在查找具体资料时，就要在两个大本子里翻阅。因此，编写一本便于查找中药和有关代表方剂的手册，使中药与方剂紧密结合，便是编写本书的初衷。

例如：中药麻黄，《中药学》教材中记述的药性为"辛、微苦，温。归肺、膀胱经"，功效为"发汗解表、宣肺平喘、利水消肿"，其有代表性的方剂，则涉及麻黄汤、三拗汤、小青龙汤、麻杏石甘汤、甘草麻黄汤、越婢加术汤等，那么这些方剂是怎样组成的？每个药物的剂量是多少？一般的《中药学》教材中就不再细说了，只好到《方剂学》中查找。同样道理，《方剂学》教材中所记述的方剂，每味药的具体情况，若想详尽其真，又必须到《中药学》中分别去查找，颇费周折，即使在临床工作多年的一线医生，也不可能把《中药学》《方剂学》整本书倒背如流；对药物或方剂，有常用的和不常用的，有习惯用的和不习惯用的，积累些经验的和没有多少经验的，有按前人经方用的，有根据新情况加减化裁的，这就不得不"学而时习之"，精益求精，确保临床用药的准确无误。因此，我们编写了这本中药与方剂适度交叉的手册，每味中药除药性记述外，代表方剂和经常用的有名方剂也附在其后，方剂中药物的常用量以及方剂的出处也都一一记载，使查阅更省时应手。

在中药的分类上，教材书或文献上也不尽相同，比如秦皮，有的列入清热解毒药，有的列入清热燥湿药；蟾酥，有的列入开窍药，有的列入攻毒杀虫止痒药。由于考虑问题的角度不同，而且药物的归经也是多方面的，所以在分类方面，可以在临床实践中求得疗效方面的统一，未做甄别。

本书主要由总论、各论组成，并附方剂索引、药名索引。总论重点介绍中药的性能、加工、用法等基础理论和方法及注意事项，各论记述常用中药 400 余种，依照临床应用的主要功能分 19 章详解。

本书涉及的中医证型、治疗法则均用中医术语阐述，有些章节也有少量西医学的术语，如冠心病、风湿性关节炎等，还有些中西医都采用的术语，如失眠、便秘、咳嗽等，不做特意回避，并不影响本书的中医特色。

药物用量，一般是指成人每日 1 剂煎药的用量，儿童等特殊情况单独提示。本书中的剂量单位按照国务院 1979 年颁布的以克为单位的计算方法（1 斤 =500 克，1 两 =31.25 克，1 钱 =3.125 克，1 分 =0.312 5 克），不宜入煎剂的药物单独注明，有毒的药物也分别标明。

本书采用过的方剂，其索引以附录形式附后，为了与临床紧密结合，方剂索引采用按功能列编的方式。

本书是专业中医师及中医爱好者参考用书，大众切不可按图索骥而简单对症下药。另外，在临床应用中药时，必须严格遵守本国或本地区医疗卫生监管部门对某些中药禁用或限制使用的相关规定，同时，应符合《濒危野生动植物种国际贸易公约》的要求。

本书在编写过程中，得到国家中医药管理局医政司原司长、中国中西医结合学会副会长兼秘书长陈士奎的鼓励和指导，黑龙江省佳木斯市民商事纠纷人民调解委员会孙晓峰主任提供书名，仅在此表示衷心感谢！

由于编者水平有限，不周之处还望读者多提宝贵意见，以便改进提高。

编　者

2022 年 2 月

目 录

总 论

第一章　中药的性能 ·· **003**

　　第一节　四气 ·· 003

　　第二节　五味 ·· 004

　　第三节　升降浮沉 ··· 005

　　第四节　归经 ·· 006

　　第五节　中药的毒性 ······································ 007

第二章　中药的加工 ·· **009**

　　第一节　炮制 ·· 009

　　第二节　制剂 ·· 012

第三章　中药的应用 ·· **014**

　　第一节　配伍 ·· 014

　　第二节　用药禁忌 ··· 014

　　第三节　剂量 ·· 016

　　第四节　煎服法 ··· 017

各 论

第一章　解表药 ·· **023**

　　第一节　发散风寒药 ······································ 023

　　　　麻黄 ··· 023

　　　　桂枝 ··· 025

防风 …… 026

羌活 …… 027

紫苏叶 …… 028

荆芥 …… 030

细辛 …… 031

藁本 …… 032

白芷 …… 033

苍耳子 …… 034

辛夷 …… 035

生姜 …… 035

香薷 …… 036

葱白 …… 037

西河柳 …… 038

第二节 发散风热药 …… 039

柴胡 …… 039

葛根 …… 040

桑叶 …… 042

菊花 …… 043

升麻 …… 044

薄荷 …… 045

牛蒡子 …… 047

蝉蜕 …… 048

蔓荆子 …… 049

淡豆豉 …… 050

浮萍 …… 051

木贼 …… 051

谷精草 …… 052

第二章 清热药 …… **053**

第一节 清热泻火药 …… 053

石膏 …… 053

知母 …… 055

栀子 …… 056

芦根 …… 057

夏枯草 ……………………………………………… 058

决明子 ……………………………………………… 059

天花粉 ……………………………………………… 060

竹叶 ………………………………………………… 061

青葙子 ……………………………………………… 062

密蒙花 ……………………………………………… 062

淡竹叶 ……………………………………………… 063

鸭跖草 ……………………………………………… 063

第二节　清热燥湿药 ……………………………… 064

黄芩 ………………………………………………… 064

黄连 ………………………………………………… 066

黄柏 ………………………………………………… 068

龙胆 ………………………………………………… 069

苦参 ………………………………………………… 070

秦皮 ………………………………………………… 071

白鲜皮 ……………………………………………… 072

第三节　清热解毒药 ……………………………… 073

金银花 ……………………………………………… 073

连翘 ………………………………………………… 075

蒲公英 ……………………………………………… 076

紫花地丁 …………………………………………… 077

野菊花 ……………………………………………… 077

板蓝根 ……………………………………………… 078

穿心莲 ……………………………………………… 078

大青叶 ……………………………………………… 079

青黛 ………………………………………………… 080

四季青 ……………………………………………… 081

绿豆 ………………………………………………… 081

贯众 ………………………………………………… 082

重楼 ………………………………………………… 083

拳参 ………………………………………………… 083

漏芦 ………………………………………………… 084

土茯苓 ……………………………………………… 085

鱼腥草 ……………………………………………… 086

金荞麦 ……………………………………… 086

大血藤 ……………………………………… 087

败酱草 ……………………………………… 087

白花蛇舌草 ………………………………… 088

半枝莲 ……………………………………… 089

白蔹 ………………………………………… 089

山慈菇 ……………………………………… 090

千里光 ……………………………………… 091

马齿苋 ……………………………………… 091

鸦胆子 ……………………………………… 092

白头翁 ……………………………………… 092

山豆根 ……………………………………… 093

射干 ………………………………………… 094

马勃 ………………………………………… 095

酸浆 ………………………………………… 095

熊胆 ………………………………………… 096

金果榄 ……………………………………… 096

地锦草 ……………………………………… 097

木蝴蝶 ……………………………………… 097

青果 ………………………………………… 098

第四节　清热凉血药 ……………………… 098

生地黄 ……………………………………… 099

牡丹皮 ……………………………………… 100

玄参 ………………………………………… 102

赤芍 ………………………………………… 103

紫草 ………………………………………… 104

水牛角 ……………………………………… 105

第五节　清退虚热药 ……………………… 106

地骨皮 ……………………………………… 106

青蒿 ………………………………………… 107

白薇 ………………………………………… 108

银柴胡 ……………………………………… 109

胡黄连 ……………………………………… 110

第三章　泻下药 ·· **111**

　第一节　润下药 ·· 111

　　火麻仁 ··· 111

　　郁李仁 ··· 112

　第二节　攻下药 ·· 113

　　大黄 ··· 113

　　芒硝 ··· 115

　　番泻叶 ··· 116

　　芦荟 ··· 116

　第三节　峻下逐水药 ···································· 117

　　甘遂 ··· 117

　　大戟 ··· 118

　　芫花 ··· 119

　　商陆 ··· 120

　　牵牛子 ··· 120

　　巴豆 ··· 121

　　千金子 ··· 122

第四章　祛风湿药 ·· **124**

　第一节　祛风湿散寒药 ·································· 124

　　独活 ··· 124

　　威灵仙 ··· 125

　　川乌 ··· 126

　　蕲蛇 ··· 127

　　乌梢蛇 ··· 128

　　徐长卿 ··· 129

　　木瓜 ··· 130

　　蚕砂 ··· 130

　　伸筋草 ··· 131

　　寻骨风 ··· 132

　　松节 ··· 132

　　海风藤 ··· 132

　　路路通 ··· 133

　　老鹳草 ··· 133

　　　青风藤 ··· 134

　　　雷公藤 ··· 134

　　第二节　祛风湿清热药 ··· 135

　　　秦艽 ··· 135

　　　防己 ··· 136

　　　桑枝 ··· 137

　　　豨莶草 ··· 137

　　　臭梧桐 ··· 138

　　　海桐皮 ··· 139

　　　络石藤 ··· 139

　　　穿山龙 ··· 140

　　　丝瓜络 ··· 140

　　第三节　祛风湿强筋骨药 ··· 141

　　　桑寄生 ··· 141

　　　五加皮 ··· 142

　　　狗脊 ··· 142

　　　千年健 ··· 143

第五章　芳香化湿药 ·· **144**

　　　广藿香 ··· 144

　　　佩兰 ··· 145

　　　苍术 ··· 146

　　　厚朴 ··· 147

　　　砂仁 ··· 148

　　　白豆蔻 ··· 149

　　　草豆蔻 ··· 150

　　　草果 ··· 151

第六章　利水渗湿药 ·· **152**

　　第一节　利水消肿药 ··· 152

　　　茯苓 ··· 152

　　　猪苓 ··· 154

　　　泽泻 ··· 155

　　　薏苡仁 ··· 156

大腹皮 ·· 157

冬瓜皮 ·· 158

玉米须 ·· 159

葫芦 ·· 159

蝼蛄 ·· 160

荠菜 ·· 160

赤小豆 ·· 160

第二节　利尿通淋药 ···································· 161

车前子 ·· 161

滑石 ·· 162

通草 ·· 163

地肤子 ·· 164

瞿麦 ·· 165

萹蓄 ·· 165

海金沙 ·· 166

木通 ·· 166

石韦 ·· 167

灯心草 ·· 168

草薢 ·· 168

冬葵子 ·· 169

第三节　利湿退黄药 ···································· 169

茵陈 ·· 170

金钱草 ·· 171

虎杖 ·· 171

第七章　温里药 ·· **172**

附子 ·· 172

干姜 ·· 174

肉桂 ·· 176

吴茱萸 ·· 178

小茴香 ·· 179

高良姜 ·· 180

花椒 ·· 181

丁香 ·· 182

荜茇 ································ 182

荜澄茄 ······························ 183

胡椒 ································ 183

第八章 行气药 ························ **185**

陈皮 ································ 185

化橘红 ······························ 186

枳实 ································ 187

青皮 ································ 188

木香 ································ 189

香附 ································ 191

川楝子 ······························ 192

玫瑰花 ······························ 193

甘松 ································ 194

乌药 ································ 194

薤白 ································ 196

佛手 ································ 197

沉香 ································ 197

荔枝核 ······························ 198

檀香 ································ 198

香橼 ································ 199

柿蒂 ································ 200

刀豆 ································ 200

第九章 消食药 ························ **201**

山楂 ································ 201

鸡内金 ······························ 202

神曲 ································ 203

麦芽 ································ 204

谷芽 ································ 205

莱菔子 ······························ 205

建神曲 ······························ 207

第十章　驱虫药 …………………………………………………………………… **208**

　　使君子 …………………………………………………………………… 208

　　槟榔 …………………………………………………………………… 209

　　南瓜子 …………………………………………………………………… 210

　　苦楝皮 …………………………………………………………………… 211

　　鹤草芽 …………………………………………………………………… 211

　　雷丸 …………………………………………………………………… 212

　　鹤虱 …………………………………………………………………… 212

　　榧子 …………………………………………………………………… 213

　　芜荑 …………………………………………………………………… 213

第十一章　止血药 …………………………………………………………………… **215**

　第一节　凉血止血药 …………………………………………………………………… 215

　　大蓟 …………………………………………………………………… 215

　　小蓟 …………………………………………………………………… 216

　　地榆 …………………………………………………………………… 217

　　槐花 …………………………………………………………………… 218

　　白茅根 …………………………………………………………………… 218

　　侧柏叶 …………………………………………………………………… 219

　　苎麻根 …………………………………………………………………… 220

　第二节　化瘀止血药 …………………………………………………………………… 221

　　三七 …………………………………………………………………… 221

　　茜草 …………………………………………………………………… 222

　　蒲黄 …………………………………………………………………… 223

　　降香 …………………………………………………………………… 224

　　花蕊石 …………………………………………………………………… 225

　第三节　收敛止血药 …………………………………………………………………… 225

　　白及 …………………………………………………………………… 225

　　仙鹤草 …………………………………………………………………… 226

　　藕节 …………………………………………………………………… 227

　　血余炭 …………………………………………………………………… 228

　　紫珠草 …………………………………………………………………… 228

　　棕榈炭 …………………………………………………………………… 229

　　海螵蛸 …………………………………………………………………… 229

刺猬皮 ·· 230

第四节　温经止血药 ···························· 231

艾叶 ·· 231

伏龙肝 ·· 232

炮姜 ·· 233

第十二章　活血化瘀药 ························ **234**

第一节　活血止痛药 ···························· 234

川芎 ·· 234

延胡索 ·· 236

郁金 ·· 238

姜黄 ·· 239

乳香 ·· 241

没药 ·· 242

五灵脂 ·· 243

第二节　活血调经药 ···························· 244

丹参 ·· 245

桃仁 ·· 247

红花 ·· 248

牛膝 ·· 250

益母草 ·· 252

鸡血藤 ·· 253

月季花 ·· 253

王不留行 ·· 254

泽兰 ·· 255

凌霄花 ·· 255

第三节　活血疗伤药 ···························· 256

骨碎补 ·· 256

苏木 ·· 257

血竭 ·· 258

土鳖虫 ·· 259

马钱子 ·· 260

刘寄奴 ·· 261

自然铜 ·· 262

第四节　破血消癥药 …………………………………… 262

　　莪术 ………………………………………………… 262

　　三棱 ………………………………………………… 263

　　水蛭 ………………………………………………… 264

　　穿山甲 ……………………………………………… 265

　　虻虫 ………………………………………………… 267

　　斑蝥 ………………………………………………… 267

第十三章　化痰止咳平喘药 …………………………… 269

　第一节　温化寒痰药 …………………………………… 269

　　半夏 ………………………………………………… 270

　　天南星 ……………………………………………… 272

　　白附子 ……………………………………………… 273

　　白芥子 ……………………………………………… 274

　　皂荚 ………………………………………………… 275

　　旋覆花 ……………………………………………… 277

　　白前 ………………………………………………… 277

　第二节　清化热痰药 …………………………………… 278

　　桔梗 ………………………………………………… 279

　　川贝母 ……………………………………………… 280

　　瓜蒌 ………………………………………………… 281

　　竹茹 ………………………………………………… 283

　　瓦楞子 ……………………………………………… 284

　　前胡 ………………………………………………… 285

　　天竺黄 ……………………………………………… 285

　　海藻 ………………………………………………… 286

　　青礞石 ……………………………………………… 287

　　海浮石 ……………………………………………… 288

　　海蛤壳 ……………………………………………… 288

　　黄药子 ……………………………………………… 289

　　昆布 ………………………………………………… 290

　　胖大海 ……………………………………………… 290

　第三节　止咳平喘药 …………………………………… 290

　　苦杏仁 ……………………………………………… 291

紫苏子 ┄┄┄┄┄┄┄┄┄┄┄┄┄┄┄┄┄┄┄ 292

百部 ┄┄┄┄┄┄┄┄┄┄┄┄┄┄┄┄┄┄┄┄ 293

紫菀 ┄┄┄┄┄┄┄┄┄┄┄┄┄┄┄┄┄┄┄┄ 294

款冬花 ┄┄┄┄┄┄┄┄┄┄┄┄┄┄┄┄┄┄┄ 295

枇杷叶 ┄┄┄┄┄┄┄┄┄┄┄┄┄┄┄┄┄┄┄ 296

桑白皮 ┄┄┄┄┄┄┄┄┄┄┄┄┄┄┄┄┄┄┄ 297

葶苈子 ┄┄┄┄┄┄┄┄┄┄┄┄┄┄┄┄┄┄┄ 298

马兜铃 ┄┄┄┄┄┄┄┄┄┄┄┄┄┄┄┄┄┄┄ 299

白果 ┄┄┄┄┄┄┄┄┄┄┄┄┄┄┄┄┄┄┄┄ 299

洋金花 ┄┄┄┄┄┄┄┄┄┄┄┄┄┄┄┄┄┄┄ 301

第十四章　安神药 ┄┄┄┄┄┄┄┄┄┄┄┄┄┄ **302**

第一节　重镇安神药 ┄┄┄┄┄┄┄┄┄┄┄ 302

朱砂 ┄┄┄┄┄┄┄┄┄┄┄┄┄┄┄┄┄┄┄┄ 302

龙骨 ┄┄┄┄┄┄┄┄┄┄┄┄┄┄┄┄┄┄┄┄ 304

琥珀 ┄┄┄┄┄┄┄┄┄┄┄┄┄┄┄┄┄┄┄┄ 305

磁石 ┄┄┄┄┄┄┄┄┄┄┄┄┄┄┄┄┄┄┄┄ 306

第二节　养心安神药 ┄┄┄┄┄┄┄┄┄┄┄ 307

酸枣仁 ┄┄┄┄┄┄┄┄┄┄┄┄┄┄┄┄┄┄┄ 307

柏子仁 ┄┄┄┄┄┄┄┄┄┄┄┄┄┄┄┄┄┄┄ 308

远志 ┄┄┄┄┄┄┄┄┄┄┄┄┄┄┄┄┄┄┄┄ 309

合欢皮 ┄┄┄┄┄┄┄┄┄┄┄┄┄┄┄┄┄┄┄ 311

首乌藤 ┄┄┄┄┄┄┄┄┄┄┄┄┄┄┄┄┄┄┄ 311

第十五章　平肝药 ┄┄┄┄┄┄┄┄┄┄┄┄┄┄ **313**

第一节　平肝潜阳药 ┄┄┄┄┄┄┄┄┄┄┄ 313

石决明 ┄┄┄┄┄┄┄┄┄┄┄┄┄┄┄┄┄┄┄ 313

珍珠母 ┄┄┄┄┄┄┄┄┄┄┄┄┄┄┄┄┄┄┄ 314

牡蛎 ┄┄┄┄┄┄┄┄┄┄┄┄┄┄┄┄┄┄┄┄ 316

赭石 ┄┄┄┄┄┄┄┄┄┄┄┄┄┄┄┄┄┄┄┄ 317

蒺藜 ┄┄┄┄┄┄┄┄┄┄┄┄┄┄┄┄┄┄┄┄ 319

罗布麻 ┄┄┄┄┄┄┄┄┄┄┄┄┄┄┄┄┄┄┄ 320

紫贝齿 ┄┄┄┄┄┄┄┄┄┄┄┄┄┄┄┄┄┄┄ 320

第二节 息风止痉药 ……………………………………………… 321

羚羊角 ………………………………………………………… 321

牛黄 …………………………………………………………… 323

钩藤 …………………………………………………………… 324

天麻 …………………………………………………………… 325

地龙 …………………………………………………………… 326

全蝎 …………………………………………………………… 328

蜈蚣 …………………………………………………………… 329

僵蚕 …………………………………………………………… 330

第十六章 开窍药 ……………………………………………… **332**

麝香 …………………………………………………………… 332

冰片 …………………………………………………………… 334

苏合香 ………………………………………………………… 335

石菖蒲 ………………………………………………………… 336

蟾酥 …………………………………………………………… 337

樟脑 …………………………………………………………… 338

第十七章 补虚药 ……………………………………………… **339**

第一节 补气药 ………………………………………………… 339

人参 …………………………………………………………… 340

西洋参 ………………………………………………………… 342

党参 …………………………………………………………… 342

太子参 ………………………………………………………… 343

绞股蓝 ………………………………………………………… 344

黄芪 …………………………………………………………… 344

白术 …………………………………………………………… 346

山药 …………………………………………………………… 348

白扁豆 ………………………………………………………… 349

甘草 …………………………………………………………… 350

大枣 …………………………………………………………… 352

蜂蜜 …………………………………………………………… 353

饴糖 …………………………………………………………… 353

第二节　补阳药 ································ 354
　　鹿茸 ···································· 354
　　巴戟天 ································ 356
　　淫羊藿 ································ 357
　　仙茅 ···································· 358
　　杜仲 ···································· 358
　　补骨脂 ································ 359
　　益智仁 ································ 360
　　肉苁蓉 ································ 361
　　锁阳 ···································· 362
　　菟丝子 ································ 362
　　葫芦巴 ································ 364
　　阳起石 ································ 365
　　核桃仁 ································ 365
　　续断 ···································· 366
　　沙苑子 ································ 367
　　蛤蚧 ···································· 368
　　紫河车 ································ 368
　　冬虫夏草 ····························· 369
　　海狗肾 ································ 370
　　紫石英 ································ 370
　　海马 ···································· 371
第三节　补血药 ································ 371
　　当归 ···································· 372
　　熟地黄 ································ 373
　　白芍 ···································· 374
　　阿胶 ···································· 376
　　何首乌 ································ 378
　　龙眼肉 ································ 379
第四节　补阴药 ································ 380
　　北沙参 ································ 381
　　麦冬 ···································· 382
　　天冬 ···································· 383
　　百合 ···································· 385

石斛 ………………………………………………… 386

玉竹 ………………………………………………… 387

黄精 ………………………………………………… 388

枸杞子 ……………………………………………… 389

墨旱莲 ……………………………………………… 389

女贞子 ……………………………………………… 390

桑椹 ………………………………………………… 391

黑芝麻 ……………………………………………… 391

龟甲 ………………………………………………… 392

鳖甲 ………………………………………………… 394

第十八章　收涩药 …………………………………… **396**

第一节　固表止汗药 ………………………………… 396

麻黄根 ……………………………………………… 396

浮小麦 ……………………………………………… 397

第二节　敛肺涩肠药 ………………………………… 398

五味子 ……………………………………………… 398

乌梅 ………………………………………………… 400

罂粟壳 ……………………………………………… 401

诃子 ………………………………………………… 402

肉豆蔻 ……………………………………………… 403

五倍子 ……………………………………………… 404

赤石脂 ……………………………………………… 405

禹余粮 ……………………………………………… 406

石榴皮 ……………………………………………… 406

第三节　固精缩尿止带药 …………………………… 407

山茱萸 ……………………………………………… 407

金樱子 ……………………………………………… 409

莲子 ………………………………………………… 409

芡实 ………………………………………………… 411

桑螵蛸 ……………………………………………… 412

海螵蛸 ……………………………………………… 412

覆盆子 ……………………………………………… 414

第十九章　其他药 ……………………………………………………… **415**

　　第一节　涌吐药 ………………………………………………… 415

　　　　常山 ……………………………………………………… 415

　　　　甜瓜蒂 …………………………………………………… 416

　　　　胆矾 ……………………………………………………… 417

　　　　藜芦 ……………………………………………………… 417

　　第二节　解毒杀虫燥湿止痒药 ………………………………… 418

　　　　雄黄 ……………………………………………………… 418

　　　　硫黄 ……………………………………………………… 419

　　　　白矾 ……………………………………………………… 420

　　　　蛇床子 …………………………………………………… 421

　　　　土荆皮 …………………………………………………… 422

　　　　蜂房 ……………………………………………………… 422

　　　　大风子 …………………………………………………… 423

　　　　樟脑 ……………………………………………………… 424

　　　　大蒜 ……………………………………………………… 425

　　第三节　拔毒化腐生肌药 ……………………………………… 425

　　　　升药 ……………………………………………………… 426

　　　　轻粉 ……………………………………………………… 426

　　　　砒石 ……………………………………………………… 427

　　　　铅丹 ……………………………………………………… 429

　　　　炉甘石 …………………………………………………… 429

　　　　硼砂 ……………………………………………………… 430

附录一　方剂索引 ……………………………………………………… **432**

附录二　药名索引 ……………………………………………………… **462**

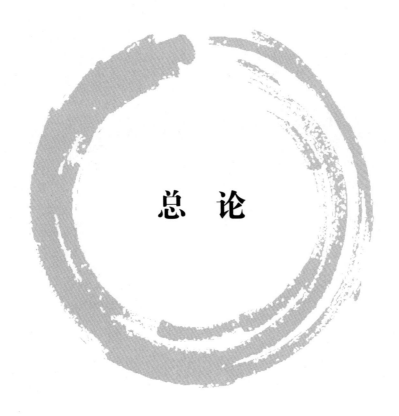

总　论

第一章　中药的性能

中药的性能，简称药性，它是中药发挥疗效的特质和临证时表达出来的具体作用。药物本身各自具有的若干特性和功效，是跟人体阴阳气血、脏腑功能偏盛偏衰相对应的。在中医基本理论的指导下，才有中药的系统理论，二者是一个体系内不可分割的组成部分，即医药是一家。

中药的性能包括四气、五味、升降沉浮、归经、有无毒性等，这些性能都是依据药物作用与机体所发生的反应来认识的。

第一节　四　气

在中医理论中，"气"是一个非常重要的概念，它既包括组成人体的精微物质，又涵盖脏腑经络的功能，以及人体病理反应的状态。中药学中的"气"，现在指"药性"而言，中药有不同的特性，针对人体不同的生理、病理状态，产生不同的反应。

四气，就是指寒、热、温、凉四种不同的药性，也称四性。它有针对性地反映了药物对人体寒热变化、阴阳盛衰的作用倾向，表明了其在临床使用时的靶向特征。

《素问·至真要大论》中说："寒者热之，热者寒之。"《神农本草经》中说："疗寒以热药，疗热以寒药。""寒者"的寒，是指临床证的寒；"热者"的热，是指临床证的热。寒证要用热药治疗，热证要用寒药治疗，其中的热药与寒药就是药的药性。药的四气，就成为指导临床用药的基本原则。

值得注意的是，四气之中寓有阴阳的含义，寒凉属阴，温热属阳，阴和阳的性质是相对的。而寒凉之间，温热之间，又有程度的不同，凉次于寒，温次于热，既有共性又有差异。

此外，还有一些平性药物，寒、热之性都不明显，这就形成了"四气"加一气的"五气"了。"五气"的提法是李时珍首先提出的，他说："五性焉，寒热温凉平。"实际上都是相对而言，平者也有其倾向性，使用的方法不同，也可以改变它们的倾向性，如甘草性平，生用偏凉，炙用则偏温，这样的例子还有很多，所以我们在提药性时，还是以四气为纲。

四气的作用，通常来说，寒凉药多具有清热、泻火、解毒、平肝等功效，常用于热证、阳证；温热药多具有温中散寒、助阳、益气等功效，常用于寒证、阴证。

第二节 五 味

五味是指中药的辛、甘、酸、苦、咸五种味道，它是通过人的味觉品鉴出来的，同时又是在临床实践中体验出来的。不同味道的药物作用于人体产生不同的反应，取得不同的治疗效果。因此，五味是药物功效的标志，是中药学理论的重要组成部分，它不仅反映药物的滋味，更提示药物的作用范围和方向。

事实上，药物不仅有五味，还存在淡味和涩味，但通常淡附于甘，涩同于酸，陈述时有时说为甘淡、酸涩，故习惯上仍以五味来概括。

不同的药味有不同的药理作用：

①辛味（辣味）有发散、行气、活血、开窍、化湿等功效。常用于表证、气滞、血瘀、窍闭、神昏、湿阻等。

②甘味（甜味）有补益、和中、缓急等功效。常用于虚证、脾胃不和、拘急疼痛等。甘味药物还具有调和药性的作用。

③酸味（含涩味）有收敛、固涩的功效，具有止汗、止泻、止咳及固精缩尿等作用。适用于体虚多汗、脾虚久泻、肺虚久咳、肾虚滑精遗精、尿频遗尿等。

④苦味能泻、能燥、能坚，具有清泻、降泄、通泄、燥湿坚阴（泻火存阴）等功效。常用于治疗里热证、便秘、气逆、湿证以及疮疔等。

⑤咸味能软、能下，有软坚散结、润肠泻下的功效。常用于治疗大便燥结、痰核、瘿瘤、癥瘕痞块等。

⑥淡味能渗、能利，具有渗湿利水的作用。常用于治疗水肿、小便不利之证。

五味可与五脏联系起来，《素问·宣明五气》载有酸入肝、辛入肺、苦入心、咸入肾、甘入脾的说法，在临证用药时，可作参考。但这也不是绝对的，比如枸杞子味甘，作用是补肝肾，而不是补脾；黄柏味苦性寒，作用是泻肾火，而不是泻心火。

每种药物都有气和味，必须将二者紧密地结合起来，才能准确地把握药物的性质和作用。药性是由气和味共同组成的，气味相同的，作用也相近，如辛温药物多具有发散风寒的作用，甘温的药物多具有补气、助阳的作用。但气味相同，又有主次之分；气味不同，则作用也不同；而气同味异，或味同气异，它们的作用更是各不相同，在临床运用时，除掌握它们的共性，还要牢记它们的特殊性。

还有的药物一气数味，说明它们的应用范围有所扩大，比如当归味辛、甘，性温，入心、肝、脾经，辛以行血，甘能补血，温能散寒，故有补血、活血、散寒止痛等作用，可用于治疗血虚、血瘀、寒凝所引起的多种疾病，一般临床遣方用药，既用其气，又用其味，必须综合全面考虑。同一个药，与其他不同性味药配合使用，那么其作用的方向也不同，比如升麻味甘、辛、微苦，性微寒，在张锡纯升陷汤中，升麻与黄芪相配合，用其味甘，突出它的升举作用；在升麻葛根汤中，取其味辛宣毒透疹的作用；在清胃散中，与生石膏、黄连等同用，则发挥它的寒性，以清热解毒功效见长，清胃经之热毒。由此可见，不能把气和味孤立对待，要认清它们之间的关系及互相作用，这样才能全面准确而又灵活地使用药物。

第三节　升降浮沉

升、降、浮、沉，是指药物作用于机体的四种不同的趋向性，是药物作用的定向概念。升就是向上提举，降就是下达降逆，浮即向外发散，沉就是向内收敛，这就形成了向上、向下、向外、向内四种作用的趋向。这种趋向性，正对应着疾病所呈现的趋向性，如向上的呕吐、呃逆、喘息，向下的泄泻、崩漏、脱肛，向外的阳气浮越而发热、汗出，向里的腹满腹胀、大便秘结等。选择适当的向行药物治疗，就会起到良好的临床效果，即有是证，用是药。

药物的升降浮沉与药物的四气五味有关，与药物的质地轻重也密切相关，还受到炮制的方法和配伍的影响。

通常来讲，凡味属辛、甘，气属温、热的药物，大多是升浮药，如麻黄、升麻、黄芪、桂枝等；凡味属苦、酸、咸，性属寒、凉的药物，大多是沉降药，如大黄、芒硝之类。

药物质地的轻重及入药部分，也与升降浮沉有关，花、叶、皮、枝等质地轻的药物多主升、浮，如紫苏叶、菊花、蝉蜕等；而果实、种子、矿物、介壳等质重者多具有沉、降功效，如紫苏子、枳实、牡蛎、代赭石等。

但上述规律也不是绝对的，如诸花质轻多主升，但旋覆花主降，诸子相对质重，多主降，但苍耳子主升，说明共性中总会有特殊性，故有"诸花皆升，唯旋覆花独降；诸子皆降，唯苍耳子独升"之说。

此外，有的药物具有双向性，如川芎，可上行头目，下行血海，还有些理气药，上、中、下三焦都可通达，所以在临床用药时，要具体问题具体分析，确切掌握药物作用趋向的实际应用。

药物的炮制加工对其升降浮沉也是有影响的，矛盾的事物，在一定的条件介入后可以转化，如药物经酒制则升，姜制则散，醋炒则收敛，盐炒则下行。以大黄为例，大黄本来属于沉降药，具有峻下、泻热通便的作用，经酒制以后，则可清上焦火热，治疗目赤头痛。

药物的趋向性，还可因配伍而发生改变，如升浮药，在大量沉降药的配伍中，也可随之下降，沉降药在大量的升浮药配伍中，也可随之上升，所以在临床用药时，要掌握好升降浮沉相互转化的可能性，灵活地运用到临床的实践中去。

此外，针对复杂的病情病机，必要时还可采取升降浮沉并用的手段。如葛根、大黄治痢疾，葛根甘辛平，性升，升发脾胃之清阳，大黄苦寒，性降，直降下行，走而不守，两药一升一降，升清降浊，配合得当。又如麻黄、沉香配合治咳喘，麻黄性升，沉香性降，升降并用，巧妙配伍。这样的例子不胜枚举。因此，升降并举是临床应对复杂病机、调节脏腑功能的常用方法。

第四节　归　经

归经是指某种药物对于机体某部分的选择性作用，也可以认为某些药物对某些脏腑经络具有亲和作用，它包含了药物的定性定位的概念。

归经是以脏腑、经络理论为基础，以所治具体病症为依据的，如桔梗、苦杏仁能治胸闷咳喘，归肺经；蜈蚣、全蝎能息风止痉，就将它归于肝经；朱砂能安神，就归于心经。这说明，什么药归什么经，也是从疗效观察中总结出来的。由于某些药物的治疗作用不止一种，因此归经也不限于一经，有的药物兼归数经，如栀子，苦寒而归心、肺、三焦经，能泻三焦火邪，泻心火除烦，清利下焦湿热，清热凉血，利尿通淋，止吐衄，清肝胆火以明目，泻火解毒以治疗红肿热痛疮疡，消肿止痛以治扭挫伤痛等等。

归经理论与临床实践密不可分，因此伴随中医理论体系的发展，也产生了不同的归经方法。《伤寒论》六经辨证，便有了六经用药的归经，如麻黄、桂枝为太阳经用药，石膏、知母为阳明经用药，这就是归经方法与辨证体系形成了一套完整的理论。温病学派的出现，又提出了卫气营血、三焦辨证体系，临床上就有了相应的归经法。石膏、知母为气分药；水牛角、生地黄为营血药；黄芩主清上焦，黄连主清中焦，黄柏主清下焦。同样是石膏、知母，在不同的辨证系统中，归经的表达各有不同。

另外，还有按药物的形、色、味的不同而归经的方法，如味辛色白归肺、大肠经，肺与大肠相表里；味苦色赤，入心与小肠经，心与小肠相表里。也有依据质地轻重归经的，如桑叶、菊花轻浮入肺，代赭石、磁石重镇入肝等。以上内容说明归经受多种因素影响。

掌握归经的理论和方法，还必须跟药物的性能联系起来，临床用药时才不会出现偏差，因为每一种病变，都有寒、热、虚、实之分，仅注意归经，是不能抓准疾病的本质的，即使同归一经的药物，也有温、清、补、泻的区别。如治疗咳嗽，黄芩、干姜、百合、葶苈子都能通达肺经，但作用却不相同，黄芩主要清肺热而止咳，干姜通过温肺寒而止咳，百合补肺虚而止咳，葶苈子则泻肺实而止咳。因此，把中药的多种性能和特点结合起来考虑问题，才能正确地指导临床，取得可期的疗效。

第五节　中药的毒性

"有毒无毒"是中药性能的重要特征之一。而"毒性"与"毒药"是两个不同的概念。如砒石、红粉等，本身就是毒药，古人和前贤们用它的时候，首先申明只外用不可内服，外用时也要说明用量和时间，不可随性。但多数药物并不是这种概念上的毒药，药物的毒性是指药物的偏性。俗语所言的"是药三分毒"，这个"毒"就是指偏性。金代医学家张从正说："凡药有毒也，非止大毒小毒谓之毒，甘草、苦参不可不谓之毒，久服必有偏性。"就甘草而言，性味甘平，它本身具有调和诸药、清热解毒的功效，毒从何说呢？它也有偏性，久服或过量服用，可导致湿盛、浮肿、水液输布失常。现代医学进一步证明，甘草有类似肾上腺皮质激素样作用，可致血压升高、血钠失衡，所以很多药学专著都要标明它的用量范围，不可任意投用。况且它还不宜与海藻、大戟、甘遂、芫花同用，十八反中有明确规定。又如苦参，性味苦寒则有明显的偏性，具有良好的清热燥湿、杀虫止痒、利尿通淋的功效，归入心、肝、胃、大肠、膀胱经，呈现多方面的作用，但脾胃虚寒及阴虚津伤者忌用或慎用，还不宜与藜芦同用，这便是它的偏性（"毒"）。

现代"毒性"的含义，已不是古时那样简单的概念了，凡药物的不良反应，包括副作用都在具体讨论范围之内。

2011 年我国颁布的《药品不良反应报告和监测管理办法》中，明确将不良反应定义为"是指合格药品在正常用法用量下出现的与用药目的无关的有害反应"。"有害"这个概念，就与中药的"毒性"联系起来。

中医中药是实践科学，特别在古代，郎中们并不是在统一的院校毕业的，他们在传承过程中，各有特色，用药经验以及习惯都不相同，所以在临床用药时，剂量有明显的差异，派方遣药的特点更不尽相同，尤其对药物的毒性都有各自不同的考虑。

中药的毒性及不良反应的概念如何界定，急需进一步探讨。清代医学家王清任的补阳还五汤，"四两黄芪为主药"，其用量之大，会不会有毒性或不良反应？张锡纯在《医学衷中参西录》中说"论用药以胜病为主，不拘分量之多少"，他不是不知道药物的"毒性"，而是抓主要矛盾，"利与弊"早已成竹在胸。他认为降逆药以代赭石药力最甚，用治气逆重症，用量达 2 ～ 4 两之多（1 两 =31.25 克），外感而大热、温病热厥，投以人参白虎汤，"生石膏用至八两"。所以，对药物毒性的认识，不能一概而论，特别在重用之时，尚有辅佐之药配合与牵制，不能把目光仅盯在一个"毒"字上，这也是中医与西医对药物毒性认识的最大不同。

由于有现代科学的介入，药物的毒性反应也有了新的概念，一般是指药物对人体产生的不良反应及损害性，甚至远期作用如致癌、致突变、致畸、成瘾等都包括在内，并且对中药的毒性进行了分级分类管理和应用。

值得注意的是，中药还有一个"以毒攻毒"的说法，不是回避"毒性"，而是利用"毒性"攻伐某些疾病。在历代医家的典籍中，都有用蝎子、蜈蚣、蟾蜍治疗癌症相关的记载，它们有毒，却又能"攻毒散结"。在峻下逐水药中，甘遂、大戟、芫花、商陆等都是有毒的，但它们在治疗水肿胀满、胸腹积水、痰饮积聚等重症时，却发挥过独特的治疗作用。哈尔滨医科大学张亭栋教授发明用砒霜（二氧化二砷）治疗白血病之法，也是体现"以毒攻毒"原理的杰出代表。中药"以毒攻毒"的例子还有很多，当然用这些药时，一定要严格遵守用药的原理，炮制过程缜密，使用剂量准确无误，临床辨证论治恰到好处，以防止过失的发生。

目前，《中华人民共和国药典·一部》按大毒、有毒、小毒三级分类法来确定和标明中药毒性的级别，本书也遵照《中华人民共和国药典》的这一规定，对中药的毒性加以标明。

为了确保中药的有效性和安全性，必须正确地总体评价中药毒性，在借鉴和总结前人的经验基础上，克服由历史条件限制所产生的缺漏和不足，不断修正和深化认识，充分掌握中药毒性强弱的根本原因和临床表现，以及影响和可干预毒性的各种因素，使中药在为人类健康服务方面，作出新的贡献。

第二章 中药的加工

第一节 炮 制

中药的炮制是一项系统工程，是根据中医药理念，依照中医临床需要而进行加工处理的过程。要保障药物的疗效，使用药更安全可靠，给制剂提供适合的条件，调剂时更方便科学，因此对炮制提出了严格的要求。

首先，对自然药材必须挑拣修治，去除泥沙及杂质，纯净保质，有的药材要区别等级，尤其是贵重药材，要单独分拣、保管。

其次，要对一些植物药材切制饮片，干燥贮存、分装，尤其对某些特殊药物，要采取增强疗效、降低毒性及不良反应的措施，也有用以转变药性的方法以便临床应用。如延胡索醋制，加强止痛作用；地榆炒炭，强化止血作用；大戟醋煮，可使毒性降低；何首乌酒蒸，可消除泻下的不良反应；地黄生用因性寒而清热凉血，蒸制成熟地黄则改为性温补血等。

降低毒副作用，保证安全，改变药物性能，增强功效及扩大用药的适应证，这是炮制的重要目的。

炮制的主要方法有修拣切制、水制、火制、水火共制。

一、修拣切制

除去杂质及非药用部分，做到清洁纯净，如根和根茎去除泥沙、拣去杂质，枇杷叶去毛，远志去心，蝉蜕去头足，水牛角除去角塞等。以茯苓为例，茯苓去除泥沙后，要堆置"发汗"，表面干燥后，再"发汗"，反复数次，见表面起皱，再阴干，然后再按不同部位切割成块成片，供临床用，很多药物都是经过复杂的工序加工完成的。

对有些药物要采取粉碎研磨的方法，以便符合其制剂和炮制的要求，如砂仁、贝母等捣碎便于煎煮出有效成分，琥珀研末便于吞服，水牛角、羚羊角要削片或锉成粉末备用，很多散剂都要用药碾子、粉碎机加工。

对有些药材要以切、铡的方法切片、切段、切丝、切块，根据药材的性质或制剂的要求不同，切割的规格也不同，厚、薄、圆、斜都有具体要求，有的药材只能切块用。

二、利用水制

1.浸泡

置于水中立即取出为浸，达到清洁药物、除去杂质的目的，而且可使药材软化便于切割。泡是将药物全部纳入清水或辅料药液中，使水分充分渗入药材，不仅使药材软化易于切割，同时可除掉某些毒性及非药用部分，如用白矾水浸泡半夏、天南星等，减轻毒性，又有利于延长保存时间，使药效增强。

2.漂洗

漂是将药材置于长流水及宽水中，并反复换水浣洗。漂的作用是去除杂质，清洁药材，溶去盐味、腥味，如昆布、海藻漂去盐分，紫河车漂去腥味等。

3.闷润

闷润又称闷或伏，根据药材质地软硬，选用浸润、伏润、露润、盖润等多种方法，使清水或液体辅料缓慢渗透药材内部，使药材整体湿度均匀，致药材软化，便于进一步切制加工。因药材不同，使用的方法也不同，如浸润枳实、伏润槟榔、露润当归、姜润厚朴、盖润大黄等。伏润，是指用坛等用具，在密闭条件下闷润，达到药材内外软硬一致，利于切割，如槟榔、郁金、白术、三棱等；盖润，是把质硬的药材，洗后装入簸箩，上盖麻布，使其润透，必要时再往上淋水，直至吸水软透。

4.喷洒

对一些不宜用水浸泡，又需潮湿者，可采取喷湿的方法，可在炒制药物时，按不同要求喷洒清水，或酒、醋、姜汁、蜜水等辅料药液，使药物产生本身没有的药性，满足临床的需要。

5.水飞

水飞是将药物与水共研，然后取其极细的沉淀粉末的方法。必须是不溶于水的药材，粉碎后置于乳钵、碾槽、球磨机等器具内，然后加水共研，待细粉混悬液沉淀后，倒出水，再将沉淀粉加水再研，反复操作几次，直至沉淀的细粉满意为止，细粉末就是我们需要的药粉，如常用的水飞朱砂、水飞炉甘石、水飞滑石等。水飞的方法，常用在矿物类、介壳类的制粉中。

三、用火炮制

1.炒

将药材放在锅内拌炒，分加辅料炒与不加辅料炒两种。不加辅料炒的方法叫清炒，清炒分三种：

①炒黄。用微火将药物炒至微黄色，或能闻到药物应有的香气为止，如炒苍术、炒紫苏子。

②炒焦。用稍大的火候和较长时间，将药物炒至焦褐色为度，具有焦香味道，如焦山楂、焦麦芽。

③炒炭。用较大的火候，将药物炒成外部焦黑色，内部焦黄为度，即"炒炭存性"，如地榆炭等。

炒黄、炒焦便于粉碎加工，同时缓和药性。炒炭可缓和药物的烈性和不良反应，或增强其收敛止血、止泻的作用。

加辅料炒，有麸炒、米炒、土炒、沙炒、蛤粉炒和滑石粉炒。这样的炮制方法，可减少药物的刺激性，增强疗效，如土炒白术、麸炒枳壳、米炒党参等。

若与河沙、滑石粉、蛤粉炒，被称为烫。烫炒可使药物受热均匀而酥脆，易煎出有效成分，如沙烫、蛤粉烫阿胶等。

2. 炙

炙是用液体辅料拌炒药物，使辅料渗透药物内部的一种方法，包括酒炙、醋炙、盐炙、姜炙、蜜炙、油炙等，具有改变药性、增强疗效、减少毒性或烈性的作用，如蜜炙甘草、蜜炙黄芪、醋炙香附、酒炙黄芩、盐炙杜仲、油炙淫羊藿等。

3. 煅

煅是用猛火将药物直接煅烧的一种方法，可使药物质地变松脆，易于粉碎，便于有效成分的煎出以充分发挥疗效，如矿物类及介壳类都是用直接煅烧法。

间接煅是在密闭的耐火容器中密闭煅烧，煅透到火候，待冷却后取出备用，如煅血余炭等。

4. 煨

煨是利用湿面粉或湿纸包裹药物，将其置热火灰中煨至面或纸焦黑为度，具有减轻药物毒性与烈性的作用，如煨肉豆蔻、煨木香、煨生姜、煨葛根、煨诃子等。

四、水火共制法

1. 煮

将药物放入清水或液体辅料中（如醋、姜汁、黑豆汤、白矾水等）共煮，通常有两种煮法：一是取药与辅料同煮至辅料被完全吸尽，如甘遂、大戟与醋同煮，至醋干为止；二是煮后，捞出药物，弃去剩余辅料，如川乌、草乌与甘草、黑豆汤同煮，至川乌、草乌无白心熟透为止，捞出药物，余汤弃去。

2. 蒸

蒸是用水蒸或附加成分放在笼屉内蒸熟的加工方法，分清蒸和加辅料蒸。清蒸如蒸玄参、地黄、何首乌等，有的药物要反复蒸晒多次，加辅料蒸的，如酒蒸山茱萸、大黄等。

通过蒸法，可改变药物的性能和增强它们的功效，也可以降低药物的毒性。

3.炖

将药物置于炖具中，加入一定量的液体辅料，加盖后在水锅中炖一定时间。本法的优点是药效不走失，辅料也不会挥发掉，如炖制黄精等。

4.焯

将药物投入沸水中，翻动片刻，捞出，便于除掉外皮，如苦杏仁、白扁豆。

5.淬

将矿石药物煅红，趁热快速投入醋或酒中使其酥脆，如醋淬赭石、自然铜等。

6.其他

常用的有发芽、发酵、制霜、清制、药拌等，这些方法都是为了改变药物的原有性能，增加新的功效，同时也减少毒性和不良反应。

第二节　制　剂

中药的制剂，是将药材按照一定的功效处方，加工制成方便使用的成品或规范的剂型。

1.汤剂

汤剂也称煎剂，具有易于吸收、疗效快捷的优点，有单方也有复方，多数为复方。汤剂是世代医家最常用的剂型，也是保持中医特色和有利传承的创举，不仅可在急症中使用，更可在慢性病及调理亚健康领域广泛应用，使人体达到阴阳平衡，健康延年。

2.丸剂

丸剂是把药物研成细粉后，加入黏合剂而成的剂型，药物的投放都按处方的剂量进行。丸剂服用方便，易于贮存，携带随意，只是吸收较弱，古有"汤者荡也，丸者缓也"的说法。

丸剂分蜜丸、水丸两种。蜜丸是以炼蜜为基质，将药粉按一定比例混合，再搓条，切断，揉团，均按要求的重量制作，有的要外滚朱砂粉、蜡封等步骤。水丸则是用清水按一定的方法和步骤进行，药丸大小一致，晒干，或阴干，或烘干。现在已经用水丸机制作（粉碎、筛分、混合、制粒、干燥、灭菌、制丸、包衣），完全可代替手工。

3.散剂

将药物晒干或烘干，研成细粉，过筛即成。散剂便于贮存，不易变质，内服或外用皆宜，比丸剂内服易吸收。当前中药颗粒制剂、冲剂都是由散剂发展而来。

4.膏剂

膏剂有内服、外贴和外敷三种类型：

①内服膏剂：又称"膏药"或"蜜膏"，服用方便，也较易储存，适用于慢性病。

②外贴膏：通常所说的"黑膏药"，这也是中药制剂的一个特色。外贴膏药效持久，

使用方便，用时稍加温即可熔化，一般均分摊在布或牛皮纸上。黑膏药有悠久的历史，早在战国时期已有记载。

③外敷膏：使用植物油、蜂蜡或凡士林等作基质制成的外用膏剂，多为"软膏"。

5. 丹剂

一种特殊种类的制剂，是以矿物质为主的合成药物，经过高温升华或熔合方法炼制而成，多为外用。外用丹剂多是用水银、白矾、硝石、硫黄、雄黄等经升华加工炼制而成。内服丹剂有属散剂的紫雪丹、蜜制的大活络丹、水制的梅花点舌丹、丸剂的小金丹等。

6. 酒剂

酒剂通常被称为药酒，是用白酒浸泡中药而成的一种剂型。

7. 浓缩丸剂

浓缩丸剂是将处方中某些药物，通过煎煮浓缩成稠膏，加入其余药粉中制成的丸剂。

8. 中药注射剂

中药注射剂供肌肉、皮下、静脉注射用，是中医现代化的组成部分。

第三章 中药的应用

中药的应用，包括药物的配伍、用药禁忌、剂量和煎服法，为了充分发挥药物的功效和确保用药安全，这些内容必须掌握。

第一节 配 伍

根据用药的要求，从病情出发，依据药理特点，将两种或两种以上的药物配合使用被称为中药的配伍。先贤们把中药配伍的关系归纳为七个方面，即药物的"七情"。

单行：只一味药物组成的方剂。如独参汤，重用人参；清金散，只有黄芩。

相须：功效类似的药物配合使用，增强疗效。如石膏配知母，乳香配没药，附子配干姜。

相使：一药为主，余药配合，提高主要功效。如补气的黄芪与利水的茯苓配伍，茯苓提高黄芪补气功效；清热的黄芩与攻下的大黄配伍，大黄可提高黄芩清热功效。

相杀：一种药物消除另一种药物的毒性或不良反应。如生姜配生半夏，生姜能减轻生半夏的毒副作用，意为生半夏的毒副作用被生姜杀灭。

相畏：一种药物的毒副作用被另一种药物减轻或消除。如生姜与生半夏的关系，也可以被称为生半夏畏生姜，畏有惧的含义。

相恶：两种药物合用后，由于相互牵制而使原有的功效受到限制，降低或丧失。如干姜能降低黄芩的清热功效，而黄芩也能降低干姜温中回阳的功效。

相反：两种药物合用后，能产生毒性反应或不良反应，如"十八反""十九畏"即是。

第二节 用药禁忌

用药禁忌是中医用药的特色之一，药物配伍有因药性的不同而产生的禁忌、妊娠禁忌及饮食的禁忌。

一、配伍禁忌

配伍禁忌是指药物之间有相反的关系，不能相互配伍，否则不仅降低功效，还会产生毒性反应甚至剧毒作用。

古代医家留下了"十八反""十九畏"可供参考。

十八反

本草明言十八反，半蒌贝蔹及攻乌；

藻戟遂芫俱战草，诸参辛芍叛藜芦。

（出自金元时期《儒门事亲》）

解释为：乌头反半夏、瓜蒌、贝母、白蔹、白及，甘草反海藻、大戟、甘遂、芫花，藜芦反人参、沙参、丹参、玄参、苦参、细辛、芍药。

十九畏

硫黄原是火中精，朴硝一见便相争，

水银莫与砒霜见，狼毒最怕密陀僧，

巴豆性烈最为上，偏与牵牛不顺情，

丁香莫与郁金见，牙硝难合京三棱，

川乌草乌不顺犀，人参最怕五灵脂，

官桂善能调冷气，若逢石脂便相欺。

（出自明代刘纯《医经小学》）

解释为：硫黄畏朴硝，水银畏砒霜，狼毒畏密陀僧，巴豆畏牵牛子，丁香畏郁金，牙硝畏三棱，川乌、草乌畏犀角，人参畏五灵脂，官桂畏赤石脂。

这两首歌诀，是古人编创的，对临床有一定指导意义，但也有些特殊情况，有经验的医家做了大胆的尝试，如：感应丸中巴豆、牵牛同用，海藻玉壶汤中甘草与海藻同用等。有些相反、相畏的药物同用问题，有待进一步研究和探讨，在临床中还是应该遵守先贤的规定，以安全为度。

二、妊娠用药禁忌

妇女妊娠期用药禁忌目的是安胎、防流产、不损害胎儿，分禁用和慎用。

1. 禁用

毒性较强、药性猛烈的药物，如乌头、巴豆、牵牛子、甘遂、芫花、斑蝥、麝香、水蛭、虻虫、三棱、莪术等，以及含铅、汞、砷、砒类药物。

2. 慎用

通经祛瘀，行气破滞，以及过于辛热的药物，如桃仁、红花、大黄、枳壳、附子、干姜、肉桂等。

三、服药期间的饮食禁忌

饮食禁忌俗称忌口，如热性病用寒凉药治疗时，就不要吃辛辣食物；虚寒病用热药治疗时，就不要吃寒凉食物了。

还有些食物对某些药物有抵触，如地黄与萝卜有碍，薄荷与鳖甲有碍，甘草与鲢鱼有碍，使君子与茶有碍，茯苓与醋有碍，蜜与生葱有碍。某些发热表证，不应进食油腻酸涩之食，疮疖肿毒与鱼虾牛肉等腥膻之食有碍，还有记载荆芥忌鱼，黄连、乌梅忌猪肉，这些都值得注意。

第三节　剂　量

用药剂量大小直接关系到药物的效用。剂量过小达不到预期目的，过大可能出现不良反应，确定剂量时，要根据药物性能、病势轻重、剂型种类、处方药的多少以及患者的年龄、体质、性别、体重等具体情况而定。

一、根据药性确定剂量

凡有毒或作用峻烈的药物，剂量不可过大，要严格控制在规定范围内。使用时以小剂量起始，逐渐加量，病势已退可减量或停服。

根据品类的区别，质地较轻的花、枝、皮、叶，用量宜小些；质地较重，难溶于水的矿物质、介壳类，一般用量较大。有些药物鲜品相对用量要大。

二、根据配伍及剂型确定剂量

处方用药多时，其中每味药的剂量宜小；处方用药少时，其中单味药量宜稍大。

使用单味药治病时，剂量较复方为重。

组方时，主治的君药用量较大，辅佐药物用量小些。

入汤剂比入丸、散剂的剂量宜大。

入酒剂、浸膏剂，剂量可稍大。

三、根据病情、体质、年龄等确定剂量

轻症、慢性病用量可小，重症、急症宜量大。

体弱者宜量小，体壮者可酌情加大剂量。

年老年幼宜量小，青壮年剂量可稍大。

四、根据季节和地区的不同

夏用热药，冬用寒药，用量宜小；夏用寒药，冬用热药，用量可稍大。

高寒山区与低洼寒湿地带，用温燥药量可稍大；在湿热地带，用寒凉药量可稍大。

第四节　煎服法

一、煎药法

1. 用具

煎药以砂锅为佳，因其不易与药物发生化学反应。

忌用铁锅，因易产生沉淀，降低药物成分的溶解度，且可能引起化学反应，产生不良反应。

2. 用水

除处方有特殊规定用水外，一般以纯净为原则，如自来水、甜井水或蒸馏水等。用水量视药量大小而定，一般以漫过药物 2 厘米为宜。

3. 火候

先武后文，武火至沸，再用文火煎煮。

具体操作方法：先将药物放置砂锅内，加冷水浸过药面，泡 30 分钟后再煎煮，有效成分更宜煎出。煎药时加盖，不要频频打开，防止气味走失，降低药效。

一般中药煎煮 2 次，第 2 次加水是第 1 次的 1/2 或 2/3，2 次煎完去渣后，再合一起，然后分 2 次服，求得浓度的一致。

对于解表药、清热药、芳香类药物，宜武火急煎，防止药性慢煎而挥发；味厚滋补类，可文火久煎，使有效成分尽力煎出。有些具有毒性药如附子、狼毒之类，也要用文火久煎，以降低毒性。如煎煳药物，应弃去，不再重煎。

4. 特殊煎服法

有些药物因性能、质地、临床应用的要求不同，另有特殊煎服法，可在处方时注明具体要求。

（1）先煎：介壳类、矿石类，如龟甲、鳖甲、石决明、赭石、生龙骨、生牡蛎、磁石、生石膏等，因质坚、有效成分难以煎出，应打碎先煎，煮沸 10 ～ 30 分钟后，再下其他药物。先煎亦可降低药物毒性。

（2）后下：凡气味芳香、含挥发油的药物，应该后下，如薄荷、木香、砂仁、白豆蔻、沉香、大黄、青蒿、钩藤等，宜在一般药物煎好前 3 ～ 5 分钟投下，以防有效成分的丢失。

（3）包煎：如蒲黄、海金沙等药物因材质过轻，易飘浮在液面上，或成糊状，不便于煎煮及服用，宜包煎；车前子、葶苈子等颗粒细小，含淀粉、黏液质较多的药物，煎煮时容易粘锅、糊化、焦化，亦应包煎；辛夷、旋覆花有绒毛，对咽喉有刺激性，也宜包煎。包煎就是用布包裹入煎。

（4）另煎或另炖：一些贵重药物，如人参、西洋参、鹿茸等，切小片，放入加盖的盅内，隔水炖 2 ～ 3 小时，服时兑入药液一起服，确保有效成分不被其他药渣吸收。

（5）烊化：也叫溶化，主要指某些胶类物质及黏性大的易溶药物，避免入煎粘锅或黏附在其他药物上，单独加热溶化，同煎好的药液兑服，如阿胶、鹿角胶、芒硝、饴糖等。

（6）磨汁：某些贵重或质地坚硬的药物，如羚羊角、沉香等，加水磨汁或锉成细粉调服。

（7）泡服：对某些有效成分易溶于水，而久煎又容易破坏药效的药物，可以用开水冲泡，加盖闷润，然后去渣服用，如西红花。

（8）冲服：对贵重或不耐高热而又难溶于水的药物，采用研末冲服的服法，服时用汤液或开水冲服，如三七、琥珀、朱砂、牛黄、麝香等。为提高疗效，靶向作用明显的药物，也可用冲服法，如用于止血的三七、白及，用于制酸、止痛的海螵蛸、瓦楞子、延胡索等。此外还有一些液体药物，如竹沥汁、姜汁、藕汁、荸荠汁、蜂蜜等也需冲服。

（9）煎汤代水：先用某药煎汤，然后用该汤代替水再煎别的药，如伏龙肝（灶心土）等。此外，某些药物质轻用量多，体积大，吸水量大，如玉米须、丝瓜络、金钱草，先煎汤代水，再入煎其他药，更为稳妥。

二、服药法

1.服药时间

汤剂一般每日 1 剂，分 2 次服，早晚各 1 次，间隔应超过 6 小时。

可根据病情决定增减，急症、热证可 1 日 2 剂。病在胸膈以上，如眩晕、头痛、目疾、咽痛等，宜饭后服；病在胸膈以下，如胃、肝、肾等疾患，宜在饭前服。饭前服有利于药物的消化吸收，对于对胃肠有刺激性的药物及消食药宜饭后服；补益药多滋腻碍胃，可空腹服；驱虫攻下药宜空腹服；峻下逐水药宜晨起空腹服。一般药物，与进食间隔 1 小时左右为好，以免影响食物的消化吸收和药物疗效的发挥。

特殊情况：截疟药应在疟疾发作前 2 小时服用；安神药治疗失眠多梦宜在睡前 1 次服；涩精止遗药也宜在晚间服 1 次；缓泻药、通便药宜睡前服，有利于次晨排便；凡代茶饮可不定时按须服。

2. 内服法

（1）汤剂：一般温服，解表药偏热服，以便取汗（盖衣被，进热粥），寒证用热药也宜热服，热证用寒药宜冷服，如遇真热假寒当用寒药温服，真寒假热则热药冷服，以防格拒药势。

（2）丸剂：颗粒小的丸剂，温水送服即可；大蜜丸，可嚼服或分成小粒吞服；水丸质过硬可用开水溶化后服。

（3）散剂：粉剂，可用蜂蜜调服；入胶囊则吞服。

（4）膏剂：开水冲服，稍加稀释慢咽。

（5）颗粒、糖浆：开水冲服，或直接吞服。

另外，对昏迷、神志不清者，可鼻饲，特殊情况也可灌肠。

3. 外用法

（1）煎剂外用：熏洗疮痈、痒疹、赤眼。

（2）散剂外用：撒布湿疮痒疹、溃疡、外伤出血。

（3）软膏：常用于涂敷疮肿。

（4）硬膏：常用于治风湿疼痛、跌打损伤及疮痈。

（5）酒剂外用：涂搽，治风湿痹痛、跌打损伤。

此外，现代针剂可按不同需求供皮下、肌肉或静脉注射。

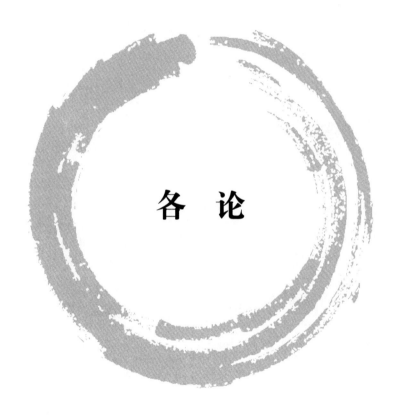

各　论

第一章　解表药

病在表，凡以发散外邪、解除表证为主要作用的药物被称为解表药。解表药多属辛散之品，具有疏肌解表、促使发汗作用，适用于外感初期，出现恶寒发热、头痛身痛、无汗脉浮等表证，通过发汗，寒热诸证得以解除。解表药按性能分为发散风寒、发散风热两大类。

注意：

①春夏温暖，肌腠松弛，容易出汗，用药量宜减少；秋冬寒凉，肌腠致密，不易出汗，用药量宜适当增加。

②老弱婴幼、妊产妇人，用药宜轻，必要时可与滋阴、助阳、益气、补血诸药配伍。

③宜温服或以开水、稀粥助力，加盖衣被取汗。

④自汗、盗汗、吐泻失水，病后津亏者慎用或者不用。

第一节　发散风寒药

发散风寒药性味多辛温，发汗作用强，用于风寒感冒初起，寒象比较突出者，如恶寒重，发热轻，鼻塞无汗，舌苔薄白，脉浮紧。对于咳嗽气喘、脚气、水肿、风湿关节痛初起者，也有一定的疗效，临床运用时要根据具体情况而辨证使用。

麻黄（《神农本草经》）

【来源】为麻黄科多年生草本小灌木草麻黄、木贼麻黄或中麻黄的干燥草质茎。

【性味归经】辛、微苦，温，归肺、膀胱经。

【功效】发汗散寒，宣肺平喘，有一定利尿作用。

【用量】2～10克。

【临床应用】

1. 散寒解表。

麻黄汤

麻黄6克，桂枝6克，苦杏仁10克，甘草3克。

散寒解表，用于外感风寒初起表实证。

（处方来源：《伤寒论》）

2. 发汗。

三拗汤

麻黄 6 克，苦杏仁 6 克，甘草 6 克。

用于风寒表实证，症见无汗，咳喘者。

（处方来源:《太平惠民和剂局方》）

3. 平喘。

麻杏石甘汤

麻黄 12 克，苦杏仁 10 克，生石膏 30 克，甘草 6 克。

宣肺平喘，用于外感有热者或肺热壅盛者，可随症加用五味子、黄芩、桔梗、川贝母、百部等。

（处方来源:《伤寒论》）

4. 散寒。

小青龙汤

麻黄 9 克，桂枝 9 克，白芍 9 克，半夏 9 克，细辛 3 克，干姜 9 克，炙甘草 9 克，五味子 6 克。

用于寒痰停饮。

（处方来源:《伤寒论》）

5. 宣肺。

越婢汤

麻黄 12 克，生石膏 24 克，甘草 6 克，大枣 12 克，生姜 9 克。

宣肺，通调水道，用于急性肾炎水肿等。

（处方来源:《金匮要略》）

【禁忌】

①表虚多汗。

②虚喘，高血压病。

服麻黄汗出不止，有亡阳现象，用人参附子汤内服解救，或用龙骨、牡蛎、糯米粉外扑止汗。

【参考】本品主要成分为麻黄碱、伪麻黄碱、挥发油。

①麻黄碱、挥发油有发汗解热的作用。

②麻黄碱和伪麻黄碱有缓解支气管平滑肌痉挛的作用。

③伪麻黄碱有利尿作用。

④麻黄碱具有兴奋心脏、收缩血管、升高血压、兴奋中枢神经作用，可致兴奋、失眠、烦躁。

⑤挥发油对流感病毒有抑制作用。

桂枝（《名医别录》）

【来源】为樟科常绿乔木肉桂的嫩枝。

【性味归经】辛、甘，温，归肺、心、膀胱经。

【功效】发汗解肌，温通经脉，助阳化气，平冲降逆。

【用量】3～10克。

【临床应用】

1. 散寒解表。

桂枝汤

桂枝9克，白芍9克，甘草6克，生姜9克，大枣12枚。

用于风寒感冒表虚证，见汗出恶风，脉浮缓。

（处方来源：《伤寒论》）

2. 祛寒止痛。

①小建中汤

桂枝9克，白芍18克，炙甘草6克，生姜9克，大枣4枚，饴糖30克。

用于中焦虚寒，腹中时痛，喜温喜按。

（处方来源：《伤寒论》）

②枳实薤白桂枝汤

枳实12克，薤白15克，桂枝3克，厚朴12克，瓜蒌12克。

开痞散结，下气除满，方中桂枝宣通心胸之阳，下以温化中下二焦，通阳又降逆，用于胸痹心痛，胸胃合痛。

（处方来源：《金匮要略》）

3. 行血通经。

①桂枝茯苓丸

桂枝、茯苓、牡丹皮、白芍、桃仁各6克。

为丸或煎服。用于妇女瘀血阻滞，经闭腹痛，小腹癥块。

（处方来源：《金匮要略》）

②治疗子宫肌瘤方

桂枝、桃仁、赤芍、海藻、牡蛎、鳖甲各12克，茯苓、牡丹皮、当归尾各18克，红花7克，乳香、没药、三棱、莪术各6克。

共研细末，炼蜜为丸，每次10克，每日2～3次。

（处方来源：验方）

4. 温肾行水。

①五苓散

茯苓9克，猪苓9克，白术9克，泽泻15克，桂枝6克。

用于小便不利，水肿，腹水。

（处方来源：《伤寒论》）

②苓桂术甘汤

茯苓 12 克，桂枝 9 克，白术 9 克，甘草 6 克。

助阳化气，温脾阳，主要治疗肾阳不足之小便不利，水饮内停之痰饮、心悸、目眩，以及水饮上逆之咳嗽、喘满等。

（处方来源：《金匮要略》）

【禁忌】阴虚火旺、咽喉疾患、出血证、孕妇均忌用，因桂枝辛温助热，易伤阴动血。

【参考】本品含挥发油，主要成分为桂皮醛。

①有降温解热作用，可刺激汗腺分泌，扩张血管促进血液循环。

②有抗菌作用，对金黄色葡萄球菌、白葡萄球菌、伤寒杆菌、结核杆菌都有抑制作用。

③有健胃、缓解胃肠道痉挛的作用。

④有利尿强心作用。

⑤有镇痛、镇静、抗惊厥作用。

防风（《神农本草经》）

【来源】为伞形科植物防风的根部。

【性味归经】辛、甘，温，归膀胱、肝、脾经。

【功效】祛风解表，胜湿止痛，止痉。

【用量】5～10 克。

【临床应用】

1. 祛风散寒，解表。

①荆防败毒散

防风 4.5 克，羌活 4.5 克，独活 4.5 克，前胡 4.5 克，枳壳 4.5 克，茯苓 4.5 克，荆芥 4.5 克，桔梗 4.5 克，川芎 4.5 克，甘草 1.5 克。

用于风寒表证。

（处方来源：《摄生众妙方》）

②羌活胜湿汤

防风 3 克，羌活 6 克，独活 6 克，藁本 3 克，炙甘草 3 克，川芎 3 克，蔓荆子 2 克。

用于外感风湿。

（处方来源：《内外伤辨惑论》）

③玉屏风散

防风 15 克，黄芪 30 克，白术 30 克。

固表敛汗，用于卫气不固，邪入伤正，表虚不固。

（处方来源:《究原方》，录自《医方类聚》）

2. 祛风散寒，胜湿止痛。

寒湿关节痛方

防风 10 克，秦艽 10 克，桂枝 10 克，海风藤 10 克，鸡血藤 10 克。

（处方来源：验方）

3. 祛风止痉。

玉真散

防风、天南星、白芷、天麻、羌活、白附子。

上药各等量为末，每服 6 克，每日 3 次。用于破伤风牙关紧闭，腰背反张（即角弓反张）者。

（处方来源:《外科正宗》）

4. 祛风止痒。

消风散

防风 6 克，生地黄 6 克，当归 6 克，蝉蜕 6 克，知母 6 克，苦参 6 克，黑芝麻 6 克，荆芥 6 克，苍术 6 克，牛蒡子 6 克，石膏（生）6 克，甘草 3 克，木通 3 克。

用于风疹、湿疹、荨麻疹等皮肤瘙痒者。湿热型可加土茯苓、白鲜皮、赤小豆等。

（处方来源:《外科正宗》）

【禁忌】阴虚火旺，无风邪者忌用。

【备注】发散风湿药大多性燥，唯本品性润，虽属发汗药，但力量有限，与黄芪、白术合用还可治表虚自汗。

【参考】本药含有挥发油、甘露醇、苦味苷、酚类、多糖类及有机酸。

①有解热、抗炎、镇痛、抗惊厥作用。

②有抗菌作用，对绿脓杆菌、金黄色葡萄球菌有一定抗菌作用，对痢疾杆菌、溶血性链球菌有不同程度的抑制作用。

羌活（《神农本草经》）

【来源】为伞形科多年生草本植物羌活或宽叶羌活的干燥根茎及根。

【性味归经】辛、苦，温，归膀胱、肾、肝经。

【功效】祛风散寒，除湿止痛。

【用量】3 ～ 10 克。

【临床应用】

1. 散寒解表。

九味羌活汤

羌活9克，防风9克，白芷6克，生地黄6克，苍术9克，黄芩6克，细辛3克，甘草6克，川芎6克。

祛风胜湿，用于风寒感冒，症见寒热无汗，头疼身痛，脉浮紧，以及外感风寒夹湿者。

（处方来源:《此事难知》）

2. 祛湿止痛。

①羌活胜湿汤

羌活6克，独活6克，藁本3克，防风3克，蔓荆子2克，川芎5克，炙甘草3克。

用于风湿或寒湿引起的肩背疼痛、腰脊疼痛，风湿在表之头痛。

（处方来源:《内外伤辨惑论》）

②风湿性关节炎方

羌活10克，鸡血藤12克，秦艽15克，威灵仙10克，当归10克。

（处方来源：验方）

【禁忌】血虚痹痛，不因风寒而发者不用，脾胃虚弱者慎用。

【参考】本品含挥发油、β-谷甾醇、欧芹属素乙、有机酸、生物碱，有抗炎、镇痛、解热作用，对皮肤真菌、布氏杆菌有抑制作用。

紫苏叶 (《名医别录》)

【来源】为唇形科植物紫苏的茎叶。

【性味归经】辛，温，归肺、脾经。

【功效】发汗解表，行气和胃。

【用量】5～10克。

【临床应用】

1. 散寒解表。

①香苏散

紫苏叶8克，香附8克，陈皮5克，甘草3克。

用于感冒风寒，寒热头痛，兼胸膈满闷者。

（处方来源:《太平惠民和剂局方》）

②杏苏散

紫苏叶9克，苦杏仁9克，陈皮6克，生姜3片，桔梗6克，茯苓9克，半夏9克，甘草3克，前胡9克，枳壳6克，大枣3枚。

祛痰止咳，用于外感风寒，痰湿内阻，症见头微痛，恶寒无汗，咳嗽痰稀，胸闷。

（处方来源：《温病条辨》）

2. 祛痰止咳。

紫苏叶 8 克，生姜 8 克，苦杏仁 10 克，法半夏 10 克。

（处方来源：验方）

3. 理气安胎。

紫苏饮

紫苏叶 6 克，当归 10 克，川芎 6 克，白芍 10 克，党参 10 克，陈皮 10 克，大腹皮 6 克，甘草 3 克，生姜 6 克。

用于气机不利引起的胸腹、腰肋胀痛，胎动不安，可以加砂仁同用。

（处方来源：《普济本事方》）

4. 健胃止呕。

分气紫苏饮

紫苏叶 6 克，五味子 3 克，桑白皮 10 克，茯苓 10 克，炙甘草 3 克，草果 3 克，大腹皮 10 克，桔梗 10 克，生姜 10 克，盐少许。

用于心下胀满，呕逆不食，偏寒者可与砂仁、丁香同用，偏热者加黄连、芦根。

（处方来源：《太平惠民和剂局方》）

5. 解鱼蟹中毒。用紫苏叶 9 克，水煎服。

【禁忌】表虚自汗者不用。

【参考】本品含挥发油，主要成分为紫苏醛、左旋柠檬烯及少量 α-蒎烯等。

①有缓和的解热作用，扩张皮肤血管，刺激汗腺分泌。

②有减少支气管分泌、缓解支气管痉挛作用。

③有促进消化液分泌、增进胃肠蠕动作用。

④有抗菌作用，对大肠杆菌、痢疾杆菌、葡萄球菌均有抑制作用。

【附注】

1. 紫苏子味辛、性温，归肺经，能下气平喘，祛痰止咳。

三子养亲汤

紫苏子 9 克，白芥子 9 克，莱菔子 9 克。

用于咳喘，胸闷气逆。

（处方来源：《韩氏医通》）

2. 紫苏叶发散，紫苏梗理气，紫苏子祛痰止咳，三者区别用之。

半夏厚朴汤

紫苏叶 6 克，半夏 12 克，厚朴 9 克，茯苓 12 克，生姜 15 克。

用于梅核气痰气郁结。

（处方来源：《金匮要略》）

荆芥（《神农本草经》）

【来源】为唇形科一年生草本植物荆芥的地上部分。

【性味归经】辛，温，归肺、肝经。

【功效】祛风解表，透疹消疮，止血。

【处方用名】

荆芥：干燥的茎及花穗，用于祛风解表。

荆芥穗：发汗力强。

荆芥炭：用于止血。

【用量】5～10克，不宜久煎。

【临床应用】

1. 用于外感表证，本品平和，风寒风热均可用。

①风寒表证，与防风、羌活、独活等同用，以增强发散风寒之力。

荆防败毒散

羌活、独活、柴胡、前胡、枳壳、茯苓、荆芥、防风、桔梗、川芎各4.5克，甘草1.5克。

发汗解表，消疮止痛，用于疮疡初起，症见红肿疼痛，恶寒发热，无汗不渴。

（处方来源：《摄生众妙方》）

②风热者，每与金银花、连翘、薄荷配伍，以疏散风热。

银翘散

金银花15克，连翘15克，薄荷6克，牛蒡子6克，桔梗6克，荆芥穗6克，竹叶6克，淡豆豉9克，生甘草6克，芦根煎汤。

辛凉透表，清热解毒，用于温病初起，发热，微恶风寒，头痛，口微渴，咳嗽咽痛，苔薄白。

（处方来源：《温病条辨》）

2. 用于麻疹不透，常与蝉蜕、薄荷等同用。风疹瘙痒，多与苦参、防风、赤芍同用。

消风散

当归、生地黄、防风、蝉蜕、知母、苦参、黑芝麻、荆芥、苍术、牛蒡子、石膏各6克，甘草、木通各3克。

清热除湿，疏风止痒。

（处方来源：《外科正宗》）

3. 用于疮疡初起兼有表证，偏于风寒者，常与羌活、川芎、独活等同用。

败毒散

柴胡、甘草、桔梗、人参、川芎、茯苓、枳壳、前胡、羌活、独活各9克。

上药为粗末，加入生姜、薄荷同煎，寒多热服，热多温服。

（处方来源：《太平惠民和剂局方》）

4. 用于吐衄下血。

①血热妄行之吐血、衄血，常与生地黄、侧柏叶等凉血止血药配伍。

②便血、痔血，每与地榆、槐花等同用。

③妇女崩漏下血，可配伍棕榈炭、血余炭等以固崩止血。

【禁忌】表虚自汗，脾弱便泻者慎用。

【参考】本品含挥发油，主要成分是左旋薄荷酮、消旋薄荷酮、少量右旋柠檬烯。

①增强皮肤血液循环及汗腺分泌，有解热作用。

②有抗菌作用。

③有止血作用，使凝血时间缩短。

细辛（《神农本草经》）

【来源】为马兜铃科多年生草本植物北细辛、汉城细辛或华细辛的全草。

【性味归经】辛，温，有小毒，归肺、肾、心经。

【功效】发散风寒，祛风止痛，温肺化饮。

【用量】1～3克。

【临床应用】

1. 用于外感风寒、阳虚外感。

①外感风寒表证，常与羌活、荆芥、防风同用。

九味羌活汤

羌活9克，防风9克，苍术9克，细辛3克，川芎6克，白芷6克，生地黄6克，黄芩6克，甘草6克。

用于外感风寒湿邪，内有蕴热，症见恶寒发热，无汗，头痛项强，苔白或微黄，脉浮紧。

（处方来源：《此事难知》）

②阳虚外感，多与麻黄、附子同用，以助阳解表。

麻黄附子细辛汤

麻黄6克，附子（炮）9克，细辛3克。

用于阳虚外感表证，症见发热恶寒，无汗，脉反沉者，神疲欲寐。

（处方来源：《伤寒论》）

2. 用于疼痛证。

①风寒头痛，与川芎、白芷、防风同用，以增强祛风止痛作用。

川芎茶调散

薄荷 12 克，川芎 12 克，荆芥 12 克，细辛 3 克，防风 4.5 克，白芷 6 克，羌活 6 克，甘草 6 克。研末，每次 6 克，清茶调服。

（处方来源:《太平惠民和剂局方》）

②风冷牙痛，可单用细辛，或与白芷煎汤含漱；胃火牙痛，与石膏、黄连等清胃泻火药同用。

③风湿痹痛，与独活、寄生、防风同用，以祛风止痛。

独活寄生汤

独活 9 克，桑寄生、秦艽、防风、细辛、当归、白芍、川芎、干地黄、杜仲、牛膝、人参、茯苓、甘草、肉桂各 6 克。

用于肝肾两亏，风寒湿痹，腰膝冷痛或腿足屈伸不利、麻木不仁者。

（处方来源:《备急千金要方》）

3.用于寒饮喘咳，与干姜、半夏、麻黄等同用，以增强温肺化饮之功。

小青龙汤

麻黄 9 克，桂枝 9 克，白芍 9 克，干姜 9 克，半夏 9 克，细辛 3 克，五味子 6 克，炙甘草 9 克。

用于风寒客表，水饮内停，症见恶寒发热，无汗喘咳，痰多稀白，舌苔白滑，脉浮弦或浮紧。

（处方来源:《伤寒论》）

4.细辛性喜走窜，可宣鼻窍，与白芷、辛夷等配伍，可用治鼻渊。

【禁忌】阴虚阳亢，肺燥干咳者不用，反藜芦。

【参考】本品含挥发油，主要为甲基丁香酚、黄樟醚、N- 异丁基十二碳四烯酰胺，以及消旋去甲乌药碱等。

①小剂量有解热、抗炎、镇静、抗惊厥及局麻作用。

②大剂量可使神经中枢先兴奋后抑制，呼吸肌麻痹。

③挥发油对革兰氏阳性菌、枯草杆菌、伤寒杆菌和多种真菌有抑制作用。

④有强心、扩张血管、松弛平滑肌、增强脂质代谢、升高血糖作用。

⑤对细胞免疫及体液免疫有抑制作用。使用时一定注意，中毒可抑制呼吸，抑制心脏甚至导致死亡。

藁本（《神农本草经》）

【来源】为伞形科多年生草本植物藁本和辽藁本的根茎。

【性味归经】辛，温，归膀胱、肝经。

【功效】祛风散寒，胜湿止痛。

【用量】3～10克。

【临床应用】用于风寒表证，风寒头痛及风寒湿痹，尤宜于治疗巅顶痛，功效与羌活相似，二者多同用。

羌活胜湿汤

羌活6克，独活6克，藁本3克，防风3克，炙甘草3克，蔓荆子2克，川芎3克。

用于风湿犯表之痹证，症见肩背痛，头痛身重，苔白，脉浮。

（处方来源：《内外伤辨惑论》）

【禁忌】血虚头痛者不用。

【参考】本品含挥发油，主要成分为3-丁基苯肽、蛇床肽内脂、有机酸类、阿魏酸、萜类、香豆素。

①挥发油有镇静、镇痛、解热、抗炎作用。

②有抑制肠与子宫平滑肌作用。

③增加组织耐缺氧能力，有降压作用。

④对常见的致病皮肤真菌有抗菌作用。

⑤有平喘作用。

白芷（《神农本草经》）

【来源】为伞形科多年生草本植物白芷或杭白芷的根。

【性味归经】辛，温，归肺、胃经。

【功效】解表散寒，祛风止痛，消肿排脓，燥湿止带。

【用量】3～10克。

【临床应用】

1. 用于外感风寒，头痛，鼻塞，常与防风、羌活等同用。

九味羌活汤

羌活9克，防风9克，苍术9克，细辛3克，川芎6克，白芷6克，生地黄6克，黄芩6克，甘草6克。

发汗，祛湿，兼清热，用于外感风寒湿邪，内有蕴热证，症见恶寒发热，无汗。

（处方来源：《此事难知》）

2. 用于阳明头痛、齿痛、鼻渊、风湿痹痛等。

①阳明头痛，如川芎茶调散。

②齿痛，风冷者配伍细辛，风火者配伍石膏、黄连。

③本品为治疗鼻渊头痛的要药，常与苍耳子、辛夷同用。

④风寒湿痹，腰背疼痛，多与羌活、独活配伍。

3. 用于疮痈肿毒，多与金银花、当归等同用。

仙方活命饮

白芷、浙贝母、防风、赤芍、当归尾、甘草、皂角刺、穿山甲、天花粉、乳香、没药各6克，金银花、陈皮各9克。

清热解毒，消肿溃坚，活血止痛，用于痈疮肿毒初期。

（处方来源:《校注妇人良方》）

4. 与瓜蒌、贝母、蒲公英等同用，可治乳痈肿痛。

5. 用于带下证。

①寒湿带下，可与鹿角霜、炮姜、白术、山药等温阳散寒、健脾渗湿药同用。

②湿热带下，可配伍黄柏、车前子等清热燥湿、利湿药。

6. 本品还可以治疗皮肤瘙痒及毒蛇咬伤。

【禁忌】血虚火旺头痛及痈疡已溃者忌用。

【参考】本品主要含香豆素类成分及挥发油、白芷素、白芷醚、白芷毒素等，香豆素类成分中，为前胡素类等多种。

①有抗菌作用，对大肠杆菌、痢疾杆菌、伤寒杆菌、绿脓杆菌、变形杆菌均有一定的抑制作用。

②有解热、抗炎、镇痛、解痉、抗癌作用。

③有降压作用。

④小量白芷毒素有兴奋中枢神经、升高血压作用，能引起流涎。

⑤对抗蛇毒所致的中枢神经系统抑制。

⑥大量可引起中毒、强直性痉挛、全身麻痹。

苍耳子 *（《神农本草经》）*

【来源】为菊科一年生草本植物苍耳的果实。

【性味归经】辛、苦，温，有小毒，归肺经。

【功效】祛风通窍，除湿止痛。

【用量】3～10克。

【临床应用】

1. 用于鼻渊、头痛。

①苍耳子散

苍耳子5克，白芷9克，辛夷仁6克，薄荷3克。

上药研为细末。疏风止痛，通利鼻窍。

（处方来源:《重辑严氏济生方》）

②风寒及头风头痛，可与防风、白芷、藁本等解表散寒、止痛药同用。

2. 用于风湿痹痛，可单用，或与威灵仙、独活、秦艽等祛风湿药同用。

3. 本品还可用于风疹瘙痒、疥癣等皮肤病。

【禁忌】血虚者忌用，过量易中毒。

【参考】本品主要成分为苍耳苷、脂肪油、生物碱、苍耳醇、蛋白质、维生素 C。

①有降血糖作用。

②有镇咳作用。

③对心脏有抑制作用，可减缓心率，减弱收缩力。

④对金黄色葡萄球菌、乙型链球菌、肺炎双球菌有一定抑制作用，并有抗真菌作用。

⑤有一定毒性，甚至导致呼吸、循环、肾功能衰竭而死亡。

辛夷（《神农本草经》）

【来源】为木兰科落叶灌木植物望春花、玉兰或武当玉兰的干燥花蕾。

【性味归经】辛，温，归肺经。

【功效】散风寒，通鼻窍。

【用量】3～10 克。

【临床应用】用于鼻病，如鼻渊所致的鼻塞，不闻香臭，常流浊涕。偏寒者常与白芷、细辛、苍耳子、防风等同用，偏于风热者多与菊花、连翘、黄芪、薄荷等同用。

【禁忌】阳虚火旺者不用。

【参考】本品含挥发油，主要成分为乙酸龙脑酯、反式丁香烯、β－蒎烯、桉叶素等，还有木脂素类成分。

①能收缩鼻黏膜血管，促进黏膜分泌物吸收，减轻炎症。

②有收缩子宫平滑肌和降血压作用。

③对多种致病菌有抑制作用。

④有镇静、镇痛作用，以及抗过敏作用。

【附注】辛夷的种子辛夷仁也可入药，功效同辛夷。

生姜（《名医别录》）

【来源】为姜科多年生草本植物姜的根茎。

【性味归经】辛，微温，归肺、脾、胃经。

【功效】解表散寒，温中止呕，化痰止咳。

【处方用名】

生姜：去杂质，切片。

生姜皮：为生姜外皮，利水消肿。

生姜汁：生姜榨取汁，化痰止呕。

煨姜：可温中止呕。

【用量】3～10克。

【临床应用】

1. 用于外感风寒，多用作辛温解表剂的辅助用药，以增强发汗散寒的功效。亦可单用加红糖热服或与葱白煎服。

2. 治疗呕吐，有"呕家圣药"之称。

①胃寒呕恶，常与半夏同用。

小半夏汤

半夏6克，生姜9克。

用于胃寒或寒饮所致的呕吐，舌苔白滑者。

（处方来源：《金匮要略》）

②胃热呕吐，可配伍黄连、竹茹等以清胃止呕。

③可增强止呕药的作用，常与半夏、竹茹等配伍。用姜汁制过者，更增强了止呕的效果。

3. 用于风寒咳嗽，痰白清稀者，常与苦杏仁、紫苏叶、半夏等散寒药同用。

4. 可解半夏、天南星及鱼蟹毒。

【禁忌】肺热燥咳者不用，热盛、阳虚内热者忌服。

【参考】本品含挥发油，主要成分为姜醇、姜烯、水芹烯、姜辣素，还含有天冬氨酸、谷氨酸、丝氨酸等氨基酸。

①可促进消化液分泌，增进饮食，保护胃黏膜。

②有抗溃疡、保肝、利胆、抗炎作用。

③有解毒、抗菌、镇痛、镇吐作用。

④能兴奋血管运动中枢、呼吸中枢、心脏。

⑤对伤寒杆菌、霍乱弧菌、黄色毛癣菌、阴道滴虫均有不同程度的抑制作用。

⑥有防止血吸虫卵孵化及杀灭血吸虫作用。

香薷《名医别录》

【来源】为唇形科多年生草本植物石香薷的地上部分。

【性味归经】辛，微温，归肺、脾、胃经。

【功效】发汗解表，和中化湿，利水消肿。

【用量】3～10克。

【临床应用】

1.用于阴暑证，夏月乘凉饮冷，外感风寒，内伤暑湿，症见恶寒发热，头痛无汗，呕吐腹泻，常配伍厚朴、白扁豆等，以祛暑解表，化湿和中。

香薷饮

香薷 10 克，厚朴 5 克，白扁豆 5 克。

（处方来源:《太平惠民和剂局方》）

2.用于水肿、小便不利，可单用或与健脾利水药白术配伍。

薷术丸

香薷 500 克，白术 200 克。

上药为丸，梧桐子大，每服 10 丸。用于通身水肿（暴水、风水、气水等）。

（处方来源:《外台秘要》）

提示：煎汤宜冷服，利水消肿须浓煎。

【禁忌】表虚有汗及阳暑证不用。

【参考】本品含挥发油，主要为香芹酚、伞花烃、麝香草酚等，还有黄酮类等。

①有发汗解热作用。

②能刺激消化腺分泌及胃肠蠕动。

③促进肾血管扩张，滤过压增大而有利尿作用。

④对金黄色葡萄球菌、伤寒杆菌、脑膜炎双球菌有较强的抑制作用。海州香薷水煎剂有抗病毒的作用。

【附注】

1.何为阳暑?

感受火热暴晒而发病的伤暑证，动而得之，主要表现为高热，心烦，口渴，大汗，舌苔黄干，脉洪数。

2.何为阴暑?

夏季炎热，吹风纳凉，冰饮无度，中气内虚，以致暑热风寒之邪侵袭人体而发病，静而得之，故名阴暑，症见发热恶寒，无汗，身重疼痛，神疲倦怠，舌淡，苔薄，脉弦细。

葱白（《神农本草经》）

【来源】为百合科多年生草本植物葱近根部。

【性味归经】辛，温，归肺、胃经。

【功效】发汗解表，散寒通阳。

【用量】3 ～ 10 克。外用酌量。

【临床应用】

1. 用于外感风寒轻症，常与生姜、豆豉等同用，以增强发汗解表的功效。

2. 风寒感冒甚者，可作为麻黄、桂枝、羌活等的辅佐药。

3. 用于阴盛格阳证。体内阴寒过盛，把阳气格拒于外，出现内真寒而外假热的证候，症见肌表浮热（按则不热），口渴饮不多，索水不想饮，手足躁动不安，但神志安静，脉虽洪大，但深按无力，身热反喜衣被。

白通汤

葱白6克，干姜3克，附子15克。

破阴回阳，宣通上下，用于少阴病阴盛格阳。

（处方来源：《伤寒论》）

4. 葱白捣烂外敷可用于乳汁瘀滞、疮痈疔毒等。

【参考】本品含挥发油，主要成分为蒜素，含有二烯丙基硫醚、苹果酸，还有维生素 B_1、B_2、B_3 和维生素 C、A。

① 有发汗、解热、利尿、健胃、祛痰作用。

② 有抗菌作用，对白喉杆菌、结核杆菌、痢疾杆菌、葡萄球菌、链球菌具有抑制作用，对皮肤真菌也有抑制作用。

西河柳 （《开宝本草》）

【来源】为柽柳科植物柽柳的干燥细嫩枝叶。

【性味归经】甘、辛，平，归肺、胃、心经。

【功效】发表透疹，祛风除湿。

【用量】3～6克。外用酌量。

【临床应用】

1. 用于麻疹初期，透发不畅，或表邪外束，疹毒内陷，可与竹叶、蝉蜕、牛蒡子等同用，以增强解表透疹之功。

竹叶柳蒡汤

西河柳15克，荆芥穗3克，葛根4.5克，蝉蜕3克，薄荷3克，牛蒡子4.5克，知母3克，玄参6克，甘草3克，麦冬9克，竹叶3克。

水煎服，亦可煎汤熏洗。解表透疹，清热生津，用于麻疹初期。

（处方来源：《先醒斋医学广笔记》）

2. 煎汤沐浴，可治疗风疹瘙痒。

3. 用于风湿痹痛，多与秦艽、羌活、独活等祛风湿药同用。

【禁忌】疹已透者不用，量过大生烦。

【参考】本品含挥发油、芸香苷、槲皮苷、有机酸等，以及萜类、甾醇。

①有止咳作用，以及一定的解热、解毒、抗炎和保肝作用。

②抗菌抑菌作用，对肺炎球菌、甲型链球菌、白色葡萄球菌以及流感杆菌均有抑制作用。

第二节　发散风热药

发散风热药性味多辛凉，发汗作用较为缓和，辛凉解表，用于外感风热初起，发热恶寒等热象突出的表证，一般表现为恶寒轻，发热重，口渴有汗，舌苔薄白而干，脉浮数。

柴胡（《神农本草经》）

【来源】为伞形科植物北柴胡或狭叶柴胡的根。

【性味归经】苦，微寒，归肝、胆经。

【功效】和解退热，疏肝解郁，升阳举陷。

【用量】3～10克。

【临床应用】

1. 散热解表。

①小柴胡汤

柴胡10克，黄芩10克，法半夏10克，党参10克，甘草5克，生姜6克，大枣3枚。

用于伤寒少阳证，症见往来寒热，胸胁苦满，默默不欲饮食，心烦喜呕，口苦咽干，目眩，舌苔薄白，脉弦。

（处方来源：《伤寒论》）

②柴葛解肌汤

柴胡6克，葛根9克，甘草3克，黄芩6克，白芷3克，羌活3克，白芍6克，桔梗3克，生姜3片，大枣2枚，石膏3克。

用于外感风寒，郁而化热，寒轻热盛，症见无汗头痛，心烦不眠，脉浮数微洪。

（处方来源：《伤寒六书》）

2. 疏肝解郁，止痛。

①逍遥散

柴胡9克，当归9克，白芍9克，白术9克，茯苓9克，炙甘草4.5克，生姜3克，薄荷3克。

用于肝郁气滞、血虚之证，症见两胁作痛，头痛目眩，月经不调，乳房发胀，脉弦或虚。

柴胡加当归、白芍可疏肝柔肝，活血养血，健脾，如果有潮热、骨蒸或逆经，加牡丹皮、栀子，则称之为加味逍遥散或丹栀逍遥散。

（处方来源：《太平惠民和剂局方》）

②柴胡疏肝散

柴胡6克，白芍4.5克，枳壳4.5克，炙甘草1.5克，香附4.5克，川芎4.5克，陈皮6克。

用于肝脾不和，胸胁胀痛，脘腹胀满，以及外邪入侵，阳气内郁而致四肢厥逆，或有寒热往来者。

（处方来源：《景岳全书》）

3.升阳举陷。

补中益气汤

黄芪30克，人参9克，白术6克，陈皮6克，当归6克，升麻6克，柴胡6克，炙甘草9克。

用于脾胃气虚，中气下陷，症见少气懒言，四肢乏力，胃下垂，脱肛，子宫下垂等。

（处方来源：《脾胃论》）

【禁忌】阴虚、肝阳上亢者不用。

【参考】本品含挥发油、皂苷、植物甾醇、香豆素、脂肪酸。

①具有镇静、镇痛、解热、镇咳作用。

②有抗脂肪肝、抗肝损伤、利胆、降转氨酶作用。

③有抗流感病毒、抑制结核杆菌、增强机体免疫力作用。

葛根（《神农本草经》）

【来源】为豆科植物野葛或甘葛藤的干燥根。

【性味归经】辛、甘，凉，归脾、胃、肺经。

【功效】解肌退热，生津止渴，透疹，升阳止泻，通经活络，解酒毒。

【处方用名】

葛根：又名粉葛根，除杂质，切片，长于解肌生津。

煨葛根：用湿纸或麦麸煨的葛根，长于升阳止泻。

【用量】10～15克。

【临床应用】

1.用于外感发热，头痛，项背强痛。

①柴葛解肌汤

柴胡6克，葛根9克，黄芩6克，石膏3克，白芍6克，甘草3克，羌活3克，白芷3克，桔梗3克，生姜3片，大枣2枚。

解肌清热，用于感冒风寒，邪郁化热，发热重，恶寒轻，头痛肢楚，目痛鼻干，心烦少寐，口微渴，苔薄黄。

（处方来源:《伤寒六书》）

②葛根汤

葛根30克，麻黄10克，桂枝10克，白芍10克，甘草10克，生姜15克，大枣12枚。

《伤寒论》曰：“太阳病，项背强几几，无汗恶风，葛根汤主之。”主要用于风寒感冒，表实无汗，恶寒，项背强痛者。

（处方来源:《伤寒论》）

2.用于热病口渴及消渴证。热病伤津口渴，常与芦根、天花粉、知母同用；消渴证，阴津不足者，可与生地黄、天花粉、麦冬配伍；若阴虚内热，口渴多饮，气阴不足，可用玉泉丸。

玉泉丸

葛根45克，天花粉45克，麦冬30克，人参30克，茯苓30克，乌梅30克，甘草30克，生黄芪30克，蜜黄芪30克。

上研细末，炼蜜为丸，如弹子大（弹子大小直径为2.5～3cm），每服1丸。

（处方来源:《沈氏尊生书》）

3.用于麻疹不适。

升麻葛根汤

升麻、白芍、炙甘草各6克，葛根9克。

用于麻疹初起，发不出，症见身热头痛，舌红，苔薄而干，脉浮数，治当解肌透疹，解毒。

（处方来源:《太平惠民和剂局方》）

如麻疹已出，但不畅，见发热咳嗽或乍冷乍热，可配伍牛蒡子、荆芥、前胡等。

4.用于热泻热痢，脾虚泄泻。

葛根芩连汤

葛根15克，炙甘草6克，黄芩9克，黄连9克。

表证未解，邪热入里，身热下利臭秽，胸脘烦热，口干作渴或喘而无汗，舌红，苔黄，此方解表清里。

（处方来源:《伤寒论》）

5.中风偏瘫，胸痹心痛，眩晕头痛。用它的味辛能行，通经活络，常与三七、丹参、川芎配伍应用。现代研究表明其能扩张血管，降低外周阻力，有降压作用，可缓解“项紧”，可用以治疗高血压。

6.用于解酒毒，可与其他解酒毒的药同用。

【参考】本品含有黄酮类物质，主要为大豆苷、大豆苷元、葛根素。

041

①能扩张冠脉和脑血管，增加冠脉流量和脑血流量。

②能扩张外周血管、降低血压，缓解项紧症状。

③有广泛的 β 受体阻滞作用。

④有解热和降低血糖作用。

【附注】葛花为葛的未开放的花蕾，性味甘、平，归脾、胃经，能解酒毒，醒脾和胃，常用量为 3～15 克。

桑叶（《神农本草经》）

【来源】为桑科植物桑树的叶子。

【性味归经】苦、甘，寒，归肺、肝经。

【功效】散热解表，清肝明目，清肺止咳。

【用量】5～10 克。

【临床应用】

1. 散热解表，疏散风热。

桑菊饮

桑叶 10 克，菊花 10 克，连翘 10 克，薄荷 3 克，甘草 3 克，苦杏仁 10 克，桔梗 6 克，芦根 15 克。

用于风热感冒初起，风温咳嗽，口渴，头痛身热，苔微黄，脉浮数。

（处方来源:《温病条辨》）

2. 清肝明目，平抑肝阳。常与菊花、石决明、白芍配伍，平抑肝阳，用治肝阳偏亢；配伍菊花、夏枯草、蝉蜕等治疗目赤肿痛，视物昏花。

3. 清肺止咳。

①桑杏汤

桑叶 3 克，苦杏仁 4.5 克，浙贝母 3 克，淡豆豉 3 克，栀子皮 3 克，沙参 6 克，梨皮 3 克。

用于秋燥干咳无痰，头痛身热，舌红。

（处方来源:《温病条辨》）

②清燥救肺汤

桑叶 9 克，生石膏 7.5 克，人参 2 克，黑芝麻 3 克，阿胶 2.5 克，苦杏仁 2 克，麦冬 3.5 克，枇杷叶 3 克，甘草 3 克。

用于温燥伤肺，干咳无痰，身热头痛，咽干，舌干，少苔。

（处方来源:《医门法律》）

【禁忌】脾胃虚寒，腹泻者慎用。

【参考】本品含脱皮固酮、桑苷、胆碱、东莨菪素、有机酸、维生素 B_1 等。

①有降低血糖、血脂作用。

②对金黄色葡萄球菌、乙型溶血性链球菌及多种致病菌均有抑制作用。

【附注】

桑枝：祛风活络。

桑白皮：润肺平喘。

桑椹：滋阴补血。

菊花（《神农本草经》）

【来源】为菊科植物菊的干燥头状花序。

【性味归经】辛、甘、苦，微寒，归肺、肝、肾经。

【功效】散热解表，平抑肝阳，清肝明目，解毒医疮。

【用量】5～10克。

【临床应用】

1. 散热解表。

桑菊饮

菊花10克，桑叶10克，连翘10克，薄荷3克，甘草3克，苦杏仁10克，桔梗6克，芦根15克。

疏散肺经风热，用于风热感冒，风温初期，微寒发热，头目昏痛。

（处方来源：《温病条辨》）

2. 清肝热，平肝阳。

羚角钩藤汤

羚羊角4.5克（先煎），桑叶6克，浙贝母12克，生地黄15克，竹茹15克，钩藤9克，菊花9克，茯神9克，生白芍9克，生甘草3克。

用于肝阳上亢，头晕目眩。

（处方来源：《通俗伤寒论》）

3. 清肝明目，疏散肝经风热。

杞菊地黄汤

熟地黄15克，山药12克，茯苓10克，泽泻10克，牡丹皮10克，山茱萸10克，菊花10克，枸杞子10克。

用于肝经风热，目赤肿痛，头目眩晕，或肝肾阴亏，视物不明。

（处方来源：《医级》）

4. 清热解毒医疮。

甘菊汤

白菊花30克，甘草9克，金银花4.5克。

用于疮疖痈肿，红肿热痛，脓毒败血症。

（处方来源：《揣摩有得集》）

【禁忌】脾胃虚寒者忌用。

【参考】菊花中含有挥发油（菊花酮、龙脑、龙脑乙酸脂）、菊苷、腺嘌呤、胆碱，以及微量维生素 A、维生素 B_1 等。

①有解热抗炎作用。

②能扩张冠脉，增加冠脉血流量，提高心肌耗氧量，具有降压作用。

③有抗菌作用，对金黄色葡萄球菌、链球菌、绿脓杆菌、痢疾杆菌、皮肤真菌均有抑制作用，对流感病毒和钩端螺旋体也有抑制作用。

【附注】

野菊花：苦、辛，凉，能解毒，凉血，降压，适用于疮疖、丹毒、急性淋巴结炎、乳腺炎、扁桃体炎、咽喉炎、眼结膜炎、高血压等。

白菊花：平肝明目。

黄菊花：疏散风热。

升麻（《神农本草经》）

【来源】为毛茛科植物升麻、大三叶升麻或兴安升麻的根茎。

【性味归经】微甘、辛，微寒，归肺、脾、大肠、胃经。

【功效】宣毒透疹，清热解毒，升阳举陷。

【用量】3～10 克。

【临床应用】

1. 解表退热。

清震汤

升麻 15 克，苍术 15 克，荷叶 1 张。

方歌：清震汤治雷头风，升麻苍术两般充，荷叶一枚升胃气，邪从上散不传中。

方义：风热侵袭，阳气内郁，上攻头面之症，治宜升阳解毒之法。升麻平、甘，微寒，疏散风热，清热解毒，升举阳气；苍术苦、温，燥湿以祛湿浊，辛香健脾以和脾胃，且有开腠发汗祛邪之力；荷叶苦、涩，性平，升阳祛湿，既助升麻升发清阳，又助苍术健脾利湿。全方三药配伍，共奏升阳解毒之功。

（处方来源：《素问病机气宜保命集》）

风热感冒，常与桑叶、菊花、薄荷同用。

2. 清热解毒，宣毒透疹，清脏腑热。

①清胃散

升麻3克，牡丹皮2克，当归1克，黄连1克，生地黄1克。（《医方集解》载有石膏）

用于胃热口疮，牙龈肿溃、出血，舌红，苔黄。

（处方来源:《脾胃论》）

②升麻葛根汤

升麻6克，白芍6克，葛根9克，甘草6克。

用于麻疹初期，风寒闭塞，疹出不透。阳毒发斑，常与石膏、大青叶、紫草同用。

（处方来源:《太平惠民和剂局方》）

③普济消毒饮

酒黄芩15克，酒黄连15克，橘红6克，生甘草6克，玄参6克，连翘3克，板蓝根3克，马勃3克，牛蒡子3克，人参9克，僵蚕2克，柴胡6克，桔梗6克，升麻2克。

疏风清热，泻火解毒。用于大头瘟，恶寒发热，头面红肿，目不能开，咽喉不利，舌燥口渴，脉浮数。

（处方来源:《东垣试效方》）

3. 升阳举陷，引脾胃清气上升。

补中益气汤

黄芪30克，白术6克，陈皮6克，升麻6克，柴胡6克，人参9克，炙甘草9克，当归6克。

用于气虚下陷引起的久泻脱肛、子宫下垂、胃下垂等症。

（处方来源:《脾胃论》）

【禁忌】阴虚火旺、喘满气逆、麻疹已透者不用。

【参考】本品含升麻碱、水杨酸、咖啡酸、阿魏酸、鞣质。

①具有解热、抗炎、镇痛、抗惊厥作用。

②对结核杆菌、金黄色葡萄球菌、白葡萄球菌、卡他球菌有中度抗菌作用。

③能抑制心脏、减慢心率、降低血压、缩短凝血时间。

薄荷（《新修本草》）

【来源】为唇形科植物薄荷的茎叶。

【性味归经】辛、凉，归肺、肝经。

【功效】散热解表，祛风止痛，宣毒透疹。

【用量】3～6克。

【临床应用】

1. 散热解表。

①银翘散

金银花15克，连翘15克，薄荷6克，牛蒡子6克，桔梗6克，淡豆豉10克，荆芥穗6克，竹叶6克，生甘草6克，芦根煎汤。

用于感冒初期，风热表证，发热微恶风寒，身痛，自汗或无汗，脉浮数；或者咳嗽，咽痛，舌尖红，苔薄白；或麻疹初期，疹出不透。

（处方来源:《温病条辨》）

②清解汤

薄荷6克，蝉蜕10克，石膏18克，甘草4克。

用于感冒初期，风热表证。

（处方来源:《医学衷中参西录》）

2. 疏散上焦风热。

①上消散

薄荷叶15克，荆芥穗15克，白芷15克，郁金15克，川芎15克，芒硝15克，乳香3克，没药3克。

用于头痛，眉棱骨痛，眼痛。

（处方来源:《御药院方》）

②总方六味汤

薄荷3克，桔梗6克，荆芥10克，防风6克，僵蚕10克，甘草6克。

用于风热引起的头痛目赤，咽喉肿痛。

（处方来源:《喉科指掌》）

风热上攻，常与桑叶、菊花、蔓荆子同用。风热壅盛，咽喉肿痛，多与牛蒡子、桔梗配伍。

3. 宣毒透疹。

竹叶柳蒡汤

西河柳15克，荆芥穗3克，葛根4.5克，蝉蜕3克，薄荷3克，牛蒡子4.5克，知母3克，玄参6克，甘草3克，麦冬9克，竹叶3克。

用于麻疹初起，透发不出，透疹力量较强。

（处方来源:《先醒斋医学广笔记》）

4. 疏肝利气。

①逍遥散

柴胡9克，当归9克，白芍9克，白术9克，茯苓9克，炙甘草6克，生姜3克，薄荷3克。

疏肝健脾，养血，用于肝郁血虚，两胁作痛，头痛目眩，月经不调，乳房作胀，脉弦而虚者。

（处方来源:《太平惠民和剂局方》）

②薄荷汤

薄荷3克，香薷3克，连翘3克，厚朴2克，金银花2克，木通2克。

用于暑湿感冒，呕吐恶心，泻下臭秽，腹痛时紧时缓，头痛头晕，汗出如雨，脉洪大，中暑发痧（发痧的一系列症状：体温高，脉数，皮肤干热，肌肉松软虚脱及昏迷等）。

（处方来源:《痧胀玉衡》）

【禁忌】凡气虚血燥、肝阳偏亢、表虚自汗者忌用，忌与鱼鳖同食。

【参考】本品含挥发油，主要成分为薄荷醇、薄荷酮、异薄荷酮。

①有发汗作用，兴奋中枢神经系统，使毛细血管扩张，促进汗腺分泌，增加散热。

②有消炎、止痛、止痒作用。

③有抗菌作用，对金黄色葡萄球菌、白葡萄球菌、甲型链球菌、乙型链球菌、卡他球菌、肠炎球菌、福氏痢疾杆菌、炭疽杆菌、白喉杆菌、伤寒杆菌、绿脓杆菌、大肠杆菌等有抑制作用。

④对单纯性疱疹病毒、森林病毒、流行性腮腺炎病毒有抑制作用。

牛蒡子（《名医别录》）

【来源】为菊科两年生草本植物牛蒡的成熟果实，别名大力子、鼠粘子等。

【性味归经】辛、苦，寒，归肺、胃经。

【功效】疏散风热，宣肺祛痰，透疹利咽，解毒散肿。

【用量】3～10克。

【临床应用】

1.用于外感风热，咽喉肿痛，常与薄荷、金银花、连翘同用，以加强散风热、利咽喉的功效。

银翘散

金银花15克，连翘15克，薄荷6克，牛蒡子6克，桔梗6克，淡豆豉9克，荆芥穗6克，竹叶6克，生甘草6克，芦根煎汤。

用于温病初期，发热微恶风寒，头痛口微渴，咳嗽咽痛，苔薄白，脉浮数。

（处方来源:《温病条辨》）

2.用于麻疹初期，透发不畅，多与薄荷、荆芥、蝉蜕等解表透疹药同用。

透疹汤

连翘2.4克，蝉蜕1.5克，北紫草3克，牛蒡子6克，桔梗2.4克，金银花2.4克，甘草 1.2 克。

水煎服，1 ～ 3 岁服原量，4 ～ 6 岁加量 50%，7 ～ 12 岁可加倍。

（处方来源：《广东中医》）

3. 用于热毒疮肿，痄腮喉痹，常与板蓝根、连翘、野菊花等清热解毒药配伍。

普济消毒饮

黄芩 15 克，黄连 15 克，人参 9 克，橘红 6 克，玄参 6 克，生甘草 6 克，连翘 3 克，牛蒡子 3 克，板蓝根 3 克，马勃 3 克，僵蚕 2 克，升麻 2 克，柴胡 6 克，桔梗 6 克。

用于大头瘟，恶寒发热，头面红肿，目不能开，咽喉不利，以达清热解毒、疏风散邪之效。

（处方来源：《东垣试效方》）

【禁忌】气虚便溏者慎用。

【参考】本品主要含木脂素类成分牛蒡子苷、牛蒡醇 A ～ F 及 H、脂肪酸类、挥发油（S）– 胡薄荷酮等，以及维生素 A、B_1。

①有抗菌作用，对肺炎双球菌有显著抗菌作用，对多种致病性皮肤真菌有不同程度抑制作用。

②有抗肿瘤作用，抑制癌细胞增殖。

③有解热、利尿、降低血糖的作用。

④有抗肾病变作用，减少尿蛋白排出。

蝉蜕（《名医别录》）

【来源】为蝉科昆虫黑蚱羽化后的蜕壳，又名蝉衣。

【性味归经】甘，寒，归肺、肝经。

【功效】疏散风热，透疹止痒，明目退翳，息风止痉。

【用量】3 ～ 10 克。

【临床应用】

1. 用于风热表证及咽痛音哑等症。

①外感风热，多配伍连翘、薄荷、菊花等，以加强疏散风热、清热解毒之功。

②咽痛音哑，多与胖大海、桔梗、牛蒡子同用。

2. 用于麻疹不透，风疹瘙痒。

①风热外束，麻疹不透，常与薄荷、牛蒡子、紫草配伍。

②风疹、湿疹、皮肤瘙痒，多配伍防风、荆芥、苦参等。

消风散

当归、生地黄、防风、蝉蜕、知母、苦参、黑芝麻、荆芥、苍术、牛蒡子、石膏各 6 克，甘草 3 克，木通 3 克。

用于风疹、湿疹，以疏风养血，清热除湿，止痒。

（处方来源：《外科正宗》）

3. 用于目赤肿痛，翳膜遮睛，常配伍菊花、白蒺藜、决明子。

蝉花散

蝉蜕、菊花、木贼、谷精草、羌活、甘草、白蒺藜、决明子、防风、栀子、川芎、密蒙花、荆芥穗、蔓荆子、黄芪各等分。

用于肝经风热，目赤目翳，多泪眼病。

（处方来源：《一草亭目科全书》，另说《太平惠民和剂局方》）

4. 用于破伤风、小儿惊风。

①五虎追风散

蝉蜕30克，天南星6克，天麻6克，全蝎30克，僵蚕20克。

用于破伤风，牙关紧闭，手足抽搐，角弓反张。

（处方来源：《史全恩家传方》）

②治疗小儿惊风，多与钩藤、牛黄、僵蚕等同用，以达清热息风止痉的疗效。

【禁忌】虚证、无风热者忌用，孕妇慎用。

【参考】本品含有甲壳质、壳聚糖、蛋白质、组胺、氨基酸、有机酸及微量元素。

①有解热、镇静作用。

②有抗惊厥作用。

蔓荆子（《神农本草经》）

【来源】为马鞭草科落叶小灌木植物单叶蔓荆或蔓荆的成熟果实。

【性味归经】辛、苦，微寒，归膀胱、肝、胃经。

【功效】疏散风热，清利头目。

【用量】5～10克。

【临床应用】

1. 用于风热表证，常与薄荷、菊花等疏风散热药配伍。

2. 用于疼痛证，如头痛、偏头痛、头风、牙痛、风湿痹痛、胃脘痛等，常与防风、川芎等同用。风邪上攻之偏头痛，常配伍川芎、白芷、细辛等以祛风止痛。

3. 眼目症状多用到蔓荆子，目赤多泪，目暗不明，甚至齿龈肿痛，常与菊花、蝉蜕、白蒺藜等同用，如肝肾不足见目暗不明，蔓荆子还可与熟地黄、枸杞子配伍。

4. 用于中气不足，清阳不升，头晕目眩，耳鸣耳聋。

益气聪明汤

黄芪30克，甘草10克，白芍15克，黄柏10克，人参10克，升麻10克，葛根15克，蔓荆子10克。

益气升阳，聪耳明目。

（处方来源：《东垣试效方》）

【禁忌】血虚头痛者慎用。

【参考】本品含有挥发油，主要为莰烯、蒎烯，还有生物碱、脂肪酸、黄酮类、蔓荆子黄素、紫花牡荆素、蔓荆子蒿素等及维生素 A、油酸、亚麻酸。

①有一定的镇静、止痛、退热作用。

②有增进外周及内脏微循环的作用。

【附注】头风指头痛日久不愈，时发时止，一触即发，如"风而善行数变"。头风由风寒侵入头部经络，或因痰涎风火郁遏经络，气血壅滞所致，症见头部剧烈掣痛，痛连眉梢、眼睛，甚至目昏难睁，头皮发麻不能抬举，也常兼有眼部症状。

淡豆豉（《名医别录》）

【来源】为豆科植物大豆的成熟种子经腌制加工发酵而成。

【性味归经】辛、甘、微苦，凉，归肺、胃经。

【功效】解表，除烦，宣发郁热。

【用量】10～15克。

【临床应用】

1. 用于外感头痛。

①外感风热者，常与薄荷、牛蒡子、金银花等配伍，以达疏散风热、清热解毒之功。

银翘散

金银花15克，连翘15克，薄荷6克，牛蒡子6克，桔梗6克，淡豆豉9克，荆芥穗6克，竹叶6克，生甘草6克，芦根煎汤。

用于温病初期，发热微恶风寒，头痛口微渴，咳嗽咽痛，苔薄白，脉浮数。

（处方来源：《温病条辨》）

②外感风寒者，可与葱白同用。

葱白豉汤

葱白2根，豆豉10克。

解表、散寒，用于恶寒重，发热轻，无汗头痛，痰稀白，肢节酸痛，苔白，脉浮紧。

（处方来源：《肘后方》）

2. 用于热病胸中烦闷，虚烦不眠，常与栀子同用。

栀子豉汤

栀子9克，豆豉9克。

用于热病胸中烦闷，以清热除烦。

（处方来源：《伤寒论》）

【禁忌】无外感及汗多者慎用。

【参考】本品主要含异黄酮类物质大豆苷、大豆素等，含有维生素、多糖、脂肪、蛋白质、酶等及微量元素。

①有健胃、助消化作用。

②能发汗，但力量较弱。

浮萍（《神农本草经》）

【来源】为浮萍科多年生水生漂浮草本植物紫草的全草。

【性味归经】辛，寒，归肺、膀胱经。

【功效】宣散风热，透疹止痒，利水消肿。

【用量】3～10克。

【临床应用】

1.用于外感风热，身热无汗者，常与薄荷、菊花、桑叶等同用，以加强疏风散热的功效。

2.用于麻疹不透，风疹瘙痒。前者常与薄荷、牛蒡子、蝉蜕等辛凉透疹药合用，后者多与荆芥、防风、蝉蜕等祛风止痒药配伍。

3.用于水肿，小便不利，兼有表证者，可配伍车前子、麻黄、茯苓等药，以加强利尿消肿作用。

【禁忌】表虚自汗者不宜。

【参考】本品主要含黄酮类成分，荭草素、异荭草素、牡荆素、芹菜糖、木犀草黄素、芦丁等，还有醋酸钾、氯化钾、碘、鞣质等。

①有解热、抑菌作用。

②有利尿、强心作用，收缩血管使血压上升。

木贼（《嘉祐本草》）

【来源】为木贼科多年生常绿草本隐花植物木贼的全草。

【性味归经】甘、苦，平，归肺、肝经。

【功效】散风热，退目翳，止血。

【用量】3～10克。

【临床应用】

1.用于风热目赤，翳障多泪，常与蝉蜕、谷精草、黄芩等同用，以达疏风清热、退翳明目的功效。

神清散

木贼 15 克，蝉蜕 15 克，谷精草 30 克，黄芩 15 克，蛇蜕 3 条，炙甘草 15 克，苍术 30 克。

用于风热目赤翳障，每服 6 克，夜卧冷服。

（处方来源：《证治准绳》）

2. 用于便血、痔血，多与地榆、槐花、黄芩等清热止血药同用。

【禁忌】多服损肝，不宜久服，气血虚者慎用。

【参考】本品主要含黄酮类成分如山柰酚、山柰酚 –3，7– 双葡萄糖等，有机酸类如琥珀酸、延胡索酸、阿魏酸，生物碱类如犬问荆碱、烟碱，以及挥发油、皂苷等。

①试管内对多种细菌有不同程度的抑制作用。

②有扩张血管、抗凝血、降血压、降血脂、降血糖作用。

③有镇静、收敛及利尿作用。

谷精草 （《开宝本草》）

【来源】本品为谷精草科植物谷精草的干燥带花茎的头状花序。

【性味归经】辛、甘，平，归肝、肺经。

【功效】疏散风热，明目退翳。

【用量】5 ～ 10 克。

【临床应用】

1. 用于风热上扰，目赤翳障，多与荆芥、龙胆、赤芍、决明子等配伍应用，以清肝散风，活血。

谷精草汤

谷精草 1.8 克，白芍、荆芥穗、玄参、牛蒡子、连翘、决明子、菊花、龙胆各 1.5 克，桔梗 0.9 克。

清热解毒，宣风退翳。

（处方来源：《审视瑶函》）

2. 用于风热头痛，牙痛，喉痹咽痛，可与疏散风热的薄荷、菊花、牛蒡子等药同用。

【禁忌】阳虚血亏之目疾不宜。

【参考】本品含黄酮素成分、谷精草素，对绿脓杆菌、大肠杆菌、肠炎杆菌及皮肤真菌有抑制作用。

第二章　清热药

凡以清泄里热为主要功效，常用以治疗里热证的药物被称为清热药。

清热药的药性寒凉，大多苦寒或甘寒，具有清热泻火、燥湿、解毒、凉血、清虚热等功效。主要用于里热证，如外感热病体热，高热烦渴，湿热泻痢，湿毒发斑，痈肿疮毒及阴虚潮热等。

由于发病原因不一，病情发展变化的阶段不同，以及患者体质的差异，里热证既有气分与血分之分，又有实热与虚热之异。

针对热证的不同类型，依据清热药的性能和特长，可将其分为清热泻火药（清热降火药）、清热燥湿药、清热解毒药、清热凉血药、清退虚热药五类。

应用清热药，要分清里热证所在部位及里热证的虚实，选择适宜的清热药，并根据病情做相应的配伍：

①里热兼有表证者，先解表后清里，或与解药表同用。

②气分热兼血分热，宜泻火药与凉血药同用。

③热毒盛者，当以泻火药与解毒药同用。

④热盛伤阴者，可与养阴生津药配伍。

⑤脾胃虚弱者，宜配伍补气健脾药。

注意：本类药物药性寒凉，易伤脾胃，凡脾胃气虚、食少便溏者应慎用，并注意中病即止，勿使过剂，以免克伐太过，损伤正气。

第一节　清热泻火药

常用以治疗各种脏腑、气分实热证的药物被称为清热泻火药，具有清热的作用。本类药物适用于急性热病之高热、烦渴、汗出、脉洪大等气分实热证及肺热、胃热、心火、肝火等脏腑实热证。

使用本类药物，体质虚弱者应当考虑兼顾正气，必要时适当配伍扶正药物，另外，要根据各药作用部位不同（如清肺热、清心火等），有针对性地选择应用。

石膏（《神农本草经》）

【来源】含水硫酸钙的矿石。

【性味归经】辛、甘，大寒，归肺、胃经。

【功效】生用清热泻火，除烦止渴。煅用收敛生肌，收湿，止血。

【用量】15～60克。

【临床应用】

1. 清热降火。

①白虎汤

生石膏20克，知母10克，甘草6克，粳米6克。

用于急性热病，症见高热，大汗出，烦渴，脉洪大。

（处方来源：《伤寒论》）

②化斑汤

生石膏24克，知母12克，甘草6克，粳米6克，水牛角9克，玄参12克。

用于湿热病，热毒炽盛，气血两燔，神昏谵语，发热发斑。

（处方来源：《温病条辨》）

③清瘟败毒饮

生石膏24克，生地黄18克，水牛角12克，川黄连3克，栀子、桔梗、黄芩、知母、赤芍、玄参、连翘、竹叶、牡丹皮、甘草各6克。

清热解毒，凉血泻火。用于温疫热毒，气血两燔证，症见大热渴饮，头痛干呕，狂躁，神昏谵语，或发斑，吐衄，或抽搐厥逆。

（处方来源：《疫疹一得》）

2. 清肺平喘。

麻杏石甘汤

麻黄12克，苦杏仁10克，生石膏30克，甘草6克。

用于肺热喘咳，气急喘促，咳嗽痰稠，发热口渴等，以清除肺热。

（处方来源：《伤寒论》）

3. 清胃止渴。

①玉女煎

生石膏15克，知母4克，牛膝4克，生地黄15克（熟地黄15克），麦冬6克。

用于胃火上炎，头痛，牙龈肿痛，烦渴，以清胃泻火，滋阴凉血。

（处方来源：《景岳全书》）

②清胃散

当归1克，黄连1克，生地黄1克，牡丹皮2克，升麻3克。

用于胃有积热，上下牙痛，牵引头痛，或牙龈红肿、糜烂、出血，口干舌燥，舌红，苔黄，脉洪数。（《医方集解》载有石膏）

（处方来源：《脾胃论》）

4. 用于疮疡不敛。煅石膏有清热收湿、敛疮生肌之效，外用治疗疮疡溃烂，久不收口，以及湿疹、水火烫伤等，可单用或配伍黄连、青黛等研粉外用。

5. 使用时注意，宜打碎先煎，久煎。

【禁忌】脾胃虚寒及阴虚内热者忌用。煅石膏只可外用。

【参考】本品主要成分为含水硫酸钙（$CaSO_4 \cdot 2H_2O$）。

①能抑制体温调解中枢，有强而快的解热作用，并可减轻口渴状态。

②能增强巨噬细胞的吞噬能力，并能促进吞噬细胞的成熟。

③能缩短凝血时间，促进胆汁排泄，并有利尿作用。

④煅石膏为无水硫酸钙，外用可减少分泌，有收敛作用。

知母（《神农本草经》）

【来源】为百合科多年生草本植物知母的根茎。

【性味归经】苦、甘，寒，归肺、胃、肾经。

【功效】清热泻火，滋阴润燥。

【用量】6～12克。

【临床应用】

1. 清热降火。

白虎汤

生石膏20克，知母10克，甘草6克，粳米6克。

（处方来源:《伤寒论》）

寒解汤

知母2克，石膏30克，连翘3克，蝉蜕4克。

（处方来源:《医学衷中参西录》）

以上两方均可用于急性热病，症见高热，大汗出，烦渴，脉洪大。

2. 滋阴退蒸，止咳。

①知柏地黄丸

知母10克，黄柏6克，生地黄15克，牡丹皮10克，山药12克，山茱萸6克，茯苓10克，泽泻10克。

用于阴虚火旺，见骨蒸潮热，盗汗等。

（处方来源:《医方考》）

②二母散

知母、贝母各等分，加生姜煎。

用于肺热咳嗽或阴虚燥咳痰稠者。

（处方来源:《太平惠民和剂局方》）

3. 生津止渴。

①玉液汤

知母 18 克，天花粉 9 克，葛根 5 克，五味子 9 克，生山药 30 克，生黄芪 15 克，生鸡内金 6 克。

用于热病津亏，胃燥口渴，糖尿病、尿崩症等见饮多、尿多者。

（处方来源：《医学衷中参西录》）

②二冬汤

天冬 6 克，麦冬 9 克，天花粉、黄芪、知母、荷叶各 3 克，甘草 1.5 克，人参 1.5 克。

养阴生津，用于阴虚消渴。

（处方来源：《医学心悟》）

4. 润汤通便，常与生何首乌、当归、火麻仁同用。

【禁忌】脾虚便溏及表证未解者，均不宜用。

【参考】本品含有知母皂苷、杠果苷、异杠果苷、知母多糖、鞣质、烟酸、胆碱、黏液质等。

①有解热、祛痰、利尿、降血糖作用。

②有抗菌作用，对痢疾杆菌、肺炎双球菌等多种致病菌均有不同程度的抑制作用。

栀子（《神农本草经》）

【来源】为茜草科常绿灌木植物栀子的成熟果实。

【性味归经】苦，寒，归心、肺、肝、胃、三焦经。

【功效】泻火除烦，凉血止血，清热利湿。

【处方用名】

栀子：善于泻火，利湿，凉血，解毒。

炒栀子：善于泻火除烦。

焦栀子：泻火除烦，多用于脾胃虚弱者。

栀子炭：善于凉血止血。

【用量】3～10 克。

【临床应用】

1. 清心除烦。

①栀子豉汤

栀子 9 克，豆豉 9 克。

用于热病心烦，躁扰不宁（热郁胸脘，心烦不安）。二药合用，宣泄邪热，解郁除烦。

（处方来源：《伤寒论》）

②黄连解毒汤

黄连9克，黄芩6克，黄柏6克，栀子9克。

用于三焦热盛，大热烦扰，口燥咽干，谵语不眠，或吐衄发斑，以及外科痈肿疔毒等。

（处方来源：《外台秘要》）

2. 凉血止血。

凉血汤

栀子12克，黄芩10克，白茅根15克，知母10克，桔梗6克，甘草3克，侧柏叶10克，赤芍10克。

用于血热妄行之吐血、衄血、尿血等。

（处方来源：《医经会解》）

3. 利湿退黄。

①茵陈蒿汤

茵陈18克，栀子12克，大黄6克。

用于湿热黄疸。

（处方来源：《伤寒论》）

②栀子柏皮汤

栀子12克，黄柏10克，甘草3克。

用于急性黄疸型肝炎，心中烦热，小便黄赤，全身发黄。

（处方来源：《伤寒论》）

4. 本品还有消肿止痛作用，可用于热毒疮疡、跌打损伤。

【禁忌】本品苦寒伤胃，脾虚便溏者慎用。

【参考】本品含栀子苷、羟异栀子苷、栀子素、藏红花素及熊果酸等。

①有利胆作用，能促进胆汁分泌，降低血中胆红素，并可促进血液中胆红素迅速排泄。

②有抗菌作用，对金黄色葡萄球菌、溶血性链球菌及多种皮肤真菌有抑制作用。

③有解热、镇痛、镇静、降压及止血作用。

芦根（《名医别录》）

【来源】为禾本科多年生草本植物芦苇的根茎。

【性味归经】甘，寒，归肺、胃、肾经。

【功效】清热生津，除烦止呕。

【用量】15～30克。

【临床应用】

1. 生津止渴。

芦根散

芦根 24 克，麦冬 12 克，天花粉 12 克，甘草 3 克，竹茹 12 克。

用于温病后期，津伤口渴。

（处方来源：《太平圣惠方》）

2. 清肺止咳。

①肺热咳嗽，肺痈吐脓，常与黄芩、贝母、瓜蒌同用，以清热化痰。

②风热咳嗽，可用桑菊饮，或配伍桔梗、桑叶、菊花等，以疏风清热。

③肺痈吐脓者，多与薏苡仁、冬瓜子同用，以清热排脓。

3. 清胃止呕。

芦根饮子

芦根 30 克，生姜 3 克，竹茹 9 克，粳米 6 克。

用于伤寒后干呕哕，不下食。

（处方来源：《备急千金要方》）

4. 清热利尿。配伍车前子、白茅根、滑石等可治热淋涩痛。

【禁忌】脾胃虚寒者慎用。

【参考】本品含薏苡素、天门冬酰胺、多糖、蛋白质。

①对 β - 溶血性链球菌有抑制作用。

②所含多糖有免疫促进作用及显著抗癌活性。

③有镇静、镇吐及溶解胆结石作用。

夏枯草 （《神农本草经》）

【来源】为唇形科植物夏枯草的果穗儿或全草。

【性味归经】苦、辛，寒，归肝、胆经。

【功效】清肝火，散郁结。

【用量】9 ～ 15 克。

【临床应用】

1. 清肝明目。

①夏枯草散

夏枯草 30 克，炙甘草 15 克，香附子 30 克。

共研末，每日 3 次，每次 9 克。

（处方来源：《张氏医通》）

②用于肝热，目珠疼痛，畏光流泪，或肝阳上亢，头痛目眩者，常与菊花、桑叶、

决明子同用。

2.可与钩藤、浙贝母、柴胡等同用，治疗头痛眩晕。

3.散结消肿。

①乳房胀痛、乳痈，常与蒲公英、浙贝母、柴胡同用。

②用于痰火郁结之瘰疬瘿瘤等，多与海藻、昆布、玄参等同用，以增强软坚散结的功效。

4.本品有降压作用，治疗肝热、肝阳上亢型高血压，可与滋阴潜阳药配伍。

【禁忌】阴虚、胃弱、无郁结者忌用。

【参考】本品含夏枯草苷、咖啡酸、生物碱和水溶性盐等。

①降压作用明显。

②有抗菌作用，对痢疾杆菌、伤寒杆菌、霍乱弧菌、大肠杆菌、葡萄球菌均有不同程度的抑制作用。

③能兴奋子宫，增强肠蠕动。

④有利尿、抗心律失常作用。

决明子（《神农本草经》）

【来源】为豆科一年生草本植物决明或小决明的成熟种子。

【性味归经】甘、苦、咸，微寒，归肝、胆经。

【功效】清肝明目，润肠通便。

【用量】10～15克。

【临床应用】

1.清肝降火。

①决明子散

决明子12克，石决明10克，菊花10克，蔓荆子10克，黄芪10克，石膏15克，白芍10克，川芎5克，木贼10克，羌活6克，甘草3克。

用于风热头痛，目赤肿痛。

（处方来源：《银海精微》）

②常与夏枯草、栀子同用，治疗肝经实火，目赤肿痛。

③风热上攻，目赤疼痛，可与桑叶、菊花配伍。

④肝肾阴虚，目暗不明者，可与沙苑子、枸杞子配伍。

2.治疗瘿瘤、瘰疬。

内消瘰疬丸

夏枯草、连翘、海藻、浙贝母、玄参等。（有成药）

（处方来源：《疡医大全》）

3. 润汤通便。常与火麻仁、瓜蒌仁同用。

【禁忌】气虚便溏者不宜用。

【参考】本品含大黄酚、大黄素、决明素、决明子苷等。

①有降压、利尿作用。

②能抑制胆固醇升高和动脉硬化斑块形成。

③有缓和泻下作用，并能收缩子宫。

④有抗菌作用，对金黄色葡萄球菌、白喉杆菌、大肠杆菌、伤寒杆菌及副伤寒和皮肤真菌均有抑制作用。

天花粉（《神农本草经》）

【来源】为葫芦科多年生宿根草质藤本植物栝楼或双边栝楼的干燥根。

【性味归经】甘、微苦，微寒，归肺、胃经。

【功效】清热生津，消肿排脓。

【用量】10 ～ 15 克。

【临床应用】

1. 用于热病烦渴，消渴多饮，肺热燥咳。

①热病伤津，口渴烦躁，常与麦冬、芦根、竹叶等同用，也常配伍沙参、玉竹、麦冬等治疗燥伤肺胃。

沙参麦冬汤

沙参 9 克，玉竹 6 克，天花粉 4.5 克，生甘草 3 克，桑叶 4.5 克，麦冬 9 克，生白扁豆 4.5 克。

用于燥伤肺胃阴之证，以清养肺胃，生津润燥。久热久咳加生地骨皮 9 克。

（处方来源：《温病条辨》）

②阴虚内热，消渴多饮，多与葛根、山药同用，也可与麦冬、芦根、白茅根等同用，亦可与人参配伍。

玉壶丸

人参、天花粉各等分。

上药炼蜜为丸，梧桐子大。用于消渴。

（处方来源：《仁斋直指方》）

2. 用于痈肿疮疡，常与金银花、赤芍、乳香等同用，以清热解毒，活血消肿。

仙方活命饮

白芷、浙贝母、防风、赤芍、当归尾、甘草、皂角刺、穿山甲、天花粉、乳香、没药各 6 克，金银花、陈皮各 9 克。

用于痈疡肿毒初起，局部红肿焮痛，或身热凛寒，苔薄白或黄，脉数有力。

（处方来源：《校注妇人良方》）

3. 现代有学者将其用于中期妊娠引产、宫外孕、恶性葡萄胎、绒毛膜上皮癌等的治疗。

【禁忌】孕妇忌服，忌乌头。

【参考】本品含天花粉蛋白、天花粉多糖、天冬氨酸、苦瓜素、葫芦苷素、皂苷、淀粉等。

①对溶血性链球菌、肺炎双球菌、白喉杆菌等多种致病菌有一定的抑制作用。

②天花粉蛋白有引产和终止妊娠的作用。

③有抗病毒、抗肿瘤的作用。

④可降血糖，提高机体免疫力。

⑤对艾滋病有抑制作用。

竹叶（《名医别录》）

【来源】为禾本科常绿乔木或灌木淡竹叶的叶。

【性味归经】甘、淡，寒，归心、胃、小肠经。

【功效】清热除烦，生津，利尿。

【用量】6 ～ 15 克。

【临床应用】

1. 用于热病伤津，烦热口渴，常与石膏、麦冬、人参等同用。

①竹叶石膏汤

淡竹叶 6 克，石膏 50 克，半夏 9 克，麦冬 20 克，人参 6 克，炙甘草 6 克，粳米 10 克。

用于伤寒、温病、暑病余热未消，气阴两伤，身热多汗，心烦胸闷，气逆欲呕。

（处方来源：《伤寒论》）

②本品轻清，兼能凉散上焦风热。

银翘散

连翘 15 克，金银花 15 克，桔梗 6 克，薄荷 6 克，淡竹叶 6 克，生甘草 6 克，荆芥穗 6 克，淡豆豉 9 克，牛蒡子 6 克。

用鲜芦根煎汤。用于温病初起，发热口渴，舌尖红，苔薄白或微黄，脉浮数。

（处方来源：《温病条辨》）

2. 用于口舌生疮，小便短赤涩痛。

导赤散

生地黄 6 克，木通 6 克，生甘草梢 6 克，竹叶少许。

用于心火上炎口舌生疮，心火下移小肠，小便短赤涩痛，可使火热下行，从下而解。

（处方来源：《小儿药证直诀》）

3.用于温病热传心包，高热不退，神昏谵语。

清宫汤

玄参9克，莲子心2克，竹叶卷心6克，连翘心6克，水牛角30克，麦冬9克。

清心解毒，养肝生津，用于温病热传心包。

（处方来源：《温病条辨》）

【禁忌】阴虚火旺，骨蒸潮热者不宜。

【参考】本品主要含黄酮类、多糖、茶多酚、氨基酸、微量元素等。

①煎剂对金黄色葡萄球菌、绿脓杆菌有抑制作用。

②有抗炎、抗过敏、抑制病毒、抗氧化、保护心脑血管作用。

③有抗疲劳、抗衰老、提高机体免疫力的作用。

青葙子 （《神农本草经》）

【来源】为苋科一年生草本植物青葙的成熟种子。

【性味归经】苦，微寒，归肝经。

【功效】清泻肝火，明目退翳。

【用量】3～15克。

【临床应用】

1.用于肝火目赤肿痛，目生翳膜，常与决明子、夏枯草、密蒙花等同用，以清肝明目；亦可与决明子、茺蔚子、羚羊角等同用。

2.用于肝阳上亢型高血压，可与夏枯草、石决明、钩藤等平肝潜阳药同用。

【禁忌】本品有散瞳作用，青光眼忌用。

【参考】本品含青葙子油脂、棕榈酸、硬脂酸、油酸、亚油酸、青葙子苷A、青葙子苷B等多种氨基酸。

①有降血糖、保肝、降血压作用。

②可降眼压，扩瞳。

③水煎液对绿脓杆菌有抑制作用。

密蒙花 （《开宝本草》）

【来源】为马钱科落叶灌木植物密蒙花的花蕾。

【性味归经】甘，微寒，归肝经。

【功效】清肝明目，退翳。

【用量】6～10克。

【临床应用】用于肝火上炎，目赤肿痛，目生翳障，常与菊花、木贼等配伍应用；若肝虚目昏干涩或生翳障，可与养肝明目药配伍使用，如枸杞子、菟丝子等。本品为眼科清肝明目的常用药。

【禁忌】阳虚内寒或对本品过敏者慎用。

【参考】本品含蒙花苷、芹菜苷、刺槐苷、木犀草素 –7–0– 葡萄糖苷等。

①有一定的抗炎及解痉作用。

②提取物对金黄色葡萄球菌、乙型溶血性链球菌有抑制作用。

③有降血糖、利胆、利尿作用。

④可降低血管通透性及脆性。

⑤可调节体内激素水平，抑制泪腺细胞凋亡。

淡竹叶 (《本草纲目》)

【来源】本品为禾本科植物淡竹叶的干燥茎叶。

【性味归经】甘、淡，寒，归心、胃、小肠经。

【功效】清热泻火，除烦止渴，利尿通淋。

【用量】6 ～ 10 克。

【临床应用】

1.用于热病烦渴，常配伍石膏、知母、芦根等药。其入心经，能清心火以除烦；入胃经，能泻胃火以止渴。

2.用于口舌生疮，小便短赤涩痛。

①清心降火，用于心火上炎之口舌生疮。

②用于心火下移小肠，小便短赤涩痛，常与木通、滑石、灯心草同用。

【禁忌】阴虚火旺，骨蒸潮热者不宜使用。

【参考】本品主要含有芦竹素、白茅素等三萜类化合物以及甾醇类物质。

①有利尿作用。

②有解热作用，以及升血糖、抗肿瘤作用。

③乙醇提取物对某些细菌有抑制作用。

【附注】竹叶与淡竹叶来源于两种不同的植物。竹叶以清心、清胃热见长，多在上中焦，除烦生津。淡竹叶长于清热利尿，多在下焦，利尿，泻火，引热下行。

鸭跖草 (《本草拾遗》)

【来源】为鸭跖草科植物鸭跖草的干燥地上部分。

【性味归经】甘、淡，寒，归肺、胃、小肠经。

【功效】清热泻火，解毒，利水消肿。

【用量】15 ～ 30 克。

【临床应用】

1.用于热病烦渴、风热感冒，可与石膏、知母、芦根等同用，以加强清热泻火作用；风热感冒，可与金银花、薄荷、菊花等配伍，以加强疏散风热之功。

2.用于咽喉肿痛，痈肿疔毒。前者，常与板蓝根、玄参、山豆根等同用；后者，常与紫花地丁、野菊花、蒲公英等同用，或以鲜品捣烂外敷，对痈肿疔毒亦有效。

3.用于水肿尿少，热淋涩痛，可与车前草、木通、白茅根同用，起到淡渗利水、清泄湿热以通淋的作用。

【禁忌】脾胃虚弱者慎用。

【参考】本品主要含当药素、异荭草素、水仙苷、芦丁等。

①有明显解热作用。

②水提取物有保肝，降低谷丙转氨酶、谷草转氨酶活性的作用。

③对金黄色葡萄球菌、志贺菌、枯草杆菌、大肠杆菌等有抑制作用。

第二节　清热燥湿药

凡以清热燥湿为主要功效，用以治疗湿热证的药物被称为清热燥湿药。

本类药物性味苦寒，苦能燥湿，寒能清热，并能泻火解毒，主要用于湿热证，如肠胃湿热所致泄泻、痢疾、痔，肝胆湿热所致胁肋胀痛、黄疸尿赤、耳肿流脓，下焦湿热所致小便淋沥涩痛、带下色黄，湿热流注于关节之红肿热痛，湿热浸淫肌肤之湿疹、湿疮等。

本类药物性寒较甚，易伤脾胃，其苦燥之性又能伤阴，故用量一般不宜过大，脾胃虚弱者和津伤阴亏者当慎用，必要时，可配伍健胃或养阴药物。

黄芩（《神农本草经》）

【来源】本品为唇形科植物黄芩的干燥根。

【性味归经】苦，寒，归肺、胃、胆、大肠、小肠经。

【功效】清热燥湿，泻火解毒，止血安胎。

【处方用名】

黄芩：清热泻火解毒。

子芩（条芩）：清大肠之火。

枯芩：清肺火。

炒黄芩（酒芩）：安胎，清上焦热。

黄芩炭：凉血止血。

【用量】3～10克。

【临床应用】

1.用于各种湿热证。

①湿温发热，胸脘痞闷。

黄芩滑石汤

黄芩9克，滑石9克，通草3克，白豆蔻3克，茯苓皮9克，猪苓9克，大腹皮6克。

用于湿温邪在中焦，湿热并重，症见发热牙痛，汗出解热，继而复热，渴不多饮或不渴。

（处方来源:《温病条辨》）

②湿热中阻，痞满呕吐。

半夏泻心汤

黄芩9克，半夏12克，干姜9克，黄连3克，人参9克，甘草9克，大枣4枚。

寒热平调，消痞散结，调和肝脾，止胃脘痛，用于结肠炎、肝炎、胃炎等。

（处方来源:《伤寒论》）

③湿热泻痢。

葛根芩连汤

葛根15克，黄芩9克，黄连9克，炙甘草6克。

用于外感热邪入里，身热下痢，胸脘烦热，口干作渴。

（处方来源:《伤寒论》）

④湿热黄疸，配伍茵陈、栀子、大黄等。

⑤湿热淋证，配伍生地黄、木通等。

火府丹

生地黄12克，黄芩6克，木通6克。

（处方来源:《普济方》引《旅舍备要方》）

2. 清肺火及上焦积热，用于肺热咳嗽、热毒炽盛等。

①用于肺热痰盛，咳嗽痰稠。

清金丸

黄芩120克，黄连60克，黄柏24克，栀子45克。

水泛为丸。

（处方来源:《活人方》）

②凉膈散

大黄12克，朴硝12克，甘草12克，栀子6克，薄荷6克，黄芩6克，连翘25克。

用于上中焦积热，烦躁多渴，面热头昏，唇焦咽燥，睡卧不宁，谵语狂妄，便秘尿赤，舌红，苔黄，脉滑数。

（处方来源:《太平惠民和剂局方》）

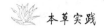

③用于热毒炽盛，神昏谵语。

黄连解毒汤

黄连9克，黄芩6克，黄柏6克，栀子9克。

（处方来源：《外台秘要》）

3.用于热毒疮肿，咽喉肿痛，常与金银花、连翘、牛蒡子、板蓝根配伍使用。

4.用于血热出血，常与生地黄、白茅根、三七等凉血止血药同用。

5.清热安胎，与白术、当归配伍。

当归散

黄芩、白芍、当归、川芎各500克，白术250克。为末，每次服1～2克。

（处方来源：《金匮要略》）

【禁忌】脾胃虚寒及妊娠胎寒者禁用。

【参考】本品含黄芩苷、汉黄芩苷、黄芩素、汉黄芩素等。

①有较广的抗菌谱，对伤寒杆菌、痢疾杆菌、绿脓杆菌、百日咳杆菌、葡萄球菌、链球菌、肺炎双球菌、脑膜炎双球菌均有抑制作用，对流感病毒、钩端螺旋体及多种致病真菌亦有抑制作用。

②有解热、镇静、降压、利尿、利胆、保肝作用。

③有抗血小板聚集、抗凝血、抗氧化、抗炎、抗变态反应作用。

④具有缓解过敏性气喘作用。

⑤对肠管平滑肌有松弛作用。

【附注】生用清热泻火；炒用止血，能免苦寒伤胃；酒炒清除上焦火热的作用强。

黄连（《神农本草经》）

【来源】为毛茛科多年生草本植物黄连、三角叶黄连或云连的根茎。

【性味归经】苦，寒，归肺、胃、胆、大肠、心经。

【功效】清热燥湿，泻火解毒。

【处方用名】

黄连：长于泻火解毒，清热燥湿。

酒黄连：酒炙黄连寒性较缓，善清头目之火。

姜黄连：苦寒之性较缓，长于清胃止呕。

萸黄连：吴茱萸炙的黄连，苦寒更为和缓，以清气分湿热、散肝胆郁火为主。

【用量】2～10克。研末吞服，每次1～1.5克。外用适量。

【临床应用】

1.清心泻火，用于心火内炎，胸内热闷，心烦失眠。

①泻心汤

黄连 3 克，黄芩 3 克，大黄 6 克。

用于口渴或口舌生疮，面赤尿黄，或迫血妄行而吐衄，小儿摇头咬牙。

（处方来源：《金匮要略》）

②朱砂安神丸

黄连 15 克，生地黄 6 克，当归 8 克，炙甘草 15 克，朱砂 1 克。

用于血虚火盛，心神不安，烦躁不眠。

（处方来源：《内外伤辨惑论》）

③黄连阿胶汤

黄连 12 克，阿胶 9 克，白芍 6 克，黄芩 6 克，鸡子黄 2 枚。

用于热病，余热未尽，心烦不寐。

（处方来源：《伤寒论》）

④黄连解毒汤

黄连 9 克，黄芩 6 克，黄柏 6 克，栀子 9 克。

用于热毒炽盛，神昏谵语，热毒疮疡等。

（处方来源：《外台秘要》）

2. 清胃泻火。常与天花粉、芦根、地黄等清热生津药同用，用于胃火中消证。

左金丸

黄连 6 克，吴茱萸 1 克。

用于吐酸，胁痛。

（处方来源：《丹溪心法》）

3. 清肝明目。与栀子、菊花、龙胆等同用，治疗肝火目赤肿痛多泪。

黄连天花粉丸

黄连 6 克，天花粉 10 克，黄芩 6 克，栀子 10 克，菊花 10 克，川芎 3 克，薄荷 3 克，连翘 10 克，黄柏 6 克。

用于肝胆湿热郁结，眼痛红肿，畏光流泪。

（处方来源：《原机启微》）

4. 泻火凉血。

泻心汤

大黄 6 克，黄连 3 克，黄芩 3 克。

用于血热妄行，吐血衄血。

（处方来源：《金匮要略》）

5. 清肠止痢。

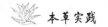

香连丸

黄连 15 克，木香 6 克。

用于细菌性痢疾、肠炎。

（处方来源：《太平惠民和剂局方》）

【禁忌】阴虚烦热及脾虚泄泻者均忌用。

黄连大苦大寒，少量应用有健胃之功，可促进消化，过量则苦寒败胃，反使消化不良。

【参考】本品含小檗碱（黄连素）、黄连碱、甲基黄连碱等多种生物碱。

①具有广谱抗菌作用，对钩端螺旋体、阿米巴原虫、滴虫、流感病毒及多种致病性皮肤真菌也有抑制作用。

②具有降压、利胆、解热、镇静、抗利尿及麻痹作用。

③能松弛血管平滑肌，兴奋子宫、膀胱、胃肠道平滑肌。

④具有抗癌作用。

黄柏 （《神农本草经》）

【来源】为芸香科植物黄皮树除去栓皮的树皮。

【性味归经】苦，寒，归肾、膀胱、大肠经。

【功效】清血燥湿，泻火解毒，退虚热。

【处方用名】

黄柏：泻火解毒，燥湿作用强。

盐黄柏：苦燥性稍缓，长于滋阴降火，退虚热。

酒黄柏：降低苦寒之性，善清上焦之热。

黄柏炭：清湿热之中兼有涩性。

【用量】3 ～ 12 克。

【临床应用】

1. 滋阴降火。

知柏地黄汤

知母 10 克，黄柏 6 克，生地黄 15 克，牡丹皮 10 克，山茱萸 6 克，山药 12 克，茯苓 10 克，泽泻 10 克。

用于阴虚发热，盗汗遗精，肺结核见骨蒸潮热、咳嗽咯血，或神经官能症。

（处方来源：《医宗金鉴》）

2. 利湿退黄。

栀子柏皮汤

栀子 12 克，黄柏 10 克，甘草 3 克。

利湿退黄，用于急性黄疸型肝炎，心中烦热，小便赤黄，全身发黄。

（处方来源：《伤寒论》）

3. 清肠止痢。

白头翁汤

白头翁15克，黄连9克，黄柏9克，秦皮9克。

凉血止痢，用于湿热泻痢、痔疮下血等症。

（处方来源：《伤寒论》）

4. 清热止带。

易黄散

黄柏10克，山药12克，芡实10克，车前子12克，白果10克。

用于湿热下注，带下黄色及阴道滴虫、阴痒等。

（处方来源：《傅青主女科》）

5. 清热止淋。多与木通、滑石、车前子等清热利尿药同用。

6. 清热止痛。湿热下注，足膝红肿疼痛，配伍苍术、牛膝，以清热燥湿。

三妙丸

黄柏12克，苍术18克，牛膝6克。

（处方来源：《医学正传》）

7. 清热解毒，治疗热毒壅盛，疮疡痈肿，皮肤湿疹、痤疮等。如黄连解毒汤。

外用，研成细末，用猪胆汁或蛋清调涂患处，治疮疡。与苦参、白鲜皮、土茯苓等内服外洗治疗湿疹、湿疮，也可与青黛、滑石、甘草研细末撒敷。

【禁忌】脾虚泄泻、胃弱食少者忌用。

【参考】本品含小檗碱、黄柏碱、黄柏酮、黄柏内酯等。

①具有抗菌作用，其抗菌谱和抗菌效力与黄连相似。

②具有利胆、利尿、降压、解热等作用，但力量不及黄连。

③具有降血糖及保护血小板作用。

【附注】黄芩、黄连、黄柏均为苦寒药，但各有侧重。黄芩长于清肺热，黄连长于清心火，黄柏长于清下焦湿热。

龙胆（《神农本草经》）

【来源】为龙胆科植物条叶龙胆、龙胆、三花龙胆或坚龙胆的干燥根和根茎。

【性味归经】苦，寒，归肝、胆、膀胱经。

【功效】清热燥湿，泻肝胆火。

【用量】3～6克。

【临床应用】

1. 泻肝降火。

①龙胆泻肝汤

龙胆 10 克，黄芩 10 克，栀子 10 克，泽泻 10 克，木通 10 克，车前子 10 克，当归 10 克，柴胡 6 克，甘草 3 克，生地黄 12 克。

用于肝胆实火，目赤肿痛，口苦耳聋，胁痛筋挛，或因高热不退形成惊风抽搐；亦可治急性肾盂肾炎、急性膀胱炎、急性胆囊炎有肝胆湿热证候者。

（处方来源：《医方集解》）

②清热息风止痉方

龙胆 10 克，牛黄 3 克，钩藤 15 克，黄连 3 克。

治疗肝经热盛，热急生风。

（处方来源：张清河《中药学》）

③凉惊丸

龙胆 9 克，防风 9 克，青黛 9 克，钩藤 6 克，黄连 15 克，牛黄 0.6 克，龙脑 0.6 克，麝香 0.6 克。

共研细末，面糊为丸，如粟米大，每服 5～10 丸，金银花汤送下。用于高热抽搐。

（处方来源：《小儿药证直诀》）

2. 利湿退黄，治疗湿热黄疸。

龙胆、茵陈、栀子、黄柏。水煎服，辨证用量。

（处方来源：张清河《中药学》）

3. 治疗湿热下注，阴肿阴痒，带下黄稠，湿疹瘙痒，龙胆多与黄柏、苦参、苍术等同用。

【禁忌】脾虚胃弱的腹泻以及阳虚发热者忌用。

【参考】本品含龙胆苦苷、龙胆碱、龙胆黄碱、龙胆糖等。

①具有广谱抗菌作用。

②具有镇静、降压作用。

③有保肝、降低谷丙转氨酶、利胆作用。

④食前少量服用，能促进消化，增进食欲。

苦参（《神农本草经》）

【来源】为豆科植物苦参的干燥根。

【性味归经】苦，寒，归心、肝、胃、大肠、膀胱经。

【功效】清热燥湿，杀虫止痒，利尿。

【用量】3～10 克。

【临床应用】

1. 清肠止痢。

治痢散

苦参10克，葛根10克，赤芍10克，山楂10克，陈皮5克，麦芽10克，陈松罗茶6克。

用于湿热痢疾，肠风下血，亦治急性肠炎，消化不良，腹部胀痛。

（处方来源:《医学心悟》）

2. 湿热蕴蒸，黄疸尿赤，常与茵陈、栀子、龙胆同用，以利湿退黄。

3. 杀虫止痒。

苦参30克，黄柏15克，蛇床子30克，地肤子15克，陈茶叶10克。

水煎坐浴。用于阴部湿痒、阴道滴虫等病症。

（处方来源：验方）

4. 本品有利尿作用，可治湿热蕴结，小便不利。

5. 可治风疹瘙痒。

消风散

荆芥6克，防风6克，苦参6克，苍术6克，牛蒡子6克，生石膏6克，知母6克，胡麻6克，当归6克，生地黄6克，木通3克，甘草3克。

用于荨麻疹、湿疹。

（处方来源:《外科正宗》）

【禁忌】反藜芦，脾胃虚弱及肝肾阳虚者忌用。

【参考】本品含苦参碱、氧化苦参碱、羟基苦参碱等多种生物碱，以及黄酮类化合物。

①具有抗心律失常作用，能减慢心律，延长传导，降低心肌兴奋性。

②有增加冠脉流量、保护心肌缺血、防止白细胞减少、抗辐射及降血脂作用。

③对阴道滴虫、阿米巴原虫有杀灭作用。

④具有抗菌作用，对结核杆菌、痢疾杆菌、葡萄球菌、大肠杆菌均有抑制作用。

⑤有利尿、抗炎、抗过敏、镇痛及平喘祛痰作用。

⑥苦参碱有抑制乙肝病毒复制作用。

秦皮（《神农本草经》）

【来源】为木犀科植物苦枥白蜡树、白蜡树、尖叶白蜡树或宿柱白蜡树的干燥枝皮或干皮。

【性味归经】苦、涩，寒，归肝、胆、大肠经。

【功效】清热燥湿，收涩止泻，止带明目。

【用量】6～12克。

【临床应用】

1. 用于湿热泻痢，常与白头翁、黄连、黄柏同用。

白头翁汤

白头翁15克，黄柏9克，黄连9克，秦皮9克。

用于热毒痢疾，下痢脓血，腹痛里急后重，肛门灼热，渴欲饮水，舌红，苔黄，脉弦数。

（处方来源：《伤寒论》）

2. 治疗湿热下注之带下，可与黄柏、泽泻等药配伍。

3. 治疗目赤肿痛，目生翳膜，可单用，煎水洗眼；或与栀子、黄连、夏枯草等同用，内服。

若肝经风热，目赤生翳，常配伍木贼、谷精草、桑叶等。

【禁忌】脾胃虚寒者不宜。

【参考】本品主要含有秦皮素、秦皮苷、七叶素、七叶苷等，还有香豆素类及鞣质。

①有明显的抗炎、镇痛作用。

②有利尿、抗氧化、抗肿瘤、保护血管及保肝等作用。

③对很多球菌、杆菌有抑制作用。水煎剂对金黄色葡萄球菌、大肠杆菌、福氏痢疾杆菌、宋内志贺菌均有抑制作用。

白鲜皮（《神农本草经》）

【来源】本品为芸香科植物白鲜的干燥根皮。

【性味归经】苦，寒，归脾、胃、膀胱经。

【功效】清热燥湿，祛风解毒。

【用量】5～10克。

【临床应用】

1. 用于湿热疮毒、湿疹、风疹、疥癣疮癞。

①治疗湿热疮毒，肌肤溃烂，黄水淋漓者，可配伍苍术、苦参、连翘等药。

②治疗湿疹、风疹、疥癞癣，常配伍苦参、防风、地肤子等煎汤内服，或外洗。

2. 用于湿热黄疸、尿赤、风湿热痹。

①治疗湿热黄疸，常配伍茵陈、栀子等药。

②取其清热燥湿，又能祛风通痹之功，治疗风湿热痹，常配伍苍术、黄柏、薏苡仁等。

【禁忌】脾胃虚寒者慎用。

【参考】本品主要含有白鲜碱、异白鲜碱、梣酮、黄柏酮、黄柏酮酸等柠檬苦素类化合物。

①对多种致病性真菌有抑制作用。

②有抗炎、解热、抗过敏作用。

③白鲜碱可兴奋蛙心，增强心肌收缩力，收缩动物实验的家兔、豚鼠的子宫平滑肌。

④其挥发油在体外有抗癌作用。

第三节　清热解毒药

凡以清热解毒为主要功效，常用以治疗热毒病症的药物被称为清热解毒药。

本类药物性味多苦寒或甘寒，具有清热泻火解毒作用，主要适用于各种火热毒邪所致的病症，如温病发热、咽喉肿痛、热毒泻痢、痈肿疮疡等，部分药物可用于毒蛇咬伤及癌症等。

应用本类药品时，必须根据热毒证候的不同表现及兼证，结合具体药物特点，有针对性地选择，并做适当的配伍，如热毒在血分者，当配伍清热凉血药；火热炽盛者，当配伍清热泻火药；夹有湿邪者，可配伍利湿、燥湿、化湿药；咽喉肿痛、疮痈者，则与外用药配伍应用；痢疾里急后重者，需与活血行气药配伍；正气虚弱者，还需与补虚药同用，以固正气。

本类药物寒凉，中病即止，不可过服，以免伤及脾胃。

金银花（《新修本草》）

【来源】为忍冬科植物忍冬的花蕾或带初开的花。

【性味归经】甘，寒，归肺、心、胃经。

【功效】清热解毒。

【处方用名】

金银花：亦称双花、二花、银花、忍冬花，清热解毒力强。

金银花炭：寒性减弱，有止血作用。

金银花蕾：长于清热解暑。

【用量】6～15克。

【临床应用】

1.用于热毒疮痈，为治一切痈肿疔疮阳证的要药。

①仙方活命饮

金银花9克，甘草6克，赤芍、穿山甲、皂角刺、白芷、浙贝母、防风、当归尾、天花粉、乳香、没药各6克，陈皮9克。

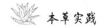

用于痈疮初起，红肿焮痛，先煎服，或用渣外敷，以消肿排脓。

（处方来源：《校注妇人良方》）

②五味消毒饮

金银花30克，蒲公英12克，紫花地丁12克，野菊花12克，天葵子12克。

用于各种疔疮肿毒，坚硬根深。

（处方来源：《医宗金鉴》）

③清肠饮

金银花90克，地榆30克，麦冬30克，玄参30克，薏苡仁15克，黄芩6克，当归60克，生甘草10克。

用于肠痈腹痛。

（处方来源：《辨证录》）

④肺痈，咳嗽，吐脓血，配伍鱼腥草、芦根、桃仁等以清肺排脓。

2. 用于温病。

①银翘散

金银花15克，连翘15克，桔梗6克，薄荷6克，牛蒡子6克，荆芥穗6克，竹叶6克，生甘草6克，淡豆豉9克，芦根煎汤。

用于温病初起，邪在卫分，发热，微恶风寒，头痛，咽痛，脉浮，或急性腮腺炎。

（处方来源：《温病条辨》）

②清营汤

犀角9克（水牛角代，30克），生地黄15克，玄参9克，竹叶心3克，麦冬9克，丹参6克，黄连5克，金银花9克，连翘6克。

用于温热病，邪热初入营分，身热夜甚，渴或不渴，时有谵语，心烦不眠，或斑疹隐隐，舌绛而干，脉细数。

（处方来源：《温病条辨》）

③神犀丹

水牛角、生地黄、香豉、连翘、黄芩、板蓝根、金银花、玄参、天花粉、石菖蒲、紫草。（有成药）

清热解毒，凉血开窍，用于温热暑疫，邪入营血，热深毒重，耗液伤阴，高热不退，痉厥神昏，谵语发狂，斑疹紫色，口糜咽烂，目赤烦躁，舌质紫绛。

（处方来源：《温热经纬》）

④清络饮

鲜金银花6克，鲜扁豆花6克，西瓜翠衣6克，鲜荷叶边6克，鲜竹叶心6克，丝瓜皮6克。

用于暑伤肺经气分之轻证或暑湿病发汗后，余邪未解，症见身热，口渴不甚，但头目不清，昏眩微胀等，主要作用是清解暑热。

（处方来源:《温病条辨》）

3. 用于热毒泻痢、便脓血，常与黄芩、黄连、白头翁等清热解毒、凉血止痢药同用。

【禁忌】肠胃虚寒泄泻者，疮疡属于阴性或溃后气虚、脓液清者，都不宜用。

【参考】本品含木犀草素、绿原酸、异绿原酸、皂苷及挥发油。

①具有广谱抗菌作用，对金黄色葡萄球菌、痢疾杆菌有较强的抑制作用，对钩端螺旋体、流感病毒及致病霉菌等多种病原微生物亦有抑制作用。

②有明显的抗炎及解热作用。

③具有一定的降血脂和降胆固醇作用。

【附注】忍冬藤：为忍冬的茎叶，又名银花藤，功效不如花，但有通络作用，可消除经络的风热而止痛，常用于风湿热痹，关节红肿热痛，屈伸不利等病症。

连翘（《神农本草经》）

【来源】为木樨科植物连翘的果实。

【性味归经】苦，寒，归心、胆经。

【功效】清热解毒，散结。

【用量】6～15克。

【临床应用】

1. 解毒医疮，古人称之为"疮家圣药"。

①常与金银花相须为用，治疗痈疮痰核。

②多与夏枯草、浙贝母、玄参、牡蛎等同用，以清热散结，化痰消肿。

③连翘10克，蒲公英10克，野菊花10克。水煎服。治疗热疖疮毒、丹毒等。

④连翘15克，赤芍10克，麻黄6克，甘草6克。水煎服。治过敏性紫癜。

⑤与蒲公英、紫花地丁、漏芦同用，治疗乳痈。

2. 疏散风热。用于温病，长于清心火，散上焦风热。

①风热初起，如银翘散。

②热入营分，如清营汤。

③热入血分，如神犀丹。

④热入心包，高热烦躁，神昏，常与黄连、莲子心同用。

3. 清火散结。

治淋巴结结核方（2首）

连翘10克，夏枯草10克，玄参10克，牡蛎15克。

用于淋巴结结核，有痰火或肝火郁结者。

连翘200克，黑芝麻200克。

研末，每服 6 克，每日 2 次，治淋巴结结核。

（处方来源：验方）

4. 清心利尿。配伍竹叶、木通、白茅根，治热淋涩痛，亦可配伍竹叶、白茅根、车前子。

【禁忌】虚寒阴疽忌用。

【参考】本品含三萜皂苷、连翘酚、生物碱、齐墩果酸、甾醇及丰富的维生素 P 等。

①具有广谱抗菌作用。

②具有解热、镇吐、抗炎及抗肝损伤作用。

③所含齐墩果酸有强心、利尿及降压作用。

④维生素 P 可降低血管通透性及脆性，防止溶血。

蒲公英（《新修本草》）

【来源】为菊科多年生草本植物蒲公英带根全草。

【性味归经】苦、甘，寒，归肝、胃经。

【功效】清热解毒，消肿散结，利湿通淋。

【用量】10 ～ 30 克，鲜品用 30 ～ 60 克。外用适量（6 ～ 15 克）。

【临床应用】

1. 解毒医疮。

①五味消毒饮

蒲公英 12 克，金银花 30 克，野菊花 12 克，紫花地丁 12 克，天葵子 12 克。

（处方来源：《医宗金鉴》）

②治肠痈腹痛，常与大黄、牡丹皮、桃仁等同用。

③治肺痈吐脓，常与鱼腥草、冬瓜子、芦根等同用。

④治疗瘰疬，常与夏枯草、连翘、浙贝母等配伍。

2. 用以解毒消肿散结，可与板蓝根、玄参等配伍；治疗咽喉肿痛的方剂中也多应用本品。

3. 清利湿热，利尿通淋。

①湿热黄疸，常与茵陈、栀子同用。

②热淋涩痛，常与白茅根、金钱草、车前子同用。

4. 清肝明目。常与栀子及其他清肝明目药同用。

【禁忌】虚寒阴证忌用。

【参考】本品含蒲公英甾醇、蒲公英醇、蒲公英苦素、胆碱等。

①对金黄色葡萄球菌等有广谱抗菌作用。

②有利胆、保肝、利尿、健胃、轻泻作用。

③有激发机体免疫功能的作用。

紫花地丁 (《本草纲目》)

【来源】为堇菜科植物紫花地丁的带根全草。

【性味归经】苦、辛，寒，归心、肝经。

【功效】清热解毒。

【用量】15～30克，单味可用30～60克。

【临床应用】

1.解毒医疮，凉血消肿。

①五味消毒饮

蒲公英12克，金银花30克，野菊花12克，紫花地丁12克，天葵子12克。

（处方来源：《医宗金鉴》）

②治疗乳痈，常与蒲公英、连翘、瓜蒌等解毒散结药同用。

③治疗肠痈，与蒲公英、败酱草、白花蛇舌草同用。

④治毒蛇咬伤，鲜品捣汁服，共渣与雄黄捣匀外敷。

⑤紫花地丁、野菊花各30克，水煎服，治手指感染初起，亦治淋巴管炎红肿热痛（红丝疗）。

2.清肝明目。常与菊花、蝉蜕、夏枯草配伍使用。

【禁忌】外科病属于阴证虚寒者忌用。

【参考】本品含软脂酸、对羟基苯甲酸、琥珀酸、地丁酰胺等，对结核杆菌、痢疾杆菌、金黄色葡萄球菌、皮肤真菌及钩端螺旋体有抑制作用，有解热、消肿、消炎等作用。

野菊花 (《本草正》)

【来源】为菊科植物野菊的干燥头状花序。

【性味归经】苦、辛，微寒，归肝、心经。

【功效】清热解毒，泻火平肝。

【用量】9～15克。

【临床应用】

1.清热解毒，利咽，消肿止痛。

五味消毒饮

金银花30克，野菊花12克，蒲公英12克，紫花地丁12克，天葵子12克。

清热解毒，泻火平肝。用于疔疮痈肿，咽喉肿痛等。

（处方来源：《医宗金鉴》）

2. 泻火平肝。

①风热上攻，目赤肿痛，与金银花、夏枯草等同用。

②肝阳上亢，头痛晕眩，与决明子、钩藤等同用。

③本品应用比较广泛，可用于疮疖、丹毒、急性淋巴结炎、乳腺炎、扁桃体炎、咽喉炎、眼结膜炎、高血压等。

【禁忌】脾胃虚寒者忌用。

【参考】本品主要含有槲皮素、犀草素、蒙花苷、矢车菊苷等，挥发油含有菊花内酯、野菊花三醇、野菊花酮、樟脑、龙脑等。

①对金黄色葡萄球菌、白喉杆菌、痢疾杆菌、流感病毒、疱疹病毒以及钩端螺旋体均有抑制作用。

②有抗炎作用。

③有降压、保肝、抗肿瘤、抗氧化作用。

板蓝根（《新修本草》）

【来源】为十字花科植物菘蓝的干燥根。

【性味归经】苦，寒，归心、胃经。

【功效】清热解毒，凉血利咽。

【用量】10 ～ 15 克。

【临床应用】

1. 外感风热，温病初起，常与金银花、连翘、荆芥等清热解毒、疏散风热药同用。

2. 大头瘟，头面红肿，咽喉肿痛，多配伍玄参、连翘、牛蒡子等清热解毒药，如普济消毒饮。

3. 本品制成冲剂，常用于扁桃体炎、腮腺炎；制成注射剂，治疗感冒、水痘、扁平疣等。

【禁忌】脾胃虚寒者慎用。

【参考】本品含芥子苷、靛蓝、靛玉红、β-谷甾醇、精氨酸、脯氨酸、谷氨酸等，对多种革兰氏阳性菌、革兰氏阴性菌及病毒均有抑制作用，可增强免疫机能，对血小板聚集有一定的抑制作用。

穿心莲（《岭南采药录》）

【来源】为爵床科植物穿心莲的干燥地上部分。

【性味归经】苦，寒，归心、肺、大肠、膀胱经。

【功效】清热解毒，凉血，消肿，燥湿。

【用量】6 ～ 9 克。

【临床应用】

1. 用于风热感冒，温病初起，发热头痛，常与金银花、连翘、薄荷等配伍应用，也可单用，亦有成药穿心莲片。

2. 治疗咽喉肿痛，口舌生疮，常与玄参、牛蒡子、板蓝根等同用。

3. 治疗顿咳劳嗽，肺痈吐脓，前者配伍黄芩、桑白皮、地骨皮等，后者可与鱼腥草、桔梗、冬瓜子等同用。

4. 治疗痈肿疮疡，可配伍金银花、野菊花、重楼等凉血消痈药；亦可与半边莲、白花蛇舌草等同用，治蛇虫咬伤。

5. 治疗湿热泻痢、热淋涩痛、湿疹瘙痒等症。胃肠湿热，腹痛泄泻，下痢脓血，单用或与苦参、木香配伍。热淋膀胱湿热，多与车前子、白茅根、黄柏配伍。湿疹瘙痒，可以本品为末，用甘油调涂患处。

【禁忌】不可多服久服，因其苦寒，脾胃虚寒者不宜。

【参考】本品主要含穿心莲内酯，还有黄酮类、甾醇、皂苷、糖类及缩合鞣质等。

①对金黄色葡萄球菌、绿脓杆菌、变形杆菌、肺炎双球菌、溶血性链球菌、痢疾杆菌、伤寒杆菌有不同程度的抑制作用。

②能提高白细胞的吞噬能力。

③有抗生育能力。

④有抗炎性细胞因子、抗自由基氧化损伤等作用。

⑤有解热、抗肿瘤、利胆保肝、抗病毒、调解免疫功能、抗蛇毒及毒蕈碱样作用。

大青叶（《名医别录》）

【来源】为十字花科二年生草本植物菘蓝的叶片。

【性味归经】苦、咸，大寒，归心、肺、胃经。

【功效】清热解毒，凉血消斑。

【用量】10～15克。

【临床应用】

1. 用于热入营血、壮热发斑，常与栀子等泻火凉血药同用；亦可治疗外感风热、温病初起，多与金银花、连翘、牛蒡子等清热解毒、疏散风热药同用。

2. 用于治疗热毒所致丹毒、口疮、咽喉肿痛，单用或与其他清热解毒药同用。

【禁忌】脾胃虚寒者不宜。

【参考】本品含靛玉红、靛蓝等吲哚类生物碱，水杨酸、丁香酸等有机酸，菘蓝苷等苷类物质，铁、钛、锰、锌等无机元素，以及甾醇、挥发性成分。

①煎剂有广谱抑菌作用，对流感病毒、腮腺炎病毒有抑制作用。

②靛玉红有显著的抗白血病作用。

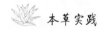

③有抗内毒素、增强免疫功能、解热、抗炎、抗肿瘤、保肝利胆等作用。

青黛（《药性论》）

【来源】为爵床科植物马蓝、蓼科植物蓼蓝、十字花科植物菘蓝的叶或茎叶经加工制得的干燥粉末、团块或颗粒。

【性味归经】咸，寒，归肝、肺经。

【功效】清热解毒，凉血消斑，泻火定惊。

【用量】1.5～3克，宜入丸、散剂。外用适量。

【临床应用】

1.用于温毒发斑，血热吐衄。前者常与生石膏、生地黄、栀子等同用，后者多与生地黄、白茅根、仙鹤草等凉血止血药同用。

青黛石膏汤

青黛4.5克，生地黄60克，生石膏24克，升麻1.8克，黄芩6克，焦栀子9克，葱白3枚。

用于热郁阳明，热极而发紫黑斑，脉洪数，亦治血热妄行，吐衄咯血。

（处方来源：《重订通俗伤寒论》）

2.用于疹腮喉痹，火毒疮疡。前者单用或配冰片调敷，后者多配伍蒲公英、紫花地丁、金银花等解毒消疮药。

3.治疗肝火犯肺，咳嗽胸痛或痰中带血，常与海蛤壳同用。

黛蛤散

青黛9克，蛤壳9克。

共研细末，每服3克，布袋包煎，每用9克。用于肝火犯肺，痰中带血，咽喉不利，胸胁作痛。有报道其可治疗支气管扩张咯血、肺心病发咳。

（处方来源：《卫生鸿宝》）

4.治疗小儿惊痫，多与钩藤、牛黄等同用。

①凉惊丸

青黛9克，防风9克，龙胆9克，钩藤6克，黄连15克，牛黄0.6克，麝香0.6克，龙脑0.6克。

清肝泻火，开窍凉心，用于惊痫热搐，淡涎壅盛，牙关紧急者。

（处方来源：《小儿药证直诀》）

②治疗暑热惊痫，常与甘草、滑石同用。

碧玉散

滑石18克，甘草3克，青黛9克。

共为散，每服9克，也可水煎服。清暑利湿，凉肝解毒，解肝胆郁热，用于烦渴口苦，目赤咽痛。

（处方来源：《黄帝素问宣明论方》）

【禁忌】胃寒者慎用。

【参考】本品主要含靛蓝、靛玉红等吲哚类生物碱，色胺酮、喹唑二酮、水杨酸等有机酸，菘蓝苷等苷类物质，还有些无机元素。

①具有抗菌作用，对金黄色葡萄球菌、炭疽杆菌、志贺菌、霍乱弧菌均有抑制作用。

②靛玉红有抗癌作用。

③靛蓝有保肝作用。

【附注】大青叶、板蓝根、青黛三者功效相近，皆有清热解毒、凉血消斑之用：大青叶凉血消斑力强，板蓝根解毒利咽散结效著，青黛清肝定惊为胜。

四季青（《本草拾遗》）

【来源】为冬青科常绿乔木冬青的叶。

【性味归经】苦、涩，寒，归肺、心经。

【功效】清热解毒，凉血敛疮。

【用量】15～30克。外用适量。

【临床应用】

1. 用于烧烫伤、下肢溃疡、湿疹、热毒疮疡等。

①治疗水火烫伤，可用其干叶子研细粉，麻油调服。

②治疗湿疹，用其干粉撒布。

③对于热毒疮疖，可用其鲜叶加食盐捣敷。

2. 鲜叶捣敷可用于外伤出血。

3. 外感风热、肺热咳嗽、咽喉肿痛、小便淋沥涩痛及湿热痢疾均可应用，需配伍相应的药物。

【禁忌】脾胃虚寒者慎用。

【参考】本品主要含原儿茶酸、原儿茶醛、马索酸、鞣质、长梗冬青苷、黄酮类化合物及挥发油等。

①有广谱抗菌作用，尤其对金黄色葡萄球菌的抑菌作用最强，对一些杆菌也有抑制作用。

②对实验性烫伤有抗感染、减少渗出的作用。

③有抗炎、抗肿瘤、降压作用。

绿豆（《日华子本草》）

【来源】为豆科植物绿豆的干燥种子。

【性味归经】甘，寒，归心、胃经。

【功效】清热解毒，消暑，利水。

【用量】15～30克。

【临床应用】

1.治疗痈肿疮毒，因其甘、寒，清热解毒，可以消痈肿。

①煎汁顿服，或生研加冷开水浸泡滤汁服。

②与大黄为末，加薄荷汁、蜂蜜调敷患处消肿。

③与赤小豆、黑豆、甘草同用，可预防痘疮及麻疹。

2.解食物中毒，为附子、巴豆、砒霜等辛热毒烈之剂中毒及食物中毒等的解毒之品。可用生品研末加冷开水滤汁顿服，或浓煎顿服，或配伍黄连、葛根、甘草等药煎服。

3.解暑热烦渴，夏季多用本品煮汤冷饮，亦可与西瓜翠衣、荷叶、青蒿等同用，以增强疗效。

4.治疗水肿及小便不利，可配伍茯苓、泽泻等利水消肿药。

【禁忌】脾胃虚寒，肠滑泄泻者不宜。

【参考】本品含蛋白质、脂肪、糖类、胡萝卜素、维生素 A_1、复合多种维生素 B、烟酸和磷脂等。在实验动物身上，体现出防治动脉粥样硬化作用，能降低血清胆固醇。

贯众 (《神农本草经》)

【来源】为鳞毛蕨科植物粗茎鳞毛蕨的干燥根茎和叶柄残基。

【性味归经】苦，微寒，有小毒，归肝、胃经。

【功效】清热解毒，驱虫止血。

【用量】4.5～9克。外用适量。

【临床应用】

1.因性味苦寒，善解时疫之毒，能清气分实热，又能解血分热毒，可用于防治温热毒邪所致之证。

①治疗时疫感冒、风热头痛，可与薄荷、金银花、板蓝根等同用。

②治疗温热病热入营血或温毒发斑，常与玄参、大青叶、水牛角等配伍应用。

2.治疗痄腮、疮疡肿毒，可与牛蒡子、连翘、青黛等配伍应用。

3.治疗虫积腹痛。本品与驱虫药配伍，用于肠道寄生虫病的治疗，如绦虫病、钩虫病、蛲虫病、蛔虫病等。

4.治疗崩漏下血，炒炭用有收敛止血之功。

①治崩漏，可与五灵脂、茜草等配伍。

②治疗吐血、衄血，可配伍黄连、白及等。

③治便血，可配伍地榆、槐花等。

【禁忌】因有小毒，不宜过量服用，忌油腻，孕妇及脾胃虚寒者慎用。

【参考】本品主要含间苯三酚类衍生物、黄绵马酸、绵马酸、绵马素、白绵马素、新绵马素、黄酮、三萜、挥发油、树脂等。

①有抗病毒、抗菌、抗肿瘤、抗氧化、止血作用。

②有驱虫功效，如绦虫、钩虫、血吸虫等。

③提取物有较强的收缩子宫、抗早孕及堕胎作用。

重楼《神农本草经》

【来源】为百合科植物云南重楼或七叶一枝花的干燥根茎，又名蚤休、七叶一枝花、草河车。

【性味归经】苦，微寒，有小毒，归肝经。

【功效】清热解毒，消肿止痛，息风止痉。

【用量】5～10克。外用适量。

【临床应用】

1. 本品是治疗疔毒痈肿及毒蛇咬伤的要药。用于痈肿、疔疮、毒蛇咬伤，可单品煎服，或研末醋调敷患处；亦可与金银花、黄连等清热解毒药同用。

夺命丹

重楼、黄连、金银花。（原著未标剂量，可随症酌定）

用于疮痈疔毒。

（处方来源：《外科全生集》）

治疗咽喉肿痛、痄腮、喉痹，常与牛蒡子、连翘、板蓝根等同用。

治疗瘰疬痰核，可与夏枯草、牡蛎、浙贝母等同用。

治蛇虫咬伤，红肿疼痛，可与半边莲等解蛇毒药同用。

2. 跌仆伤痛，可与三七、血竭、自然铜配伍。

3. 治疗惊风抽搐。本品可以凉肝泻火，息风定惊，治小儿热极生风。手足抽搐，可单用本品研末冲服，或配伍钩藤、菊花、蝉蜕。

【禁忌】体虚、无实火热毒者不用，孕妇不用，阳证疮疡不宜。

【参考】本品含甾体皂苷、薯蓣皂苷、氨基酸等。

①有镇静、镇痛、镇咳平喘作用。

②有广谱抗菌、抑菌作用。

拳参《图经本草》

【来源】为蓼科植物拳参的干燥根茎。

【性味归经】苦、涩，微寒，归肺、肝、大肠经。

【功效】清热解毒，消肿，息风定惊，止血。

【用量】5～10克。外用适量。

【临床应用】

1. 用于痈肿、瘰疬、蛇虫咬伤、口舌生疮，可以鲜品捣烂外敷患处或煎汤外洗，或与重楼、紫花地丁等药同用；也可与板蓝根、黄连、栀子配伍，治疗口舌生疮。

2. 治疗热病神昏、惊痫抽搐。其性味苦、微寒，入肝经，有息风止惊的作用，常与钩藤、全蝎、僵蚕等药共用。

3. 治疗赤痢热泻，可以配伍白头翁、秦皮、金银花炭等。

4. 治疗血热妄行之血热出血、痔出血。

①常配伍贯众、白茅根、大蓟等，治疗吐衄、崩漏等证。

②便血、痔出血，可与地榆、槐花等药配伍。

③解热毒，清肺热，治疗肺热咳嗽，可与黄芩、桑白皮同用。

【禁忌】无实火热毒者不宜。

【参考】本品主要含有机酸和酚类化合物以及挥发性成分。

①提取物有抗氧化、镇痛的作用。

②外用有一定止血作用。

③能抑制动物移植性肿瘤生长。

④对常见的球菌、杆菌有抑菌作用。

漏芦（《神农本草经》）

【来源】为菊科植物祁州漏芦的干燥根。

【性味归经】苦，寒，归胃经。

【功效】清热解毒，消痈散结，通经下乳，舒筋通脉。

【用量】5～9克。

【临床应用】

1. 用于乳痈肿痛，疽痈发背，瘰疬疮毒。

①治疗乳痈，可与蒲公英、瓜蒌配伍。

②治疗发背，常与大黄、连翘、紫花地丁等同用。

③治疗瘰疬，与海藻、玄参、连翘等配伍。

④治疗湿疹，皮肤瘙痒，常与荆芥、苦参、白鲜皮同用。

2. 通乳，常与王不留行等药配伍；气血亏虚，乳少清稀，常与黄芪、鹿角胶等配伍。

3. 治疗湿痹，舒筋通脉，缓解骨节疼痛，可与木瓜、地龙等配伍应用。

【禁忌】孕妇禁用。

【参考】本品主要含有蜕皮甾酮类成分蜕皮甾酮、漏芦甾酮、土克甾酮等，还有挥发油、多糖、脂溶性化合物、牛蒡子醛、棕榈酸等。

①有抗氧化作用。

②可改善动脉粥样硬化病理指标，减轻病变，抗衰老。

③有抗炎、镇痛、保肝、抗肿瘤、抗疲劳等作用。

土茯苓 （《本草纲目》）

【来源】本品为百合科植物光叶菝葜的干燥根茎。

【性味归经】甘、淡，平，归肝、胃经。

【功效】解毒，除湿，通利关节。

【用量】15～30克。

【临床应用】

1. 治疗湿热诸证。

①湿热淋证，多与木通、车前子等利尿通淋药配伍。

②湿热痹证，配伍秦艽、防己等祛风湿药。

③湿热带下、湿疹，常与黄柏、苦参等清热燥湿药同用。

2. 用于梅毒、疮疡。

①梅毒因服汞剂而致肢体拘挛者，可重用本品500克，浓煎分次服用，也可配伍金银花、白鲜皮等解毒药。

复方土茯苓汤

土茯苓30克，金银花5克，白鲜皮9克，甘草6克，威灵仙9克。

主治梅毒或因梅毒服汞剂而致肢体拘挛者。

（处方来源：《中医临床经验资料汇编》）

②热毒疮疡，多与金银花、野菊花等清热解毒药同用。

【禁忌】服药期间忌饮茶水。肝肾阴虚者慎用。

【参考】本品含土茯苓粗黄酮、土茯苓多糖、皂苷、有机酸类、苯丙素类、挥发油、甾醇类及无机元素锌、铁、镁、锰等。

①有明显的利尿、镇痛作用。

②有广谱抑菌作用。

③对大鼠肝癌及移植肿瘤有一定的抑制作用。

④能抑制细胞免疫。

⑤有抗动脉粥样硬化、抗血栓、抗胃溃疡作用。

⑥能缓解汞中毒，并能明显抑制棉酚毒性。

⑦能抑制钩端螺旋体生长，对感染动物有一定保护作用。

鱼腥草（《名医别录》）

【来源】为三白草多年生草本植物蕺菜的全草。

【性味归经】辛，微寒，归肺经。

【功效】清热解毒，消痈排脓，利尿通淋。

【用量】15～25克。

【临床应用】

1. 用于肺痈吐脓、肺热咳嗽。

①肺痈吐脓，常与桔梗、芦根、冬瓜子等同用，以加强清热解毒、消肿排脓的作用。

②肺热咳嗽，多与黄芩、贝母、桑白皮等清化热痰止咳药配伍。

2. 用于热毒疮疡，常与野菊花、金银花、蒲公英合用，也可用单品外敷以消肿。

3. 用于湿热淋证，常与车前子、白茅根、木通等利尿通淋药同用。

4. 用于湿热泻痢，可与黄连、黄芩、苦参等配伍。

【禁忌】虚寒证及阴性疮疡者不用。

【参考】本品主要含挥发油、黄酮类、槲皮素、槲皮苷、芦丁、鱼腥草素、生物碱、多糖、酚类、有机酸、蛋白质和微量元素等。

①有广谱抗菌、抑菌作用，以及抗病毒作用。

②能增强白细胞的吞噬能力，提高机体免疫力。

③有抗炎、利尿、镇痛、止血、镇咳、抗肿瘤、抗过敏作用。

④促进组织再生和伤口愈合。

金荞麦（《新修本草》）

【来源】为蓼科多年生草本植物荞麦的根茎。

【性味归经】苦，平，归肺、脾、胃经。

【功效】清热解毒，清肺化痰。

【用量】15～30克。

【临床应用】

1. 用于肺热咳喘，咽喉肿痛，常与鱼腥草、射干、天花粉等配伍应用以清热化痰。

2. 用于肺痈的治疗，单用或与鱼腥草、金银花、芦根等配伍，以排脓祛痰，清热解毒。

3. 治疗瘰疬疮疖，可与生何首乌、夏枯草、牡蛎等配伍。治疗乳蛾，可与射干、山豆根、马勃等同用。

4. 有健脾消食的功效，与茯苓、麦芽同用，也可用于疳积消瘦、腹胀食少等病症。

【禁忌】不宜多食，孕妇忌服。

【参考】本品主要含黄酮类、萜类、有机酸、挥发油、大黄素蒽醌类成分。

①有祛痰、解热、抗菌、抗炎、抗肿瘤、免疫调解作用。

②有降血糖、降血脂、抗血小板聚焦、抗氧化等作用。

大血藤（《本草图经》）

【来源】为木通科落叶木质藤本植物大血藤的藤茎，别名红藤。

【性味归经】苦，平，归大肠经。

【功效】清热解毒，活血止痛。

【用量】15～30克。

【临床应用】

1. 用于肠痈腹痛，热毒疮疡。

①大血藤是治疗肠痈的要药，常与金银花、连翘、大黄等同用，共达清热解毒、活血消肿之功。

红藤煎

大血藤6克，紫花地丁30克，连翘12克，金银花12克，乳香9克，没药9克，牡丹皮6克，延胡索6克，甘草3克。（一方有大黄4.5克）

用于肠痈。

（处方来源：山西省中医研究所《中医方药手册》）

②治疗热毒疮疡，多与金银花、白芷、赤芍配伍。

2. 治疗经闭痛经，常与当归、益母草、丹参等同用。

3. 用于跌打损伤，瘀血肿痛，多与骨碎补、续断、赤芍等活血止痛药同用。

4. 治疗风湿痹痛，常与独活、牛膝、防风等同用以祛湿止痛。

【禁忌】孕妇不用。

【参考】本品含有苯丙素类、酚酸类、三萜类成分，还有鞣质、大黄素、大黄素甲醚、大黄酚、胡萝卜苷、β-谷甾醇等。

①具有广谱的抗菌作用。对金黄色葡萄球菌及乙型链球菌均有较强的抑制作用，对大肠杆菌、白色葡萄球菌、卡他球菌、甲型链球菌及绿脓杆菌亦有一定的抑制作用。

②有防止损伤性肠粘连作用。

③能抑制血小板聚集，增加冠脉流量，抑制血栓形成，提高血浆环磷酸腺苷（cAMP）水平，提高耐缺氧能力，扩张冠脉，缩小心肌梗死面积。

败酱草（《神农本草经》）

【来源】为败酱草多年生草本植物黄花败酱、白花败酱的带根全草。

【性味归经】辛、苦，微寒，归胃、大肠、胆经。

【功效】清热解毒，消痈排脓，祛痰止痛。

【用量】6～15克。

【临床应用】

1.用于肠痈腹痛，肺痈吐脓，痈肿疮毒。

①肠痈腹痛，常与金银花、蒲公英、牡丹皮、赤芍同用，以达活血消肿之功；脓已成，多与薏苡仁、附子同用。

薏苡附子败酱散

薏苡仁30克，附子6克，败酱草15克。

用于肠痈脓已成者。

（处方来源：《金匮要略》）

②肺痈咳吐脓血，常与鱼腥草、芦根、桔梗同用，以增强排脓的功能。

③痈肿疮毒，可与金银花、紫花地丁、连翘同用，或以鲜品捣敷患处。

2.用于产后瘀阻腹痛，可单煎，也可与五灵脂、香附、当归等活血止痛药合用。

【禁忌】脾胃虚弱，食少泄泻者不宜。

【参考】黄花败酱含挥发油、黄花败酱苷、生物碱、鞣质、糖类等，以三萜类为主；白花败酱含白花败酱苷、番木鳖苷、黑芥子苷及挥发油等，以黄酮类为主。

黄花败酱有广谱的抑菌作用，并有抗肝炎病毒、保肝、抗肿瘤、镇静、利尿作用。

白花蛇舌草（《广西中药志》）

【来源】为茜草科一年生草本植物白花蛇舌草的全草。

【性味归经】甘、淡、微寒，归肺、胃、大肠、膀胱经。

【功效】清热解毒，利湿通淋。

【用量】15～60克。外用适量。

【临床应用】

1.用于恶疮肿毒，肠痈腹痛，咽喉肿痛，毒蛇咬伤。

①恶疮肿毒，常与半枝莲、山慈菇等同用。

②肠痈腹痛，多与大血藤、败酱草等清热解毒药同用。

③咽喉肿痛，常配伍黄芩、玄参、板蓝根等解毒利咽药。

④毒蛇咬伤，可捣敷患处，还可与半枝莲、紫花地丁等药配伍应用。

2.利湿通淋，常与木通、滑石、瞿麦等利尿通淋药同用。

3.因能清热利湿，可以用于湿热黄疸。

【禁忌】阴疽及脾胃虚寒者不用。

【参考】本品含三十一烷、齐墩果酸、β-谷甾醇、对香豆酸、黄酮苷、白花蛇舌草素等。

①具有抗肿瘤作用。

②可增强肾上腺皮质功能，有镇静、镇痛、催眠作用。

③有抑制生精能力，有保肝利胆作用。

④体外抗菌作用不明显，但在体内能通过增强网状细胞、白细胞的吞噬能力，而达到抗菌消炎的目的。

半枝莲（《江苏植物志》）

【来源】为唇形多年生草本植物半枝莲的全草。

【性味归经】辛、苦，寒，归肺、肝、胃、肾经。

【功效】清热解毒，活血化瘀，利尿除湿。

【用量】15～30克。

【临床应用】

1. 用于恶疮肿毒，毒蛇咬伤，常配伍白花蛇舌草、山慈菇。

2. 用于跌打损伤，常与活血止痛的苏木、乳香、没药等同用。

3. 用于水肿、小便不利及湿热黄疸。

①水肿，小便不利，常与茯苓、泽泻、车前子等利水消肿药同用。

②湿热黄疸，常与茵陈、栀子、金钱草等利湿退黄药同用。

4. 湿疹湿疮，可配伍苦参、蛇床子、白鲜皮，局部湿敷或外搽。

【禁忌】水肿属于阴水者不用。

【参考】本品含红花素、异红花素、高山黄芩素、高山黄芩苷、生物碱、酚类、甾体、鞣质、黄酮苷、皂苷、葡萄糖、果糖等。

①有抗肿瘤作用。

②有抗菌、抑菌作用。

③有利尿、扩张支气管、祛痰、止咳、平喘等作用。

白蔹（《神农本草经》）

【来源】为葡萄科多年生藤本植物白蔹的块根。

【性味归经】苦、辛，微寒，归心、胃经。

【功效】清热解毒，敛疮生肌。

【用量】3～10克。

【临床应用】

1. 治疗疮痈肿毒，单用，或配伍金银花、连翘、蒲公英等清热解毒药，以解毒敛疮。

①疮疡溃后不敛者，可与白及、络石藤等敛疮生肌药同用。

白蔹散

白蔹、白及、络石藤各 15 克。

研为细末，干撒疮上。用于疮疡溃后不敛者。

（处方来源：《鸡峰普济方》）

②疮痈脓成不溃，可与苦参、天南星、皂角等药共同制成膏药外贴，促使其溃破以排脓。

2. 用于痰火郁结、痰核瘰疬，可与玄参、黄连、大黄等研末醋调，外敷患处。

3. 治水火烫伤，手足皲裂。可单品研末外敷，也可与地榆等分研末外敷，治疗烫伤；与白及、大黄、冰片配伍，麻油调敷，还可用于手足皲裂。

【禁忌】反乌头（川乌、草乌、附子）。

【参考】本品含黏液质、淀粉、酒石酸、龙脑酸、糖苷、脂肪酸和酚性化合物。

①对金黄色葡萄球菌有抑制作用。

②对同心性毛癣菌、奥杜盎氏小胞癣菌、腹股沟和红色表皮癣菌等皮肤真菌有不同程度的抑制作用。

③多酚化合物有抗肝毒素作用及抗脂质过氧化活性。

山慈菇 (《本草拾遗》)

【来源】为兰科植物杜鹃兰、独蒜兰或云南独蒜兰的假鳞茎。

【性味归经】甘、微辛，寒，有小毒，归肝、胃经。

【功效】清热解毒，消痈散结。

【用量】3 ～ 9 克。

【临床应用】

1. 用于痈疽发背、疔疮肿毒、蛇虫咬伤等，常与雄黄、朱砂、麝香等解毒疗疮药合用。

紫金锭

雄黄 30 克，蛤壳 90 克，山慈菇 60 克，大戟 45 克，千金子 30 克，朱砂 15 克，麝香 9 克。

用于秽恶痰浊闭阻之证，外敷疗疮疔肿毒、虫咬损伤、无名肿毒、痄腮、丹毒等。

（处方来源：《丹溪心法附余》）

2. 用于瘰疬痰核、癥瘕痞块。

①广泛用于多种肿瘤。如配伍重楼、丹参、栀子、浙贝母、柴胡、夏枯草制成复方用于甲状腺瘤。

②配伍土鳖虫、蝼蛄等制成复方治疗肝硬化。

【禁忌】体虚者慎用。

【参考】本品主要含黏液质、葡配甘露聚糖、甘露糖、杜鹃素Ⅰ、杜鹃素Ⅱ、秋水仙碱。

①有保肝及抗炎、抗痛风、抗肿瘤作用。

②有降压作用。

③可抑制瘢痕组织增生，抑制神经组织周围粘连及纤维化形成。

千里光（《本草图经》）

【来源】为菊科多年生藤本植物千里光的全草。

【性味归经】苦，寒，归肺、肝、大肠经。

【功效】清热解毒，清肝明目。

【用量】15～30克。

【临床应用】

1.用于痈肿疮疡、咽喉肿痛、丹毒、肠痈等热毒证。单用或按不同证候配伍其他清热解毒药组成复方，或外敷。

2.用于热毒或湿热痢疾，单用或与白头翁、秦皮、马齿苋等同用，以增强清热解毒、燥湿止痢之功效。

3.用于肝火目赤肿痛，常与夏枯草、决明子、菊花等同用，以清肝明目消肿。

4.用于湿热所致之湿疹湿疮、阴囊湿痒，可煎汁浓缩成膏，涂抹患处。

【禁忌】脾胃虚寒者慎用。

【参考】本品主要含有生物碱类、黄酮苷类化合物、有机酸类、酚性物质、挥发油、鞣质、毛茛黄素等。

①有广谱抗菌作用，对钩端螺旋体也有较强抑制作用。

②对阴道滴虫有一定抑制作用。

③对动物实验鼠小肠痉挛有解痉作用。

马齿苋（《本草经集注》）

【来源】为马齿苋科一年生肉质草本植物马齿苋的全草。

【性味归经】酸，寒，归大肠、肝经。

【功效】清热解毒，凉血止血，止痢。

【用量】30～60克，鲜品加倍。外用适量。

【临床应用】

1.用于湿热下痢、热毒疮疡。

①湿热下痢，用鲜品绞汁服或与黄芩、黄连等解毒止痢药物配合应用。

②热毒疮疡，可单煎内服、外洗，或捣烂鲜品外敷。

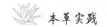

2. 用于崩漏、产后出血，单用，或与益母草、地榆、茜草等凉血止血药配伍使用。

3. 用于淋证、带下。

【禁忌】脾胃虚寒，肠滑作泻者不用。

【参考】本品含有大量的 L- 去甲肾上腺素、多巴胺及少量多巴，还有维生素 B_1、B_2、D、C 和胡萝卜素、蔗糖、葡萄糖、三萜醇类、黄酮类、氨基酸、有机酸，以及钙、磷、铁、硒、钾等元素。

①对痢疾杆菌有显著的抑制作用，对大肠杆菌、伤寒杆菌、杜盎小芽孢癣菌均有一定的抑制作用。

②对血管有显著的收缩作用。

③对子宫平滑肌有明显的兴奋作用。

④能提高血钾浓度。

⑤有增强肠蠕动、利尿、降低胆固醇作用。

鸦胆子 (《本草纲目拾遗》)

【来源】为苦木科常绿灌木或小乔木鸦胆子的成熟果实。

【性味归经】苦，寒，有小毒，归大肠、肝经。

【功效】清热解毒，止痢截疟，腐蚀赘疣。

【用量】10 ～ 25 粒，治疟疾；10 ～ 30 粒，治痢疾。不入煎剂，可单用装入胶囊，或用龙眼肉包裹吞服。外用适量。

【临床应用】

1. 用于热毒血痢，下脓血，里急后重，单用装入胶囊，或用龙眼肉包裹吞服。

2. 用于疟疾，尤以间日疟、三日疟效果较好。可单用装入胶囊或用龙眼肉包裹吞服。

3. 用于鸡眼、寻常疣，可捣烂敷患处，或取油局部涂敷。

【禁忌】因有小毒，慎用，不宜多用。胃肠出血及肝、肾病患者忌用。

【参考】本品主要含苦木苦素类、生物碱、苷类、酚性成分、黄酮类成分、脂肪酸类、香草酸、鞣质鸦胆子甲素及鸦胆子油等。

①能抑制或杀灭阿米巴原虫、疟原虫。

②有驱杀鞭虫、蛔虫、绦虫及阴道滴虫作用。

③有截疟、抗肿瘤作用。

④对赘疣细胞可使细胞核固缩，最后使细胞坏死脱落。

白头翁 (《神农本草经》)

【来源】为毛茛科多年生草本植物白头翁的根。

【性味归经】苦，寒，归大肠经。

【功效】清热解毒，凉血止痢。

【用量】6～15克。

【临床应用】

1.用于热毒泻痢，为治痢的良药。

①可与黄连、黄柏、秦皮同用，以增强清热解毒、凉血止痢作用。

白头翁汤

白头翁15克，黄连9克，黄柏9克，秦皮9克。

用于热痢下重，腹痛身热，便脓血，肛门灼热。

（处方来源：《伤寒论》）

②可单用本品煎服，煎液保留灌肠亦可。

2.与秦皮配伍，煎汤外洗，治阴痒（滴虫性阴道炎）。

【禁忌】虚寒泻痢者不用。

【参考】本品含白头翁素、皂苷、胡萝卜素等。

①具有抑菌作用，对痢疾杆菌、伤寒杆菌、金黄色葡萄球菌、绿脓杆菌、枯草杆菌、沙门氏杆菌均有抑制作用。

②具有抗阿米巴原虫和杀灭阴道滴虫作用。

③对流感病毒和皮肤真菌有抑制作用。

④有一定的镇静、镇痛和抗痉挛作用。

山豆根（《开宝本草》）

【来源】为豆科蔓生性矮小灌木植物越南槐的根及根茎。

【性味归经】苦，寒，有毒，归肺、胃经。

【功效】清热解毒，利咽消肿。

【用量】3～10克。

【临床应用】

1.用于热毒蕴结，咽喉肿痛，可单用煎服或含漱，或配伍射干、桔梗、牛蒡子等解毒利咽药使用。

2.治疗牙龈肿痛，可煎汤漱口，或与石膏、黄连、升麻、牡丹皮等清热泻火凉血药同用。

【禁忌】因本品苦寒有毒，过量可引起呕吐、腹泻、胸闷、心悸等不良反应，故使用时量不可过大，脾胃虚寒者慎用。

【参考】本品含苦参碱、氧化苦参碱、安那吉碱、甲基金雀花碱及黄酮类化合物、广豆香素、环广豆香素。

①具有抗癌作用及抑制白血病细胞作用。

②抑制胃酸分泌，对溃疡有修复作用。

③有升高白细胞、抗炎、保肝、增加冠脉流量、抗心律失常作用。

④苦参碱对金黄色葡萄球菌、痢疾杆菌、大肠杆菌、结核杆菌、霍乱弧菌、麻风杆菌、絮状表皮癣菌、白色念珠菌及钩端螺旋体均有抑制作用。

射干 (《神农本草经》)

【来源】为鸢尾科多年生草本植物射干的根。

【性味归经】苦，寒，归肺经。

【功效】清热解毒，祛痰利咽。

【用量】6～10克。

【临床应用】

1.用于痰热咽喉肿痛，可单用捣汁含咽，或与黄芩、桔梗、牛蒡子等解毒利咽药同用。

2.用于痰盛咳喘，无论寒热均可应用。

①肺热咳喘，可与桑白皮、桔梗、马兜铃等配伍。

射干马兜铃汤

射干、桑白皮、马兜铃、桔梗、薄荷、玄参、天花粉、贝母、枳壳、菊花、金银花各等分。

（处方来源：《金匮要略》）

②寒痰气喘，可配伍麻黄、细辛、半夏等温肺化痰药。

射干麻黄汤

射干9克，麻黄9克，生姜12克，细辛3克，紫菀9克，款冬花9克，大枣3克，半夏9克，五味子9克。

宣肺祛痰，降逆止咳，用于痰饮郁结，喉有水鸡声。

（处方来源：《金匮要略》）

【禁忌】孕妇忌用，脾虚便溏者不宜。

【参考】本品含鸢尾苷元、鸢尾黄酮、洋鸢尾素、野鸢尾苷或鸢尾异黄酮、二苯乙烯类化合物、二环三萜及衍生物等。

①对常见的致病性真菌有较强抑制作用。

②对外感及咽喉疾患中某些病毒有抑制作用。

③可降低毛细血管通透性，有抗炎、解热、止痛作用。

④鸢尾苷有明显的利尿作用。

马勃（《名医别录》）

【来源】为灰包科真菌脱皮马勃、大马勃或紫色马勃的干燥子实体。

【性味归经】辛，平，归肺经。

【功效】清热解毒，利咽止血。

【用量】3～6克。

【临床应用】

1.用于热毒咽喉肿痛，或咳嗽失音。

①热毒咽喉肿痛，常与桔梗、山豆根、射干等解毒利咽药同用。

②咳嗽失音，多与黄芩、胖大海等药配伍。

2.用于血热吐衄，可单用或与其他凉血止血药配伍。

3.外伤出血可用马勃粉撒敷伤处。

【禁忌】风寒咳嗽失音者不宜。

【参考】本品含马勃素、尿素、麦角甾醇、亮氨酸、酪氨酸、磷酸钠。

①有止血作用，对口腔及鼻出血止血作用明显。

②对金黄色葡萄球菌、绿脓杆菌、变形杆菌及肺炎双球菌均有抑制作用，对少数致病菌也有抑制作用。

酸浆（《神农本草经》）

【来源】为茄科多年生草本植物酸浆的全草，又名挂金灯、锦灯笼。

【性味归经】苦、酸，寒，归肺、心、膀胱经。

【功效】清热解毒，利咽化痰，利尿。

【用量】3～10克。

【临床应用】

1.用于咽喉肿痛，常与射干、桔梗、黄芩等解毒利咽药同用。

2.用于肺热咳嗽，痰多黄稠，与前胡、瓜蒌、贝母等清热化痰止咳药配伍。

3.用于热淋，常与瞿麦、车前子等利尿通淋药同用。

4.用于湿热黄疸，多与茵陈、栀子、虎杖等同用。

5.用于湿疹、脓疱病，研末用油调敷或鲜品捣敷。

【禁忌】孕妇及脾虚泄泻者忌用。

【参考】本品含微量生物碱、枸橼酸、维生素 E、酸浆根素及苦素 A、B、C。

①对子宫有收缩作用，可催产。

②有降压作用。

③对金黄色葡萄球菌、绿脓杆菌有抑制作用。

熊胆（《新修本草》）

【来源】为脊椎动物熊科棕熊、黑熊的干燥胆汁，也称熊胆粉。

【性味归经】苦，寒，归肝、胆、心经。

【功效】清热解毒，息风止痉，清肝明目。

【用量】1～2.5克。多入丸、散剂，不入汤剂，外用适量。

【临床应用】

1. 用于肝经热盛，热极生风，高热，惊痫，手足抽搐。

①治疗小儿痰热惊痫，可用竹沥化服。

②治疗子痫，可单用本品温开水化服。

2. 用于疮痈肿痛，可用水调涂于患处，或加少许冰片用胆汁调涂。

3. 用于肝热目赤肿痛，目生翳障，可外用滴眼或内服。

【禁忌】脾胃虚寒者忌用。

【参考】本品含熊去氧胆酸、鹅去氧胆酸、去氧胆酸、牛黄熊去氧胆酸、牛黄鹅脱氧胆酸、牛黄胆酸、胆固醇、胆红素、无机盐、脂肪、磷质及多种氨基酸。

①具有溶解胆结石作用。

②利胆，促进胆汁分泌，增加胆汁分泌量，对胆总管括约肌有松弛作用。

③有一定的解毒、抗炎、抗过敏、助消化、降压作用。

④有镇咳、平喘、祛痰的作用。

⑤有降血糖作用。

⑥对金黄色葡萄球菌、链球菌、肺炎双球菌、流感嗜血杆菌等均有明显的抑制作用。

金果榄（《本草纲目拾遗》）

【来源】为防己科多年生常绿藤本植物青牛胆或金果榄的块根。

【性味归经】苦，寒，归肺经。

【功效】清热解毒，止痛。

【用量】3～10克。

【临床应用】

1. 用于咽喉肿痛、白喉，可单煎或与山豆根、桔梗、牛蒡子等同用。

2. 治疗痈肿疔毒，常与金银花、蒲公英等清热解毒药配伍，亦可捣烂外敷。

3. 用于胃热、泻痢、脘腹疼痛，研末服或与黄连、木香等清热燥湿药、行气止痛药配伍。

【禁忌】脾胃虚弱者不宜。

【参考】本品含掌叶防己碱、掌叶防己内酯、黄酮苷、氨基酸、糖类等，对金黄色葡萄球菌、抗酸性分支杆菌有较强的抑制作用，对钩端螺旋体亦有抑制作用。

地锦草（《嘉祐本草》）

【来源】为大戟科植物地锦或斑地锦的干燥全草。

【性味归经】辛，平，归肝、大肠经。

【功效】清热解毒，凉血止血，利湿退黄。

【用量】9～20克，鲜品30～60克。外用适量。

【临床应用】

1.用于热泻热痢，可以本品为末，米汤送服。若下痢脓血，可与马齿苋、地榆等配伍以增强疗效。

2.用于血热出血，可凉血止血，活血散瘀。

①治疗血热咯血、衄血，可与生地黄、牡丹皮、赤芍配伍。

②治疗便血、痔血，可与地榆、槐花等配伍。

③治疗妇女崩漏，可单用，研为末，姜酒调服。

④治疗外伤肿痛出血，可取鲜品捣烂外敷患处。

⑤本品既能止血又能利尿，可以治疗尿血、血淋，常与白茅根、小蓟等同用。

3.治疗湿热黄疸，可单品煎服。治疗湿热黄疸，小便不利，可与茵陈、栀子、黄柏等同用。

4.治疗疮疖痈肿，蛇虫咬伤。本品既能清热解毒，又可凉血消肿，故可用于热毒所致的疮疖痈肿、蛇虫咬伤等，常取鲜品捣烂外敷患处。

【禁忌】血虚、脾胃虚弱、消化不良者忌用。

【参考】本品主要含黄酮类成分如槲皮素、异槲皮苷、黄芪苷等，香兰素类如东莨菪素、伞形花内酯、泽兰内酯，有机酸类，没食子酸及棕榈酸等。

①有抗菌作用，对金黄色葡萄球菌、溶血性链球菌、白喉杆菌、大肠杆菌、伤寒杆菌、痢疾杆菌、绿脓杆菌、肠炎杆菌等多种致病性球菌及杆菌有明显抑制作用，同时具有中和毒素作用。

②本品尚有止血作用及抗炎、止泻作用。

木蝴蝶（《本草纲目拾遗》）

【来源】本品为紫葳科植物木蝴蝶的干燥成熟种子，又叫玉蝴蝶、云故纸、千张纸。

【性味归经】苦、甘，凉，归肺、肝、胃经。

【功效】清肺利咽，疏肝和胃。

【用量】1～3克。

【临床应用】

1. 治疗肺热咳嗽，喉痹音哑，为治疗咽喉肿痛常用药，尤多用于治音哑，与玄参、麦冬、冰片等配伍；清热化痰止咳时，常与桔梗、桑白皮、款冬花等同用；亦可用于小儿百日咳。

2. 治疗肝胃气痛。本品甘缓苦泻，归肝、胃经，故可疏肝和胃止痛，治疗肝郁气滞，肝胃气痛，《本草纲目拾遗》载单用本品研末，酒调用。

【禁忌】体质虚寒、脾胃弱者忌用。

【参考】本品主要含黄芪苷元、特土苷、木蝴蝶苷、木蝴蝶苷 B、脂肪油、白杨素等。

①具有镇咳、祛痰作用。

②动物实验发现其对白内障形成有阻止和纠正作用。

青果（《日华子本草》）

【来源】为橄榄科植物橄榄的干燥成熟果实，又名橄榄。

【性味归经】甘、酸，平，归肺、胃经。

【功效】清热解毒，利咽生津。

【用量】5～10 克。

【临床应用】

1. 用于咽喉肿痛，常与硼砂、冰片、青黛同用。

2. 用于咽干口燥，烦渴音哑，咳嗽痰黏，可单用本品熬膏服用，亦可与金银花、桔梗、芦根等同用。

3. 本品可解鱼蟹中毒。《随息居饮食谱》中记载单用本品鲜品榨汁或浓煎饮用，可解河豚毒。

4. 本品有一定醒酒作用，取 10 枚煎汤饮治之。

【禁忌】脾胃虚寒者慎服。

【参考】本品主要含有挥发油、多酚类、三萜类及氨基酸、脂肪酸、鞣质。

①能兴奋唾液腺，使唾液分泌增加。

②其提取物对半乳糖胺引起的肝细胞中毒有保护作用，亦能缓解四氯化碳对肝脏的损害。

第四节　清热凉血药

凡以清热凉血为主要功效，常用来治疗营分热证、血分热证的药物均被称为清热凉血药。

本类药物多为甘苦咸寒之品，具有清解营分、血分热邪的作用，主要用于营分、血分的实热证：

①温热病，热入营分，身热夜甚，心烦不寐，甚则出现神昏谵语。

②热入血分，迫血妄行，致吐血、衄血、尿血、便血。

③亦可用于其他疾病引起的血热出血。

应用本类药物时，要根据病症的不同，选择适宜的药物协同配合。如热入营血，伤阴耗液时，可选用既能清热凉血，又能滋养阴液的药物，如生地黄、玄参等；气血两燔者，可以选配清热泻火药；血热证而火毒炽盛者，可与清热解毒药同用。

生地黄（《神农本草经》）

【来源】为玄参科多年生草本植物地黄的根。

【性味归经】甘，寒，归心、肝、肾经。

【功效】清热凉血，养阴生津。

【用量】10～30克，鲜生地黄常用30～90克。

【临床应用】

1. 用于热入营分。

①清营汤

犀角9克（水牛角代，30克），生地黄15克，玄参9克，竹叶心3克，麦冬9克，丹参6克，黄连5克，金银花9克，连翘6克。

用于热入营分，壮热神昏，口干舌绛，心烦不寐，时有谵语。

（处方来源：《温病条辨》）

②用于温病后期。

青蒿鳖甲汤

青蒿6克，鳖甲15克，生地黄12克，牡丹皮9克，知母6克。

用于邪热未尽，阴液已伤，症见夜热早凉，热退无汗，舌红，少苔；也可用于慢性病，由阴虚内热所致的潮热症。

（处方来源：《温病条辨》）

2. 用于热入血分。

①四生丸

生地黄9克，生侧柏叶9克，生艾叶9克，生荷叶9克。

水煎服。凉血止血，用于吐血衄血，便血崩漏。

（处方来源：《妇人大全良方》）

②*犀角地黄汤*

生地黄24克，犀角3克（水牛角代，30克），赤芍12克，牡丹皮9克。

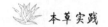

用于热入血分，血热毒盛，斑疹紫黑。

（处方来源：《备急千金要方》）

3.用于热病伤阴。

①益胃汤

生地黄 15 克，玉竹 4.5 克，麦冬 15 克，沙参 9 克，冰糖 3 克。

用于烦渴多饮，阳明温病，胃阴损伤，食欲不振，口干咽燥，舌红，少苔，脉细数者。

（处方来源：《温病条辨》）

②玉泉散

生地黄 15 克，麦冬 15 克，天花粉 15 克，葛根 15 克，五味子 5 克，甘草 5 克。

养阴生津止渴，用于内热消渴。

（处方来源：《百代医宗》）

4.润肠通便。

增液汤

生地黄 24 克，玄参 30 克，麦冬 24 克。

（处方来源：《温病条辨》）

【禁忌】脾虚有湿、腹满便溏及阳虚诸症者忌用。

【参考】本品含梓醇、地黄苷、精氨酸、甘露醇、维生素 A 等。

①具有强心、利尿、升高血压、降低血糖等作用。

②能促进血液凝固，缩短出血时间。

③具有保护肝脏、防止肝糖原减少和抗辐射损伤作用。

【附注】本品新鲜时为鲜地黄，洗净烘干至柔软为干地黄，再经多次蒸晒成熟地黄，熟地黄则用于滋阴补血。

牡丹皮（《神农本草经》）

【来源】为毛茛科多年生落叶小灌木植物牡丹的根皮。

【性味归经】苦，微寒，归心、肝、肾经。

【功效】清热凉血，活血祛瘀，善退骨蒸。

【用量】6 ~ 12 克。

【临床应用】

1.用于热入血分，吐衄发斑，常与生地黄、赤芍同用。

①清热地黄汤

生地黄 24 克，水牛角 30 克，赤芍 12 克，牡丹皮 9 克。

用于热入营血，发斑出血，舌绛起刺，蓄血而发狂。

（处方来源:《备急千金要方》）

②犀角地黄汤

犀角 3 克，生地黄 24 克，赤芍 12 克，牡丹皮 9 克。

清热凉血解毒，主治同上方，只是犀角、水牛角之分（原方为犀角，但因犀牛为濒危物种，在我国被列为一级保护动物，故现多用水牛角代替）。

（处方来源:《备急千金要方》）

③温毒发斑，牡丹皮亦可配伍栀子、大黄、黄芩等。

2. 清透阴分的伏热，用于阴虚发热。

①青蒿鳖甲汤

青蒿 6 克，鳖甲 15 克，知母 6 克，生地黄 12 克，牡丹皮 9 克。

用于温热病夜热早凉，热退无汗，舌绛，苔黄。

（处方来源:《温病条辨》）

②知柏地黄汤

知母 10 克，黄柏 6 克，生地黄 15 克，牡丹皮 10 克，山药 12 克，山茱萸 6 克，茯苓 10 克，泽泻 10 克。

用于阴虚火旺，骨蒸潮热。

（处方来源:《医宗金鉴》）

3. 用于血瘀经闭，亦可用于跌打损伤，常与桃仁、乳香、没药等活血止痛药同用。

桂枝茯苓丸

桂枝、茯苓、桃仁、白芍、牡丹皮各 6 克。

用于血滞经闭、痛经，妇人小腹癥块。

（处方来源:《金匮要略》）

4. 用于疮痈及肠痈。

大黄牡丹皮汤

大黄 12 克，芒硝 6 克，牡丹皮 3 克，桃仁 9 克，冬瓜子 30 克。

泻热破瘀，消肿排脓，用于肠痈初期，恶寒发热，亦常与金银花、连翘、蒲公英等清热药同用。

（处方来源:《金匮要略》）

【禁忌】热在气分，孕妇及月经量多者均不宜用。

【参考】本品含牡丹酚、牡丹酚苷、芍药苷、挥发油及植物甾醇等。

①有镇静、镇痛、解热、解痉作用。

②有降压作用。

③能使子宫内膜充血，有通经作用。

④有抗溃疡及抑制胃酸分泌作用。

⑤有抗炎及抗菌作用，对痢疾杆菌、伤寒杆菌等多种致病菌及致病性皮肤真菌均有抑制作用。

【附注】凡凉血药多苦寒，偏于止血，活血药多辛散，偏于祛瘀。牡丹皮则寒凉辛散兼而有之，故能凉血而不至于瘀滞，又能活血而不至于妄行。

牡丹皮、桂枝都能通血脉中瘀滞，前者寒通热瘀，后者温通寒瘀。

玄参 (《神农本草经》)

【来源】为玄参科多年生草本植物玄参的根。

【性味归经】苦、甘、咸，寒，归肺、胃、肾经。

【功效】凉血养阴，清热解毒。

【用量】10～15克。

【临床应用】

1. 用于温邪入营，热陷心包。

①清营汤

玄参9克，犀角9克（水牛角代，30克），生地黄15克，竹叶心3克，丹参6克，麦冬9克，金银花9克，连翘6克，黄连5克。

清营解毒，透热养阴，用于热病伤阴，心烦口渴，身热夜甚。

（处方来源:《温病条辨》）

②清宫汤

玄参9克，麦冬9克，莲子心2克，竹叶卷心6克，连翘心6克，犀角（水牛角代）30克。

清心开窍，用于外感温病，汗出过多，耗伤心液，以致邪陷心包，出现神昏谵语。

（处方来源:《温病条辨》）

③增液汤

生地黄24克，玄参30克，麦冬24克。

用于肠燥便秘，阳明温病，津液不足。

（处方来源:《温病条辨》）

2. 用于热毒证。

①外感咽痛，常与牛蒡子、桔梗、薄荷等散风热、利咽喉药同用。

②玄麦甘桔汤

玄参15克，麦冬15克，桔梗10克，甘草6克。

用于内热所致口渴，咽干肿痛，咳嗽。

（处方来源:《疡医大全》）

3. 用于痰核瘰疬及脱疽。

①消瘰丸

玄参 12 克, 牡蛎 12 克, 贝母 12 克。

软坚散结, 用于治疗痰核瘰疬。

（处方来源:《医学心悟》）

②四妙勇安汤

玄参 90 克, 金银花 90 克, 当归 60 克, 甘草 30 克。

治脱疽。

（处方来源:《验方新编》）

【禁忌】反藜芦。本品性凝滞, 可伤胃气, 故脾胃有湿及脾虚便溏者忌用。

【参考】本品含哈帕苷、玄参苷、生物碱、糖类、甾醇、挥发油等。

①具有扩张血管、降血压作用。

②能促进局部血液循环, 可用于血栓闭塞性脉管炎。

③有轻微降血糖和强心作用。

④对多种皮肤真菌有抑制作用。

赤芍（《开宝本草》）

【来源】为毛茛科植物赤芍或川赤芍的干燥根。

【性味归经】苦, 微寒, 归肝经。

【功效】清热凉血, 散瘀止痛。

【用量】6 ～ 12 克。

【临床应用】

1. 治疗热入营血, 温毒发斑, 血热吐衄等证, 常与水牛角、生地黄、牡丹皮同用。

犀角地黄汤

犀角 3 克（水牛角代, 30 克）, 生地黄 24 克, 牡丹皮 12 克, 赤芍 9 克。

用于热入血分, 身热谵语, 发斑紫色, 吐衄, 舌质绛起刺, 脉数。

（处方来源:《备急千金要方》）

2. 治疗目赤肿痛, 痈肿疮疡, 可配伍荆芥、薄荷、黄芩等; 用于肝经风热, 目赤肿痛, 可配伍金银花、天花粉、乳香等。

仙方活命饮

白芷、浙贝母、防风、赤芍、当归、甘草、皂角刺、穿山甲、天花粉、乳香、没药各 6 克, 金银花 9 克, 陈皮 9 克。

清热解毒, 消肿溃坚, 活血止痛, 用于肿毒初期焮痛, 身热, 脉数有力者。

（处方来源:《校注妇人良方》）

3. 用于血瘀经闭、痛经及跌打损伤。

①常与益母草、丹参、当归等同用，以活血祛瘀通经，治血瘀经闭。

②与乳香、没药、姜黄等同用，以活血止痛，治跌打损伤。

4. 用于肝郁胁痛，可配伍柴胡、川芎、延胡索等以祛瘀止痛。

【禁忌】反藜芦。中寒泄泻腹痛及血虚者忌用。

【参考】本品含芍药苷、芍药内酯苷、赤芍苷、苯甲酸、鞣质。

①能扩张冠脉，提高心肌耐缺氧能力。

②具有抗血小板聚集、抗血栓形成和抗心肌缺血作用。

③能改善微循环，降低门脉高压。

④具有镇静、抗炎、镇痛、解热、抗惊厥、抗溃疡和降压作用。

⑤具有抗菌作用。

【附注】本品与白芍科属性味均同，唯色有赤、白之分。临床应用白芍养血益阴，缓急止痛；赤芍活血行瘀，消痈破积。

紫草 (《神农本草经》)

【来源】为紫草科多年生草本植物紫草、新疆紫草或内蒙紫草的根。

【性味归经】甘，寒，归心、肝经。

【功效】凉血活血，解毒透疹。

【用量】3～10克。

【临床应用】

1. 用于热病发斑，麻疹不透。

①热病发斑，常与赤芍、蝉蜕等同用，以增强凉血解毒之力。

紫草快斑汤

紫草3克，蝉蜕7个，赤芍3克，甘草1.5克，木通1.8克。

凉血透斑，用于色不红活，斑疹不畅者。

（处方来源:《张氏医通》）

②麻疹不透，多与牛蒡子、连翘等配伍，以解毒透疹。

紫草消毒饮

紫草6克，牛蒡子9克，连翘9克，山豆根9克，荆芥4.5克，甘草3克。

透疹，用于痘疹血热咽痛。

（处方来源:《张氏医通》）

2. 用于痈疽疮疡、湿疹阴痒、水火烫伤，可以单用，或与白芷、当归、血竭等配伍，熬膏外敷。

生肌玉红膏

白芷15克，当归60克，血竭12克，白蜡60克，轻粉12克，甘草36克，紫草

6克，麻油 500 克。

（处方来源：《外科正宗》）

【禁忌】因本品有滑肠作用，故脾虚溏泻者不用。

【参考】本品主要含紫草素、去氧紫草素、乙酰紫草素、异戊酰紫草素、脂肪酸等。

①有解热、抗炎作用。

②小剂量对心脏有兴奋作用，大剂量则有抑制作用。

③有抗菌作用，对金黄色葡萄球菌、大肠杆菌、痢疾杆菌等均有抑制作用。

④对副流感病毒、单纯疱疹病毒、带状疱疹病毒有抑制作用。

⑤紫草提取物对特异性过敏反应具有抑制作用。

⑥对烧烫伤、创伤有促进愈合作用。

⑥有抗肿瘤、保肝、止血、抗生育等作用。

⑦对绒毛膜上皮癌及恶性葡萄胎有一定治疗作用。

水牛角（《名医别录》）

【来源】为牛科动物水牛的角。

【性味归经】咸，寒，归心、肝、胃经。

【功效】清热凉血解毒。

【用量】6～15 克，宜先煎 3 个小时。

【临床应用】

1. 治疗温病高热，神昏谵语，发斑发疹，惊风癫狂。治疗温热病热入营血，神昏谵语，惊风抽搐，可配伍石膏、玄参、羚羊角等药。

紫雪丹

犀角（水牛角代）、羚羊角、石膏、寒水石、磁石、滑石、青木香、沉香、丁香、玄参、升麻、甘草、朱砂、朴硝、麝香、黄金。

有中成药，因操作复杂，用量较大，各药剂量不列举。

（处方来源：《太平惠民和剂局方》；另有记载出自《外台秘要》，但与此方用药不同）

2. 用于热入营分，迫血妄行，吐血衄血，多与生地黄、牡丹皮、赤芍等同用。

清热地黄汤

生地黄 24 克，水牛角 30 克，赤芍 12 克，牡丹皮 9 克。

用于血热妄行之吐衄、尿血、便血，舌绛起刺，或蓄血发狂。

（处方来源：《备急千金要方》）

3. 用于痈肿疮疡、咽喉肿痛，可配伍黄连、黄芩、连翘等药。

【禁忌】脾胃虚寒者不用。

【参考】本品含有胆固醇、肽类、多种氨基酸、多种微量元素、角纤维及蛋白质。

①具有镇静、抗炎、抗感染作用。

②可加强心肌收缩力，降低毛细血管通透性，升高血小板，缩短出血时间，有明显止血作用。

③有降血压作用。

④能兴奋垂体－肾上腺系统。

第五节　清退虚热药

凡以清虚热、退骨蒸为主要功效，常用以治疗阴虚内热证的药物，被称为清退虚热药。

本类药多甘寒或苦寒，主要用于肝肾阴虚，虚火内扰所致的骨蒸潮热，手足心热，虚烦不寐，盗汗遗精，舌红，少苔，脉细而数等症，也可用于温病、热病后期，邪热未尽，伤阴动液，夜热早凉等。

应用本类药物时，常配伍清热凉血药或清热养阴药，如生地黄、玄参、麦冬、鳖甲、龟甲等，以标本兼顾。

地骨皮（《神农本草经》）

【来源】为茄科落叶灌木植物枸杞或宁夏枸杞的根皮。

【性味归经】甘、淡，寒，归肺、肝、肾经。

【功效】凉血退蒸，清泄肺热，生津止渴。

【用量】9～15克。

【临床应用】

1.清虚热，退骨蒸。

地骨皮汤

地骨皮10克，鳖甲10克，知母10克，柴胡12克，秦艽10克，贝母6克，当归10克。

滋阴清热，治疗肺结核骨蒸潮热、盗汗及各种低烧。

（处方来源：《圣济总录》）

2.清泄肺热，止咳。

泻白散

桑白皮10克，地骨皮10克，炙甘草6克，粳米15克。

用于肺热咳嗽、气喘。

（处方来源：《小儿药证直诀》）

3. 用于血热妄行，吐血衄血，多与白茅根、侧柏叶等凉血止血药同用。

4. 生津止渴。可与生地黄、天花粉、麦冬等养阴生津药同用，以治疗内热消渴。

【禁忌】凡外感风寒发热者忌用。

【参考】本品含枸杞素 A 和 B、枸杞酰胺、甜菜碱、桂皮酸、多种酚性物质、β-谷甾醇、亚油酸等。

①具有解热作用。

②有降血压、降血糖及降低胆固醇的作用。

③有兴奋子宫作用。

④有抗菌作用。

【附注】牡丹皮、地骨皮都能清阴分伏热，治劳热骨蒸，但牡丹皮寒而味辛，适用于无汗之证，地骨皮寒而味甘，适宜有汗之证。

青蒿（《神农本草经》）

【来源】为菊科一年生草本植物黄花蒿的全草。

【性味归经】苦、辛，寒，归肝、胆经。

【功效】清虚热，退骨蒸，解暑，截疟。

【用量】3 ～ 10 克。

【临床应用】

1. 用于温邪伤阴。

①青蒿鳖甲汤

青蒿 6 克，鳖甲 15 克，生地黄 12 克，牡丹皮 9 克，知母 6 克。

用于温病后期，邪热未尽，深伏阴分，阴液已伤，症见夜热早凉，热退无汗，舌红，少苔，脉数等，也可用于慢性病，由阴虚内热所致的潮热症。

（处方来源：《温病条辨》）

②清骨散

青蒿 3 克，地骨皮 3 克，银柴胡 5 克，胡黄连 3 克，知母 3 克，秦艽 3 克，鳖甲 3 克，甘草 2 克。

用于阴虚发热，骨蒸劳热或低热日久不退，唇红颧赤，形瘦盗汗。

（处方来源：《证治准绳》）

③青蒿散

青蒿 10 克，鳖甲 10 克，柴胡 6 克，黄连 3 克，黄芪 10 克，桑白皮 10 克，白术 10 克，栀子 10 克，知母 10 克，地骨皮 10 克，甘草 6 克，龙胆 6 克。

用于骨蒸潮热，日轻夜重。

（处方来源：《太平圣惠方》）

2.清热解暑。用于外感暑热，发热头痛，常与金银花、连翘、滑石、荷叶等清热解毒药同用。

清凉解暑方

青蒿 10 克，连翘 10 克，白扁豆 10 克，茯苓 10 克，滑石 12 克，生甘草 6 克，通草 6 克，西瓜瓤 10 克。

用于暑湿初起，发热汗出，口渴，头昏头痛，脉洪数。

（处方来源：验方）

3.清胆截疟。

①青蒿鳖甲汤

青蒿 6 克，鳖甲 15 克，知母 6 克，生地黄 12 克，牡丹皮 9 克。

治疟疾，亦可用于温热病，夜热早凉，热退无汗，舌绛苔黄，口唇干燥。

（处方来源：《温病条辨》）

②可单用大剂量鲜品捣汁服，或配伍黄芩、滑石、青黛等。

③现已制成青蒿素片、注射剂。

4.除湿热，退黄疸，常与茵陈、大黄、栀子等同用。

【禁忌】脾胃虚寒者慎用。

【参考】本品含青蒿素、挥发油、黄酮类、香豆素及甾醇等。

①具有杀灭疟原虫、血吸虫成虫作用。

②具有解热、镇咳、祛痰、平喘、利胆作用。

③具有降血压及抑制皮肤真菌作用。

白薇（《神农本草经》）

【来源】为萝藦科多年生草本植物白薇或蔓生白薇的根和根茎。

【性味归经】苦、咸，寒，归胃、肝经。

【功效】清热凉血，利尿通淋，解毒疗疮。

【用量】5～10 克。外用适量。

【临床应用】

1.用于邪热入营，阴虚发热或产后虚热。

①邪热入营，高热烦渴，常与生地黄、玄参等清热凉血药配伍应用。

②阴虚发热，骨蒸潮热，多与知母、生地黄、青蒿等滋阴清热药同用。

③产后血虚发热，可与当归、人参、甘草等同用，共获益气养血、滋阴清热之疗效。

白薇汤

白薇 30 克，人参 15 克，当归 30 克，甘草 1 克。

用于产后血虚，发热昏厥。

（处方来源：《普济本事方》）

2. 用于热淋、血淋，常与木通、滑石、石韦等利尿通淋药同用。

3. 疮疡肿毒，咽喉肿痛，以及毒蛇咬伤，内服外敷均可，亦可配伍清热解毒药，如金银花、蒲公英等，还可配伍山豆根、射干、连翘以清利咽喉。

4. 阴虚外感风热时，常与玉竹、薄荷、淡豆豉等配伍。

加减葳蕤汤

生葳蕤9克，生葱白6克，桔梗4.5克，白薇3克，淡豆豉12克，薄荷4.5克，炙甘草1.5克，大枣2枚。

用于阴虚外感风热，头痛身热，微恶风寒，无汗或少汗，咳嗽，心烦，口渴，咽干，舌红，脉数。

（处方来源：《重订通俗伤寒论》）

【禁忌】脾胃虚寒，食少便溏者不宜。

【参考】本品含挥发油、强心苷、糖类、脂肪酸等。

①有抗炎、解热、利尿作用。

②水提取物有祛痰、平喘作用，对肺炎双球菌有抑制作用。

③白薇苷有明显抗肿瘤作用。

④白薇皂苷能增强心肌收缩，减慢心率。

银柴胡（《本草纲目》）

【来源】为石竹科多年生草本植物银柴胡的根。

【性味归经】甘，微寒，归肝、胃经。

【功效】清虚热，除疳热。

【用量】3 ～ 10克。

【临床应用】

1. 用于阴虚发热，盗汗，骨蒸潮热，常与青蒿、地骨皮、鳖甲等滋阴清热药配伍。

清骨散

银柴胡5克，胡黄连3克，秦艽3克，鳖甲3克，地骨皮3克，青蒿3克，知母3克，甘草2克。

用于肝肾阴虚，虚火内扰，骨蒸潮热，唇红颧赤。

（处方来源：《证治准绳》）

2. 用于小儿疳积发热，常与党参、白术、鸡内金、使君子等同用，共获消积杀虫、健脾疗疳之效。

【禁忌】外感风寒、血虚无热者忌用。

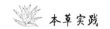

【参考】本品含有 α-菠菜甾醇、豆甾醇等甾醇类，黄酮类及挥发油。

①有解热、抗炎、抗动脉硬化作用。

②有降低胆固醇、抑制癌细胞作用。

胡黄连（《本草纲目》）

【来源】为玄参科多年生草本植物胡黄连的根茎。

【性味归经】苦，寒，归心、肝、胃、大肠经。

【功效】清虚热，除疳热，清湿热。

【用量】3～10克。

【临床应用】

1.用于阴虚骨蒸潮热，常与银柴胡、地骨皮配伍。

清骨散

胡黄连3克，银柴胡5克，秦艽3克，鳖甲3克，地骨皮3克，青蒿3克，知母3克，甘草2克。

用于肝肾阴虚，虚火内扰，骨蒸潮热，唇红颧赤。

（处方来源：《证治准绳》）

2.用于小儿疳积发热，常与肉豆蔻、神曲、使君子等同用。

肥儿丸

神曲10克，人参6克，白术15克，茯苓9克，黄连6克，胡黄连15克，使君子12克，麦芽10克，山楂10克，炙甘草4.5克，芦荟6克。

研为细末，黄米糊丸。用于小儿疳积，腹痛，面色萎黄，消瘦。

（处方来源：《医宗金鉴》；另有多种版本，所用药物不同）

3.用于湿热泻痢或痔疮肿痛。

①湿热泻痢，与清热燥湿止痢药黄芩、黄柏、白头翁等同用。

②痔疮肿痛，与清热凉血消肿药地榆、槐花等同用。

4.治疗肝经湿热黄疸、尿赤，常配伍茵陈、栀子、大黄以清利肝经湿热。

【禁忌】脾胃虚寒者慎用。

【参考】本品含胡黄连素、胡黄连素苷、胡黄连醇、香荚兰酸、阿魏酸、桂皮酸等。

①水浸剂对多种皮肤真菌有不同程度的抑制作用。

②有保肝、利胆、抗炎、抗氧化作用。

③有降脂、降糖、抗胃溃疡、抗肿瘤作用。

④有促进伤口愈合等作用。

第三章 泻下药

凡以通利大便，引起腹泻，排除肠内积滞和体内积水为主要功效的药物，被称为泻下药。

泻下药能清热泻火，使体内热毒通过泻下而解除，又能逐水消肿，使水湿、停饮从二便排出，适用于肠胃积滞、大便秘结、实热内结及水肿停饮等里热里实证。

因其特点及使用范围不同，可分为润下药、攻下药、峻下逐水药三类。润下药药效缓和，而攻下逐水药药效剧烈，多有毒，应该慎用，比如甘遂、巴豆、大戟、芫花，尤应注意用量。

应用本类药物时，要根据邪气盛衰、体质强弱、兼证不同等，加以选择和配伍。

①邪盛正气不虚，可用攻下药或峻下药。

②年老体弱、胎前产后、月经期及血虚津少、肠燥便秘者，宜用缓泻润下药。

③里实兼有表邪者，先解表后攻里，必要时与解表药同用，表里双解，以免表邪内陷。

④腹满胀痛者，常与行气药同用。

⑤高热便秘者，常与清热药同用。

⑥邪盛正虚者，可以与补虚药同用。

⑦应用较强泻下药时要注意：奏效即止，切勿过量，以免损伤胃气；年老体弱者慎用；月经期妇女及孕妇忌用。

第一节　润下药

本类药物多为植物种子、种仁，富含油脂，能润滑大肠，使大便软化易于排出，适用于年老津枯、产后血虚、热病伤津及失血等所致的肠燥津枯的便秘。除火麻仁、郁李仁外，常用的还有瓜蒌仁、柏子仁、苦杏仁、桃仁、决明子、蜂蜜、当归、肉苁蓉、锁阳、何首乌、黑芝麻、胡桃仁、紫苏子、桑椹等。

火麻仁《神农本草经》

【来源】为桑科一年生草本植物大麻的成熟种子。

【性味归经】甘，平，归脾、胃、大肠经。

【功效】润肠通便。

【用量】10～15 克。

【临床应用】

1. 主要用于肠燥便秘，兼有滋养补虚的作用。老年人、产妇及体弱精血不足者，常与当归、熟地黄等养血润燥药同用。

益血润肠丸

熟地黄 180 克，苦杏仁 90 克，火麻仁 90 克，枳壳 75 克，橘红 75 克，阿胶 45 克，肉苁蓉 45 克，紫苏子 30 克，荆芥 30 克，当归 90 克。

用于阴亏血虚，大便干结不通。

（处方来源：《证治准绳》）

2. 热邪伤阴或素体火旺便秘，常与大黄、厚朴配伍。

麻子仁丸

火麻仁 12 克，大黄 12 克，厚朴 6 克，枳实 6 克，白药 6 克，苦杏仁 6 克。

用于肠胃燥热，大便秘结或痔病便秘，多用于年老体虚、热病后期、血虚肠燥者。

（处方来源：《伤寒论》）

【禁忌】脾虚便溏者、产后哺乳者忌用。

【参考】本品主要含脂肪油，包括饱和脂肪酸、油酸、亚油酸及亚麻酸等，还有葫芦巴碱、异亮氨酸、甜菜碱、大麻酰胺等。

①有润滑肠道作用。

②刺激肠壁，有增强肠蠕动作用。

③降低血压，阻止血脂上升。

郁李仁 (《神农本草经》)

【来源】为蔷薇科落叶灌木欧李、郁李的成熟种子。

【性味归经】辛、苦、甘，平，归大肠、小肠经。

【功效】润肠通便，下气利水。

【用量】6～12 克。

【临床应用】

1. 用于治疗便秘。

五仁丸

郁李仁 5 克，苦杏仁 15 克，柏子仁 5 克，松子仁 9 克，桃仁 15 克，陈皮 15 克。

用于津枯便秘。

（处方来源：《世医得效方》）

另：郁李仁 10 克，火麻仁 10 克，水煎服，可治疗习惯性便秘。

2.利尿消肿。治下肢浮肿，二便不利，可与桑白皮、赤小豆等利水药同用。

郁李仁汤

郁李仁、桑白皮、赤小豆、白茅根、紫苏、陈皮。

（处方来源：《圣济总录》）

【禁忌】孕妇慎用。

【参考】本品含苦杏仁苷、脂肪油、挥发性有机酸、粗蛋白质、皂苷、植物甾醇等，有润滑性缓泻和降压作用。

第二节　攻下药

攻下药有较强的泻下作用，多为苦寒之品，既通便，又泻火，主要用于肠胃积滞、里热炽盛、大便秘结、腹满急痛之热积便秘，常配伍行气、清热药，以加强泻下清热作用；若治冷积便秘者，需配伍温里药。

中西医结合治疗多种急腹症，中药均以攻下药为主，适当配伍清热解毒、活血祛瘀、行气药，取得了良好临床效果。

大黄（《神农本草经》）

【来源】为蓼科植物掌叶大黄、唐古特大黄或药用大黄的干燥根和根茎，亦称川军。

【性味归经】苦，寒，归脾、胃、大肠、肝、心经。

【功效】泻下攻积，泻火解毒，活血祛瘀，利胆退黄。

【处方用名】

酒大黄：偏于清上而活血。

熟大黄：酒炖者，偏于活血祛瘀。

大黄炭：偏于收敛止血。

【用量】5～10克，煎汤宜后下。

【临床应用】

1.涤荡肠胃，消除积滞，清热泻火，用于便秘。

①大承气汤

大黄12克，厚朴18克，枳实9克，芒硝6克（冲兑）。

用于肠胃实热便秘，甚或谵语发狂之阳明腑实证。

（处方来源：《伤寒论》）

②黄龙汤

人参9克，当归6克，大黄9克，芒硝9克，厚朴9克，枳实9克，甘草3克。

用于里实热结而气血不足者。

（处方来源：《伤寒六书》）

③增液承气汤

生地黄 24 克，玄参 30 克，麦冬 24 克，大黄 9 克，芒硝 4.5 克。

用于热结伤阴者。

（处方来源:《温病条辨》）

④温脾汤

人参 6 克，附子 6 克，干姜 9 克，大黄 12 克，甘草 6 克，当归 9 克，芒硝 6 克。

用于脾阳不足，冷积便秘，手足不温，脉沉弦者。

（处方来源:《备急千金要方》）

⑤泻痢初起，泻而不畅，可与黄连、黄柏、木香配伍，以消除肠道积滞。

2. 用于火热亢盛证。

①泻心汤

黄芩 3 克，黄连 3 克，大黄 6 克。

用于心胃火炽，迫血妄行，上炎之火所致咽痛、目赤、口疮、牙龈肿痛。外科用于痈肿热毒炽盛者。

（处方来源:《金匮要略》）

②亦可用于火热亢盛引起的吐血、衄血、咯血等证。

3. 用于热毒疮痈、烧烫伤等。

①大黄牡丹皮汤

大黄 12 克，芒硝 6 克，牡丹皮 3 克，桃仁 9 克，冬瓜子 30 克。

用于肠痈初起，症见少腹痛而拒按，恶寒发热，右足屈伸不利（急性阑尾炎）。

（处方来源:《金匮要略》）

②热毒疮痈、烧烫伤，配地榆粉、麻油调敷外用。

4. 用于瘀血证，以凉血解毒，逐瘀通经。

①下瘀血汤

大黄 6 克，桃仁 12 克，土鳖虫 9 克。

用于产后腹痛，恶露不净。

（处方来源:《金匮要略》）

②桃核承气汤

桃仁 12 克，大黄 12 克，桂枝 6 克，炙甘草 6 克，芒硝 6 克。

用于下焦蓄血证，瘀血经闭，少腹急结，烦躁谵语，多与红花、当归同用，以增强活血调经之效。

（处方来源:《伤寒论》）

③复元活血汤

大黄 18 克，桃仁 15 克，红花 6 克，当归 9 克，穿山甲 6 克，柴胡 15 克，天花粉 9 克，甘草 6 克。

用于跌打损伤，瘀血留于胁下，痛不可忍，也可与川芎、苏木同用，以增强散瘀止痛之效。

（处方来源:《医学发明》）

5.泻下通便，疏导湿热。

①茵陈蒿汤

茵陈 18 克，栀子 12 克，大黄 6 克。

用于湿热黄疸。

（处方来源:《伤寒论》）

②八正散

木通 10 克，车前子 10 克，栀子 10 克，滑石 15 克，瞿麦 10 克，萹蓄 10 克，大黄 6 克，炙甘草 3 克，灯心草 3 克。

用于湿热下注，发为淋证，尿频涩痛。

（处方来源:《太平惠民和剂局方》）

【禁忌】孕妇及月经期、哺乳期妇女慎用或忌用。

【参考】本品主要含蒽醌衍生物、大黄鞣质、脂肪酸、草酸钙、葡萄糖、果糖和大量淀粉。

①大黄蒽醌苷有泻下作用，能增加肠蠕动，抑制肠内水分吸收，促进排便。

②有抗感染的作用。

③鞣质有健胃和利胆作用。

④有止血、保肝、降压、降低胆固醇作用。

芒硝（《名医别录》）

【来源】为含硫酸钠的天然矿物经精制而成的结晶体。

【性味归经】咸、苦，寒，归胃、大肠经。

【功效】泻下软坚，清热。

【用量】10 ～ 15 克，冲入药汁或开水溶化后服。

【临床应用】

1.用于热结便秘，常与大黄相须为用。

大承气汤

大黄 12 克，厚朴 18 克，枳实 9 克，芒硝 6 克。

先煮枳实、厚朴，后入大黄，去渣取汁，纳芒硝，温服，得下，余不再服。用于里热炽盛，数日不大便，潮热谵语，腹满，舌苔黄而焦，甚则起刺，热结旁流，脐腹疼痛，按之坚硬有块者，以及热厥、痉病一切属于里热结实者。

（处方来源:《伤寒论》）

2. 用于咽痛、口疮、目赤及疮疡诸证，多外用消肿。

①治咽肿口疮，配伍硼砂、朱砂、冰片等。

冰硼散

冰片 1.5 克，硼砂 15 克，芒硝 15 克，朱砂 1.8 克。

研极细末，外用。

（处方来源：《外科正宗》）

②芒硝化水，可用以滴眼，洗疮口。

③治乳痈，可用其外敷以消肿，亦可回乳用。

【禁忌】孕妇及哺乳期妇女慎用，不与硫黄、三棱同用。

【参考】本品主要含硫酸钠及少量的氯化钠、硫酸镁、硫酸钙，不为肠壁吸收，在肠内形成高渗盐溶液，肠内保存大量水分可刺激肠壁，促进肠蠕动而致泻。

番泻叶 （《饮片新参》）

【来源】为豆科草本小灌木植物狭叶番泻和尖叶番泻的干燥小叶。

【性味归经】甘、苦，寒，归大肠经。

【功效】泻下导滞。

【用量】5～9 克，冲泡时 1.5～3 克，煎时宜后下。

【临床应用】主要用于便秘。

①热结便秘，腹满胀痛者，可与枳实、厚朴配伍，以增强泻下作用。

②习惯性便秘、老年性便秘，可单独泡服，小剂量可致缓泻，大剂量峻下。

【禁忌】哺乳期、月经期妇女和孕妇忌用。剂量大时可引起恶心、呕吐、腹痛等不良反应。

【参考】本品主要含双蒽酮类成分番泻苷 A、B、C、D 等，尖叶者含少量大黄酸、芦荟大黄素、大黄酚等。

①番泻苷有较强的泻下作用。

②蒽醌类成分对多种细菌及皮肤真菌有抑制作用。

芦荟 （《药性论》）

【来源】为百合科多年生常绿植物库拉索芦荟及好望角芦荟的叶汁经浓缩后的干燥物。

【性味归经】苦，寒，归肝、大肠经。

【功效】泻下，清肝，杀虫。

【用量】入丸、散剂，每次 1～2 克。外用适量。

【临床应用】

1. 用于热结便秘。

更衣丸

芦荟 21 克，朱砂 15 克。

研细，滴酒为丸，每服 3 克。用于热结便秘而见烦躁易怒、失眠者。

（处方来源：《先醒斋医学广笔记》）

2. 用于肝经实火，便秘尿赤，头晕头痛，烦躁易怒，惊痫抽搐，常与龙胆、栀子等同用。

当归芦荟丸

当归 30 克，黄柏 30 克，龙胆 30 克，栀子 30 克，黄芩 30 克，青黛 15 克，芦荟 15 克，大黄 15 克，木香 10 克。

炼蜜为丸，每丸重 10 克。

（处方来源：《丹溪心法》）

3. 用于小儿疳积，虫积腹痛，可与健脾药、驱虫药配伍。

肥儿丸

人参 6 克，白术 15 克，茯苓 9 克，黄连 6 克，胡黄连 15 克，使君子 12 克，神曲 10 克，麦芽 10 克，山楂 10 克，炙甘草 4.5 克，芦荟 6 克。

用于小儿疳积腹痛，面色萎黄，消瘦。

（处方来源：《医宗金鉴》）

【禁忌】脾胃虚弱、食少便溏者及孕妇不用。

【参考】本品主要含蒽醌类成分如芦荟苷、芦荟大黄素苷、异芦荟大黄素苷、7-羟基芦荟大黄素苷，还有多糖、甾醇及脂肪酸类。

①有刺激性泻下作用，可伴有腹痛及盆腔充血。

②其提取物可抑制 S_{180} 肉瘤和艾氏腹水癌的生长。

③对离体蟾蜍心脏有抑制作用。

④其水浸剂对多种皮肤真菌和人型结核杆菌有抑制作用。

⑤饮用芦荟汁可以预防感冒及扁桃体炎。

⑥芦荟膏对皮肤粗糙、雀斑、痤疮都有疗效。

第三节　峻下逐水药

甘遂（《神农本草经》）

【来源】为大戟科多年生草本植物甘遂的块根。

【性味归经】苦，寒，有毒，归肺、肾、大肠经。

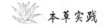

【功效】泻水逐饮，消肿散结。

【用量】0.5～1克，入丸、散剂。

【临床应用】

1. 用于胸腹积水，常与大戟、芫花、大枣同用。

十枣汤

芫花、甘遂、大戟各等分，大枣10枚。

用以攻逐水饮，如悬饮，咳唾胸胁引痛，心下痞硬，干呕短气，胸背掣痛不得息，舌苔白滑，脉沉弦，或有头痛目眩，或一身悉肿，胁下支满，按之痛或下半身为重，二便不利者。

（处方来源：《伤寒论》）

2. 治疗风痰癫痫，常配伍朱砂等。

遂心丹

甘遂3克，朱砂3克。

先甘遂末入猪心煨，与朱砂末为丸服。用于风痰迷心、癫痫、妇人心风血邪。

（处方来源：《本草纲目》）

3. 用于疮痈肿毒，可研末水调外敷。

【禁忌】孕妇及虚弱者禁用，反甘草。

【参考】本品含四环三萜类化合物、α和γ大戟醇、大戟二烯醇，以及棕榈酸、柠檬酸、鞣质、树脂等。

①有明显泻下作用，醋制后泻下作用及毒性可减轻。

②甘遂萜酯A、B有镇痛作用。

③甘遂的乙醇提取物有引产作用。

④甘遂素A、B有抗白血病作用。

⑤本品毒性作用大，可引起呼吸困难，血压下降。

大戟（《神农本草经》）

【来源】为大戟科多年生草本植物大戟或茜草科多年生草本植物红大戟的根。

【性味归经】苦，寒，有毒，归肺、肾、大肠经。

【功效】泻水逐饮，消肿散结。

【用量】1.5～3克。入丸、散剂，每次1克。

【临床应用】

1. 用于胸腹水，以泻胸腹积水见长，常与甘遂、芫花同用。

①十枣汤

芫花、甘遂、大戟各等分，大枣10枚。

攻逐水饮，用于胸腹水。

（处方来源：《伤寒论》）

②舟车丸

黑丑 120 克，甘遂 30 克，芫花 30 克，大戟（醋炒）30 克，大黄 60 克，青皮、陈皮、木香、槟榔各 15 克，轻粉 3 克。

行气逐水，用于水热内壅，气机阻滞，症见水肿水胀，口渴，腹坚，二便秘涩，脉沉数有力。

（处方来源：《太平圣惠方》，录自《袖珍方》）

2. 用于痈肿疮毒、痰核瘰疬，可与雄黄、山慈菇等解毒消肿药同用，内服外敷均可。

紫金锭

雄黄 30 克，蛤壳 90 克，山慈菇 60 克，大戟 45 克，千金子 30 克，朱砂 15 克，麝香 9 克。

用于秽恶痰浊闭阻，脘腹胀闷疼痛，恶心呕吐，泄泻，痢疾以及痰厥。外敷治疗疔疮肿毒、虫咬损伤、无名肿毒及痄腮、丹毒、喉风等。

（处方来源：《丹溪心法附余》）

【禁忌】虚弱者及孕妇忌用，反甘草。

【参考】本品含有萜类成分如京大戟素、大戟二烯醇等，黄酮素类成分，大戟苷，大戟酸，还有生物碱、树脂树胶、鞣质、多糖等。

①有泻下作用。

②对金黄色葡萄球菌、绿脓杆菌、痢疾杆菌、肺炎双球菌和溶血性链球菌均有抑制作用。

③能扩张毛细血管，对抗肾上腺素的升压作用。

④对妊娠离体子宫有兴奋作用。

⑤遇甘草毒性增加。

芫花（《神农本草经》）

【来源】为瑞香科落叶灌木植物芫花的花蕾。

【性味归经】辛、苦，温，有毒，归肺、肾、大肠经。

【功效】泻水逐饮，杀虫疗疮。

【用量】1.5 ～ 3 克。

【临床应用】

1. 用于胸腹积水，以泻胸胁水饮见长，常与甘遂、大戟配伍以攻逐水饮，如十枣汤。

119

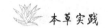

2. 用于头疮、白秃、顽癣。单用或与雄黄共研细末，猪脂调膏外涂。

【禁忌】虚弱者及孕妇忌用，反甘草。

【参考】本品含黄酮类成分芫花素、羟基芫花素、芹菜素、木犀草素、芫根苷、谷甾醇、苯甲酸、挥发油等。

①能刺激肠黏膜，引起剧烈腹泻及腹痛。

②有利尿作用，如剂量过大，反可抑制泌尿。

③有镇静、镇咳、祛痰作用。

④动物实验显示其能引起狗的子宫收缩。

⑤有抗菌作用。

商陆（《神农本草经》）

【来源】为商陆科多年生草本植物商陆或垂序商陆的根。

【性味归经】苦，寒，有毒，归肺、肾、大肠经。

【功效】泻下利水，消肿散结，

【用量】3～9克。外用适量。

【临床应用】

1. 用于水肿胀满，大便秘结，小便不利，可单用或与茯苓、赤小豆、泽泻等同用。

疏凿饮子

泽泻12克，赤小豆15克，商陆6克，羌活9克，大腹皮15克，椒目9克，木通12克，秦艽9克，槟榔9克，茯苓皮15克，生姜5片。

泻下逐水，疏风消肿，主要用于阳水，遍身水肿，喘呼气急，烦躁口渴，二便不利，脉沉实。

（处方来源：《济生方》）

2. 用于疮痈肿毒，以鲜品加食盐捣烂外敷。

【禁忌】孕妇忌用。

【参考】本品含商陆碱、三萜皂苷、加利果酸、甾族化合物、生物碱和大量硝酸钾、多糖。

①有明显的祛痰、镇咳作用。

②有利尿作用，但过量反而使尿量减少。

③有抑菌作用。

牵牛子（《名医别录》）

【来源】为旋花科一年生攀缘草本植物裂叶牵牛或圆叶牵牛的成熟种子，又名二丑（黑丑、白丑）。

【性味归经】苦，寒，有毒，归肺、肾、大肠经。

【功效】泻下逐水，祛积，杀虫。

【用量】3～9克。入丸、散剂，每次1.5～3克。

【临床应用】

1.用于水肿、便秘，善通利二便。与生姜、大枣煎汤同用，以利水消肿。炒焦研末加糖蒸为糕饼，以消积导滞。

2.泻肺气，逐痰饮，用于痰饮咳喘，常与葶苈子、苦杏仁、陈皮同用。

牵牛子散

牵牛子15克，葶苈子15克，陈皮15克，甘草15克，苦杏仁15克。

用于咳喘，肺气不顺，面目浮肿，煎时加生姜2片，大枣3枚，温服。

（处方来源：《太平圣惠方》）

3.用于肠胃实热积滞，大便秘结，常与槟榔等同用。

山楂化滞丸

山楂500克，麦芽100克，六神曲100克，槟榔50克，莱菔子50克，牵牛子50克。

炼蜜为丸。

（处方来源：《中华人民共和国药典》2010年版）

4.用于虫积腹痛，与槟榔同用。

牛榔丸

牵牛子15克，槟榔8克。

用于肠道寄生虫病（蛔虫、蛲虫）。

（处方来源：《普济方》）

【禁忌】孕妇忌用，畏巴豆。

【参考】本品含牵牛子苷，生物碱类如裸麦角碱、野麦碱、田麦角碱，以及多种有机酸、脂肪油和糖类。

①有较强的泻下作用。

②有一定的驱虫作用。

③大剂量可引起中毒、胃肠道症状、血尿，损及神经系统甚至发生语言障碍、昏迷等。

巴豆（《神农本草经》）

【来源】为大戟科乔木植物巴豆的成熟种子。

【性味归经】辛，热，有大毒，归胃、大肠、肺经。

【功效】泻下冷积，逐水退肿，祛痰利咽，蚀疮。

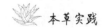

【用量】0.1～0.3克，入丸、散剂，内服要制霜或炒焦黑，外用则用生品。

【临床应用】

1. 用于寒积便秘，可单用巴豆霜入胶囊服，或与大黄、干姜同用。

三物备急丸

巴豆（去皮、心，熬，研如脂）30克，干姜30克，大黄30克。

用于寒邪食积，阻结肠道，心腹胀痛，矢气不通，甚者气急暴厥。

（处方来源：《金匮要略》）

2. 用于腹水鼓胀，如《补缺肘后方》中记载用巴豆、苦杏仁炙黄为丸服。

3. 用于喉痹，痰壅咽喉，气急喘促，可用巴豆霜少量灌服，促使痰液吐出，以疏通闭塞。

4. 小儿痰食积滞、疳积，常与胆南星、神曲同用。

保赤散

巴豆霜150克，神曲250克，天南星400克，朱砂250克（粉末配研、过筛、混匀）。

用于小儿冷积，停乳停食，腹部胀满，大便秘结，或痰多，惊悸不安。

（处方来源：《中华人民共和国药典》1977年版）

5. 用于疮疡未溃者，以本品与乳香、没药、土鳖虫等制成膏，外贴患处，促使疮疡破溃排脓。

【禁忌】孕妇及体弱者禁用，畏牵牛。

【参考】本品主要含巴豆油，包括巴豆油酸和甘油酯，并含有巴豆毒素、巴豆苷等，亦有巴豆生物碱。

①巴豆油对皮肤有强烈的刺激作用。

②对金黄色葡萄球菌、白喉杆菌、流感杆菌、绿脓杆菌均有抑制作用。

③含有致癌的活性物质。

④值得警惕的是，巴豆油口服1滴或半滴，即能使口腔、咽及胃黏膜产生烧灼感及呕吐，短时间内可有多次大量水泻，伴有剧烈的腹痛和里急后重。

⑤有镇痛及促血小板聚集作用。

千金子（《蜀本草》）

【来源】为大戟科植物续随子的干燥成熟种子。

【性味归经】辛，温，有毒，归肝、肾、大肠经。

【功效】泻下逐水，破血消癥，外用疗癣蚀疣。

【用量】1～2克，多入丸、散剂。外用适量。

【临床应用】

1. 二便不通、水肿、痰饮、积滞腹胀，单用有效，或配大黄，酒水为丸服用；或与防己、槟榔、葶苈子等同用，以逐水消肿。

2. 用于血瘀经闭、癥瘕。

①血瘀经闭，可与当归、川芎、红花等同用。

②癥瘕，可与三棱、莪术、大黄等配伍。

3. 内服或外用，治疗顽癣、赘疣。

【禁忌】孕妇或体弱者禁用。本品毒性大，宜外用，内服可制霜。

【参考】本品主要含脂肪油、油酸、棕榈酸、亚油酸、二萜醇酯类、甾醇类、香豆素类、瑞香素、千金子素、异千金子素、七叶内酯等。

①对胃肠有刺激作用，产生峻泻。

②对中枢系统有毒性作用，多服或误服后果严重。

第四章　祛风湿药

凡以祛除风寒湿邪、除痹痛为主要功效的药物均被称为祛风湿药。

本类药物适用于风湿痹痛，筋脉拘挛，麻木不仁，半身不遂，腰膝酸痛，下肢痿弱等症。此外，部分药物还具有舒筋活络止痛、强筋骨等作用。

根据药性、功效特点，祛风湿药可分为三类：祛风湿散寒药、祛风湿清热药、祛风湿强筋骨药。

根据痹证的类型、病情新久、邪犯部位，选择相应配伍药物：

①如风邪偏盛的行痹或病邪在表，选用祛风解表药，同时应佐以活血养血之品。

②湿邪偏重的着痹，宜选温燥的祛风湿药，佐以燥湿、利湿健脾药。

③寒邪偏重的痛痹，宜选散寒止痛的祛风湿药，佐以通阳温经活血之品。

④郁久化热，关节红肿的热痹，选寒凉的祛风湿药，佐以凉血清热药。

⑤肝肾亏损，腰膝酸软无力者，当选用强筋骨的祛风湿药，配补肝肾之品。

痹证多是慢性病，为方便服用可将本类药物做成酒、丸、散服用。

本类药物多性燥，易耗伤阴血，故阴虚血亏者慎用。

第一节　祛风湿散寒药

本类药物多辛、苦，温，归肝、脾、肾经，辛以祛风，苦以燥湿，温以胜寒，具有祛风湿、散寒止痛、舒筋通络等作用，多用于痛痹。若配伍清热药，亦可用于热痹。

独活（《神农本草经》）

【来源】为伞形科多年生草本植物重齿毛当归的根。

【性味归经】辛、苦，微温，归肝、膀胱经。

【功效】祛风湿，解表。

【用量】5～10克。

【临床应用】

1. 祛风止痛，可与附子、乌头、防风等同用，用于行痹，因风寒湿性善下行，故尤以治疗下半身的肌肉、关节疼痛最为适宜。

独活寄生汤

独活9克，桑寄生6克，秦艽6克，细辛6克，当归6克，生地黄6克，白芍6克，川芎6克，防风6克，肉桂6克，茯苓6克，人参6克，甘草6克，杜仲6克，牛膝6克。

用于痹证日久正虚，腰膝酸软，关节屈伸不利，肝肾不足者，以及慢性风湿性关节炎偏于下肢者。

（处方来源：《备急千金要方》）

另：风寒湿痹，常与羌活、防风、当归同用，或与当归、白术、牛膝同用。

2. 用于外感风寒夹湿的表证。

荆防败毒散

荆芥、防风、羌活、柴胡、前胡、川芎、枳壳、独活、茯苓、桔梗各4.5克，甘草1.5克。

用于外感风寒湿邪，具风寒表证者，此时独活多与羌活、防风、荆芥配伍，以增强发汗解表、散风祛湿之功。

（处方来源：《摄生众妙方》）

【禁忌】本品辛温燥散，血虚者忌用。

【参考】本品含挥发油、当归醇、当归素、佛手柑内酯等。

①有消炎、镇痛、镇静及催眠作用。

②有降压作用。

③有兴奋呼吸中枢的作用。

【附注】独活与羌活均治风湿性关节炎，且常配伍使用，但羌活直上巅顶，横行肢臂，善治上部风寒湿痹，独活通行胸腹腰膝，善治身半以下之风寒湿邪。若一身尽痛，则可羌活、独活同时应用。

羌活胜湿汤

羌活6克，独活6克，藁本3克，防风3克，炙甘草3克，川芎3克，蔓荆子2克。

发散风寒而解表，用于风寒夹湿头身痛。

（处方来源：《内外伤辨惑论》）

威灵仙（《新修本草》）

【来源】毛茛科攀缘性灌木威灵仙、棉团铁线莲或东北铁线莲的根及根茎，别名铁线莲。

【性味归经】辛、咸，温，归膀胱经。

【功效】祛风湿，通经络，止痛，消骨鲠。

【用量】5～15克。

【临床应用】

1. 用于风湿痹痛。

①威灵仙散

用于风湿痹痛，麻木不仁，痛处游走不定。

（处方来源：《太平圣惠方》）

②神应丸

威灵仙 20 克，肉桂 10 克，当归 10 克。

用于风湿或跌打损伤，腰痛如折，俯仰艰难。

（处方来源：《证治准绳》）

2. 用于骨鲠咽喉，可单用，或与砂糖、醋煎后慢慢咽下，也可与砂仁、砂糖煎服。

【禁忌】 本品走散之力强，能耗散气血，气虚者忌用。

【参考】 本品含白头翁素和白头翁醇、皂苷等。

①有镇痛、抗利尿作用。

②对鱼骨刺有软化作用，并能促使骨刺脱落。

③有抗菌作用。

川乌（《神农本草经》）

【来源】 为毛茛科多年生草本植物乌头的块根。

【性味归经】 辛、苦，温，有大毒，归心、脾、肝、肾经。

【功效】 祛风湿，散寒止痛。

【用量】 3～9 克，入煎剂先煎 1 小时以上；入散剂、酒剂，1～2 克。

【临床应用】

1. 用于风寒湿痹诸证。

①治寒湿头痛、身痛、历节疼痛等，常与麻黄、白芍、黄芪等同用。

乌头汤

川乌 6 克，麻黄 9 克，白芍 9 克，甘草 9 克，黄芪 9 克。

水煎取汁，纳蜜再煎服。（又记：川乌碎成小块，以蜜 400 毫升，煎取 200 毫升，即出乌头，上 5 味药，以水 600 毫升，煮取 200 毫升，去滓，纳蜜煎中，再煎之，服 140 毫升，一定慎之）

用于寒湿所致关节疼痛，遇寒则甚。

（处方来源：《金匮要略》）

②中风手足不仁，筋脉挛痛，常与乳香、没药、地龙等同用。

小活络丹

制川乌、制草乌、地龙、制天南星各 6 克，乳香 5 克，没药 5 克。

用于风寒湿痹，筋脉疼痛，麻木拘挛，关节屈伸不利，疼痛游走不定，亦治疗中风有类似症状者。

（处方来源：《太平惠民和剂局方》）

2. 治疗诸寒疼痛。

①寒疝腹痛，手足厥冷。

大乌头煎

称川乌大者5枚，加蜂蜜同煎。因乌头毒性大，无经验者，不宜妄投。本方不常用，但要知道。

（处方来源：《金匮要略》）

②阴寒内盛之心腹冷痛。

乌头赤石脂丸

蜀椒14克，川乌7.5克（炮），附子7克（炮），干姜14克，赤石脂14克。

用于心痛彻背、背痛彻心，寒凝心脉，手足不温。

（处方来源：《金匮要略》）

3. 用于外伤瘀痛，常与乳香、没药、三七等同用。

4. 外科手术麻醉用药，与蟾酥、生南星、生半夏等同用。

外敷麻药方

川乌、草乌各5克，生南星15克，生半夏15克，荜茇15克，胡椒30克，蟾酥12克，细辛30克。

（处方来源：《医宗金鉴》）

【禁忌】孕妇忌用，不宜久服，无经验者尽量不用，外用适量。反半夏、瓜蒌、贝母、白及、白蔹。

【参考】本品含多种生物碱，主要是乌头碱、异乌头碱、次乌头碱等。

①有镇痛、镇静、局麻作用。

②有消炎、免疫抑制作用。

③有强心作用，但剂量过大则引起心律不齐，甚至室颤。

④本品注射液对胃癌细胞有抑制作用。

【附注】草乌

本品为毛茛科植物北乌头的干燥根，药性、功效、应用、用法、用量、使用注意同川乌，而且毒性更强。

蕲蛇（《雷公炮炙论》）

【来源】为蝮蛇科动物五步蛇除去内脏的干燥全体，又名大白花蛇。

【性味归经】甘、咸，温，有毒，归肝经。

【功效】祛风通络，定惊止痉。本品系祛风通络的要药，内连五脏六腑，外彻皮肤，有透骨搜风之效。

【用量】5～10克。研末服，1～1.5克。

【临床应用】

1.用于风湿顽痹，肢体麻木，筋脉拘挛及中风口眼㖞斜、半身不遂等，常与防风、独活、天麻等配伍。

白花蛇酒

白花蛇30克，全蝎3克，羌活3克，天麻15克，防风3克，独活15克，白芷15克，升麻15克，当归3克，赤芍15克，甘草15克。

用于诸风无论新久，手足缓弱，口眼㖞斜，语言謇涩，或筋脉拘急，顽癣，皮肤瘙痒，骨节疼痛，或生恶疮、疥癣等。

（处方来源：《濒湖集简方》）

2.用于治疗麻风病、皮肤瘙痒等，多与乌梢蛇、雄黄、大黄等同用，以增强祛风止痒的功效。

3.用于小儿急慢惊风、破伤风，常与乌梢蛇、蜈蚣同研末，煎酒调服。

定命散

白花蛇1寸，乌梢蛇1寸，蜈蚣1条。

用于破伤风，颈项强硬，身体强直。

（处方来源：《圣济总录》）

【禁忌】血虚者忌用。

【参考】本品主要含有蛋白质、脂肪、皂苷等。

①有镇静、镇痛作用。

②能扩张毛细血管而降压。

③水提取物可减轻关节炎，蕲蛇酶可降低纤维蛋白原。

乌梢蛇（《药性论》）

【来源】为游蛇科动物乌梢蛇的干燥体。

【性味归经】甘，平，归肝经。

【功效】祛风通络，止痉。

【用量】6～12克。研末服，2～3克，或入丸剂，或酒浸服。外用适量。

【临床应用】

1.用于风湿顽痹，肢体麻木拘挛。常配全蝎、天南星、防风等，治风痹，手足麻木拘挛，不能伸举，也可用来制酒剂。因性走窜，搜风邪，利关节，通经络，尤适用于顽痹日久不愈者。

2. 治疗中风口眼㖞斜、半身不遂，常与全蝎、蜈蚣、天南星等配伍。

3. 治疗小儿惊风、破伤风、痉挛抽搐，可与天麻、钩藤等同用；治疗破伤风，多与蕲蛇、蜈蚣等同用。

4. 治疗麻风、疥癣，善于祛风止痒，配伍白附子、大风子、白芷等；配伍甘松、荷叶等，可治干湿癣。

【禁忌】血虚生风者慎用。

【参考】本品主要含蛋白质与脂肪类，有抗炎、镇静、镇痛、抗惊厥、增强免疫功能等作用。

【附注】蛇蜕

来源：本品为游蛇科动物黑眉锦蛇、锦蛇或乌梢蛇等蜕下的干燥表皮膜。

性味归经：甘，平，归肝经。

功效：祛风定惊，退翳解毒。

用量：2～3克。研末服，0.3～0.6克。外用适量。

临床应用：适用于小儿惊风、抽搐痉挛、翳障、喉痹、疔肿、皮肤瘙痒等。

徐长卿（《神农本草经》）

【来源】为萝藦科植物徐长卿的干燥根和根茎。

【性味归经】辛，温，归肝、胃经。

【功效】祛风除湿，止痛止痒。

【用量】3～12克，煎服后下。

【临床应用】

1. 辛温之性可祛风除湿，通络止痛。

①治疗风湿痹痛，可与防己、威灵仙、木瓜等配伍。

②肝肾亏虚，寒湿痹阻，腰膝酸软疼痛，可与杜仲、续断、独活等同用。

2. 治疗胃痛胀满、牙痛、腰痛、跌打伤痛、痛经等。

①治疗寒凝气滞，脘腹疼痛者，可与高良姜、延胡索配伍。

②治疗龋齿牙痛，可与细辛、花椒同用。

③治疗气滞血瘀，月经不调，经行腹痛者，可与川芎、当归、香附等配伍。

④治疗跌打损伤，瘀血内阻者，可与当归、乳香、没药同用。

3. 治疗风疹、湿疹，可单用内服或外洗，亦可与苦参、黄柏、白鲜皮等配伍。

【禁忌】孕妇慎用。

【参考】本品主要含有丹皮酚、异丹皮酚、β-谷甾醇、徐长卿苷等。

①有明显的镇静、镇痛、抗菌、消炎的作用。

②可改善心肌代谢。

③对肠道平滑肌有解痉作用。

木瓜 《名医别录》

【来源】为蔷薇科落叶灌木贴梗海棠的成熟果实。

【性味归经】酸，温，归肺、脾经。

【功效】舒筋活络，化湿和胃。

【用量】10～15克。

【临床应用】

1. 用于治疗湿痹拘挛，腰膝关节酸重疼痛。本品为治疗湿痹筋脉拘挛之要药，常与乳香、没药、地黄同用。治筋急项强，转侧受限，与羌活、独活、附子配伍。

2. 本品为治疗脚气浮肿的常用药，多配伍吴茱萸、槟榔、紫苏等。

鸡鸣散

槟榔7枚，陈皮30克，木瓜30克，吴茱萸6克，桔梗15克，生姜15克，紫苏9克。

行气降浊，温化寒湿，用于脚气。

（处方来源：《类编朱氏集验医方》）

3. 用于暑湿吐泻，转筋挛缩。偏寒湿者，常配伍吴茱萸、小茴香、紫苏等；偏暑湿者，多配伍黄连、薏苡仁、蚕砂等。

蚕矢汤

蚕砂15克，生薏苡仁15克，大豆黄卷12克，陈木瓜9克，黄连9克，制半夏3克，黄芩3克，通草3克，焦栀子4.5克，陈吴茱萸1克。

用于湿热霍乱，吐泻，腹痛转筋，口渴烦躁，舌苔黄厚、干，脉濡数。

（处方来源：《霍乱论》）

【禁忌】胃酸过多者不宜。

【参考】本品主要含有齐墩果酸、熊果酸、苹果酸、枸橼酸、酒石酸、多糖以及皂苷等。

①有抗炎、镇痛、松弛胃肠道平滑肌及抗菌作用。

②混悬液有保肝作用。

③其提取物对小鼠艾氏腹水癌及腹腔巨噬细胞吞噬功能有抑制作用。

④对关节炎有消肿作用。

蚕砂 《名医别录》

【来源】为蚕蛾科昆虫家蚕的粪便。

【性味归经】甘、辛，温，归肝、脾、胃经。

【功效】祛风湿，化湿和胃。

【用量】5～10克，入煎剂宜布包为妥。

【临床应用】

1.用于风湿痹痛。

①风寒湿痹，半身不遂，以蚕砂2袋蒸热，熨患处。腰膝冷痛，单用煎汤，兑热黄酒服效更佳。

②治热痹，关节红肿热痛，可与防己、薏苡仁、秦艽等同用。

宣痹汤

防己15克，苦杏仁15克，滑石15克，连翘9克，栀子9克，薏苡仁15克，半夏9克，蚕砂9克，赤小豆皮9克。

用于热痹证，寒战热炽，骨节烦痛。

（处方来源：《温病条辨》）

2.用于吐泻转筋，常与木瓜、吴茱萸配伍，如蚕矢汤。

3.风疹、湿疹瘙痒，可煎汤外洗，或与白鲜皮、地肤子、蝉蜕等同用。

【禁忌】无湿者不用。

【参考】本品含甾醇类、叶绿素、氨基酸、胡萝卜素、蛋白质及维生素A、B、C等。

①煎剂有抗炎作用。

②叶绿素衍生物对体外肝癌细胞有抑制作用。

伸筋草（《本草拾遗》）

【来源】为石松科多年生常绿草木蕨类植物石松的全草。

【性味归经】苦、辛，温，归肝经。

【功效】祛风湿，舒筋活络。

【用量】10～25克。

【临床应用】主要用于风湿痹痛、筋脉拘急等。

①治疗风湿痹痛，可浸酒饮，或与桑枝、威灵仙、五加皮等配伍。

②治疗小腿转筋，配伍木瓜、白芍等。

③治疗跌打损伤，多与乳香、没药等配伍。

【禁忌】孕妇慎用。

【参考】本品含脂肪油、挥发油、甾醇、石松碱、石松宁碱、石松毒碱等。

①对痢疾杆菌有抑制作用。

②有解热镇痛作用。

③有抗炎、镇静、调节免疫功能作用。

寻骨风（《植物名实图考》）

【来源】为马兜铃科多年生攀缘草本植物毛马兜铃的根或全草。

【性味归经】辛、苦，平，归肝经。

【功效】祛风湿，通络止痛。

【用量】10～15克。

【临床应用】用于风湿痹痛，肢体麻木，筋脉拘急或跌打损伤的疼痛等，可单煎服用，或浸酒，亦可配伍祛风湿药应用。

【参考】本品含生物碱、挥发油及内酯等，对风湿性关节炎、类风湿关节炎有较好的止痛、消肿、改善关节功能的作用。

松节（《名医别录》）

【来源】为松科常绿大乔木油松、马尾松枝干的结节。

【性味归经】苦，温，归肝、肾经。

【功效】祛风湿，活络止痛。

【用量】10～15克。

【临床应用】用于风湿痹痛，跌打损伤。

①治疗风湿痹痛，尤善祛筋骨间风寒湿邪，可与牛膝、附子、川芎等配伍。

②跌打损伤疼痛，多与乳香、没药、桃仁、红花等同用。

【禁忌】阴虚血燥者忌用，孕妇忌用。

【参考】本品主要含挥发油、萜烯类等。

①有一定的镇痛、抗炎作用。

②提取物的酸性多糖有抗肿瘤作用。

③具有免疫活性。

海风藤（《本草再新》）

【来源】为胡椒科常绿攀缘草本植物风藤的藤茎。

【性味归经】辛、苦，微温，归肝经。

【功效】祛风湿，通经络。

【用量】5～10克。

【临床应用】

1.用于风湿痹痛，筋脉拘急及跌打损伤疼痛，常与独活、威灵仙、当归等同用。

2.通络止痛，治跌打损伤，瘀肿疼痛，可与三七、红花、土鳖虫配伍。

【禁忌】心脏病、感冒患者及女性月经期忌用。

【参考】本品主要含细叶青蒌藤素、细叶青蒌藤烯酮等，另有 β-谷甾醇、豆甾醇、挥发油、黄酮类等。

①有抗炎、镇痛作用。

②可对抗内毒素性休克。

③可增加冠脉流量，提高心肌对缺氧的耐受力。

④对脑干缺血有保护作用。

⑤抗氧化，抗血栓形成，抗血小板聚集。

路路通 (《本草纲目拾遗》)

【来源】为金缕梅科落叶乔木枫香树的成熟果序。

【性味归经】辛、苦，平，归肝、肾、胃、膀胱经。

【功效】祛风通络，利水，下乳。

【用量】5～10克。

【临床应用】

1. 用于风湿痹痛，四肢拘挛及跌打损伤等。

①风湿痹痛，多与伸筋草、络石藤、秦艽等配伍。

②跌打损伤，常配伍乳香、没药等。

2. 治疗水肿，小便不利，配伍猪苓、泽泻、白术等。

3. 用于乳汁不通，乳房胀痛，常与王不留行等同用，以增强下乳之功。

4. 有祛风止痒的功效，多与地肤子、刺蒺藜、苦参等配伍，内服或外洗。

【禁忌】月经过多者不宜，孕妇不宜。

【参考】本品主要含有路路通酸、齐墩果酮酸、苏合香素、丁香烯、白桦脂酮酸等。

①有抗炎、镇痛作用。

②挥发油对枯草杆菌、金黄色葡萄球菌有抑制作用。

老鹳草 (《救荒本草》)

【来源】为牻牛儿苗科一年生草本植物牻牛儿苗或老鹳草的地上部分。

【性味归经】辛、苦，平，归肝、大肠经。

【功效】祛风湿，止泻痢。

【用量】5～15克。

【临床应用】

1. 用于风湿痹痛，单煎或熬膏，亦可配伍当归、鸡血藤、桂枝等，以增强祛风湿、舒筋活络之效。

2. 用于湿热泻痢，配伍黄连、马齿苋等。

【禁忌】脾胃虚弱及寒性体质忌用。

【参考】本品含有挥发油、槲皮素、鞣质等。

①有止泻作用。

②对金黄色葡萄球菌、乙型链球菌、肺炎球菌、卡他球菌、福氏痢疾杆菌及流感病毒均有抑制作用。

青风藤（《本草纲目》）

【来源】为防己科植物青藤及毛青藤的干燥根茎。

【性味归经】苦、辛，平，归肝、脾经。

【功效】祛风湿，通经络，利小便。

【用量】6～12克。

【临床应用】

1.用于风湿痹痛，关节肿胀，麻木不仁，皮肤瘙痒。

①治疗风湿痹痛，可单用，也可与防己、防风、桂枝等同用。

②肩臂痛，可配伍羌活、姜黄；腰膝痛，可配伍独活、牛膝。

③皮肤瘙痒，可与苦参、白鲜皮、防风等配伍。

2.用于水肿、脚气肿痛。

①水肿，可配伍泽泻、白术等。

②脚气，可配伍木瓜、吴茱萸。

【禁忌】脾胃虚寒者、孕妇、有哮喘史者禁用。

【参考】本品主要含有青风藤碱、青风碱、异青藤碱、土藤碱等。

①有抗炎、镇痛、镇静、镇咳作用。

②有免疫抑制作用，包括细胞免疫、体液免疫和非特异性免疫。

③有抗心肌缺血、拮抗心律失常作用，可使心肌收缩率、心率、外周血管阻力、心排血量等指标下降。

雷公藤（《本草纲目拾遗》）

【来源】为卫矛科植物雷公藤的根。

【性味归经】苦，寒，有大毒，归心、肝经。

【功效】祛风止痛，杀虫解毒。

【用量】3～6克。

【临床应用】

1.用于风湿痹痛，多用于类风湿关节炎、风湿病、坐骨神经痛等，现多用成药雷公藤多苷。因本品毒性较大，很少用煎剂，用宜多慎。

2.用于疗疮肿毒，可配伍蟾酥。皮肤瘙痒，可用其叶子捣烂搽患处。

【禁忌】本品有大毒，内服宜慎，捣烂或研末外敷不可超过半小时，否则可起疱，不可不防。孕妇、体弱者忌用。内服时白细胞低下者不用。

【参考】本品主要含雷公藤碱类、二萜三萜类物质、雷公藤多苷。

①有抗肿瘤作用。

②有抗炎作用。

③有免疫抑制作用。

④可解除血液聚集性，降低血黏稠度、抗凝。

⑤可改善微循环，降低外周阻力。

第二节　祛风湿清热药

秦艽（《神农本草经》）

【来源】为龙胆科植物秦艽的干燥根部。

【性味归经】苦、辛，微寒，归胃、肝、胆经。

【功效】祛风湿，止痹痛，退虚热，清湿热。

【用量】5～15克。

【临床应用】

1. 祛风止痛。用于风湿性关节炎，风邪偏胜，肌肉酸麻，四肢拘挛者。

凡风湿痹痛，无论新久、偏寒偏热，均可配伍使用，对热痹尤为适宜。偏热者，配伍防己、忍冬藤等；偏寒者，配伍羌活、独活、桂枝等。

2. 用于中风半身不遂。与升麻、葛根、防风等配伍，可治中风口眼㖞斜，言语不利，恶风恶寒者；与当归、熟地黄、白芍等同用，可治血虚中风。

3. 清热退蒸。

秦艽鳖甲散

秦艽15克，鳖甲30克，地骨皮30克，柴胡30克，知母15克，当归15克。

共研细末，每15克入乌梅1枚，青蒿10克，同煎。用于骨蒸潮热。

（处方来源：《卫生宝鉴》）

4. 清肝胆湿热，退黄，常与茵陈、栀子、大黄配伍。

【禁忌】肢痛日久、气血亏虚不能养筋者忌用。

【参考】本品含生物碱、挥发油及糖类。

①可使关节炎症状减轻，促进消肿。

②有镇静、镇痛、解热、升高血糖、抗菌、利尿作用。

防己（《神农本草经》）

【来源】为防己科多年生木质藤本植物粉防己的根，习称"汉防己"。

【性味归经】苦、辛，寒，归膀胱、肾、脾经。

【功效】祛风湿，利水消肿。木防己强于祛风止痛，汉防己强于利水退肿。

【用量】5～10克。

【临床应用】

1. 祛湿止痛。

①用于热痹。

宣痹汤

防己15克，薏苡仁15克，滑石15克，苦杏仁15克，连翘9克，栀子9克，半夏9克，蚕砂9克，赤小豆皮9克。

用于热痹证，症见寒战热炽，骨节烦痛，面目萎黄，小便短赤。

（处方来源：《温病条辨》）

②用于寒痹。

防己汤

防己12克，白术12克，甘草9克，生姜12克，人参6克，桂心12克，茯苓12克，乌头7枚。

用于风寒湿关节痛，也可与麻黄、肉桂、威灵仙同用。

（处方来源：《备急千金要方》）

2. 清热利水消肿。

①防己黄芪汤

防己12克，黄芪15克，白术9克，甘草6克，生姜4片，大枣1枚。

用于风水浮肿，身重，汗出恶风，关节痛。

（处方来源：《金匮要略》）

②防己茯苓汤

防己9克，茯苓18克，黄芪9克，桂枝9克，甘草6克。

用于皮水，四肢浮肿，小便不利。

（处方来源：《金匮要略》）

③己椒苈黄丸

防己10克，椒目10克，炒葶苈子10克，大黄10克。

研末，炼蜜为丸，每服6克，日3次。用于湿热腹胀水肿，肠间有水气，腹满，口舌干燥。

（处方来源：《金匮要略》）

3. 治脚气，足胫肿痛、重着、麻木，可与吴茱萸、槟榔、木瓜等同用。

【禁忌】本品苦寒伤胃，故胃弱阴虚及内无湿热者忌用。

【参考】本品含汉防己甲素、汉防己乙素、汉防己丙素、黄酮苷、挥发油等。

①有镇痛、解热、消炎作用。

②可抗过敏性休克。

③有利尿、降压、松弛肌肉等作用。

④有抗阿米巴原虫的作用。

桑枝（《本草图经》）

【来源】为桑科植物桑的干燥嫩枝。

【性味归经】苦，平，归肝经。

【功效】祛风通络，利关节。

【用量】10～30克。

【临床应用】主要用于风湿痹痛，四肢疼痛，麻木拘挛，尤宜上肢。偏寒者，配桂枝、威灵仙等；偏热者，配络石藤、忍冬藤、防己等；偏血虚者，配黄芪、鸡血藤、当归等。此外，本品尚能利水，治疗水肿。

【禁忌】孕妇、儿童不宜。

【参考】本品含桑素、桑色素、蔗糖、葡萄糖，有降压作用。

豨莶草（《新修本草》）

【来源】为菊科一年生草本植物豨莶、腺梗豨莶或毛梗豨莶的地上部分。

【性味归经】苦，寒，归肝、肾经。

【功效】祛风湿，清热解毒。

【用量】15～20克。

【临床应用】

1.用于风湿痹痛，尤宜于热痹。骨关节痛，四肢麻木，脚弱无力，可单用以黄酒蒸，炼蜜为丸，或与臭梧桐合用。

豨桐丸

豨莶草、臭梧桐各等分。每次6～9克，日3次。

（处方来源：《济世养生经验集》）

2.用于痈肿疮毒，湿疹瘙痒，内服外用均可，可以配伍蒲公英、野菊花等清热解毒药。

①治疗发背、疔疮，可以配伍小蓟、紫花地丁等。

②治疗湿疹、湿疮，可配伍刺蒺藜、地肤子、白鲜皮等祛风、利湿、止痒之品。

3.治疗中风半身不遂，可与蕲蛇、当归、地龙等同用。

4.治疗高血压病，可配伍夏枯草、黄芩、菊花等。

【禁忌】血虚者忌用。

【参考】本品含生物碱、酚性成分、豨莶苷、豨莶苷元、氨基酸、有机酸、糖类、苦味质等。

①有明显抗炎作用。

②有扩张血管、降血压作用，可抑制血栓形成。

③对疟原虫有抑制作用。

④对细胞免疫、体液免疫及非特异性免疫均有抑制作用。

⑤对多种细菌有抑制作用。

⑥可兴奋子宫，有抗早孕作用。

臭梧桐 (《本草图经》)

【来源】本品为马鞭草科植物海州常山的干燥嫩枝和叶。

【性味归经】辛、苦，凉，归肝经。

【功效】祛风湿，通经络，平肝。

【用量】5～15克。研末服，3克。外用适量。

【临床应用】

1.用于风湿痹证，四肢麻木，可单用，或与豨莶草配伍。

豨桐丸

豨莶草、臭梧桐各等分。

(处方来源:《济世养生经验集》)

2.治疗中风半身不遂。味辛能散能行，可祛风通络，用治中风口眼㖞斜、半身不遂，可与地龙、当归、蕲蛇等同用。

3.治疗湿疮、风疹、皮肤瘙痒，可单用煎洗或外敷，也可入煎剂内服，与防风、苦参、地肤子等配伍。

4.用于肝阳上亢，头痛眩晕，可单用，或与豨莶草同用，或与钩藤、菊花、夏枯草等配伍，亦可以用于高血压病。

【禁忌】血虚者不宜。

【参考】本品主要含海州常山黄酮苷、臭梧桐素 A、臭梧桐素 B、海州常山苦素、洋丁香酚苷、植物血凝素及生物碱等。

①有镇痛、镇静作用。

②有降血压作用。

③甲醇提取物有抗肿瘤作用。

海桐皮（《海药本草》）

【来源】为豆科植物刺桐或乔木刺桐的树皮。

【性味归经】苦、辛，平，归肝经。

【功效】祛风湿，通络止痛，杀虫止痒。

【用量】5～15克。

【临床应用】

1. 风湿痹痛，四肢拘挛，腰膝酸痛或麻木不仁，常与薏苡仁、牛膝、五加皮、羌活等同用。

海桐皮酒

海桐皮30克，五加皮30克，独活30克，防风30克，枳壳30克，杜仲30克，牛膝60克，薏苡仁60克，生地黄250克，用好酒2升浸泡。

（处方来源：《圣济总录》）

2. 疥癣、湿疹瘙痒，多与黄柏、土茯苓、苦参等同用，多煎汤外洗。

【禁忌】血虚者不宜。

【参考】本品含生物碱、刺桐灵碱、氨基酸、有机酸及黄酮。

①有抗炎、镇痛、镇静作用。

②能增强心肌收缩力，有降压作用，大剂量可致心律失常。

③对金黄色葡萄球菌有抑制作用，对多种皮肤真菌有抑制作用。

络石藤（《神农本草经》）

【来源】为夹竹桃科常绿攀缘木质藤本植物络石的带叶藤茎。

【性味归经】苦，微寒，归心、肝经。

【功效】祛风湿，凉血消肿。

【用量】5～15克。

【临床应用】

1. 用于风湿热痹，单用或酒浸，多与忍冬藤、木瓜、桑枝等同用，还可配伍秦艽、地龙。

2. 治疗痈肿疮毒，配伍皂角刺、瓜蒌、乳香等。

止痛灵宝散

皂角刺30克，瓜蒌1个，乳香9克，没药9克，甘草2克，络石藤30克。（乳、没另研）

（处方来源：《外科精要》）

3. 治疗喉痹，单用水煎，慢慢含咽。

4. 治疗跌扑损伤，瘀滞肿痛，可与伸筋草、透骨草、红花等配伍使用。

【禁忌】有毒副作用，不可超量。不可与贝母、生铁落同用。

【参考】本品含有牛蒡苷、络石苷等。

①其甲醇提取物，对动物双足浮肿、扭体反应有抑制作用。

②有抗痛风作用。

③可引起血管扩张，血压下降。

④对肠及子宫有抑制作用。

⑤对金黄色葡萄球菌、福氏痢疾杆菌、伤寒杆菌有抑制作用。

穿山龙（《东北药用植物表》）

【来源】为薯蓣科多年生缠绕性草本植物穿龙薯蓣的根茎。

【性味归经】苦，微寒，归肝、肺经。

【功效】祛风湿，清肺化痰。

【用量】15～30克。

【临床应用】

1. 用于风湿痹痛及关节扭伤等症，热痹多配伍桑枝、忍冬藤、秦艽等。

2. 用于痰热咳嗽，常与瓜蒌、苦杏仁、枇杷叶等配伍。

【禁忌】阴虚血亏者忌用。有小毒，不可过量。

【参考】本品含有薯蓣皂苷等多种甾体皂苷。

①有镇咳、祛痰、平喘作用。

②可降低胆固醇及血压。

③可改善冠脉血循环。

丝瓜络（《本草纲目》）

【来源】为葫芦科一年生攀缘草本植物丝瓜的果络（成熟果实中的维管束）。

【性味归经】甘，平，归肺、胃、肝经。

【功效】祛风通络，解毒，化痰。

【用量】6～10克，大剂量可达60克。

【临床应用】

1. 用于风湿痹痛，多与秦艽、防风、当归、鸡血藤等配伍，以祛风养血止痛。

2. 用于胸痹，常与瓜蒌、薤白等行气化痰药同用。

3. 用于肝郁气滞，胁下胀痛，可与柴胡、郁金、白芍等配用。

4. 治疗乳痈，可单用为末内服或外敷，也可与蒲公英、贝母、瓜蒌等同用，以达清热、消肿止痛之效。

【禁忌】脾胃虚弱和虚寒体质的人不宜多用。

【参考】本品含木聚糖、半乳聚糖、甘露聚糖等，有镇痛、镇静、止咳、降血脂及抗炎作用。

第三节 祛风湿强筋骨药

本类药物多苦而温，归肝、肾经，具有祛风湿、补肝肾的作用，主要用于风湿日久，肝肾不足所导致的腰膝酸软无力、疼痛等风湿痹证，亦可用于肾虚腰痛、骨痿以及中风后遗半身不遂等病症。

桑寄生（《神农本草经》）

【来源】为桑寄生科常绿小灌木植物桑寄生和槲寄生的带叶茎枝。

【性味归经】苦、甘，平，归肝、肾经。

【功效】祛风湿，补肝肾，强筋骨，安胎。

【用量】10～15克。

【临床应用】

1. 祛风止痛，用于风湿痹痛。

独活寄生汤

独活9克，桑寄生、生地黄、杜仲、牛膝、细辛、秦艽、茯苓、肉桂、防风、川芎、人参、甘草、当归、白芍各6克。

用于痹证日久，肝肾两亏，气血不足，腰膝冷痛，肢节屈伸不利，麻木不仁，畏寒喜温。

（处方来源：《备急千金要方》）

2. 养血安胎。

寿胎丸

续断60克，桑寄生60克，菟丝子120克，阿胶60克。

研细末，水化阿胶为丸，每丸0.3克，每次20丸，日服2次。用于血虚胎动、胎漏。

（处方来源：《医学衷中参西录》）

3. 滋补肝肾，平肝降压，常与杜仲、牛膝配伍，在降压方中使用。

【禁忌】有慢性胃肠疾病者慎用。

【参考】本品含广寄生苷等黄酮类。

①有降压、镇静、利尿作用。

②能舒张冠状血管，增加冠脉流量。

③对脊髓灰质炎病毒有抑制作用。

五加皮（《神农本草经》）

【来源】为五加科落叶小灌木细柱五加的干燥根皮。

【性味归经】辛、苦，温，归肝、肾经。

【功效】祛风湿，补肝肾，强筋骨，利尿。

【用量】5～10克。

【临床应用】

1. 祛湿止痛。

①单用浸酒服，如五加皮酒，用于风湿痹痛，四肢拘挛。

②五加皮散

五加皮15克，川牛膝7克，木瓜7克。

用于久病体虚，小儿行迟。

（处方来源：《保婴撮要》）

2. 温补肝肾，强筋骨，治疗腰膝酸软，常与牛膝、杜仲、淫羊藿同用。

3. 治疗小儿行迟，可配伍龟甲、牛膝、木瓜、五加皮。

4. 治疗水肿、小便不利，可配伍陈皮、茯苓皮、大腹皮。

【禁忌】阴虚火旺者忌用。

【参考】本品含挥发油、鞣质、棕榈酸、亚麻仁油及维生素 A、B_1 等。

①有抗炎、镇痛作用。

②有抗疲劳作用，能增强机体的免疫功能。

③能调节血压，使其恢复正常。

④能降低血糖。

⑤有利尿、抗炎作用。

⑥对肿瘤有抑制作用。

⑦有祛痰和镇咳作用。

⑧对金黄色葡萄球菌、绿脓杆菌有抑制作用。

狗脊（《神农本草经》）

【来源】为蚌壳蕨科多年生草本植物金毛狗脊的根状茎。

【性味归经】苦、甘，温，归肝、肾经。

【功效】祛风湿，补肝肾，强腰膝。

【用量】10～15克。

【临床应用】

1. 补肾强腰。

狗脊饮

狗脊、川牛膝、海风藤、木瓜、桑叶、松节、续断、杜仲、秦艽、桂枝、熟地黄各15克，当归身30克。

祛风湿，补肝肾，用于手足麻木，行动不利。

（处方来源：《易简方便医书》）

2.用于肾虚证。

①腰痛，尿频，遗尿，配伍五加皮、益智仁、桑螵蛸等。

②冲任虚寒带下，多与鹿茸、白蔹等配伍应用。

【禁忌】肾虚有热者不宜用。

【参考】本品含蕨素、儿茶酸、β-谷甾醇、淀粉、鞣质类等。

①有抗炎、镇痛、抗骨质疏松的作用。

②可增加心脏血流量。

千年健（《本草纲目拾遗》）

【来源】为天南星科多年生草本植物千年健的根茎。

【性味归经】苦、辛，温，归肝、肾经。

【功效】祛风湿，强筋骨。

【用量】5～10克。

【临床应用】主要用于风寒湿痹，腰膝冷痛，拘挛麻木，筋骨痿软。本品辛散、苦燥、温通，既能祛风湿，又可强筋骨，很适合老年人应用。

治疗上述证候，可与独活、桑寄生、五加皮等配伍，还可与牛膝、枸杞子、萆薢等酒浸服用。

【禁忌】阴虚内热者不宜。

【参考】本品主要含有芳香挥发油、橙花醇、香叶醇、香叶醛、丁香油酚、异龙脑、广藿香醇等。

①有抗炎、镇痛作用。

②有抗组织胺作用。

③有抗凝血作用。

④对骨质疏松有治疗作用。

⑤对布氏杆菌、Ⅰ型单纯疱疹病毒有抑制作用。

第五章　芳香化湿药

凡气味芳香，以化湿运脾为主要功效的药物均被称作芳香化湿药。其辛香温燥，能舒畅气机，宣化湿浊，促进脾胃运化，适用于湿阻中焦，脾为湿困，运化失常而致脘腹痞满、食少、体倦、口甘多涎、呕吐反酸、渴不欲饮、大便溏薄、舌苔白腻等症。对于痰湿壅滞及湿温、暑湿等证，亦可选用。

根据不同证候，可做适当配伍：寒湿者，配温里药；湿热者，配清热燥湿药；脾虚生湿者，配补脾健胃药；痰湿阻滞者，配燥湿化痰药；湿阻气滞者，配行气药。

由于本类药物辛温香燥，易伤阴耗气，故阴虚血燥及气虚者慎用，又因其芳香，多含挥发油，故入煎剂宜后下，不宜久煎。

广藿香（《名医别录》）

【来源】为唇形科多年生草本植物广藿香的地上部分。

【性味归经】辛，微温，归脾、胃、肺经。

【功效】化湿，解暑，止呕。

【处方用名】

藿香：切段者。

藿梗：切片者，偏于理气。

藿香叶：藿香叶片，长于发表化湿。

【用量】3～10克。

【临床应用】

1. 化湿解表。

①藿香正气散

藿香10克，大腹皮10克，白芷6克，茯苓10克，紫苏6克，陈皮3克，厚朴6克，桔梗6克，姜半夏10克，甘草3克，生姜6克，大枣10克。

用于暑月外感风寒，内伤生冷，出现恶寒发热、头痛、胸闷腹胀、便溏、恶心呕吐等症。

（处方来源：《太平惠民和剂局方》）

②甘露消毒丹

藿香4克，滑石15克，黄芩10克，茵陈11克，石菖蒲6克，川贝母5克，木通

5克，射干4克，连翘4克，薄荷4克，白豆蔻4克。

用于湿温时疫，邪在气分，湿热并重，湿温初起。

（处方来源：《医效秘传》）

2. 用于湿浊中阻。

不换金正气散

藿香、苍术、厚朴、陈皮、半夏、甘草各10克。

用于湿阻中焦，兼有外感，脘腹胀满，食欲不振，恶心呕吐，泄泻，恶寒发热。

（处方来源：《太平惠民和剂局方》）

3. 芳香化湿，和中止呕。

藿香饮

藿香叶10克，陈皮3克，党参10克，半夏3克，赤茯苓10克，苍术10克，厚朴10克，甘草3克，生姜2克。

用于脘腹膈满，呕不欲食。

（处方来源：《活幼心书》）

治呕，偏热者，配伍黄连、竹茹；偏寒者，配伍丁香、白豆蔻；妊娠呕吐，配伍砂仁、紫苏梗；脾胃虚弱者，配伍党参、白术。

【禁忌】本品香燥，伤阴耗气，故阴虚无湿、胃虚作呕者忌用。

【参考】本品主要含挥发油。

①促进胃液分泌，增强消化功能。

②对胃肠有解痉作用。

③有防腐、抗菌作用。

④有收敛止泻作用。

⑤改善微循环，有发汗作用。

佩兰（《神农本草经》）

【来源】为菊科植物兰草的干燥茎叶。

【性味归经】辛，平，归脾、胃、肾经。

【功效】芳香化湿，醒脾开胃，发表解暑。

【用量】5～10克。

【临床应用】

1. 化湿解表，用于暑湿表证、湿温初起。

①暑湿表证，常与藿香、荷叶、青蒿等同用。

②湿温初期，可与滑石、薏苡仁、藿香等同用。

辛苦香淡汤

佩兰 6 克，藿香 10 克，厚朴 6 克，制半夏 10 克，黄芩 10 克，黄连 3 克，枳实 6 克，滑石 12 克，薏苡仁 15 克。

用于湿温初起，午后身热，口苦尿黄，苔腻微黄。

（处方来源：《湿温大论》）

2. 芳香化湿，醒脾开胃。多与藿香、厚朴、白豆蔻同用，必要时加苍术，或与制半夏、藿香、陈皮、荷叶等配伍。

3. 脾经湿热，口中甜腻，口臭多涎。

兰草汤

兰草 30 克。

加水 450 毫升，煎至一半水，分 3 次口服。

（处方来源：《素问》）

【禁忌】阴虚血燥、气虚者忌用。

【参考】本品含挥发油、生物碱类、甾醇、有机酸等。

①对流感病毒有抑制作用。

②有祛痰作用。

苍术（《神农本草经》）

【来源】为菊科植物茅苍术或北苍术的干燥根茎。

【性味归经】辛、苦，温，归脾、胃经。

【功效】燥湿健脾，祛风湿。

【用量】5～10 克。

【临床应用】

1. 用于湿阻中焦，以燥湿健脾。

平胃散

苍术 10 克，厚朴 6 克，陈皮 3 克，甘草 3 克，生姜 6 克，大枣 6 克。

用于脘腹胀闷，呕恶食少，吐泻乏力，舌苔白腻。对于痰饮、水肿脾湿偏盛者，亦可选用。

（处方来源：《太平惠民和剂局方》）

2. 用于风湿痹证，以燥湿止痛。

①白虎加苍术汤

生石膏 50 克，知母 18 克，炙甘草 6 克，苍术 9 克，粳米 9 克。

用于湿热痹证。另外，痹证属湿盛者，常与独活、秦艽同用。

（处方来源：《类证活人书》）

②二妙散

苍术 15 克，黄柏 15 克。

上药为末，水泛为丸。用于湿热筋骨疼痛，以及湿热成痿等证。二妙散加牛膝，为三妙丸；再加薏苡仁，为四妙丸。均治湿热下注，脚膝红肿，湿疮，湿疹。

（处方来源:《丹溪心法》）

3. 散寒解表。

神术散

苍术 150 克，藁本、川芎、羌活、白芷、细辛、甘草各 30 克。

上药为细末，每服 9 克，或加生姜 6 克水煎服。用于外感风寒夹湿之表证，初起恶寒头痛无汗。

（处方来源:《太平惠民和剂局方》）

4. 与猪肝、羊肝蒸煮，治疗夜盲症及目昏涩。

【禁忌】阴虚有热、大便燥结者不用。

【参考】本品含挥发油、维生素 A、维生素 B 及菊糖等，有镇静作用。

厚朴 (《神农本草经》)

【来源】为木兰科落叶乔木植物厚朴或凹叶厚朴的树皮。

【性味归经】苦、辛，温，归脾、胃、肺、大肠经。

【功效】燥湿，行气，消胀，平喘。

【用量】3～10 克。

【临床应用】

1. 用于湿阻中焦，气滞不畅。

①厚朴常与苍术、陈皮等配伍，治疗脘闷腹胀、腹痛呕逆，以增强行气、燥湿之效，是消除腹满之要药。

平胃散

苍术 10 克，厚朴 6 克，陈皮 3 克，甘草 3 克，生姜 6 克，大枣 6 克。

（处方来源:《太平惠民和剂局方》）

②厚朴三物汤

厚朴 10 克，枳实 6 克，大黄 10 克。

用于胃肠实热，气滞胀满，大便秘结。

（处方来源:《金匮要略》）

③大承气汤

大黄 12 克，厚朴 18 克，枳实 10 克，芒硝 6 克。

用于热结便秘，潮热谵语，腹满按之硬，苔焦黄。

（处方来源:《伤寒论》）

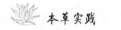

2. 温中止痛。

厚朴温中汤

厚朴 10 克，陈皮 6 克，干姜 3 克，炒豆蔻 3 克，赤茯苓 10 克，木香 3 克，甘草 3 克，生姜 10 克，大枣 10 克。

用于脘腹寒痛，胀满不食。

（处方来源：《内外伤辨惑论》）

3. 降逆平喘止咳。

①厚朴麻黄汤

厚朴 6 克，麻黄 3 克，生石膏 15 克，苦杏仁 10 克，半夏 10 克，五味子 3 克，干姜 2 克，细辛 1 克，小麦 12 克。

用于湿痰壅肺，胸满作喘，慢性支气管炎，哮喘等。

（处方来源：《金匮要略》）

②桂枝加厚朴杏子汤

桂枝 9 克，白芍 9 克，生姜 9 克，甘草 6 克，大枣 3 枚，厚朴 6 克，苦杏仁 6 克。

用于喘咳因外感风寒而发者，恶风自汗，胸满咳喘。

（处方来源：《伤寒论》）

4. 用于痰凝气滞梅核气。

半夏厚朴汤

半夏 12 克，厚朴 9 克，紫苏叶 6 克，茯苓 12 克，生姜 15 克。

（处方来源：《金匮要略》）

【禁忌】内热津枯、脾胃虚弱者慎用。

【参考】本品含厚朴酚、四氢厚朴酚、异厚朴酚、挥发油、木兰箭毒碱。

①对肺炎球菌、白喉杆菌、溶血性链球菌、枯草杆菌、志贺氏及福氏痢疾杆菌、金黄色葡萄球菌等有抑制作用。

②能使运动神经末梢麻痹。

③有降压作用。

【附注】厚朴花

本品为厚朴的花蕾，性味辛温，功能芳香化湿，行气宽胸，用于湿阻气滞之脘腹胀满等。用量为 3～6 克。

砂仁（《药性论》）

【来源】为姜科多年生草本植物阳春砂、绿壳砂或海南砂的干燥成熟果实。

【性味归经】辛，温，归脾、胃经。

【功效】化湿行气，温中止泻，安胎。

【用量】5～10克。

【临床应用】

1.用于湿阻中焦，以行气止痛。

①寒湿气滞者，常与厚朴、陈皮、枳实同用，以增强行气健胃作用。

②湿阻者，可配伍厚朴、苍术、白豆蔻，以增强化湿和胃作用。

③气滞食积者，可配伍木香、枳实、白术等，以增强行气消食作用。

香砂枳术丸

砂仁5克，木香3克，枳实6克，白术10克。

（处方来源：《摄生秘剖》；另说《景岳全书》）

④脾胃气滞，配伍党参、茯苓、木香等，以增强行气健脾作用。

香砂六君子丸

砂仁5克，木香3克，党参10克，半夏10克，白术10克，茯苓10克，甘草3克，陈皮5克，生姜6克。

用于脾胃虚寒，宿食不化，噎膈呕吐。

（处方来源：《古今名医方论》）

2.温脾止泻，主治脾胃虚寒，腹痛吐泻，多与干姜、附子、陈皮等同用。

缩砂丸

砂仁30克，黄连30克，附子30克，吴茱萸30克，干姜15克，木香15克。

（处方来源：《太平圣惠方》）

3.用于气滞妊娠恶阻，胎动不安，可与白术、紫苏梗配伍，偏热者佐以黄芩。

泰山磐石散

人参3克，黄芪3克，当归3克，续断3克，黄芩3克，川芎2克，白芍2克，白术1.5克，砂仁1.5克，炙甘草1.5克，熟地黄2克，糯米3克。

治习惯性流产。

（处方来源：《古今医统大全》）

【禁忌】阴虚有热者不用。

【参考】本品含有挥发油，有芳香健胃作用。

【附注】本品的壳，名砂壳；花，名砂花。其功效均与砂仁相同，唯力量较弱，不及砂仁。

白豆蔻（《名医别录》）

【来源】为姜科多年生草本植物白豆蔻的成熟果实。

【性味归经】辛，温，归肺、脾、胃经。

【功效】化湿行气，温中止呕，开胃消食。

【用量】3～6克。

【临床应用】

1. 用于湿阻中焦。

①治疗胸脘痞闷，不思饮食，常与砂仁、厚朴、陈皮等同用，以增强行气健脾作用。

②对于湿温初起，胸闷不饥，舌苔浊腻，湿盛者，可配伍薏苡仁、苦杏仁等。

三仁汤

白豆蔻6克，生薏苡仁18克，苦杏仁9克，滑石9克，通草6克，竹叶9克，厚朴6克，半夏9克。

用于湿温初起，头痛身重，胸闷不饥，午后身热，苔白不渴，脉濡。

（处方来源：《温病条辨》）

③湿阻中焦，以热盛者，可配伍黄芩、黄连、滑石等。

黄芩滑石汤

黄芩9克，滑石9克，通草9克，白豆蔻3克，茯苓皮9克，猪苓9克，大腹皮6克。

用于湿温邪在中焦，湿热并重，发热身痛，汗出继而复热，渴不多饮或不渴，苔淡黄而滑，脉濡。

（处方来源：《温病条辨》）

2. 治疗寒湿阻逆呕吐，可研末单用或与藿香、半夏同用；小儿胃寒吐乳，与砂仁、甘草共研细末冲服。

【禁忌】阴虚血燥者慎用。

【参考】本品主要含挥发油成分，桉油精、β-蒎烯、α-蒎烯、丁香烯、乙酸龙脑酯等。

本品可促进胃液分泌，增进胃肠蠕动，制止肠内异常发酵，祛除胃肠积气，芳香健胃止呕。

草豆蔻 (《雷公炮炙论》)

【来源】为姜科多年生草本植物草豆蔻近成熟的种子。

【性味归经】辛，温，归脾、胃经。

【功效】燥湿行气，温中止呕。

【用量】5～10克。

【临床应用】

1. 用于寒湿阻滞，脾胃气滞，脘胀冷痛，不思饮食，常与厚朴、苍术、半夏、陈皮等同用，以温中行气。

2.寒湿内盛，胃逆呕呃，多与肉桂、高良姜、干姜等配伍，以散寒降逆止呕。

3.除中焦之寒而止泻痢，可与苍术、厚朴、木香等同用。

【禁忌】阴虚血燥者慎用。

【参考】本品含挥发油，桉油精、蛇麻烯、反－麝子油醇、樟脑等，还有黄酮类物质、山姜素、乔松素、豆蔻素等，以及皂苷类。

①可增强胃蛋白酶活性，有利于消化。

②对金黄色葡萄球菌、痢疾杆菌及大肠杆菌有抑制作用。

③挥发油对离体肠管有抑制作用。

草果（《饮膳正要》）

【来源】为姜科多年生草本植物草果的干燥成熟果实。

【性味归经】辛，温，归脾、胃经。

【功效】燥湿，温中，截疟。

【用量】3～6克。

【临床应用】

1.用于寒湿阻滞，脘腹胀痛，痞满呕吐，常与吴茱萸、干姜、砂仁等配伍，也可与厚朴、苍术、半夏等同用。

2.疟疾寒湿偏盛，山岚瘴气，瘟疫发热，可与常山、柴胡、知母等配伍；对瘟疫发热，可与青蒿、黄芩、贯众等配伍。

【禁忌】阴虚血燥者慎用。

【参考】本品主要含挥发油、油脂及微量元素。

①有镇咳祛痰作用。

②有镇痛、解热、平喘作用。

③有抗炎、抗真菌作用。

④对豚鼠离体肠腔有兴奋作用。

⑤小剂量口服有轻度利尿作用。

第六章　利水渗湿药

凡以渗水利湿、通利水道为主要功效的药均被称为利水渗湿药。本组药多味甘、淡，具有利水消肿、利尿通淋、利湿退黄等功效。

利水渗湿药根据特点不同分为利水消肿药、利尿通淋药、利湿退黄药三类。临床应用时，视不同病证，选用相关药物做适当配伍：

①水肿、痰饮、腹泻，属脾失健运者，常与健脾燥湿药配伍。

②热淋、湿温、黄疸、泄泻、疮疹，常与清热药配伍。

③热伤血络尿血者，可配伍凉血止血药。

④对于湿痹证，则应与祛风湿药配伍。

利水渗湿药易耗伤津液，故阴亏津少、肾虚遗精遗尿者，应慎用或忌用。

第一节　利水消肿药

本类药多味甘、淡，性平或微寒，淡可渗泄水湿，使小便畅利，水肿消退，用于水湿内停之水肿，小便不利以及泄泻、痰饮。

茯苓（《神农本草经》）

【来源】为多孔菌科真菌茯苓的菌核。

【性味归经】甘、淡，平，归心、脾、肾经。

【功效】利水渗湿，健脾，安神。

【处方用名】

茯苓、白茯苓：长于健脾。

赤茯苓：长于清利湿热。

朱茯苓：朱砂拌衣，长于安神。

茯神：亦称茯神木，长于宁心安神。

茯苓皮：利水消肿。

【用量】10～15克。

【临床应用】

1.用于脾虚证。

①治疗脾虚食少，倦怠乏力，常与人参、白术、甘草同用。

四君子汤

人参、白术、茯苓各9克，甘草6克。

（处方来源：《太平惠民和剂局方》）

②脾虚停饮，常与桂枝、白术同用。

苓桂术甘汤

茯苓12克，桂枝9克，白术9克，甘草6克。

（处方来源：《金匮要略》）

③脾虚湿泻，可与山药、白术、薏苡仁同用。

参苓白术散

莲子肉9克，薏苡仁9克，砂仁6克，桔梗6克，白扁豆12克，白茯苓15克，人参15克，白术15克，山药15克，甘草10克，大枣汤下。

（处方来源：《太平惠民和剂局方》）

2. 用于多种水肿。

①*五苓散*

茯苓9克，泽泻15克，猪苓9克，白术9克，桂枝6克。

用于外有表证，内有水湿，发热烦渴，水入则吐，小便不利；或水饮内停，脐下动悸等症。

（处方来源：《伤寒论》）

②*猪苓汤*

猪苓、茯苓、泽泻、滑石、阿胶各10克。

用于水热互结，小便不利，发热，口渴欲饮，或心烦不寐，兼咳嗽、呕恶等，亦治淋病尿血。

（处方来源：《伤寒论》）

③*真武汤*

附子9克，白术6克，茯苓9克，生姜9克，白芍9克。

用于脾肾阳虚，水气内停，肢体沉重，恶寒腹痛，下利或肢体浮肿，或大汗伤阳，寒水内动，心悸头晕。

（处方来源：《伤寒论》）

3. 养心安神。用于心悸、失眠，常与朱砂、酸枣仁、远志等配伍。

①*安神定志丸*

茯苓30克，茯神30克，人参30克，石菖蒲15克，远志30克，龙齿15克，朱砂为衣。

（处方来源：《医学心悟》）

②归脾汤

龙眼肉 18 克，酸枣仁 18 克，当归 3 克，远志 3 克，茯神 18 克，白术 18 克，炙甘草 6 克，黄芪 18 克，人参 9 克，木香 9 克，生姜 5 片，大枣 1 枚。

用于思虑过度，劳伤心脾，症见心悸怔忡，健忘失眠，或妇女月经超前，量多色淡或淋漓不止，诊断为心脾两虚证者。

（处方来源：《济生方》）

【禁忌】小便过多者忌用，不宜与醋同食。

【参考】本品含茯苓聚糖、茯苓酸、蛋白质、脂肪、卵磷脂、胆碱、组胺酸、麦角甾醇等，具有利尿、镇静和降血糖等作用。

【附注】

1. 茯苓皮，为茯苓削下的外皮，专于利水消肿，用于水肿及妊娠水肿。

五皮饮

桑白皮 9 克，陈皮 9 克，生姜皮 6 克，大腹皮 9 克，茯苓皮 24 克。

（处方来源：《中藏经》）

2. 赤茯苓，为茯苓去皮后，切下外层或内部淡红色的部分，分利湿热的功效较强，治疗小便黄赤短少，淋沥不畅。

五淋散

赤茯苓 18 克，赤芍 15 克，栀子 15 克，当归 15 克，甘草 15 克。

（处方来源：《太平惠民和剂局方》）

3. 茯神，为抱松根而生者，宁心安神，治惊悸失眠。

朱雀丸

茯神 60 克，沉香 15 克。

人参汤送服。用于心神不安，健忘或心悸。

（处方来源：《百一选方》）

猪苓（《神农本草经》）

【来源】为多孔菌科真菌猪苓的菌核。

【性味归经】甘、淡，平，归肾、膀胱经。

【功效】利水渗湿。

【用量】5～10 克。

【临床应用】

1. 利水，作用较茯苓强。

①用于脾虚水肿，常与茯苓、泽泻、白术同用。

四苓散

猪苓 9 克，泽泻 15 克，白术 9 克，茯苓 9 克。

（处方来源：《丹溪心法》）

②用于水湿泄泻，配伍苍术、厚朴、茯苓等。

③用于水热互结，小便不利，与泽泻、滑石、阿胶配伍。

猪苓汤

猪苓、茯苓、泽泻、阿胶、滑石各 10 克。

（处方来源：《伤寒论》）

2. 利尿通淋，渗湿止泻。

【禁忌】脾胃虚弱无湿热者不用。

【参考】本品含麦角甾醇、粗蛋白、可溶性糖分、猪苓多糖等。

①有较强的利尿作用。

②有抗肿瘤、防治肝炎的作用。

泽泻（《神农本草经》）

【来源】为泽泻科多年生沼泽植物泽泻的块茎。

【性味归经】甘、淡，寒，归肾、膀胱经。

【功效】利水渗湿，泻热，利尿通淋，渗湿止泻，化浊降脂。

【处方用名】

泽泻：生用，利水。

炒泽泻：增强渗湿作用。

盐泽泻：引药入肾，增强泻热作用。

【用量】5～10 克。

【临床应用】

1. 用于水湿证。

①用于小便不利、水肿，常与茯苓、猪苓、桂枝等同用，如五苓散（《伤寒论》）。

②用于泄泻、痰饮眩晕等，常与白术同用。

泽泻汤

泽泻 15 克，白术 6 克。

（处方来源：《金匮要略》）

③如脾胃伤冷，水谷不分，泄泻不止，常与厚朴、苍术、陈皮等配伍，如胃苓汤（《丹溪心法》）。

2. 用于肾阴不足，虚火亢盛，见遗精、滑精、眩晕等症，常与熟地黄、山茱萸同用，如六味地黄丸。用于下焦湿热白带，小便短赤，常与车前子、土茯苓同用。

3. 利水渗湿，化浊降脂，治疗高脂血症，可与决明子、荷叶、何首乌等同用。

【禁忌】无湿热者不宜。

【参考】本品含泽泻醇 A、泽泻醇 B、泽泻醇 C、三萜类化合物、挥发油、生物碱、天门冬素等。

①有显著的利尿作用。

②有降低血压、血糖作用。

③有抗脂肪肝作用。

④对金黄色葡萄球菌、肺炎双球菌、结核杆菌有抑制作用。

薏苡仁（《神农本草经》）

【来源】为禾本科多年生草本植物薏苡的成熟种仁。

【性味归经】甘、淡，微寒，归脾、胃、肺经。

【功效】利水渗湿，健脾，除痹，清热排脓。

【用量】10～30克。

【临床应用】

1. 利尿消肿。

①薏苡仁、冬瓜皮、赤小豆煮粥，以利尿消肿。

②脾虚水肿，多与茯苓、白术、黄芪配伍，以利水。

③水肿、脚气，与防己、木瓜、苍术等同用。

2. 健脾止泻。

参苓白术散

薏苡仁9克，莲子肉9克，砂仁6克，桔梗6克，白扁豆12克，茯苓15克，人参15克，白术15克，山药15克，甘草10克，枣汤送服。

（处方来源：《太平惠民和剂局方》）

3. 用于湿痹。

①风湿身痛发热者，常与麻黄、苦杏仁、甘草同用。

麻杏薏甘汤

麻黄6克，苦杏仁9克，薏苡仁12克，甘草3克。

（处方来源：《金匮要略》）

②风湿久痹，筋脉挛急水肿，可用薏苡仁粥治疗。

③湿热郁蒸，蕴于经络，可与滑石、连翘同用。

宣痹汤

薏苡仁15克，防己15克，滑石15克，苦杏仁15克，连翘9克，栀子9克，半夏9克，蚕砂9克，赤小豆皮9克。

（处方来源：《温病条辨》）

薏苡竹叶散

薏苡仁 15 克，竹叶 10 克，滑石 12 克，通草 6 克，茯苓 10 克，连翘 10 克，白豆蔻 3 克。

用于湿郁经脉，身热身痛，汗多自利，胸腹白疹，内外合邪。

（处方来源:《温病条辨》）

4. 清肺热，排脓消痈。

①苇茎汤

薏苡仁 30 克，苇茎 60 克，冬瓜子 24 克，桃仁 9 克。

用于肺痈咳吐脓痰腥臭者。

（处方来源:《外台秘要》引《古今录验方》）

②薏苡败酱汤

薏苡仁 30 克，败酱草 18 克，生地黄 45 克，白芍 36 克，丹参 36 克，牡丹皮 18 克，桔梗 30 克，麦冬 30 克，甘草 18 克，茯苓 18 克，生姜 18 克。

水煎，分 3 次服。治肠痈未溃。

（处方来源：方出《备急千金要方》，名见《张氏医通》）

③薏苡附子败酱散

薏苡仁 30 克，附子 6 克，败酱草 15 克。

用于肠痈已成脓者。

（处方来源:《金匮要略》）

【禁忌】津枯便秘者及孕妇慎用。

【参考】本品含薏苡仁油、薏苡仁脂、脂肪油、氨基酸等。

①有阻止或降低横纹肌痉挛作用。

②对子宫呈兴奋作用，对小肠有抑制作用。

③能降低血钙及血糖。

④有解热、镇静、镇痛作用及调解免疫作用。

⑤对癌细胞有抑制作用。

【附注】薏苡根，味甘，性微寒，功能清热、利尿、驱蛔，可用于咳嗽、肺痈、尿路结石、肝炎、疳疾、癫痫等。用量为 50 克加减。

大腹皮 (《开宝本草》)

【来源】为棕榈科常绿乔木槟榔的果皮，别名槟榔衣。

【性味归经】辛，微温，归脾、胃、大肠、小肠经。

【功效】利水消肿，行气导滞。

【用量】5 ～ 10 克。

【临床应用】

1. 利尿消肿。

五皮饮

茯苓皮 24 克，大腹皮 9 克，生姜皮 6 克，桑白皮 9 克，陈皮 9 克。

用于腹大水肿，小便不利，心腹胀满，以及妊娠水肿。

（处方来源：《中藏经》）

2. 下气宽中，治胃肠气滞。

①湿阻气滞之脘腹胀满，配伍藿香、陈皮、厚朴，以化湿行气。

一加减正气散

大腹皮 3 克，藿香梗 6 克，厚朴 6 克，茯苓皮 12 克，陈皮 3 克，苦杏仁 6 克，神曲 4.5 克，麦芽 4.5 克，茵陈 6 克。

（处方来源：《温病条辨》）

②食积气滞，脘腹痞胀，嗳气吞酸，大便秘结或泻而不爽，可与山楂、麦芽、枳实同用。

【禁忌】体虚气弱者慎用。

【参考】本品含槟榔碱及槟榔次碱。

①能兴奋胃肠道。

②促进纤维蛋白溶解。

冬瓜皮（《开宝本草》）

【来源】为葫芦科一年生草本植物冬瓜的果皮。

【性味归经】甘，微寒，归肺、小肠经。

【功效】利尿消肿，清热解暑。

【用量】9～30 克。

【临床应用】

1. 利尿消肿。

①用于水肿、小便不利，常与五加皮、生姜皮配伍，也可与茯苓、车前子同用。

②治疗体虚浮肿，常与赤小豆、红糖等同用。

2. 治疗暑热口渴、小便短赤，常用冬瓜皮与西瓜皮煎水代茶饮。

3. 治疗暑湿证，可与薏苡仁、滑石、扁豆花同用。

【禁忌】体虚、营养不良者不用。

【参考】本品主要含蜡类及树脂类物质、烟酸、胡萝卜素、葡萄糖、果糖、蔗糖、有机酸等。

①主要有利尿作用。

②可抗过敏、抗菌、降血糖。

③能调节胃肠运动。

玉米须（《滇南本草》）

【来源】本品为禾本科植物玉蜀黍的花柱和柱头。

【性味归经】甘、淡，平，归肾、肝、胆经。

【功效】利水消肿，利湿退黄。

【用量】30 ～ 60 克。

【临床应用】

1. 用于水肿，小便短赤，可单用大剂量煎汤服，或配伍冬瓜皮、赤小豆、车前草、泽泻等。

2. 用于脾虚水肿，常与白术、茯苓等配伍。

3. 治疗膀胱湿热，小便短赤涩痛，与车前草、珍珠草同用；石淋，可与海金沙、金钱草等同用。

4. 用于湿热黄疸，阴黄、阳黄均可使用。

①湿热阳黄，与金钱草、郁金、茵陈等配伍，可加栀子。

②寒湿黄疸，可配伍附子、干姜、茵陈等。

【禁忌】无明显禁忌证，但低血压、低血糖者还应慎用。

【参考】本品含有脂肪油、挥发油、树胶样物质、维生素 K、苦味糖苷、皂苷、甾醇、生物碱、苹果酸、柠檬酸等。

①有较强的利尿作用，可抑制蛋白尿。

②能促进胆汁分泌，降低其黏稠度及胆红素含量。

③增加凝血酶原含量及活性，促进血凝。

④增加血小板数量。

⑤有降低血压的作用。

葫芦（《日华子本草》）

【来源】为葫芦科一年生攀缘草本植物瓢瓜的干燥果皮。

【性味归经】甘，平，归肺、小肠经。

【功效】利水消肿。

【用量】15 ～ 30 克。

【临床应用】

1. 用于水肿、小便不利，常配伍猪苓、茯苓、泽泻等。

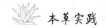

2.用于淋证。热淋，配伍滑石、木通、车前子等；血淋，配伍萹蓄、白茅根、小蓟等止血药。

【禁忌】脾胃虚寒者不宜。

【参考】本品含有葡萄糖、戊聚糖、木质素等，煎剂内服，有显著的利尿作用。

蝼蛄（《神农本草经》）

【来源】为蝼蛄科昆虫华北蝼蛄和非洲蝼蛄的虫体。

【性味归经】咸，寒，归膀胱、大肠、小肠经。

【功效】利水消肿。

【用量】5～9克。

【临床应用】

1.治疗水肿喘满、小便不利，可研末单服，或配伍其他逐水药同服。

2.用于石淋，配伍海金沙、石韦等，以增强利尿通淋疗效。

【禁忌】气虚体弱者及孕妇忌服。

【参考】本品含有多种氨基酸，其中以丙氨酸、组氨酸、缬氨酸为多。

荠菜（《备急千金要方》）

【来源】为十字花科植物荠菜的带根全草。

【性味归经】甘，凉，归肝、胃经。

【功效】清热利水，凉血止血。

【用量】15～30克。

【临床应用】

1.用于水肿、泄泻、痢疾等，配伍车前草、白术、翻白草等，以利水健脾止泻痢。

2.用于血热出血证，如吐血、便血、崩漏、月经过多，多与仙鹤草、地榆、茜草等凉血止血药同用。

3.用于高血压病、目赤涩痛等。

【禁忌】孕妇忌用。

【参考】本品含胆减、乙酰胆碱、士的宁、山梨醇、甘露醇等。

①能使出、凝血时间缩短。

②能降低血压。

③对胃溃疡有抑制作用。

赤小豆（《神农本草经》）

【来源】为豆科一年生半缠绕植物赤小豆或赤豆的成熟种子。

【性味归经】甘、酸，平，归心、小肠经。

【功效】利水消肿，解毒排脓。

【用量】9～30克。

【临床应用】

1.用于水肿、小便不利、脚气等，可与茯苓皮、桑白皮、泽泻等配伍；对于脾虚水肿，宜配伍薏苡仁、白术、大枣等。

2.治疗痈肿疮毒，多与其他清热解毒药配伍使用。

3.可用于湿热黄疸。

4.有通乳汁、通便、减肥的作用。

【禁忌】尿多、阳虚无湿热者不用。

【参考】本品主要含蛋白质、碳水化合物、钙以及硫胺素、核黄素、膳食纤维等多种营养物质。

①有利尿作用。

②对金黄色葡萄球菌、伤寒杆菌有抑制作用。

③有调节血糖和降血压效果。

④有利于新陈代谢，抗疲劳。

第二节　利尿通淋药

利尿通淋药，多性寒凉，归膀胱、肾经，走下焦，尤能清利下焦湿热，长于利尿通淋，多用于小便短赤、热淋、血淋、石淋及膏淋。

车前子（《神农本草经》）

【来源】为车前科植物车前或平车前的干燥成熟种子。

【性味归经】甘，寒，归肾、肝、肺经。

【功效】利尿通淋，渗湿止泻，清肝明目，清肺化痰。

【处方用名】

车前子：利水通淋，渗湿止泻，清肝明目，清肺化痰。

炒车前子：强于渗湿止泻。

盐车前子：强于益肝明目。

【用量】10～15克。

【临床应用】

1.治疗热淋。

八正散

车前子10克，瞿麦10克，萹蓄10克，滑石15克，炙甘草3克，栀子10克，木通 10 克，大黄 6 克，灯心草 3 克。

　　用于湿热淋浊，尿急尿频，尿痛，尿血，尿路结石。

（处方来源：《太平惠民和剂局方》）

　　2. 渗湿止泻，与茯苓、白术、泽泻配伍，亦可与猪苓、薏苡仁同用。

车前子散

车前子、茯苓、猪苓、党参、香薷各 9 克，灯心草 1 团。

　　用于暑热吐泻，烦闷口渴，小便不利。

（处方来源：《杨氏家藏方》）

　　注：本方有多首同名处方，但用药不同。

　　3. 清肝明目。

①车前散

车前子、密蒙花、决明子、白蒺藜、龙胆、黄芩、羌活、菊花各等分。

　　研末，每服 3 钱，日 3 次。

（处方来源：《医方大成》引《曾帅千家藏方》）

　　②肝肾阴虚，眼目昏花，可与熟地黄、菟丝子、枸杞子配伍。

　　4. 清肺化痰止咳，常与瓜蒌、贝母、枇杷叶等清肺化痰药同用。

　　【禁忌】孕妇及肾虚滑精者慎用。

　　【参考】本品多含黏液质、琥珀酸、车前烯醇、腺嘌呤、胆碱、车前子碱、脂肪油及维生素 A、B 等。

　　①有显著的利尿作用。

　　②有祛痰作用。

　　③对多种杆菌和葡萄球菌均有抑制作用。

　　【附注】车前草，为车前的全草，功用同车前子，且能清热解毒、利尿，可用治热毒痈肿。用量为 10 ～ 20 克，鲜品加倍，外用适量。

　　滑石（《神农本草经》）

　　【来源】为硅酸盐类矿物滑石族滑石，主要含水硅酸镁。

　　【性味归经】甘、淡，寒，归胃、膀胱经。

　　【功效】利尿通淋，清热解暑，渗湿止泻，祛湿敛疮。

　　【用量】10 ～ 15 克。

　　【临床应用】

　　1. 利尿通淋。

八正散

木通 10 克，车前子 10 克，栀子 10 克，滑石 15 克，瞿麦 10 克，萹蓄 10 克，大黄 6 克，炙甘草 3 克，灯心草 3 克。

用于湿热下注，热淋石淋，尿频涩痛，淋沥不畅。

（处方来源:《太平惠民和剂局方》）

2. 清热解暑。

①六一散

滑石 6 份，生甘草 1 份。

研细末，每次 15 克，每日 2 次，开水泡服。用于暑热，心烦口渴，小便赤涩。

（处方来源:《黄帝素问宣明论方》）

②三仁汤

滑石 9 克，通草 6 克，白豆蔻 6 克，生薏苡仁 18 克，苦杏仁 9 克，竹叶 6 克，厚朴 6 克，半夏 9 克。

用于湿温初起，头痛身重，胸闷不饥，午后身热。

（处方来源:《温病条辨》）

3. 渗湿止泻。

加味天水散

滑石 20 克，甘草 10 克，山药 50 克。

用于夏日泄泻发热，烦渴，小便不利或水泻。

（处方来源:《医学衷中参西录》）

4. 祛湿敛疮，治疗湿疮、湿疹。

①滑石粉 10 克，枯矾 3 克，黄柏 3 克。研粉外用，治皮肤湿疹、湿疮。

②滑石粉 50 克，薄荷 3 克，白芷 3 克。研为细末，布包外扑，治暑天痱子。

③滑石粉与薄荷、冰片可制成痱子粉，外用。

【禁忌】本品为寒滑之品，易伤胃滑精，凡脾虚、气弱、滑精、热病津亏者均忌用。

【参考】本品含硅酸镁、氧化铝、氧化铁。

①有吸附和收敛作用。

②有保护创面、吸收分泌物、促进结痂作用。

通草（《本草拾遗》）

【来源】为五加科灌木植物通脱木的茎髓。

【性味归经】甘、淡，微寒，归肺、胃经。

【功效】利尿通淋，通乳。

【用量】5 ～ 10 克。

【临床应用】

1. 利尿通淋。

①通草汤

通草 10 克，桔梗 10 克，瞿麦 10 克，柴胡 6 克，天花粉 10 克，木通 6 克，青皮 6 克，白芷 6 克，赤芍 6 克，连翘 10 克，甘草 3 克。

治诸淋。

（处方来源：《古今医鉴》）

②治热淋，常与滑石、竹叶、白茅根等同用。

2. 用于产后乳汁少。

通乳汤

通草 6 克，猪蹄 1 对，川芎 5 克，穿山甲 6 克，甘草 3 克。

（处方来源：《古今医鉴》）

【禁忌】无湿热而小便多者慎用，孕妇忌服。

【参考】本品含通草肌醇、多种氨基酸、糖醛酸、脂肪、蛋白质及多糖等。

①有利尿及促进乳汁分泌作用。

②能维持适当的肠道菌群。

③促进钙的吸收。

④有一定的导泻作用。

地肤子 （《神农本草经》）

【来源】为藜科一年生草本植物地肤的成熟果实。

【性味归经】苦，寒，归膀胱经。

【功效】清热利湿，止痒。

【用量】10～15 克。

【临床应用】

1. 利尿通淋。

地肤子汤

地肤子 9 克，猪苓 3 克，通草 3 克，知母 3 克，黄芩 3 克，瞿麦 3 克，枳实 3 克，冬葵子 3 克，海藻 3 克，升麻 3 克。

用于热淋，小便赤涩不利，尿血。

（处方来源：《备急千金要方》）

注：同名方剂有多种，使用药物不一。

2. 祛湿止痒。

用于皮肤湿疹、湿疮、周身瘙痒，可与黄柏、白鲜皮等同用，也可与苦参、蛇床子、明矾等煎汤外洗。

【禁忌】尿多无湿热者及孕妇忌用。

【参考】本品含三萜皂苷、脂肪油、维生素 A，对皮肤真菌有抑制作用。

瞿麦（《神农本草经》）

【来源】为石竹科植物瞿麦的干燥全草。

【性味归经】苦，寒，归心、小肠、膀胱经。

【功效】利尿通淋，活血通经。

【用量】10 ～ 15 克。

【临床应用】

1. 利尿通淋。石淋，常与金钱草、海金沙配伍；血淋，常与琥珀、牛膝、小蓟同用。

①八正散

瞿麦 10 克，木通 10 克，车前子 10 克，栀子 10 克，滑石 15 克，萹蓄 10 克，大黄 6 克，炙甘草 3 克，灯心草 3 克。

用于湿热下注，致热淋、石淋、尿频涩痛。

（处方来源：《太平惠民和剂局方》）

②石韦散

石韦 6 克，瞿麦 3 克，滑石 15 克，车前子 9 克，冬葵子 6 克。

清热利湿，通淋排石。

（处方来源：《外台秘要》引《集验方》）

2. 破血通经，常与桃仁、红花、丹参等同用。

【禁忌】孕妇忌服。

【参考】本品含维生素 A 类物质、皂苷、糖类。

①有显著利尿作用，有兴奋肠管、抑制心脏、降低血压作用。

②对杆菌、葡萄球菌有抑制作用。

③用于各种囊肿。

萹蓄（《神农本草经》）

【来源】为蓼科一年生草本植物萹蓄的全草。

【性味归经】苦，微寒，归膀胱经。

【功效】利尿通淋，杀虫止痒。

【用量】10 ～ 30 克。

【临床应用】

1. 利尿通淋。用于血淋，可与大蓟、小蓟、白茅根等同用，如八正散。

2. 用于蛔虫、蛲虫、钩虫病，煎汤空腹服。

3. 用于皮肤湿疹、湿疮、阴痒带下，可单味煎水外洗，亦可配伍地肤子、蛇床子、荆芥等煎水外洗。

【禁忌】无湿热者、小便因中虚不利者忌用。

【参考】本品含有萹蓄苷、蒽醌类、鞣质、钾盐、蜡。

①有利尿作用。

②有驱虫及缓下作用。

③对皮肤霉菌有抑制作用。

海金沙（《嘉祐本草》）

【来源】为海金沙科多年生攀缘蕨类植物海金沙的成熟孢子。

【性味归经】甘，寒，归膀胱、小肠经。

【功效】利尿通淋。

【用量】6 ～ 12 克。

【临床应用】

1. 利尿通淋，为治疗诸淋涩痛之要药。

①热淋：与滑石、石韦、车前子等同用。如海金沙散。

②血淋：配伍牛膝、琥珀、小蓟等。

③石淋：配伍鸡内金、金钱草。

④膏淋：与滑石、萆薢等同用。

2. 用于水肿、小便不利，多与泽泻、猪苓、防己等配伍，以加强利尿消肿作用。

3. 解毒医疮。

①海金沙藤、马兰根各 30 克。水煎，治霉菌性口腔炎。

②海金沙藤捣烂敷患处，治带状疱疹。

③配伍苍耳、茵陈、枯矾、青矾、明矾、熟地黄，各等分，炼蜜为丸，早晚用开水吞服 10 克，治钩虫病。

【禁忌】阴虚无湿者不用。

【参考】本品含脂肪油、海金沙素、棕榈酸等。

①对金黄色葡萄球菌、绿脓杆菌、福氏痢疾杆菌、伤寒杆菌等均有抑制作用。

②有利胆、排石作用。

木通（《神农本草经》）

【来源】为马兜铃科藤本植物木通或毛茛科植物小木通或绣球藤的藤茎。

【性味归经】苦，寒，归心、小肠、膀胱经。

【功效】利尿通淋，通经下乳。

【用量】3～9克。

【临床应用】

1. 利尿通淋。

①小便淋沥涩痛，配伍瞿麦、滑石等，如八正散。

②火府丹

木通6克，黄芩6克，生地黄12克。

治热淋。

（处方来源：《普济方》引《旅舍备要方》）

2. 泻心火。

导赤散

生地黄、木通、甘草梢各等分，竹叶少许。

用于热淋及口疮。

（处方来源：《小儿药证直诀》）

3. 治疗产后乳汁缺少，有验方以木通、王不留行、穿山甲、猪蹄同煮，但穿山甲为国家一级保护野生动物，故临床中可用其他中药代替。

4. 用于湿热痹痛，可利血脉通关节，配伍秦艽、防己、薏苡仁等。

【禁忌】滑精气虚、内无湿热者忌用。肾病患者、孕妇、新生儿及老年人不宜使用。

【参考】本品含马兜铃酸、鞣质、钙质、皂碱素、脂肪油等。

①有利尿强心作用。

②对痢疾杆菌、伤寒杆菌及皮肤真菌有抑制作用。

③有抑制肿瘤细胞生长作用。

【附注】本品有毒性，过量可致急性肾功能衰竭，相关部门已声明停止使用。

石韦（《神农本草经》）

【来源】为水龙骨科多年生常绿草本植物庐山石韦、石韦或有柄石韦的叶片。

【性味归经】苦、甘，微寒，归肺、膀胱经。

【功效】利尿通淋，清肺止咳。

【用量】5～10克，大量可用30～60克。

【临床应用】

1. 用于热淋、血淋、石淋，小便不利，淋沥涩痛，尤以治疗血淋见长，常与当归、蒲黄、小蓟等配伍；热淋，常与车前子、滑石、瞿麦等同用。

2. 治疗肺热咳喘。

石韦散

石韦、槟榔各等分。

上药为末，姜汤送服，每次 10 克。

（处方来源:《圣济总录》）

3. 可用以凉血止血，随症配伍侧柏叶、栀子、白茅根等。

【禁忌】阴虚、孕妇、过敏体质不用，也不宜大量长期服用，有腹泻者慎用。

【参考】本品含有有机酸、黄酮类、苷类、蒽酚类、鞣质等。

①对金黄色葡萄球菌、变形杆菌、大肠杆菌有抑制作用。

②对肾脏有保护作用。

③可镇咳、祛痰、降血糖、抗Ⅰ型单纯疱疹病毒。

灯心草（《开宝本草》）

【来源】为灯芯草科多年生草本植物灯心草的茎髓。

【性味归经】甘、淡，微寒，归心、肺、小肠经。

【功效】利尿通淋，清心除烦。

【用量】1.5～2.5 克。

【临床应用】

1. 用于热淋，常与木通、栀子、滑石配伍。

2. 用于心烦不眠、小儿夜啼、惊痫，与蝉蜕、竹叶、钩藤等配伍。

3. 锻炭研末，吹喉，可治喉痹。

【禁忌】中寒或气虚、小便不禁者忌服。

【参考】本品含菲类成分、灯心草二酚、去氧灯心草二酚、去氧灯心草醛，还含有木犀草素、酚类、有机酸、纤维、脂肪油、蛋白质、多糖等。

①有利尿、止血作用。

②有抗氧化作用。

③有镇静和催眠作用。

④对金黄色葡萄球菌和某些杆菌有一定的抑制作用。

萆薢（《神农本草经》）

【来源】为薯蓣科多年生蔓生草本植物绵萆薢和粉背薯蓣的根茎。

【性味归经】苦，微寒，归肝、胃经。

【功效】利湿浊，祛风湿。

【用量】10～15 克。

【临床应用】

1. 用于膏淋，小便浑浊，白如米泔，为治膏淋的要药，常与益智仁、乌药、石菖蒲同用。

草薢分清饮

益智仁9克，川草薢9克，石菖蒲9克，乌药9克。

用于下焦虚寒，膏淋白浊，小便频，如米泔，舌苔淡白，脉沉。

（处方来源：《杨氏家藏方》）

2.用于风湿痹证。若偏寒者，可与附子、牛膝、桂枝配伍；若湿热者，可与黄柏、忍冬藤、防己等同用。

【禁忌】肾阴不足、遗精滑精者慎用。

【参考】本品含有薯蓣皂苷及多种甾体皂苷，还含有鞣质、淀粉、蛋白质等。

①有抗真菌作用。

②有抗心肌缺血及抗肿瘤作用。

③有抗痛风及抗骨质疏松作用。

冬葵子（《神农本草经》）

【来源】为锦葵科植物冬葵的干燥成熟种子。

【性味归经】甘、涩，凉，归大肠、小肠、膀胱经。

【功效】清热利尿，下乳，润肠。

【用量】3～9克。

【临床应用】

1.治疗淋证、水肿、尿闭。

①治疗热淋，可与石韦、瞿麦、滑石等配伍。

②用于血淋及妊娠子淋，可单用本品（《备急千金要方》）。

③用于石淋，可与海金沙、金钱草、鸡内金等配伍。

④治疗水肿、小便不利，与猪苓、泽泻、茯苓同用。

⑤治疗关格胀满、大小便不通，单味研末服（《肘后方》）。

2.乳汁不通，可与王不留行等同用。

3.肠燥便秘，可与郁李仁、苦杏仁、桃仁等同用。

【禁忌】脾虚便溏者、孕妇慎用。

【参考】本品主要含有脂肪油、蛋白质及锌、铁等十余种微量元素，其提取物中性多糖能增强网状内皮系统的吞噬功能。

第三节　利湿退黄药

本节药物以清利湿热、利胆退黄为主要功效，主要用于湿热黄疸，常与清热、利湿药物配伍。若阴黄寒湿偏重者，常与健运脾胃、温化寒湿的药物配伍。

茵陈（《神农本草经》）

【来源】菊科多年生草本植物茵陈或滨蒿的全草。

【性味归经】苦，微寒，归脾、胃、肝、胆经。

【功效】清湿热，退黄疸。

【用量】10～30克。

【临床应用】

1. 治疗黄疸。

①茵陈蒿汤

茵陈18克，栀子12克，大黄6克。

用于湿热黄疸，身目发黄，小便短赤，腹满便秘（急性黄疸型肝炎）。

（处方来源：《伤寒论》）

②茵陈五苓散

茵陈12克，白术10克，泽泻10克，茯苓10克，猪苓10克，桂枝6克。

用于湿重于热，小便不利（慢性传染性肝炎、黄疸）。

（处方来源：《金匮要略》）

③茵陈四逆汤

茵陈18克，附子9克，干姜6克，甘草3克。

用于寒湿发黄，脉沉细，四肢逆冷。

（处方来源：《伤寒微旨论》）

2. 散热解表，利湿化浊。

甘露消毒丹

茵陈11克，滑石15克，黄芩10克，石菖蒲6克，木通5克，川贝母5克，射干4克，连翘4克，薄荷4克，白豆蔻4克，藿香4克。

用于湿温初起，身热肢酸，胸闷腹胀，无汗神烦或汗热不退，尿赤便秘，苔白或厚腻。

（处方来源：《医效秘传》）

3. 用于湿疹、湿疮。可与黄柏、苦参、蛇床子等同用，煎汤外洗。

【禁忌】蓄血发黄及血虚萎黄者不用。

【参考】本品含挥发油，油中主要成分为 β-蒎烯、茵陈炔酮、茵陈烯酮及茵陈素。

①有显著的利胆保肝作用。

②能解热、降压。

③对结核菌有抑制作用。

④对流感病毒有抑制作用。

金钱草（《本草纲目拾遗》）

【来源】为报春花科多年生草本植物过路黄的全草。

【性味归经】甘、淡，微寒，归肝、胆、肾、膀胱经。

【功效】除湿退黄，利尿通淋，解毒消肿。

【用量】30～60克。

【临床应用】

1.用于湿热黄疸，常与茵陈、栀子、虎杖同用。

2.用于热淋、石淋，与海金沙、鸡内金等同用，以通淋排石。

3.用于恶疮、肿毒、毒蛇咬伤，鲜品捣烂外敷。

4.治疗肝胆结石，胆胀胁痛，与茵陈、大黄、郁金同用。

【禁忌】寒性体质者与脾虚泄泻者忌用。

【参考】本品含酚性成分和甾醇、黄酮类、氨基酸、鞣质、挥发油、胆碱、钾盐等。

①有利尿排石作用，可促进胆汁分泌。

②对金黄色葡萄球菌有抑制作用。

虎杖（《名医别录》）

【来源】为蓼科多年生草本植物虎杖的根茎和根。

【性味归经】苦，寒，归肝、胆、肺经。

【功效】利胆退黄，清热解毒，活血祛瘀，祛痰止咳。

【用量】10～30克。

【临床应用】

1.用于湿热黄疸、淋浊带下，多与茵陈、栀子配伍。

2.用于烧烫伤、痈肿、疮毒、毒蛇咬伤等。

3.用于血瘀经闭、跌打损伤，与活血化瘀药配伍。

4.用于肺热咳嗽，可与贝母、枇杷叶、苦杏仁等配伍。

【禁忌】孕妇忌服。

【参考】本品含虎杖苷、黄酮类、大黄素、大黄素甲醚。

①有泻下、祛痰止咳、止血、镇痛作用。

②对金黄色葡萄球菌、绿脓杆菌、溶血性链球菌、伤寒杆菌、痢疾杆菌、大肠变形杆菌等有抑制作用。

③对病毒有抑制作用。

第七章　温里药

凡以温里祛寒为主要作用，用于治疗里寒证的药均被称为温里药，又称祛寒药。温里药性味辛热，具有温中散寒、温肾回阳的功效，适用于里寒证。里寒证主要分为脏寒证和阳虚证。

脏寒证：外寒内侵，脾阳虚弱，致食欲不振、脘腹冷痛、呕吐泄泻等证候。

阳虚证：又分为肾阳虚和亡阳证。肾阳虚，阴寒内盛，常表现为畏寒肢冷，面色苍白，小溲清长，或下利清谷，或肢体浮肿，舌淡，苔白等；亡阳证常表现为四肢厥逆，脉微欲绝等。

以上证候，均可选用本类药物治疗，即所谓的"寒者热之"之义。

使用本类药物，要根据不同证候做适当配伍：

①若外寒内侵兼表证者，配解表药。

②寒凝气滞者，配行气药。

③寒湿内蕴者，配健脾化湿药。

④脾肾阳虚者，配温补脾肾药。

⑤亡阳气脱者，配大补元气药。

本类药物辛热而燥，易耗伤津液，凡属热证、阴虚血亏者及孕妇忌用或慎用。

附子（《神农本草经》）

【来源】为毛茛科多年生草本植物乌头的子根的加工品。

【性味归经】辛、甘，热，有毒，归心、肾、脾经。

【功效】回阳救逆，补火助阳，散寒止痛。

【用量】煎服，3～15克，先煎久煎，以口尝无麻辣感为度。

【临床应用】

1.用于亡阳证。

①四逆汤

熟附子15克，干姜6克，炙甘草6克。

用于少阴病，症见四肢厥逆，恶寒蜷卧，吐利腹痛，下利清谷，神疲欲寐，脉沉微细；亡阳时冷汗自出，四肢厥逆，脉微欲绝。

（处方来源：《伤寒论》）

②参附汤

人参12克，附子（熟）9克。

用于元气大亏，阳气暴脱，手足厥逆，汗出，呼吸弱，脉微。

（处方来源:《正体类要》）

③回阳救急汤

熟附子9克，肉桂3克，干姜6克，党参10克，白术9克，茯苓9克，陈皮6克，炙甘草6克，五味子3克，半夏9克。

用于寒邪入里，四肢厥冷，战栗腹痛，吐泻不渴，体湿及血压下降，脉微欲绝。

（处方来源:《伤寒六书》）

2.用于肾阳虚。

①八味丸

熟附子3克，肉桂3克，熟地黄24克，山药12克，山茱萸12克，茯苓9克，牡丹皮9克，泽泻9克。

用于慢性肾炎，阳气不足，腰酸脚冷，浮肿。

（处方来源:《金匮要略》）

②右归丸

熟地黄24克，山药12克，山茱萸9克，枸杞子12克，菟丝子12克，杜仲12克，当归9克，鹿角胶12克，肉桂6克，附子（制）6克。

用于命门火衰、阳虚所致的腰膝酸软，畏寒肢冷，阳痿，尿频，大便溏薄者。

（处方来源:《景岳全书》）

③附子理中汤

制附子、干姜、人参、白术、炙甘草各9克。

用于脾阳不振，脘腹冷痛，大便溏泻，下利清谷。

（处方来源:《太平惠民和剂局方》）

④真武汤

制附子9克，白术6克，茯苓9克，生姜9克，白芍9克。

用于脾肾阳虚，水湿内停，肢体浮肿，小便不利。

（处方来源:《伤寒论》）

⑤麻黄附子细辛汤

麻黄6克，制附子9克，细辛3克。

用于阳虚外感，恶寒发热，无汗，脉反沉。

（处方来源:《伤寒论》）

⑥心阳衰弱，心悸气短，胸痹心痛，可与人参、桂枝同用。

3.祛寒止痛。

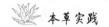

①甘草附子汤

甘草 5 克，炮附子 10 克，桂枝 5 克，白术 10 克。

用于风湿相搏，骨节痛烦，不得屈伸，痛风。

（处方来源：《金匮要略》）

②附子汤

熟附子 15 克，茯苓 9 克，党参 9 克，白术 12 克，白芍 9 克。

用于寒湿内侵，骨节疼痛，背部恶寒，手足不温，口不渴，苔白滑等。

（处方来源：《伤寒论》）

【禁忌】阴虚阳盛者及孕妇忌用。

反半夏、瓜蒌、贝母、白蔹、白及，畏犀角。

因本品性燥烈、有毒，内服必须经过炮制，若内服过量或炮制煎煮方法不当，可致中毒。

【参考】本品含乌头碱、次乌头碱、塔拉胺、川乌碱甲、川乌碱乙及消旋去甲基乌药碱、棍掌碱等。

①有明显的强心作用。

②对蛋清性关节肿有消炎作用。

③有镇痛、镇静作用。

④有抗心肌缺血缺氧作用。

⑤对垂体 – 肾上腺皮质系统有兴奋作用。

⑥有促进血凝的作用。

⑦中毒可见心率变慢、传导阻滞、室性期前收缩或室性心动过速、室性纤维颤动，严重时出现抽搐、昏迷以致死亡。

【附注】本品的母根即为乌头，性味与附子相似。

附子长于祛寒，乌头长于祛风，故温肾助阳多用附子，祛风湿关节痛多用乌头。二药均有大毒，必须经过炮制方可用，并须久煎单包。如发生中毒（表现为恶心呕吐、心率减慢、血压下降等），可以用金银花 60 克，绿豆 60 克，甘草、生姜各 15 克，水煎兑白糖服以解毒。

干姜（《神农本草经》）

【来源】为姜科多年生草本植物姜的干燥根茎。

【性味归经】辛，热，归脾、胃、心、肺经。

【功效】温中回阳，温肺化饮。

【用量】3～10 克。止血宜炒黑成炭（名姜炭、黑姜），1～3 克。

【临床应用】

1. 温中，治疗脾胃虚寒。

①理中丸

人参、干姜、白术、炙甘草各9克。

用于脾胃虚寒，症见脘腹冷痛，泄泻，呕吐，腹满不食，阳虚失血亦可用。

（处方来源:《伤寒论》）

②二姜丸

高良姜、炮姜（干姜）各等分。（有成药）

用于胃寒呕吐，脘腹冷痛。

（处方来源:《太平惠民和剂局方》）

③干姜人参半夏丸

干姜、人参、半夏各等量为末，姜汁糊为丸。

用于虚寒呕吐。

（处方来源:《金匮要略》）

2. 回阳救逆，用于亡阳证。

四逆汤

干姜6克，熟附子15克，炙甘草6克。

用于脾胃阳虚，四肢厥冷，脉微欲绝。

（处方来源:《伤寒论》）

3. 温肺止咳。

①苓甘五味姜辛汤

茯苓12克，甘草9克，五味子5克，干姜9克，细辛3克。

用于寒饮犯肺，咳嗽，气喘，舌苔白滑。

（处方来源:《金匮要略》）

②小青龙汤

麻黄9克，桂枝9克，细辛3克，干姜9克，五味子6克，半夏9克，白芍9克，炙甘草9克。

用于外感风寒，内停水饮，症见恶寒发热，喘咳痰多而清稀者。

（处方来源:《伤寒论》）

【禁忌】阴虚有热者忌用，孕妇慎用。

【参考】本品含挥发油。

①能直接兴奋心脏，对血管运动中枢有兴奋作用。

②有镇吐、镇静、镇痛、祛风、健胃、止咳等作用。

【附注】干姜、附子均有温阳祛寒作用，但干姜偏于温脾阳以止吐泻，附子偏于温肾阳以治肢冷厥逆，如阴寒内盛，脾肾之阳俱虚，则可同用。

肉桂（《神农本草经》）

【来源】为樟科常绿乔木肉桂的树皮。

【性味归经】辛、甘，热，归脾、肾、心、肝经。

【功效】补火助阳，散寒止痛，温经通脉，引火归元。

【用量】2～5克。

【临床应用】

1.用于肾阳不足，以温肾补火。

①桂附理中丸

肉桂、制附子、党参、白术、炮姜、炙甘草。

每次1丸，1日2次，姜汤送服。用于命门火衰，畏寒肢冷，脘腹冷痛，呕吐，泄泻等；脾胃功能下降导致的消化不良，伴有四肢发冷。

（处方来源：《饲鹤亭集方》）

②右归丸

熟地黄24克，山药12克，山茱萸9克，枸杞子12克，菟丝子12克，杜仲12克，当归9克，鹿角胶12克，肉桂6克，制附子6克。

用于命门火衰、阳虚所致的腰膝酸软，畏寒肢冷，阳痿，尿频，大便溏薄者。

（处方来源：《景岳全书》）

③济生肾气丸

熟地黄12克，山药12克，山茱萸12克，茯苓9克，牡丹皮9克，泽泻9克，肉桂3克，制附子3克，牛膝9克，车前子9克。

温肾行水，用于水肿、小便不利，以及慢性肾炎水肿，阳气虚弱，恶寒肢冷。

（处方来源：《济生方》）

④用于下元虚冷，虚阳上浮，症见面赤，虚喘，汗出，尺脉微弱，常与山茱萸、五味子、人参等同用，以引火归元。

2.用于脾阳不足，以温中散寒。

①中焦虚寒，脘腹冷痛，呕吐泄泻，常与丁香同用。

②桂苓丸

肉桂3克，木香3克，干姜4.5克，肉豆蔻9克，制附子9克，丁香3克，茯苓9克。

用于脾肾阳虚泄泻，食少纳呆，完谷不化。

（处方来源：《太平惠民和剂局方》）

3.用于经脉受寒，气血凝滞。

①用于寒痹。

蠲痹汤

羌活 3 克，秦艽 3 克，当归 9 克，肉桂 2 克，海风藤 6 克，独活 3 克，川芎 2 克，木香 5 克，乳香 2.5 克，桑枝 9 克，炙甘草 2 克。

用于风寒湿痹，肢体关节疼痛，沉重麻木，得热则减，以温经散寒，活血止痛。

（处方来源：《杨氏家藏方》）

②暖肝煎

肉桂 6 克，沉香 3 克，乌药 6 克，当归 9 克，枸杞子 9 克，小茴香 6 克，茯苓 6 克，生姜 5 片。

用于肝肾阴寒，小腹疼痛，寒疝牵引睾丸。

（处方来源：《景岳全书》）

③少腹逐瘀汤

当归 9 克，川芎 6 克，黑姜 3 克，小茴香 1.5 克，延胡索 3 克，肉桂 3 克，没药 3 克，赤芍 6 克，蒲黄 9 克，五灵脂 6 克。

用于冲任虚寒，少腹血寒凝结、积块或疼痛，以及经行腹痛或经闭，血寒不孕等症。

（处方来源：《医林改错》）

④阳和汤

肉桂 3 克，鹿角胶 3 克，姜炭 2 克，熟地黄 30 克，麻黄 2 克，白芥子 6 克，甘草 3 克。

温阳补血，散寒通滞，用于一切阴疽，贴骨疽，以及流注、鹤膝风等属于阴寒之证者。

（处方来源：《外科全生集》）

⑤用于气血虚者，配伍黄芪、当归等。

托里黄芪汤

黄芪、茯苓、肉桂、麦冬、当归、人参、远志、甘草、五味子各 3 克，粗末水煎。

（处方来源：《圣济总录》）

⑥治疗气血不足，在补气血方中加肉桂，以鼓舞气血生长。

十全大补汤

熟地黄 9 克，当归 9 克，川芎 6 克，白芍 9 克，人参 6 克，白术 9 克，茯苓 9 克，甘草 9 克，黄芪 9 克，肉桂 6 克，生姜 3 片，大枣 20 枚。

（处方来源：《太平惠民和剂局方》）

【禁忌】血热妄行者及孕妇忌用，畏赤石脂。

【参考】本品含挥发油，油中主要成分为桂皮醛、乙酸桂皮酯、乙酸丙酯等。

①有扩张血管、促进血循环，增加冠脉及脑血管的血流量，使血管阻力下降等作用。

②有抗血小板聚集、抗凝血酶的作用。

③有镇静、镇痛、解热、抗惊厥作用。

④增强消化功能，解除消化道积气，缓解胃肠痉挛。

⑤可引起子宫充血。

⑥对革兰氏菌均有抑制作用。

⑦对多种致病性真菌有抑制作用。

吴茱萸（《神农本草经》）

【来源】为芸香科落叶灌木或小乔木植物吴茱萸、石虎或疏毛吴茱萸接近成熟的果实。

【性味归经】辛、苦，热，有小毒，归肝、脾、胃、肾经。

【功效】散寒止痛，温中止呕，助阳止泻。

【用量】1.5～6克。

【临床应用】

1. 用于寒凝诸痛证。

①导气汤

吴茱萸4.5克，川楝子9克，小茴香3克，木香4.5克。

用于寒疝，以及偏坠，小肠疝痛。

（处方来源：《医方简义》）

②吴茱萸汤

吴茱萸4.5克，人参9克，生姜15克，大枣3枚。

用于厥阴头痛，胃中虚寒，食谷欲呕，胃脘作痛，吞酸嘈杂，少阴病吐利，手足厥冷。

（处方来源：《伤寒论》）

③鸡鸣散

槟榔7枚，陈皮30克，木瓜30克，吴茱萸6克，桔梗15克，生姜15克，紫苏9克。

用于寒湿脚气肿痛，足痛筋脉浮肿者，或上冲入腹，具有行气降浊、宣化寒湿之功效。

（处方来源：《类编朱氏集验医方》）

2. 用于肝火犯胃，呕吐反酸。

左金丸

黄连6克，吴茱萸1克。

胃寒者可配伍生姜、半夏。

（处方来源：《丹溪心法》）

3. 用于虚寒泄泻。

四神丸

补骨脂12克，吴茱萸3克，肉豆蔻6克，五味子6克，生姜12克，大枣10枚。

用于脾胃虚寒久泻，五更泄泻。

（处方来源：《内科摘要》）

【禁忌】血虚有火者及孕妇忌用。

本品辛热燥烈，易耗气动火，故不宜多服、久服。

【参考】本品含挥发油及多种生物碱。

①有镇痛、降压作用。

②能兴奋中枢，引起视力障碍、错觉。

③能抑制血小板聚集，抑制血小板血栓及纤维蛋白血栓形成。

④对子宫有兴奋作用。

小茴香 （《新修本草》）

【来源】为伞形科多年生草本植物茴香的成熟果实。

【性味归经】辛，温，归肝、肾、脾、胃经。

【功效】散寒止痛，理气和中。

【处方用名】

小茴香（茴香、小茴）：理气调中，开胃进食。

盐茴香：温肾暖肝。

【用量】3～6克。

【临床应用】

1. 祛寒止痛。

①天台乌药散

乌药、小茴香、木香、青皮、高良姜各15克，槟榔9克，炒巴豆12克，川楝子15克。

（处方来源：《圣济总录》）

②肝气郁滞，睾丸偏坠胀痛，可与橘核、山楂同用。

③用于寒凝气滞所致的小肠疝气，少腹痛引睾丸痛。

2. 用于胃寒呕吐少食，脘腹胀痛，可与干姜、白术、木香配合使用。

菌、人型结核杆菌等均有抑制作用。

【附注】干姜、高良姜、生姜均有温胃祛寒作用，干姜长于温脾止泻，高良姜长于温中止痛，生姜长于温胃止呕。

花椒（《神农本草经》）

【来源】为芸香科灌木或小乔木植物花椒或青椒的成熟果皮。

【性味归经】辛，热，归脾、胃、肾经。

【功效】温中止痛，杀虫止痒。

【用量】3～10克。

【临床应用】

1.用于脾胃虚寒、脘腹冷痛、吐泻等症，可与人参、干姜配伍；治寒湿泄泻，与苍术、厚朴、陈皮等配伍。

2.用于虫积腹痛，常与乌梅、干姜、黄柏等配伍。

乌梅丸

乌梅30克，细辛3克，干姜9克，黄连9克，当归6克，附子6克，花椒5克，桂枝6克，人参6克，黄柏6克。

用于蛔厥证，腹痛发作，手足厥冷，呕吐时发，甚者吐蛔。此方治疗久泻久痢亦有效。

（处方来源：《伤寒论》）

3.治疗湿疹瘙痒、妇人阴痒。

本品可杀虫、燥湿止痒，单用煎水外洗即可，也可以与苦参、蛇床子、地肤子等煎汤外用。

4.同茯苓配伍，用于肾虚痰喘、腰痛足冷等病症。

椒苓丸

花椒500克，白茯苓300克。

（处方来源：《本草纲目》引《邵真人经验方》）

【禁忌】阴虚火旺的人不宜，身有炎症者或孕妇也不宜。

【参考】本品主要含有挥发油、柠檬烯、月桂烯、异茴香醚等。

①有镇痛抗炎作用，有驱蛔作用。

②挥发油对多种皮肤真菌有一定的抑制和杀灭作用。

【附注】椒目，即花椒的种子，味苦，性寒，归肺、肾、膀胱经。

功效：利水消肿，降气平喘。用于治疗水肿胀满，痰饮咳喘。

用量：3～10克。

丁香（《雷公炮炙论》）

【来源】为桃金娘科常绿乔木植物丁香的花蕾，也叫公丁香。

【性味归经】辛，温，归脾、胃、肾经。

【功效】温中止痛，温肾助阳。

【用量】1.5～6克。

【临床应用】

1.用于胃寒，呃逆呕吐。

①虚寒呃逆，常与柿蒂、党参、生姜等同用，以温中益气。

丁香柿蒂汤

丁香6克，柿蒂9克，人参3克，生姜6克。

用于胃气虚寒湿之呃逆，胸脘痞闷，舌淡，苔白。

（处方来源：《症因脉治》）

②脾胃虚寒，食少纳呆，可配伍砂仁、白术。

2.治疗心腹冷痛、胸闷、胸痹，可与附子、薤白、川芎等配伍。

3.治疗肾虚、阳痿、宫冷，可与附子、肉桂、淫羊藿同用。

【禁忌】不宜与郁金同用。

【参考】本品含挥发油、丁香油酚、乙酰丁香油酚、β–石竹烯、水杨酸甲酯等，还有齐墩果酸、鼠李素、山奈酚等。

①促进胃液分泌，加强消化功能，减轻恶心、呕吐。

②有镇痛、抗炎作用，丁香酚有抗惊厥作用。

③有抗血小板聚集、抗血栓作用。

④有抗腹泻、利胆、抗缺氧等作用。

⑤对多种球菌、杆菌有抑制作用。

荜茇（《新修本草》）

【来源】为胡椒科藤本植物荜茇的未成熟或成熟的果穗。

【性味归经】辛，热，归胃、大肠经。

【功效】温中止痛。

【用量】3～6克。

【临床应用】

1.用于胃寒呕吐、呃逆、腹痛、泄泻，可单用，多数情况配伍附子、干姜等。

2.用于虚寒腹痛，可与白术、干姜、肉豆蔻等配伍。

3.治疗寒凝气滞，胸痹心痛，常与檀香、延胡索、高良姜配伍使用。

4.感寒疼痛，可与川芎、藁本等配伍使用。

【禁忌】身体过虚者不宜用。

【参考】本品主要含胡椒碱、挥发油、棕榈酸、四氢胡椒酸。

①有镇痛、镇静、抗惊厥作用。

②对抗多种原因所致的缺氧及心肌缺血。

③纠正动物实验性心律失常，降胆固醇。

④对白色和金黄色葡萄球菌及枯草杆菌、痢疾杆菌有抑制作用。

荜澄茄 (《雷公炮炙论》)

【来源】为樟科落叶乔木或灌木植物山鸡椒的成熟果实。

【性味归经】辛，温，归脾、胃、肾、膀胱经。

【功效】温中止痛，散寒行气。

【用量】2～5克。

【临床应用】

1. 胃寒呕逆，脘腹冷痛，与高良姜、丁香、厚朴等同用。

2. 寒疝腹痛，与吴茱萸、香附、木香等同用。

3. 下焦虚寒，小便不利，或寒湿瘀滞，小便浑浊，可与萆薢、茯苓、乌药等同用。

【禁忌】不宜同食酸辣食物及番泻叶等寒凉药材。

【参考】本品主要含有挥发油，其中有柠檬醛、甲基庚烯酮、柠檬烯、芳樟醇、对伞花烃等。

①有镇静、镇痛、抗过敏作用。

②对金黄色葡萄球菌、大肠杆菌、痢疾杆菌、伤寒杆菌有抑制作用。

③动物实验中，有抗心肌缺血、抗心律失常、抗溃疡及腹泻、平喘等作用。

胡椒 (《新修本草》)

【来源】为胡椒科常绿藤本植物胡椒的接近成熟或成熟的果实，又名古月。

【性味归经】辛，热，归胃、大肠经。

【功效】温中止痛，下气，消痰。

【用量】2～4克。

【临床应用】

1. 用于胃寒腹痛吐泻，可与高良姜、荜茇等温中药同用。单用胡椒粉置膏药中贴于脐部，治疗脾胃虚寒泄泻有效，还可与白术、吴茱萸同用。

2. 治疗反胃，不欲饮食，可与半夏、姜汁为丸服。

3. 癫痫痰多，常与荜茇等分为末内服，以消痰解郁。

4. 药食同源，作为调味品，可开胃、增进食欲。

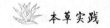

【禁忌】痔疮、咽炎、目疾者尽量不用。

【参考】本品含胡椒碱、胡椒林碱、胡椒新碱及挥发油。

①有健胃作用。

②有抗惊厥和镇静作用（动物实验）。

③可扩张皮肤血管，产生温热效应。

④可促进胆汁分泌，有抗炎作用。

第八章 行气药

凡以调畅气机、清除气滞为主要作用的药物均被称为行气药，也叫理气药。其中作用特强的又被称为破气药。

行气药多辛香苦温，辛能行散，苦能疏泄，芳香能走窜，性温能通行，故有舒畅气机、消除气滞的功效，主要用于气滞证。

"气有余便是火，气不足便是寒"，则宜分别选用清热、祛寒之品；气脱不收，气散不敛，气陷不升，气浮不降，又宜分别选用补养、固涩、升提、摄纳之品。

临床使用本类药物，要针对不同病情、药物的特点，做适当配伍：

①脾胃气滞，除选用行气健脾药外，若兼饮食停滞，当配消食导滞药。

②若湿浊中阻，气机不畅，常与苦温燥湿药或芳香化湿药配伍。

③脾胃气虚者，当配伍补中益气药。

④肝郁气滞者除选用疏肝解郁药外，应酌情配伍柔肝、止痛、健脾或活血调经药。

⑤因外邪客肺肺气壅滞者，宜配伍宣肺化痰药。

⑥痰饮阻肺者，可配伍祛痰化饮药。

临床在使用理气药时，应注意以下几点：

①人体气与血相互依存，气行则血行，气滞则血凝。一般外伤痛、月经痛等血分病，加理气药于活血药中，可以加强行瘀的功效。

②酌加理气药于补养药中，可使补药补而不腻，以防其腻滞而致胀闷。

③理气药多辛温香燥，易耗气伤阴，故气虚阴亏者慎用。

④破气药对孕妇应忌用。另外，因其气味芳香，不宜久煎。

陈皮（《神农本草经》）

【来源】为芸香科常绿小乔木植物橘及其栽培变种的成熟果实的果皮。

【性味归经】辛、苦，温，归脾、肺经。

【功效】理气健脾，燥湿化痰。

【用量】3～10克。

【临床应用】

1. 用于脾胃气滞。

①平胃散

苍术 10 克，厚朴 6 克，陈皮 3 克，甘草 3 克，生姜 6 克，大枣 6 克。

用于湿浊中阻所致的脘腹胀满，不思饮食，体重倦怠，呕恶吞酸，大便溏薄，舌苔厚腻等。因湿浊中阻，气滞不畅，用陈皮行气。

（处方来源：《太平惠民和剂局方》）

②异功散

人参、白术、茯苓、炙甘草、陈皮各6克。

研为细末，每服6克。用于脾胃虚弱而气滞，饮食减少，消化不良，大便溏薄，胸脘痞闷不舒等，用陈皮以协助补气健脾。

（处方来源：《小儿药证直诀》）

③对于脾胃气滞较甚，脘腹胀痛较剧者，每与木香、枳实等同用，以增强行气止痛之功。

④橘皮汤

陈皮10克，生姜6克。

用于胃寒呕吐、噫气。

（处方来源：验方）

2.用于湿痰、寒痰，是治痰要药。

①二陈汤

陈皮9克，半夏9克，茯苓9克，炙甘草6克。

用于痰饮呕恶、咯痰不爽等症。

（处方来源：《太平惠民和剂局方》）

②寒痰咳嗽，多与干姜、细辛、五味子同用，以达温肺化痰之功。

【禁忌】阴虚干咳无痰者忌用。

【参考】本品含挥发油、橙皮苷、川皮酮及维生素 B_1、C 等。

①挥发油对胃肠平滑肌有抑制作用，可缓解胃肠痉挛，促使胃液分泌，有助于消化。

②挥发油能刺激呼吸道黏膜，使分泌物增多，稀释痰液，有利于祛痰，并能舒张支气管而有平喘作用。

③有利胆、抗凝、升压等作用。

【附注】橘叶，味苦，性平，功能疏肝行气，消肿散毒，可治乳痈、胁痛等，用量3～9克。

橘络，为橘瓣上的筋膜，味苦，性平，功能通络化痰，顺气活血，主治痰滞经络、咳嗽、胸肋作痛。

化橘红（《识药辨微》）

【来源】为芸香科植物化州柚或柚的未成熟或接近成熟的外层果皮。

【性味归经】辛、苦，温，归肺、脾、胃经。

【功效】燥湿化痰，行气宽中。

【用量】3～10克。

【临床应用】

1. 主要用于湿痰或寒痰咳嗽。

肺炎汤

麻黄3克，炒苦杏仁9克，甘草3克，生石膏30克，化橘红9克，牛蒡子12克，鱼腥草30克，川贝母9克。

用于高热喘促，咳嗽胸痛，吐铁锈色痰，舌苔少津，苔白或黄，脉洪数（大叶性肺炎）。

（处方来源：《临证医案医方》）

2. 用于食积不化、呕恶胸闷等。

化湿开胃汤

炙半夏10克，化橘红15克，茯苓15克，甘草5克。

（处方来源：《橘万家》）

【禁忌】阴虚肺燥不用。

【参考】本品含挥发油、橙皮苷等，还有类素互呔，主要作用同陈皮。

枳实（《神农本草经》）

【来源】为芸香科植物酸橙的干燥幼果。

【性味归经】苦、辛、酸，微寒，归脾、胃、大肠经。

【功效】破气消积，化痰除痞。

【用量】3～10克。

【临床应用】

1. 用于食积停滞，胃肠热结。

①食积不化，脘腹胀满，嗳腐气臭者，多与山楂、麦芽、神曲等同用，以达行气消积之功。

②大承气汤

大黄12克，芒硝6克，厚朴18克，枳实9克。

用于阳明腑实证，热盛便秘，腹部胀满，疼痛拒按，烦躁谵语，舌苔焦黄起刺，脉沉实有力；或热结旁流，下利清水臭秽；或热厥、痉病、发狂之属于里热实证者。

（处方来源：《伤寒论》）

③枳实导滞丸

枳实9克，白术9克，茯苓9克，神曲9克，泽泻9克，大黄9克，黄连3克，生姜6克，黄芩6克。

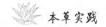

研末为丸。用于肠胃积热，腹胀满痛，大便秘结。对于湿热泻痢，里急后重者，也可达泻热导滞之功。

（处方来源：《内外伤辨惑论》）

④枳实芍药散

枳实9克，白芍9克。

研末服或水煎。用于产后气血积滞，腹痛，烦闷不安。

（处方来源：《金匮要略》）

2.行气化痰消痞。

①枳实薤白桂枝汤

枳实12克，薤白15克，桂枝3克，瓜蒌12克，厚朴12克。

用于胸痹，气结在胸，心中痞满，气从胁下上逆抢心者。此症实际是胸阳不振，痰阻胸痹，以温阳散寒，行气化痰，方可收功。

（处方来源：《金匮要略》）

②小陷胸加枳实汤

黄连6克，瓜蒌9克，半夏15克，枳实6克。

清热化痰，行气除痞，用于痰热结胸，苔黄腻。

（处方来源：《温病条辨》）

③心下痞满，食欲不振，可与半夏、厚朴等同用。

3.本品还用于气虚下陷所致的子宫脱垂、胃下垂、脱肛，常与黄芪、党参等补气升阳药配伍。

【禁忌】孕妇慎用，非气滞邪实者忌用。

【参考】酸橙果皮含挥发油、黄酮苷、甲基酪胺、对羟福林等。

①对胃肠道平滑肌有兴奋作用，使胃肠运动收缩节律增强且有力。

②对子宫有兴奋作用，使子宫收缩有力，增强肌张力。

③有明显而持久的升压作用，同时能增加冠脉流量、强心，用于各种休克的救治。

④有抗过敏、抗炎、增强免疫力作用。

【附注】枳壳，是酸橙接近成熟的果实，性味、功效与枳实相同，但力量较弱。

青皮（《本草图经》）

【来源】为芸香科植物橘及其栽培变种的干燥幼果或未成熟果实的果皮。

【性味归经】苦、辛，温，归肝、胆、胃经。

【功效】疏肝破气，消积化滞。

【处方用名】

青皮：也称小青皮、花青皮。

醋青皮：增强疏肝止痛作用。

炒青皮：缓和辛燥之性，理气。

【用量】3～10克。

【临床应用】

1.用于肝气郁滞，以疏肝止痛。

①胸肋胀痛，常与柴胡、香附子配伍，以增强疏肝理气之功。

②乳房胀痛或结块，可与瓜蒌、橘叶、浙贝母同用，以增强行气散结消肿之效。

③寒疝腹痛，多与乌药、小茴香等同用，以增强行气止痛效果。

天台乌药散

小茴香15克，木香15克，青皮15克，高良姜15克，槟榔9克，巴豆12克，川楝子15克，乌药15克。

（处方来源：《圣济总录》）

④气滞血瘀，肋下痞块，常与三棱、莪术、丹参等配伍，以达行气散结、活血化瘀之功。

2.健脾消食，用于食积气滞，食积不化，嗳气吞酸，脘腹胀痛，常与神曲、山楂等配伍，以增强消积化滞之功效。

青皮丸

青皮10克，山楂10克，神曲10克，麦芽12克，草果6克。

（处方来源：《沈氏尊生书》）

【禁忌】本品燥烈耗气，气虚者及孕妇慎用。

【参考】本品含挥发油、橙皮苷等。

①挥发油对胃肠道有温和的刺激作用，可促进消化液的分泌，排除肠内积气，抑制肠管平滑肌，起解痉作用。

②挥发油的柠檬烯有祛痰、平喘作用。

③有升压、兴奋心肌、抗血栓、利胆的作用。

【附注】陈皮、青皮之区别：

陈皮性主升浮，偏理脾、肺气分，长于行气健脾，燥湿化痰；青皮性主降泄，偏疏肝胆气分，长于破气疏肝，消积化滞。

故凡脾失健运，胸腹胀闷或咳嗽等症，多用陈皮；凡肝气郁结，胁肋疼痛、乳痈、疝气等，多用青皮。

但由于肝气为病，每影响胃，故肝、胃症状并见者，二药常配伍使用。

木香（《神农本草经》）

【来源】为菊科多年生草本植物木香的根。

【性味归经】辛、苦，温，归脾、胃、大肠、胆、三焦经。

【功效】行气止痛。

【处方用名】

广木香：产于印度、缅甸者。

云木香：云南引种者。

川木香：产于四川者。

木香：行气力强。

煨木香：力缓而偏于止泻。

【用量】3～10克。

【临床应用】

1. 用于脾胃气滞，以行气止痛。

①木香调气散

木香3克，白豆蔻仁3克，丁香2克，檀香2克，藿香叶9克，香附5克，陈皮2克，甘草3克，砂仁5克。

加生姜3片，水煎服。用于寒湿阻滞肠胃所引起的脘腹胀痛。

（处方来源：《万病回春》）

②脾胃气滞，脘腹胀痛，可与枳壳、川楝子、延胡索配伍，以增强行气止痛之功。

③食积气滞，可与山楂、青皮等同用。

匀气散

人参、白术、茯苓、青皮、白芷、陈皮、乌药各1.5克，甘草、木香各1克。

（处方来源：《医学入门》）

④脾虚气滞，可与党参、白术等配伍，以补气健脾。

香砂六君子汤

人参3克，白术6克，茯苓6克，甘草2克，砂仁2.5克，木香2克，半夏3克，陈皮2.5克，生姜6克。

（处方来源：《古今名医方论》）

2. 用于泻痢腹痛，里急后重。

①香连丸

木香6克，黄连15克。

用于急性肠炎、痢疾、腹痛、大便坠胀等病症。

（处方来源：《太平惠民和剂局方》）

②木香槟榔丸

木香3克，槟榔3克，青皮3克，陈皮3克，黄柏9克，莪术3克，黄连3克，大黄9克，香附12克，牵牛子12克。

用于腹胀便秘、痢疾、肠炎初起、腹胀气坠等病症。

（处方来源：《儒门事亲》）

3. 健胃消食。

木香枳术丸

木香、枳实、白术各等分。

每次6克，日2次。用于消化不良，食欲不振。

（处方来源：《内外伤辨惑论》）

4. 治疗胁痛、黄疸，常与郁金、柴胡、茵陈等配伍，以达疏理肝气、清热利湿退黄的功效。

【禁忌】阴虚燥热者忌用。

【参考】本品含挥发油，油中含木香内酯、木香烯、木香酸、木香醇、木香碱，还含有树脂、菊糖等。

①对胃肠道有抑制与兴奋双向作用，可促进消化液分泌。

②对支气管平滑肌有解痉作用。

③对伤寒杆菌、痢疾杆菌、大肠杆菌等杆菌有抑制作用，对多种真菌有抑制作用。

④有利尿及促进纤维蛋白溶解等作用。

【附注】川木香产于四川、西藏等地，其性味与木香基本相同，但性平不燥，以行气血、调经为主。

香附（《名医别录》）

【来源】为莎草科多年生草本植物莎草的根茎。

【性味归经】辛、微苦、微甘，平，归肝、脾、三焦经。

【功效】疏肝理气，调经止痛，健胃消食。

【处方用名】

香附：疏肝理气，调经止痛，健胃消食。

醋香附：偏于疏肝止痛。

香附炭：止血，用于崩漏下血。

【用量】6～12克。

【临床应用】

1. 用于肝郁气滞，为疏肝解郁、行气止痛之良药。

①柴胡疏肝散

柴胡6克，白芍4.5克，陈皮6克，香附4.5克，川芎4.5克，枳壳4.5克，炙甘草1.5克。

用于肝气郁结，胁肋疼痛，寒热往来等症。

（处方来源：《景岳全书》）

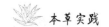

②肝气犯胃，脘腹胀痛，常与木香、佛手等同用，以达到疏肝和胃止痛的功效。

③良附丸

高良姜9克，香附9克，生姜汁。

用于肝郁气滞、胃寒气痛、痛经等。

（处方来源：《良方集腋》）

④寒疝腹痛，多与小茴香、乌药等配伍，达散寒止痛之功。

2. 用于肝郁月经不调、痛经、乳房胀痛。

①四制香附丸

将香附分为4份，分别用盐、醋、酒、童便浸泡，炒研为丸。（有成药）

用于精神抑郁所致的月经不调，经来时少腹及乳房胀痛。

（处方来源：《女科万金方》）

②香附15克，艾叶15克，陈皮15克，月季花6克。

（处方来源：验方）

③香附18克，益母草9克。

（处方来源：验方）

3. 健胃消食。

香砂养胃汤

香附6克，砂仁3克，木香4克，枳实6克，白豆蔻4克，厚朴9克，藿香6克，白术9克，陈皮9克，茯苓9克，半夏9克，甘草3克，生姜9克，大枣5枚。

用于脾胃虚弱，消化不良，呕泻腹胀等症。

（处方来源：《杂病源流犀烛·身形门》）

【禁忌】阴虚血热者、月经先期属热者不用。

【参考】本品含挥发油，主要为香附酮、香附烯、香附醇等，此外含生物碱、黄酮类及三萜类。

①对子宫有抑制作用，能降低其收缩力和张力。

②挥发油有雄激素样作用。

③有抗菌作用，挥发油对金黄色葡萄球菌及真菌有抑制作用。

④有镇痛、解热、强心、降压等作用。

川楝子（《神农本草经》）

【来源】为楝科落叶乔木植物川楝的成熟果实。

【性味归经】苦，寒，有小毒，归肝、胃、小肠、膀胱经。

【功效】行气止痛，杀虫疗癣。

【处方用名】

川楝子：又名金铃子。

炒川楝子：降低了川楝子的毒性及苦寒之性。

盐川楝子：引药下行，增强止下腹痛及疝痛作用。

【用量】3 ～ 10 克。

【临床应用】

1. 用于肝气郁滞诸痛。

①金铃子散

川楝子 9 克，延胡索 9 克。

用于腹痛、肋间神经痛等病症。

（处方来源：《太平圣惠方》）

②肝胃不和，胁肋作痛，与柴胡、白芍同用。

③导气汤

川楝子 9 克，小茴香 3 克，吴茱萸 4.5 克，木香 4.5 克。

用于寒疝腹痛，以散寒行气止痛。

（处方来源：《医方简义》）

2. 用于虫积腹痛。

川楝子 10 克，槟榔 15 克，使君子 15 克，枳壳 10 克，广木香 10 克。

用于胆道蛔虫。

（处方来源：验方）

3. 治疗肝肾阴虚，气滞不畅，胁肋胀痛，咽干，脉细。

一贯煎

川楝子 4.5 克，沙参 9 克，麦冬 9 克，当归 9 克，生地黄 18 克，枸杞子 9 克。

（处方来源：《柳州医话》）

4. 本品中毒解除法：用白糖、甘草煎服，可解毒。

【禁忌】本品有毒，不可过量及久服。

【参考】本品含川楝素、楝树碱、山柰醇及脂肪油等。

①川楝素有驱蛔虫作用。

②对金黄色葡萄球菌及皮肤真菌有抑制作用。

③兴奋肠管平滑肌，使其张力及收缩力增强。

④内服过量可致中毒，主要伤害肝脏，抑制中枢，令人出现恶心呕吐、腹泻、呼吸循环衰竭，甚至死亡。

玫瑰花（《食物本草》）

【来源】为蔷薇科灌木植物玫瑰的花蕾。

【性味归经】甘、微苦，温，归肝、脾经。

【功效】行气解郁，活血止痛。

【用量】3～6克。

【临床应用】

1.用于肝胃不和，胸胁脘腹胀痛，呕恶食少，可与佛手、香附、砂仁同用，以达疏肝和胃、行气止痛的功效。

2.用于月经不调、经前乳房胀痛、跌打损伤。

①月经不调，多与当归、白芍、川芎同用。

②跌打损伤，可与桃仁、红花、当归配伍。

【禁忌】孕妇及月经期、阴虚火旺者不用。

【参考】本品含挥发油，油中有右旋香茅醇、玫瑰醚、丁香酚、香叶醇等，另有脂肪油、鞣质、有机酸等。玫瑰油有促进胆汁分泌作用，可排除积气，助消化。

甘松（《本草拾遗》）

【来源】为败酱科多年生草本植物甘松或匙叶甘松的根及根茎。

【性味归经】辛、甘，温，归脾、胃经。

【功效】行气止痛，开郁醒脾。

【用量】3～6克。

【临床应用】

1.用于胸脘疼痛。

①思虑伤脾之胸闷腹胀，可与柴胡、香附配伍，以达开郁醒脾的功效。

②寒凝气滞之胃脘疼痛，可与木香、砂仁同用，以增强散寒止痛的功效。

2.本品配荷叶、藁本煎汤洗足，可治湿脚气，收湿拔毒。

3.本品为"稳心颗粒"组成成分，用于治疗心律失常。

【禁忌】气虚血热不用，孕妇慎用，不可久用。

【参考】本品含马兜铃烯、甘松酮、广藿香醇、缬草酮等。匙叶甘松的根含有呋喃香豆精类化合物甘松素、甘松醇、山芹醇、白芷素等。

①有镇静、安定作用。

②有抗心律不齐作用。

③能使支气管扩张。

④有解痉、抗菌作用。

乌药（《本草拾遗》）

【来源】为樟科灌木或小乔木植物乌药的根。

【性味归经】辛，温，归肺、脾、胃、膀胱经。

【功效】行气止痛，温肾散寒。

【用量】3～10克。

【临床应用】

1.行气止痛，用于寒凝气滞，胸腹诸痛。

①胸胁闷痛，可与薤白、瓜蒌皮、郁金等同用，以达行气散结止痛的功效。

②天台乌药散

天台乌药15克，小茴香15克，木香15克，青皮15克，高良姜15克，槟榔9克，巴豆12克，川楝子15克。

用于寒凝气滞所致的小肠疝气、少腹痛引睾丸。

（处方来源:《圣济总录》）

③乌药汤

乌药3克，香附6克，当归1.5克，木香1.5克，甘草1.5克。

用于妇女经行腹痛。

（处方来源:《兰室秘藏》）

2.用于尿频、遗尿。

缩泉丸

益智仁9克，山药9克，乌药9克。

用于下元虚冷，小便频数及小儿遗尿。

（处方来源:《魏氏家藏方》）

3.用于精神抑郁。

四磨汤

乌药6克，沉香6克，党参6克，槟榔9克。

用于精神抑郁，嗳气频频，胸腹胀满。本方是理气方剂，临床亦可用于支气管哮喘、肺气肿、消化不良、便秘等，以顺气降逆。

（处方来源:《济生方》）

注：孕妇、肠梗阻、肠道肿瘤、消化道手术后禁忌使用。

【禁忌】气虚而有内热者忌用。

【参考】本品含生物碱（乌药酸、乌药内酯）及挥发油，油中主要为乌药烷、乌药烃、乌药醇等。

①对胃肠道平滑肌有抑制与兴奋双向调节作用，能促进消化液的分泌。

②挥发油能兴奋大脑皮层，促进呼吸，兴奋心肌，加速血液循环，升压及发汗。

③可促进血液凝固。

【附注】香附、木香、乌药均为理气药，皆可治胸腹疼痛。三药各有所长，也可互相配伍应用。

香附：长于疏肝，凡肝气不疏、胸腹胁痛、月经不调用之。

木香：善调肠胃气滞，故脘腹疼痛、泻痢后重者宜之。

乌药：散膀胱冷气，小腹胀、肠鸣、疝气、小便频者宜之。

薤白（《神农本草经》）

【来源】为百合科多年生草本植物小根蒜和薤的地下鳞茎，别名小根蒜。

【性味归经】辛、苦，温，归肺、胃、大肠经。

【功效】通阳散结，行气导滞。

【用量】5～10克。

【临床应用】

1.行气止痛，用于胸痹胸痛。

①瓜蒌薤白半夏汤

瓜蒌24克，薤白9克，半夏12克，白酒适量。

用于胸痹不得卧，心痛彻背者。

（处方来源:《金匮要略》）

②瓜蒌薤白白酒汤

瓜蒌24克，薤白12克，白酒适量。

用于胸痹，喘息咳嗽，胸背痛。

（处方来源:《金匮要略》）

③瓜蒌薤白桂枝汤

薤白10克，枳实6克，桂枝6克，厚朴6克，瓜蒌实10克。

用于寒痰凝滞胸中，阳气不得宣通，同前症。

（处方来源:《金匮要略》）

④胸痹兼有血瘀者，可与丹参、红花、川芎等配伍，以达活血化瘀、行气散结之功。

2.宽肠止痢，用于胃肠气滞，常与木香、枳实同用，以增强行气导滞之功。若湿热泻痢，可与黄芩、黄连配伍，以达清热燥湿、行气止痢的功效。

【禁忌】气虚无滞者忌用。

【参考】本品含大蒜氨酸、甲基大蒜氨酸、大蒜糖。

①有降血脂作用。

②能抑制血小板聚集。

③可促进纤维蛋白溶解。

④有抗菌、抗肿瘤作用。

佛手（《滇南本草》）

【来源】为芸香科常绿小乔木或灌木植物佛手的果实。

【性味归经】辛、苦，温，归肝、脾、胃、肺经。

【功效】疏肝理气，燥湿化痰，和中止痛。

【用量】3～10克。

【临床应用】

1.用于肝郁气滞，常与柴胡、青皮、香附配伍，以达疏肝解郁、行气止痛之功。

2.用于脾胃气滞，多与木香、砂仁同用，以行气和中。

3.用于久咳痰多，胸闷胁痛，常与丝瓜络、瓜蒌皮等同用，以增强化痰止咳之功。

【参考】本品含柠檬油素及微量香叶木苷和橙皮苷。

①能扩张冠状动脉，增加冠脉血流量。

②对胃肠道平滑肌有明显的抑制作用，缓解肠痉挛。

③有一定的祛痰作用。

沉香（《名医别录》）

【来源】为瑞香科常绿乔木植物沉香及白木香含有树脂的木材。

【性味归经】辛、苦，温，归脾、胃、肾经。

【功效】行气止痛，温中止呕，纳气平喘。

【用量】1～3克，煎服宜后下，或磨汁同服。入丸、散剂，每次0.5～1克。

【临床应用】

1.用于胸腹疼痛，以温中止痛。

①沉香四磨散

沉香3克，乌药6克，木香4克，槟榔9克。

用于寒凝气滞，胸腹胀痛。

（处方来源：《世医得效方》）

②沉香桂附丸

沉香、附子、干姜、高良姜、肉桂、小茴香、川乌、吴茱萸各30克。

共细末，好醋煮面糊为丸，梧桐子大。用于脾胃虚寒，脘腹冷痛。

（处方来源：《奇效良方》）

③沉香降气散

沉香5克，甘草6克，砂仁3克，香附6克。

用于寒凝气滞，胸腹疼痛。

（处方来源：《太平惠民和剂局方》）

2.降气平喘。

①肾不纳气虚喘，常与附子、肉桂、补骨脂同用，以增强温肾纳气功效。

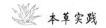

②下虚上感之痰饮喘咳，多与紫苏子、半夏配伍。

3. 用于胃寒证。

①胃寒呕吐，常与丁香、柿蒂同用，以增强降逆止呕之功。

②沉香、紫苏、白豆蔻各等分。研末，每次 3 克冲服，最好用柿蒂汤送服，治胃寒呕逆、呃逆。

【禁忌】气虚下陷、阴虚火旺均忌用。

【参考】本品含挥发油，油中含苄基丙酮、对甲氧基苄基丙酮及氢化桂皮酸、对甲氧基氢化桂皮酸等。挥发油有促进消化液和胆汁分泌等作用。

荔枝核（《本草衍义》）

【来源】为无患子科常绿乔木荔枝的成熟种子。

【性味归经】辛、微苦，温，归肝、胃经。

【功效】行气散结，祛寒止痛。

【用量】10 ～ 15 克。

【临床应用】

1. 用于寒凝诸痛。

疝气内消丸

小茴香、吴茱萸、橘核、川楝子、荔枝核、沉香、肉桂、甘草、白术、丝瓜络炭、炮姜、青皮、大茴香、补骨脂、附子。（原方未公布剂量）

用于厥阴肝经寒凝气滞所致小肠疝气。

（处方来源：《北京市中药成方选集》）

2. 用于气滞诸痛。

①荔香散

荔枝核、木香。

用量比为 6:2，共研细末。用于心腹胃脘久痛屡发者。

（处方来源：《景岳全书》）

②蠲痛散

香附 30 克，荔枝核 15 克。

共细末，每次 6 克。用于气血瘀滞之刺痛、痛经、产后腹痛。

（处方来源：《妇人大全良方》）

【禁忌】孕妇忌用，体内无寒者不用。

【参考】本品含皂苷、鞣质、甘氨酸等。甘氨酸可降低血糖，使肝糖原降低。

檀香（《名医别录》）

【来源】为檀香科常绿小乔木檀香的木质心材。

【性味归经】辛，温，归脾、胃、肺、心经。

【功效】行气止痛，开胃。

【用量】1～3克，煎时宜后下。

【临床应用】

1.治疗胃脘冷痛，呕吐纳少，可研末，干姜汤泡服，或配伍沉香、白豆蔻、砂仁等，或加乌药同用。

2.治疗寒凝气滞，胸膈不舒，可与白豆蔻、丁香、砂仁配伍。

3.寒凝气滞，胸痹心痛（冠心病），可配伍荜茇、延胡索、高良姜、细辛等。

宽胸丸

荜茇900克，高良姜450克，延胡索450克，檀香450克，细辛150克，冰片30克。制丸，每服0.3克，日3次。温中散寒，芳香开窍，理气止痛，用于心绞痛。

（处方来源:《新医药学杂志》）

【禁忌】阴虚火旺者、孕妇及月经期妇女忌用。

【参考】本品含挥发油、倍半萜类化合物、α-檀香醇、β-檀香醇、檀萜烯、檀萜烯酮等。

①挥发油对胃肠平滑肌有明显的解痉作用。

②能增加血流量，有一定的降压、利尿作用。

③对痢疾杆菌、结核杆菌有抑制作用。

香橼（《本草拾遗》）

【来源】为芸香科常绿小乔木植物枸橼或香圆的成熟果实。

【性味归经】辛、微苦、酸，温，归肝、脾、胃肺经。

【功效】疏肝理气，化痰。

【用量】3～10克。

【临床应用】

1.肝胃气滞，脘胁胀痛，可与柴胡、郁金、佛手等配伍应用。

2.脾胃气滞，脘痞呕噫，常与木香、砂仁同用，以达理气宽中之功。

3.湿痰，咳嗽痰多，可与生姜、半夏、茯苓、陈皮等同用，以燥湿化痰。

【禁忌】阴虚血燥及孕妇气虚慎用。

【参考】本品主要含挥发油、右旋柠檬烯、水芹烯、枸橼醛、乙酸香叶酯等，黄酮类成分有橙皮苷、柚皮苷等，还有维生素C、柠檬酸、苹果酸等。

①可促进胃肠蠕动和消化液分泌，健胃排气。

②有祛痰作用。

③有抗炎、抗病毒作用。

柿蒂（《本草拾遗》）

【来源】为柿树科落叶乔木柿的宿存花萼。

【性味归经】苦、涩，平，归胃经。

【功效】降气止呃。

【用量】10～15克。

【临床应用】

1.治胃寒呃逆，常与丁香、生姜同用。

①柿蒂汤

柿蒂9克，丁香6克，生姜6克。

温中益气，降逆止呃。

（处方来源：《济生方》）

②丁香柿蒂汤

丁香6克，柿蒂9克，人参3克，生姜6克。

用于胃气虚寒呃逆，胃失和降。

（处方来源：《症因脉治》）

2.胃热呃逆，可与黄连、竹茹同用以止呃。

3.痰浊内阻呃逆，可与半夏、厚朴、陈皮配伍。

4.命门火衰，元气暴脱，上逆作呃，配伍附子、人参、丁香等以止呃。

【禁忌】脾虚泄泻、便溏者慎用。

【参考】本品含三萜类成分齐墩果酸、熊果酸、桦皮酸、β-谷甾醇、糖苷、鞣质等，有镇静、抗惊厥、抗心律失常作用。

刀豆（《救荒本草》）

【来源】为豆科一年生缠绕草质藤本植物刀豆的成熟种子。

【性味归经】甘，温，归胃、肾经。

【功效】降气止呃，温肾助阳。

【用量】10～15克。

【临床应用】

1.用于虚寒呃逆、呕吐，可与丁香、柿蒂同用。

2.温肾助阳，治肾虚腰痛，与杜仲、桑寄生、补骨脂等同用。

【禁忌】不能和醋同食，不可久服。

【参考】本品主要含胺类成分刀豆四胺、刀豆赤霉素、血球凝集素、蛋白质、脂肪，有抗肿瘤作用。

第九章　消食药

凡以消化饮食积滞为主要作用的药物均被称为消食药，又称消导药。本类药物多数为味甘、性平之品，归脾、胃二经，具有消食化积、开胃和中功效，主要用于饮食积滞，脘腹胀满，嗳腐吞酸，恶心呕吐，不思饮食，大便失常及脾胃虚弱，消化不良等症。

使用本类药物，应根据不同病情，予以适当配伍：

①食积气滞者，当配伍行气药以行气导滞。

②脾胃虚弱，运化无力者，配伍健脾益胃药，以标本兼顾，消补并用。

③若食积化热者，宜配苦寒泻下药以泻热导滞。

④脾胃虚寒者，当配伍温里药以温中散寒。

⑤若兼湿浊内阻者，宜配伍芳香化浊药以化湿醒脾，消食开胃。

山楂（《本草经集注》）

【来源】为蔷薇科落叶灌木或小乔木植物山里红或山楂的成熟果实。

【性味归经】酸、甘，微温，归脾、胃、肝经。

【功效】消食化积，活血散瘀。

【处方用名】

山楂：消食，活血化瘀。

炒山楂：炒黄，减弱酸味，缓和药性，消食化积。

焦山楂：消积止痢，多用于肉食积滞，泻痢不爽。

山楂炭：亦称黑山楂，收涩，用于泄泻，痢疾出血。

山楂核：治疝气痛。

【用量】10～15克。

【临床应用】

1. 用于肉食积滞，可消肉食。

本品为消化油腻肉食积滞的要药，单用煎服，或常与麦芽、神曲、莱菔子同用，以增强消食化积之功。

保和丸

山楂18克，莱菔子3克，神曲6克，陈皮3克，半夏9克，茯苓9克，连翘3克。

用于食积停滞，症见胸脘痞满，腹胀时痛，嗳腐吞酸，厌食恶心或大便泄泻。若食积气滞较重者，可与青皮、木香等同用。

（处方来源：《丹溪心法》）

2. 用于泻痢及瘀滞腹痛。

①泻痢腹痛，可用焦山楂水煎服，或与木香、枳壳、槟榔同用，以达消积行气止痢之功。

②产后瘀阻腹痛，恶露不净或痛经，常与益母草、川芎、当归等同用，以增强活血祛瘀止痛效果。

③瘀滞胸胁疼痛，可与桃仁、红花、川芎等同用。

④疝气、睾丸肿痛，常与橘核、小茴香、荔枝核同用，以达行气散结止痛之功。

3. 临床常用生山楂对冠心病、高血压及高脂血症进行治疗，或与其他药物合用，制成泡茶饮。

【禁忌】脾胃虚弱无积滞者不用。

【参考】山楂含酒石酸、柠檬酸、山楂酸、黄酮类、内酯类、糖类及苷类。野山楂含柠檬酸、山楂酸、鞣质、果糖、皂苷、维生素 C 等。

①所含多种有机酸能提高蛋白酶的活性，促进胃酸的分泌，使肉食易被消化。

②能增加消化酶的分泌，促进消化。

③对痢疾杆菌及大肠杆菌有较强的抑制作用。

④有扩张血管、增加冠脉血流量、降血压、降血脂作用。

⑤有强心作用。

⑥有收缩子宫的作用。

鸡内金（《神农本草经》）

【来源】为雉科动物家鸡的砂囊内壁。

【性味归经】甘，平，归脾、胃、小肠、膀胱经。

【功效】消食健胃，固精止遗，化石通淋。

【处方用名】

鸡内金：有消食作用。

炒鸡内金：增强鸡内金的健胃消食作用。

醋鸡内金：矫味矫臭，增强鸡内金的健胃消食作用。

【用量】3 ～ 10 克。

【临床应用】

1. 消食化积。

①常与山楂、神曲、麦芽等配伍。

②小儿脾虚疳积，常与白术、山药、使君子配伍，以达补脾益气消积之功。

③轻症可单用本品研末冲服。

2. 健脾止泻。

①炒鸡内金、炒白术各 90 克研末，每次 6 克，饭前开水冲服。用于慢性肠炎、腹泻、胃肠胀满不舒。

②益脾饼：鸡内金、白术、干姜、大枣肉。用于脾虚腹泻，不易消化。

3. 化石通淋。

鸡内金 12 克，金钱草 15 克，郁金 9 克，胡桃 15 克，海金沙 15 克。

用于胆结石、肾结石。

（处方来源：验方）

4. 治疗遗尿、遗精。

①遗尿：与桑螵蛸、益智仁同用，以固肾缩尿。

②遗精：与菟丝子、芡实等配伍，以增强补肾固精之功。

另：炒末吞服，疗效较汤剂为佳。

【禁忌】脾胃虚弱无积滞，胃酸分泌过多者不用。

【参考】本品含胃激素、角蛋白、氨基酸及微量胃蛋白酶、淀粉酶等。口服粉剂，可使胃液分泌量及酸度增加，胃动力加强，胃排空加速。

神曲（《药性论》）

【来源】为面粉和其他药物混合后经发酵而成。

【性味归经】甘、辛，温，归脾、胃经。

【功效】消食化积，健脾和胃。

【处方用名】

神曲：亦称六神曲。

炒神曲：增强神曲的醒脾和胃功效。

焦神曲：增强神曲的健脾和胃消食功效。

【用量】6 ～ 15 克。

【临床应用】

1. 消食化积。

①健脾思食方

神曲 10 克，麦芽 12 克，干姜 3 克，乌梅肉 6 克。

用于饮食少食，口淡无味，腹部胀满。

（处方来源：验方）

②焦三仙，为山楂、神曲、麦芽炒焦合用，用于食滞脘腹，食少纳呆，肠鸣腹泻，以消食和胃。

2. 健脾止泻。

曲蘖枳术丸

神曲 9 克，白术 12 克，枳实 6 克，麦芽 9 克。

用于脾虚食滞，腹泻。

（处方来源：《内外伤辨惑论》）

3. 本品又兼解表之功，外感食滞者用之较宜。

4. 凡丸剂中有金石、介壳类药物时，可用本品糊丸以助消化。

【禁忌】胃火炽盛，舌绛无津，胃酸过多者，以及孕妇不宜。

【参考】本品含酵母菌、酶类、维生素 B 复合体、麦角固醇、挥发油、苷类、脂肪油等。

①本品借其发酵作用，以促进消化，增进食欲。

②具有抑制大肠杆菌、伤寒杆菌、流感杆菌等作用。

【附注】神曲是由面粉和其他药物混合后，经发酵而成，以大量的麦粉、麦麸皮与杏仁、赤小豆粉，用鲜青蒿、鲜苍耳草、鲜辣蓼自然汁混合拌匀，使干湿适宜，做成小块，放入筐内，覆以麻叶或楮叶保湿发酵 1 周，长出黄菌丝取出，切成小块晒干即成。

麦芽（《药性论》）

【来源】为禾本科植物大麦的成熟果实，经发芽干燥而得。

【性味归经】甘，平，归脾、胃、肝经。

【功效】消食健胃，回乳消胀。

【处方用名】

麦芽、生麦芽：消食疏肝。

炒麦芽：增强消食和胃作用，并能回乳。

焦麦芽：消食化积作用更强。

【用量】10 ～ 15 克，大剂量可到 120 克。

【临床应用】

1. 消食化积健胃。

①补脾汤

麦芽 12 克，党参 10 克，茯苓 10 克，白术 10 克，甘草 3 克，草果 6 克，干姜 3 克，陈皮 5 克，厚朴 6 克。

用于脾胃虚寒，饮食不化。

（处方来源：《三因极一病证方论》）

②炒麦芽 10 克，生山楂 10 克。水煎服，治消化不良。

③助淀粉类食物的消化，常与山楂、神曲、鸡内金配伍。

④小儿乳食停滞，单用本品煎服，或研末，开水冲调服。

2. 回乳消胀。

炒麦芽 60 ～ 120 克，水煎服，每日 1 剂，连服 2 ～ 3 日；或炒麦芽 120 克，研末，每次 15 克，每日 4 次，开水冲服。用于乳汁停积，乳房胀痛。

3. 本品兼有疏肝解郁作用，用于肝气郁滞、肝胃不和证，可与青皮、川楝子等同用。

【禁忌】哺乳期不宜使用。

【参考】本品含淀粉酶、转化糖酶、蛋白质分解酶、维生素 B、葡萄糖、麦芽糖、磷脂等。

①本品所含消化酶及维生素 B 有助消化作用。

②麦芽煎剂对胃酸与胃蛋白酶的分泌有促进作用。

③微炒时对酶无影响，炒焦后降低酶的活性。

④生麦芽含的麦角类化合物有抑制催乳素的分泌作用。

⑤麦芽浸膏口服，有降低血糖的作用。

谷芽（《本草纲目》）

【来源】为禾本科一年生草本植物稻的成熟果实，经发芽、晒干而成。

【性味归经】甘，平，归脾、胃经。

【功效】消食健胃。

【处方用名】

谷芽：亦称生谷芽、稻芽，长于和中。北方的"谷芽"为粟芽。

炒谷芽：偏于消食。

焦谷芽：善化积滞。

【用量】10 ～ 15 克，大剂量可用至 30 克。

【临床应用】用于米面薯芋食滞及脾虚食少，功似麦芽而力较缓，能促进消化而不伤胃气，常与麦芽相须为用。

①食滞脘腹胀满，可与山楂、神曲同用。

②脾虚食少，多与党参、白术等配伍，以增强补脾益气作用。

【禁忌】要辨证施用，不可因为安全性高就随意使用。

【参考】本品含淀粉酶、维生素 B、蛋白质等，有促进消化、增进食欲的作用，其淀粉酶含量较麦芽低。

本品消化淀粉之力不及麦芽，煎剂及炒谷芽会降低消食作用。

莱菔子（《日华子本草》）

【来源】为十字花科一年生或两年生草本植物萝卜的种子。

【性味归经】辛、甘，平，归脾、胃、肺经。

【功效】消食除胀，降气化痰。

【用量】6～10克。

【临床应用】

1. 消食化积。本品善于消食化积，行气消胀，是治疗食积气滞证的主要药物。

①保和丸

莱菔子3克，山楂18克，神曲6克，陈皮3克，半夏9克，茯苓9克，连翘3克。

用于食积停滞，胸脘痞满，腹胀时痛，嗳腐吞酸，厌食恶心或大便泄泻等。

（处方来源：《丹溪心法》）

②食积腹痛，泻痢后重，常与木香、枳实同用，可奏行气消积止痢的功效。

③炒莱菔子10克，枳壳6克，焦神曲12克。

用于食积不化，口臭，腹胀，大便干。

（处方来源：验方）

2. 降气化痰平喘。

①三子养亲汤

紫苏子9克，莱菔子9克，白芥子9克。

用于咳嗽喘逆，痰多胸痞，食少难消，苔白腻。

（处方来源：《韩氏医通》）

②莱菔子（炒）10克，紫苏子（炒）10克。

用于老年性支气管炎。

（处方来源：验方）

③莱菔子（炒）10克，苦杏仁10克，生甘草6克。

治慢性支气管炎。

（处方来源：验方）

【禁忌】本品辛散耗气，故气虚无食积、无痰滞者慎用，大便溏泻者不用。不与人参同用。

【参考】本品含莱菔素、芥子碱、脂肪油、β-谷甾醇、糖类及多种氨基酸、维生素等。

①有祛痰、镇咳、平喘作用。

②可促进消化道腺体分泌功能，有助于消化。

③有利胆、利尿、降低胆固醇作用。

④对葡萄球菌、大肠杆菌、伤寒杆菌有一定抑制作用。

⑤对常见的皮肤真菌有抑制作用。

建神曲（《药性论》）

【来源】为面粉、麸皮、紫苏、荆芥、防风、厚朴、白术、木香、枳实、青皮等四十多种药物，经混合发酵而成，产于福建泉州，又名泉州神曲、范志曲、建曲。

【性味归经】苦，微温，归脾、胃经。

【功效】消食化积，理气化湿，健脾和中，治小儿伤饥失饱。

【用量】6～15克。

【临床应用】用于食滞不化，暑湿泄泻，呕吐不食。

【禁忌】脾阳不足，胃火盛者不用。

【参考】本品含酵母菌、淀粉酶、维生素B复合体、麦角甾醇、蛋白质、脂肪、挥发油等。

第十章　驱虫药

凡以驱除或杀灭人体寄生虫为主要作用的药物均被称为驱虫药。

本类药物多具毒性，归脾、胃、大肠经，功能杀虫消积，主要用于治疗肠道寄生虫病。

临床应用时必须根据寄生虫的种类及患者体质强弱、证情的缓急，选择不同的驱虫药，并进行适当的配伍。

驱虫药一般在空腹时服用，以便使药物与虫体充分接触，更好地发挥驱虫功效。

孕妇、年老体弱者应慎用。

使君子（《开宝本草》）

【来源】为使君子科落叶藤本状灌木使君子的干燥成熟果实。

【性味归经】甘，温，归脾、胃经。

【功效】杀虫消积。

【用量】10～15克。

【临床应用】

1. 驱虫消积。

①使君子散

使君子、甘草、苦楝子、白芜荑、槟榔等分为散。

杀虫消疳，用于小儿蛔虫病、蛲虫病。

（处方来源：《医宗金鉴》）

②治小儿蛔虫病，轻症单用本品炒香嚼服。

③治蛲虫病，可与百部、槟榔、大黄等同用。

2. 健脾疗疳，用于小儿疳疾，面色萎黄，形瘦腹大，腹痛有虫，常与槟榔、神曲、麦芽等同用，以达消食化积之功。

肥儿丸

使君子5克，麦芽5克，肉豆蔻5克，黄连10克，神曲10克，木香2克，槟榔10克。

共研细末为丸，每次3克，日2次，温开水送服。治小儿脾虚疳积，周岁以下酌减。

（处方来源：《太平惠民和剂局方》）

【禁忌】大量服用或与茶同用，能引起呃逆、眩晕、呕吐、腹泻等反应，故服此药忌饮热茶。

【参考】本品含使君子酸钾、脂肪油、葫芦巴碱等。

①对蛔虫、蛲虫有较强的麻痹和杀灭作用。

②对某些皮肤真菌有抑制作用。

槟榔（《名医别录》）

【来源】为棕榈科常绿乔木槟榔的成熟种子。

【性味归经】辛、苦，温，归胃、大肠经。

【功效】杀虫消积，行气利水。

【用量】6～15克。

【临床应用】

1.驱虫消积，用于多种肠道寄生虫病。本品能驱杀绦虫、钩虫、蛔虫、蛲虫、姜片虫等多种寄生虫，以驱杀绦虫为佳。

①治绦虫，单用或与南瓜子同用。

处方1：槟榔片30克，南瓜子30克。先将南瓜子研末，以槟榔煎汤送下，治绦虫。

处方2：槟榔60克，鲜山楂600克。先取山楂洗净去核，下午3时开始零食，晚10时吃完，晚餐禁食，次晨用槟榔60克煎1小茶杯药液，1次服完。卧床休息，要大便时尽量坚持片刻再便，治绦虫。

②治蛔虫，多与苦楝子、使君子同用。

③槟榔15克，乌梅10克，甘草3克。水煎，早晨空腹服，治姜片虫。

④槟榔15克，石榴皮10克，南瓜子10克。水煎，空腹服，治蛲虫。

2.用于食积气滞，泻痢后重，常与木香、青皮、大黄等同用。

①木香槟榔丸

木香、槟榔、青皮、陈皮各3克，大黄9克，莪术、黄连各3克，黄柏9克，香附、黑牵牛子各12克。

（处方来源：《儒门事亲》）

②四磨饮

槟榔、枳实、乌药、木香各6克。

各磨浓汁，开水兑服。治疗气滞腹痛，便不畅，有治肠粘连的报道。

（处方来源：《济生方》）

3.利尿消肿。

①疏凿饮子

槟榔9克，泽泻12克，赤小豆15克，茯苓皮15克，羌活9克，秦艽9克，商陆

209

6克，大腹皮15克，生姜5片，椒目9克，木通12克。

用于遍身水肿，喘息口渴，二便不利之水肿实证。

（处方来源：《济生方》）

②鸡鸣散

槟榔7枚，木瓜30克，吴茱萸30克，紫苏9克，陈皮30克，桔梗15克，生姜15克。

用于寒湿脚气初期，脚腿肿痛或胸闷欲吐，有散寒祛湿之效。

（处方来源：《类编朱氏集验医方》）

4. 治疗疟疾。

截疟七宝饮

槟榔1.5克，常山3克，草果1.5克，厚朴1.5克，青皮1.5克，陈皮1.5克，炙甘草1.5克。

用于疟疾数发不止，痰湿甚而体壮者。

（处方来源：《杨氏家藏方》）

【禁忌】脾虚便溏或气虚下陷者忌用。

【参考】本品含槟榔碱、槟榔次碱及去甲槟榔碱等生物碱，并含鞣质、脂肪油、槟榔红色素等。

①槟榔碱对绦虫有较强的驱虫作用，能麻痹全虫体，对牛绦虫仅能麻痹头部和未成熟节片。

②对蛲虫、蛔虫、钩虫、姜片虫等有驱杀作用，对血吸虫感染有一定的预防效果。

③对皮肤真菌、流感病毒有抑制作用。

④槟榔碱有拟胆碱作用，兴奋胆碱受体，促进唾液、汗腺分泌，增加肠蠕动，减慢心率，降低血压，滴眼可使瞳孔缩小。

南瓜子（《现代实用中药学》）

【来源】为葫芦科植物南瓜的种子。

【性味归经】甘，平，归胃、大肠经。

【功效】杀虫。

【用量】研粉，60～120克。

【临床应用】用于驱杀绦虫，可单味用或配槟榔同用。

南瓜子研粉，冷水调服60～120克；2小时后，服60～120克槟榔水煎剂；再过半小时用开水冲服玄明粉15克，促使排泄，以利虫体的排出。

【禁忌】减肥者不宜多用。

【参考】本品含南瓜子氨酸、脂肪油、蛋白质及维生素A、B_1、B_2、C，又含胡萝卜素、南瓜子氨酸，对绦虫的中段及后段有麻痹作用，并与槟榔有协同作用，对血吸虫幼虫有抑制和杀灭作用。

苦楝皮（《名医别录》）

【来源】为楝科乔木楝树和川楝树的根皮或树皮。

【性味归经】苦、寒，有毒，归脾、胃、肝经。

【功效】杀虫疗癣。

【用量】3～6克。

【临床应用】用于蛔虫病、蛲虫病、虫积腹痛等。本品有毒，杀虫作用较强，是广谱驱虫药。

①驱蛔虫，可单用水煎，或与使君子、槟榔、大黄等同用。

化虫丸

使君子 15 克，槟榔 15 克，苦楝皮 15 克，鹤虱 15 克，芜荑 15 克，铅粉 15 克，枯矾 3 克。

用于诸虫积，腹痛时发，痛剧呕吐，吐蛔。

（处方来源：《医方集解》）

②治蛲虫病，可与百部、乌梅同煎浓汁，每晚保留灌肠，连用 2～4 日，或与石榴皮同煎内服，治钩虫病。

③治疗疥癣、瘙痒。本品研末，用醋或猪油调敷患处，可治疗疥癣、湿疮、湿疹瘙痒等。

【禁忌】因本药有毒，不宜过量或久用，脾胃虚寒及体虚者慎用，肝肾功能不全者与孕妇忌用。

【参考】本品主要含川楝素、苦楝酮、苦楝萜酮内脂、苦楝萜醇内酯、苦楝萜酸甲酯、苦楝子三醇等。

①有驱蛔作用，能麻痹蛔虫的头部。

②对蛲虫、钩虫有麻痹和驱杀作用。

③对致病性真菌有明显的抑制作用。

鹤草芽（《中华医学杂志》）

【来源】为蔷薇科多年生草本植物龙牙草（仙鹤草）的冬芽，又称仙鹤草根芽。

【性味归经】苦、涩，凉，归肝、小肠、大肠经。

【功效】杀虫。

【用量】研粉，每次可用 30～45 克，日 1 次。

【临床应用】

1. 主要用于治疗绦虫病，为治绦虫的要药。研粉空腹服，一般服药后，5～6小时即可排出虫体，取得疗效。

2. 研末外用，对阴道滴虫也有一定疗效。

【禁忌】不入煎剂，因其有效成分不溶于水。

【参考】本品主要含有鹤草酚、仙鹤草内酯等。

①杀绦虫，使虫体痉挛死亡。

②对阴道滴虫、血吸虫、疟原虫也有杀伤作用。

雷丸（《神农本草经》）

【来源】为多孔菌科植物雷丸的干燥菌核。

【性味归经】苦，寒，有小毒，归胃、大肠经。

【功效】杀虫。

【用量】6～15克。研末冲服，驱绦每次12～18克，日3次。

【临床应用】

1. 用于治疗多种肠道寄生虫病，以杀绦虫为佳，研末吞服，也可配伍南瓜子、槟榔，亦可驱杀蛔虫、钩虫。

2. 本品亦可用治脑囊虫病，可与半夏、茯苓同用。

【禁忌】生用，不入煎剂。过敏者忌用，孕妇忌用，不可与辛辣刺激食物同食。

【参考】本品主要含雷丸素，为驱绦虫的主要成分，可分解虫体的蛋白质，对蛔虫、钩虫、阴道滴虫及囊虫均有杀灭作用。

鹤虱（《新修本草》）

【来源】为菊科多年生草本植物天名精或伞形科二年生草本植物野胡萝卜的干燥成熟果实。

【性味归经】苦、辛，平，有小毒，归脾、胃经。

【功效】杀虫消积。

【用量】5～15克。

【临床应用】

1. 用于虫积腹痛，治蛔虫、蛲虫、绦虫及钩虫引起的虫积腹痛，常与使君子、槟榔等同用。

化虫丸

鹤虱15克，槟榔15克，苦楝根15克，枯矾3克，炒胡粉15克。

（处方来源：《太平惠民和剂局方》）

注：本方有多个版本，遣药不一。

2. 用于小儿疳积，常与党参、麦芽、神曲等同用，以达健脾消积之功。（小儿因虫积者，多有骨瘦如柴、面色青黄等表现）

【禁忌】孕妇禁用。

【参考】本品含挥发油，主要成分是天名精酮、天名精内酯，野胡萝卜果实中含有巴豆酸、细辛醛、细辛醚等。

天名精有驱绦作用，野胡萝卜有罂粟碱样作用。

榧子（《名医别录》）

【来源】为红豆杉科常绿乔木榧树的成熟果实。

【性味归经】甘，平，归肺、胃、大肠经。

【功效】杀虫消积，润肠通便。

【用量】15～30克。炒熟嚼服，1次用15克。

【临床应用】

1. 用于虫积腹痛，对蛔虫、钩虫、绦虫、姜片虫等多种肠道虫病均有疗效。

①驱绦虫，单用或与槟榔、南瓜子同用。

②驱蛔虫，可与使君子、苦楝皮配伍。

③驱钩虫，单用或与槟榔、贯众同用。

2. 治疗肠燥便秘，可与瓜蒌仁、火麻仁、郁李仁等同用，以增强润肠通便之功。

3. 润燥止咳，可与川贝母、瓜蒌仁、北沙参等同用。

【禁忌】大便溏薄者不用。

【参考】本品含脂肪油、挥发油、草酸、甾醇、多糖、葡萄糖、硬脂酸、鞣质等。

①有效成分不溶于水，以丸、散剂为宜。

②驱杀钩虫、蛲虫、绦虫均有一定疗效。

芜荑（《神农本草经》）

【来源】为榆树科植物大果榆果实的加工品。

【性味归经】辛、苦，温，归脾、胃经。

【功效】杀虫，消积。

【用量】4.5～6克。外用适量。

【临床应用】

1. 治疗虫积腹痛。用治蛔虫、蛲虫、绦虫，和面粉炒黄为末，米汤送服；亦可与槟榔、木香研末，石榴根煎汤送服。

2. 小儿疳积，可与使君子、夜明砂、党参等同用。

3. 研末，醋或蜜调涂于患处，治疗疥癣瘙痒、皮肤恶疮。

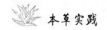

【禁忌】脾胃虚弱者慎用。

【参考】本品主要含鞣质、糖类。

①对肠道寄生虫有驱杀作用。

②本品提取物在体外对蛔虫、蚯蚓、蚂蟥有显著杀灭作用。

③本品浸液对堇色毛癣菌、奥杜盎氏小芽孢癣菌等皮肤真菌有不同程度的抑制作用。

④具有抗疟作用。

第十一章　止血药

凡以制止体内外出血为主要作用的药均被称为止血药。因其药性有寒、温、散、敛的不同，故止血功效又有凉血止血、温经止血、化瘀止血、收敛止血的区别。

止血药适用于各种出血病证，如咯血、衄血、吐血、便血、尿血、崩漏、紫癜以及外伤出血等。

应用本类药物时，必须根据病因、病情选择合适的止血药，并进行适当配伍，以提高疗效：

①血热妄行，选凉血止血药，配伍清热凉血药。

②阴虚火旺或阴虚阳亢出血，配伍滋阴降火、滋阴潜阳药。

③属瘀血阻滞而出血者，选用化瘀止血药，并配伍行气活血药。

④虚寒性出血者，应选择温经止血药、收敛止血药，并配伍温阳益气药。

⑤大出血而致气虚欲脱者，急需补气固脱，不可单用止血药。

使用止血药，应注意既要止血又不能留瘀，其中凉血止血药、收敛止血药，易恋邪留瘀，故出血兼有瘀血者不宜单独使用。

止血药前人经验多炒炭用，以增强止血的功效，但也有部分药以生品止血效果更好，值得注意。

第一节　凉血止血药

本类药物性属寒凉，入血有凉血止血之功。用于血热妄行，常配伍清热凉血药；若血热夹瘀之出血，配伍化瘀止血药，并少佐行气药；虚寒性出血，原则上不宜使用本类药物。

常用的凉血止血药有大蓟、小蓟、地榆、侧柏叶、槐花、白茅根等。

大蓟（《名医别录》）

【来源】为菊科多年生草本植物蓟的根及全草。

【性味归经】苦、甘，凉，归心、肝经。

【功效】凉血止血，散瘀消痈。

【用量】10～15克，鲜品30～90克。

【临床应用】

1. 凉血止血。用于热性吐血、衄血、尿血、崩漏等证，可单用或配伍小蓟、侧柏叶等。

①十灰散

大蓟、小蓟、侧柏叶、荷叶、茜草、白茅根、栀子、牡丹皮、棕榈皮、大黄各等分。

烧存性为末，每次 9 ～ 15 克，日 2 次，冷开水送服。治吐血不止。

（处方来源：《十药神书》）

②鲜大蓟 60 ～ 90 克，水煎服，治吐血、肺痈吐脓血，也可捣汁内服。

2. 散瘀消痈。内服、外敷均有一定疗效，以鲜品为佳。

①茜草、地榆、牛膝各 10 克，金银花 12 克，水煎；鲜大蓟叶 30 克，捣烂绞汁入上煎剂一起服。用于各种疮疡、痈肿。

②鲜大蓟全草适量，捣烂外敷，治各类疮疡。

3. 现还用于治疗肝炎、高血压等病。

【禁忌】孕妇及脾胃虚寒者不宜。

【参考】全草含生物碱、挥发油，根含乙酸蒲公英甾醇。

①大蓟炒炭能缩短出血时间。

②有降压作用。

③对结核杆菌有抑制作用。

小蓟（《名医别录》）

【来源】为菊科多年生草本植物刺儿菜的全草，别名刺儿菜。

【性味归经】苦、甘，凉，归心、肝经。

【功效】凉血止血，散瘀消痈。

【用量】10 ～ 15 克。

【临床应用】与大蓟主治相同，二者常相须为用，但小蓟兼有利尿作用，善治血尿，其散瘀消痈的功效较大蓟为弱。

小蓟饮子

小蓟根、生地黄、滑石、木通、蒲黄、藕节、淡竹叶、当归、生栀子、甘草各 9 克。

用于尿血、血淋。

（处方来源：《济生方》）

【禁忌】脾胃虚寒者不宜。

【参考】本品含生物碱、皂苷、咖啡酸、挥发油等。

①浸剂可使出血时间明显缩短。

②对结核杆菌、溶血性链球菌、肺炎球菌有抑制作用。

③能降低血中胆固醇。

④有利胆作用。

地榆（《神农本草经》）

【来源】为蔷薇科多年生草本植物地榆或长叶地榆的根。

【性味归经】苦、酸，微寒，归肺、胃、大肠经。

【功效】凉血止血，解毒敛疮。

【处方用名】

地榆：偏于凉血解毒，敛疮。

地榆炭：增强收敛止血的功效。

【用量】10～15克。

【临床应用】

1.本品为凉血、收敛止血良药，尤适用于下焦血热所致的便血、痔血、血痢、崩漏等。

①约营煎

生地黄、白芍、甘草、续断、地榆、黄芩、槐花、炒荆芥穗、乌梅。（原方剂量未公布，可随证酌量）

用于血热便血。

（处方来源:《景岳全书》）

②槐角丸

槐角20克，地榆10克，黄芩10克，枳壳10克，当归10克，防风10克。

上为末，酒糊丸梧桐子大，每次6克。清肠疏风，凉血止血，用于痔核下血。

（处方来源:《太平惠民和剂局方》）

③四物地榆汤

地榆15克，白芍10克，当归10克，川芎6克。

用于痢疾伤于血分。

（处方来源:《医略六书》）

④崩漏出血，可与生地黄、黄芩、蒲黄等配伍。

2.用于水火烫伤，为治烫伤的要药。单味研末，麻油调敷，能使渗出减少，疼痛减轻，愈合加速。

3.燥湿止带。

地榆丸

地榆12克，当归10克，阿胶10克，黄连4克，诃子10克，木香4克，乌梅10克。

炼蜜为丸，每服6克，日2次，或水煎服。用于带下久不止，亦可治血痢。

（处方来源:《普济方》）

【禁忌】虚寒证及有瘀血者忌用。本品所含鞣质被大量吸收可致中毒性肝炎，故大面积烧伤者不宜用。

【参考】本品含地榆糖苷、地榆皂苷、鞣质等。

①能缩短出血、凝血时间，而有止血作用。

②对金黄色葡萄球菌、绿脓杆菌、伤寒杆菌、结核杆菌有抑制作用。

③可使烫伤创面渗出减少。

④有轻度降压作用。

槐花 （《日华子本草》）

【来源】为豆科落叶乔木槐的花蕾。

【性味归经】苦，微寒，归肝、大肠经。

【功效】凉血止血，清肝泻火。

【用量】10～15克。

【临床应用】

1. 凉血止血，尤以治痔血、便血为佳，常与地榆同用。

①槐花散

槐花10克，侧柏炭10克，荆芥6克，枳壳10克。

研末，开水送服。用于肠风下血。

（处方来源：《普济本事方》）

②吐衄、血痢、崩漏、尿血，亦可与他药配伍应用。

2. 用于肝火上炎之头疼目赤，可单用煎汤代茶，或同夏枯草、菊花、决明子配伍，以达清肝明目之功。

【禁忌】虚寒证及孕妇忌用。

【参考】本品含芸香苷，槐花甲素、乙素、丙素及鞣质。

①芸香苷能减少毛细血管的通透性及脆性，缩短出血时间。

②可降血压、降血脂，防治动脉硬化。

③可扩张冠脉血管，改善心肌循环。

④有抗炎、解痉、抗溃疡作用。

⑤有降血糖、抗氧化作用。

【附注】槐角为槐树成熟之荚果，又名槐实，味苦，性微寒，功效与槐花相似，但性偏降，治疗痔病效果优于槐花，且有润肠的功效。

白茅根 （《神农本草经》）

【来源】为禾本科多年生草本植物白茅的根茎。

【性味归经】甘，寒，归肺、胃、膀胱经。

【功效】凉血止血，清热利尿。

【用量】15 ～ 30 克。

【临床应用】

1. 凉血止血。

①三鲜饮

鲜白茅根 30 克，鲜小蓟 15 克，鲜藕节 30 克。

用于虚劳痰中带血，肺结核，支气管扩张咯血。

（处方来源:《医学衷中参西录》）

②凡血热出血，如咯血、衄血、吐血、尿血，可大剂量单用，或配伍其他凉血止血药同用。

2. 利尿消肿。

①鲜白茅根 30 克，西瓜皮 30 克，玉米须 9 克，赤小豆 12 克。

用于急性肾炎水肿，小便不利。

（处方来源：验方）

②治疗热淋、水肿，常与车前草、金钱草同用。

3. 清热降火。

①茅葛汤

茅根 10 克，葛根 10 克。

治热呃。

（处方来源:《嵩崖尊生》）

②生白茅根 30 克，水煎，食后温服，治肺热喘急。

③配伍其他药，清泻肺胃之热，也可用于肺热咳嗽、胃热呕吐、热病烦渴及湿热黄疸等。

4. 煎服，以鲜品为佳，可捣汁服用。

【禁忌】孕妇及体质虚寒、尿多而不渴者忌用。

【参考】本品含白茅素、芦竹素、5- 羟色胺、钾、钙等。

①有解热、利尿作用。

②有促凝血作用。

③对痢疾杆菌有抑制作用。

侧柏叶 (《名医别录》)

【来源】为柏科常绿乔木侧柏的嫩枝叶。

【性味归经】苦、涩，微寒，归肺、肝、大肠经。

【功效】凉血止血，化痰止咳。

【用量】10 ～ 15 克。

【临床应用】

1. 凉血止血，又能收敛止血，用于各种血证，尤以血热者为宜。

①四生丸

生地黄 9 克，生侧柏叶 9 克，生艾叶 9 克，生荷叶 9 克。

捣烂为丸，或水煎服。用于吐衄属热者。

（处方来源:《妇人大全良方》）

②柏叶汤

侧柏叶 9 克，干姜 9 克，陈艾叶 3 克。

用于虚寒型吐血，久不止者，以温经止血。

（处方来源:《金匮要略》）

2. 燥湿止带。

侧柏樗皮丸

侧柏叶 10 克，樗根皮 10 克，白术 10 克，白芍 10 克，白芷 10 克，香附 6 克，黄连 3 克，黄柏 6 克。

研末，米粥为丸或水煎服。用于湿热白带。

（处方来源:《医学入门》）

3. 用于肺热咳嗽、痰多，可与黄芩、桑白皮、瓜蒌皮等同用。

4. 外用可治烫伤及脱发。

5. 现代临床单用本品治胃及十二指肠溃疡出血、慢性支气管炎、百日咳等均有一定疗效。

【禁忌】寒证者慎用。

【参考】本品含挥发油（成分为侧柏烯、侧柏酮）、黄酮类、鞣质、维生素 C 等。

①能明显缩短出、凝血时间。

②有镇咳、祛痰、平喘作用。

③有抗菌和抗结核杆菌作用。

④有镇静及轻度降压作用。

苎麻根（《名医别录》）

【来源】为荨麻科多年生草本植物苎麻的根。

【性味归经】甘，寒，归心、肝经。

【功效】凉血止血，安胎，解毒。

【用量】10 ～ 30 克。外用适量。

【临床应用】

1.用于血热出血及外伤出血，单用或与其他止血药配伍使用。

2.治疗胎漏下血，胎动不安。本品为清热止血安胎要药，常与阿胶、当归、白芍等同用，以达养血止血安胎疗效。

苎根汤

苎麻根 15 克，生地黄 15 克，当归 9 克，白芍 9 克，阿胶 9 克，炙甘草 9 克。

用于劳损动胎，腹痛下血。

（处方来源:《外台秘要》）

注：有临床报道，本方治疗先兆流产有效。(《中国医疗前沿》2007 年第 21 期）

3.用于热毒痈肿、虫蛇咬伤等，鲜品捣烂外敷，或配伍清热解毒药内服。

【禁忌】过敏体质的人慎用，无实热者也不用。

【参考】本品含酚类、三萜（甾醇、绿原酸）、奎宁、黄酮、生物碱、氨基酸、多糖、咖啡酸等。

①有止血抗菌作用，可使出、凝血时间缩短，可使出血部位血小板数量增加。

②黄酮成分可使兔、小白鼠怀孕子宫收缩力明显减弱，频率减慢，张力减弱，对安胎有意义。

第二节 化瘀止血药

本类药物既能止血，又能化瘀，主要用于瘀血阻滞，血不循经之出血及跌打损伤等。

本类药物有止血不留瘀的特点，取其活血化瘀之功，部分药物亦可用于瘀血阻滞之肢体疼痛、肿块、痛经等。临床多与活血、行气药相配伍。

三七 (《本草纲目》)

【来源】为五加科多年生草本三七的根。

【性味归经】甘、微苦，温，归肝、胃经。

【功效】化瘀止血，活血定痛。

【用量】3～9 克。研末服，1～3 克。

【临床应用】

1.用于体内外多种出血，有瘀者为宜，有止血不留瘀、化瘀而不伤正的特点，为止血良药。单味药内服外用皆可。

化血丹

三七 6 克，花蕊石 9 克，血余炭 3 克。

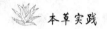

共研细末，分 2 次服。用于咯血、吐衄及二便下血而有瘀者。

（处方来源:《医学衷中参西录》）

2. 用于外伤出血，配伍乳香、血竭、五倍子等为末外敷，疗效更佳；也可单用本品，或与龙骨等同用，用于跌打损伤，瘀滞疼痛，为伤科的要药。

3. 活血消肿止痛力强。单味研粉可黄酒送服。痈疽溃烂者，可用腐尽生肌散。

腐尽生肌散

三七 9 克，儿茶 9 克，血竭 9 克，乳香 9 克，没药 9 克，冰片 3 克，麝香 0.6 克。

用于疮疡不敛。

（处方来源:《医宗金鉴》）

4. 临床治疗冠心病，有一定疗效。

【禁忌】血虚无瘀者不用。

【参考】本品含三七皂苷、黄酮苷、槲皮素、槲皮苷、氨基酸等。

①可缩短凝血时间，有止血作用。

②有显著抗凝作用，抑制血小板聚集，促进纤溶、血黏稠度下降。

③增加冠脉流量，降低心肌耗氧量，抗心律失常。

④可降血压、血脂。

⑤有抗炎、镇痛、镇静作用。

⑥有保肝、抗衰老及抗肿瘤等作用。

茜草（《神农本草经》）

【来源】为茜草科多年生草本植物茜草的根及根茎。

【性味归经】苦，寒，归肝经。

【功效】化瘀止血，通经。

【用量】10～15 克。

【临床应用】

1. 凉血止血，用于血热妄行之吐衄、崩漏、尿血等症。

①茜根散

茜草、阿胶、黄芩、侧柏、生地黄各 30 克，甘草 15 克。

散剂，每服 12 克。用于吐衄下血。

（处方来源:《重订严氏济生方》）

②固冲汤

炒白术 30 克，生黄芪 18 克，煅龙牡各 24 克，山茱萸 24 克，生杭白芍 12 克，海螵蛸 12 克，茜草 9 克，棕榈炭 6 克，五倍子 1.5 克。

用于脾胃亏虚，冲脉不固，漏下不止，舌淡脉微，具有固冲摄血、益气健脾之功效。

（处方来源:《医学衷中参西录》）

③凡有血热出血夹瘀者，可配伍生地黄、牡丹皮、赤芍用之。

④十灰散

大蓟、小蓟、白茅根、侧柏叶、荷叶、栀子、茜草、大黄、棕榈炭、牡丹皮各等分。

烧炭存性，研极细末，每服9克。用于血热妄行所致的咯血、衄血、便血及崩漏。

（处方来源:《十药神书》）

2.用于血滞经闭、跌打损伤及风湿痹证。

①血滞经闭，常与当归、香附、赤芍等活血行气药配伍。

②跌打损伤，可与红花、当归、川芎等配伍。

③风湿痹痛，可与鸡血藤、海风藤等祛风通络药配伍。

3.清热止带。

清带汤

茜草10克，海螵蛸12克，山药30克，龙骨18克，牡蛎18克。

赤带，加白芍、苦参；白带，加鹿角霜。

（处方来源:《医学衷中参西录》）

4.茜草、紫珠草、白及各等分，研细，高压消毒，每次6克，口服，每日3次，治疗各种出血，尤宜治上消化道出血。

【禁忌】无瘀滞者不用，孕妇慎用。

【参考】本品含蒽醌类物质（异茜草素、茜草素、茜黄素等）。

①能缩短凝血时间，有止血作用。

②有镇咳、祛痰作用。

③有兴奋子宫作用。

④有抗菌、抗肿瘤作用。

蒲黄（《神农本草经》）

【来源】为香蒲科水生草本植物水烛香蒲或同属植物的花粉。

【性味归经】甘，平，归肝、心经。

【功效】化瘀止血，利尿通淋。

【用量】3～10克。

【临床应用】

1.用于各种出血，以属实夹瘀者为宜。

①肺热衄血、咯血，与生地黄、青黛配伍。

②妇科崩漏出血，常与龙骨、艾叶配伍。

失笑散

蒲黄 10 克，五灵脂 10 克。

研为末，每次 6 克，日 2 次，温酒调服，治血瘀经闭，产后恶露不下，少腹痛。活血祛瘀，散结止痛，治一切血瘀痛。

（处方来源：《太平惠民和剂局方》）

2. 用于淋证。

蒲黄散

蒲黄 10 克，冬葵子 10 克，生地黄 15 克。

用于血淋。

（处方来源：《证治准绳》）

3. 用于外伤出血。

蒲黄炭、骨粉、乌贼骨各等分，研细，过筛，撒于创面，治外伤出血。稍加压迫可止血，用量按伤口大小酌用。

【禁忌】阴虚无瘀者忌用，孕妇忌用。

【参考】本品含有黄酮类、异鼠李素、棕榈酸、甾醇类等。

①能缩短凝血时间，有止血作用。

②有抗凝、促纤溶和溶血作用。

③可增强肠蠕动，有解痉作用。

④能增加冠脉血流量，降低血压，改善微循环。

⑤可降血脂，防止动脉硬化。

⑥对子宫有兴奋作用。

降香（《证类本草》）

【来源】为豆科常绿小乔木植物降香檀的根部心材。

【性味归经】辛，温，归心、肝经。

【功效】化瘀止血，理气止痛。

【用量】3～6 克，宜后下。研末服，1～2 克。

【临床应用】

1. 用于瘀滞性出血，多为跌打损伤。

①刀伤出血，单以本品外敷。

②内伤出血，常与牡丹皮、郁金同用。

2. 用于血瘀气滞之胸胁心腹疼痛及损伤瘀肿，常与五灵脂、川芎等活血药配伍。

3. 常与丹参等配伍，治疗冠心病心绞痛。

4.秽浊内阻，呕吐腹痛，常配伍藿香、木香等。

【参考】本品含挥发油、异黄酮、降香素、甘草素等。

①有微弱的抗凝作用。

②能增加冠脉血流量，减慢心率。

③挥发油有抗血栓形成作用。

花蕊石（《嘉祐本草》）

【来源】为变质岩类岩石蛇纹大理岩的石块。

【性味归经】酸、涩，平，归肝经。

【功效】化瘀止血。

【用量】10～15克，打碎先煎。研末服，每次1～1.5克。外用适量。

【临床应用】用于出血有瘀滞者，尤以上部出血为宜，常配伍三七、茜草根、血余炭等，以加强化瘀止血的功效。外伤出血，可单味研末外敷。

【禁忌】孕妇忌服。

【参考】本品主要含大量碳酸钙、碳酸镁，少量铁盐、铝盐及铅、锌等元素，可缩短出、凝血时间，有止血作用。

第三节　收敛止血药

本类药物味涩收敛，故有收敛止血之功，可用于多种出血而无明显瘀滞者，尤以虚损及外伤出血效果较好，但有留瘀恋邪之弊，故出血初期，实热方盛或有明显瘀滞者，当慎用。

白及（《神农本草经》）

【来源】为兰科多年生草本植物白及的块茎。

【性味归经】甘、苦、涩，微寒，归肺、胃、肝经。

【功效】收敛止血，消肿生肌。

【用量】6～15克。研末服，3～6克。

【临床应用】

1.收敛止血，用于体内外多种出血。

①白及枇杷丸

白及10克，枇杷叶5克，藕节5克，阿胶5克，生地黄10克。

养阴清肺，止咳止血。

（处方来源：《证治准绳》）

②白及汤

白及、茜草、生地黄、牡丹皮、牛膝、陈皮、当归尾各3克，加荷叶水煎服。

用于内伤出血。

（处方来源:《古今一彻》）

③独圣散

白及适量。

研末，每次9克，温开水送服。用于肺空洞久不愈合，咳吐脓血。

（处方来源:《丹溪心法》）

④乌及散

白及150克，乌贼骨100克，竹茹100克，延胡索100克，鸡内金150克，炒麦芽150克。

细粉，每次10克，日3次。清胃泻火，收敛止血，用于吐血、便血、胃溃疡。

（处方来源:《上海中医药杂志》）

⑤乌贼骨3克，白及6克，研末，治胃、十二指肠溃疡（现有口服中成药）。

⑥外伤出血，单用或与煅石膏研末外敷。

2. 用于疮痈肿痛及手足皲裂。

①内消散

金银花、浙贝母、皂角刺、穿山甲、知母、天花粉、乳香、半夏、白及各3克。

治疗疮痈初起。

（处方来源:《外科正宗》）

②久溃不敛，可单用粉末外敷，以达生肌敛疮之功。

③手足皲裂、肛裂者，可研末用麻油调涂。

【禁忌】反乌头。

【参考】本品含挥发油、淀粉、黏液质及甘露聚糖等。

①有缩短凝血时间及抑制纤溶作用。

②能形成血栓而止血。

③对结核杆菌有明显抑制作用。

③对实验性胃、十二指肠穿孔有迅速堵塞的作用。

仙鹤草（《图经本草》）

【来源】为蔷薇科多年生草本植物龙牙草的全草。

【性味归经】苦、涩、平，归肺、肝、脾经。

【功效】收敛止血，止痢杀虫，解毒，补虚。

【用量】6～12克，大量可用30～60克。

【临床应用】

1. 用于各种出血，无论寒热均可。

①血热出血，常与侧柏叶、栀子同用，以达凉血止血之功。

②虚寒性出血，多与党参、黄芪、炮姜配伍，以达益气、温经止血之功。

③仙鹤草 10～15 克。水煎，加白糖调服，日 2 次，治疗各种出血。

④仙鹤草 15 克，茜草 10 克，藕节 15 克。水煎服，治疗吐血、便血、血崩，研末外敷可治外伤出血。

⑤仙鹤草 15 克，莲蓬炭 15 克，炒香附 4 克。水煎服，治疗功能性子宫出血。

2. 止痢。

仙鹤草 15 克，水煎加白糖，治疗肠炎痢疾。

3. 益气补中。

鲜仙鹤草 60 克，大枣 30 克。水煎服，用于中气不足，疲倦无力。

4. 治疗滴虫性阴道炎，以杀虫止痒。用于疮疖痈肿，有解毒消肿之功。用治劳伤体倦，有补虚强壮之功，故又名"脱力草"。也有用其治绦虫的报道。

5. 仙鹤草流浸膏，加入蜂蜜少许，外涂，可治疮疖、痈肿、痔核发炎、乳腺炎等。

【参考】本品含仙鹤草素、仙鹤草酚、内酯、醇、鞣质及挥发油等。

①有抗凝血和抗血栓形成作用。

②有抗菌及抗阴道滴虫作用。

③有抗疟作用。

④对癌细胞有抑制作用。

⑤有降血糖作用。

⑥有降压、抗氧化作用。

藕节（《药性本草》）

【来源】为白睡莲科多年生草本植物莲地下茎的节。

【性味归经】甘、涩，平，归心、肝、胃经。

【功效】收敛止血，化瘀。

【用量】10～15 克。

【临床应用】用于各种出血，尤对血瘀有热者更宜。

①吐血、咯血，可与白及、侧柏叶等配伍。

②双荷散

藕节 15 克，荷蒂 10 克。

治吐血。

（处方来源：《太平圣惠方》）

③大便下血，常与地榆、槐花同用。

④鲜藕节 30 克，血余炭 10 克。水煎服，治血淋。

⑤藕节、桠木叶、侧柏叶、花蕊石、血余炭等量。

研细，每次 6 克，每日 3 次，治消化道出血、功能性子宫出血。

（处方来源：验方）

【参考】本品含鞣质、天门冬素、淀粉等。

①能缩短出、凝血时间，有止血作用，炒炭用效果更好。

②有升高血小板的作用。

血余炭（《神农本草经》）

【来源】为人的头发的加工品。

【性味归经】苦、涩，平，归肝、胃、膀胱经。

【功效】收敛止血，化瘀。

【用量】6～10 克。

【临床应用】用于各种出血，有瘀滞者更宜。

①治尿血，常与小蓟、蒲黄、生地黄配伍。

②治吐血、衄血，可用藕汁调服。

③治崩漏，多与棕榈炭配伍。

④化血丹

花蕊石 9 克，三七 6 克，血余炭 3 克。

用于咯血、吐血、衄血，二便下血，妇女经闭或癥瘕者。

（处方来源：《医学衷中参西录》）

【参考】本品含碳素、胱氨酸、脂类及钙、钾、铜、铁等多种无机元素。

①有缩短出、凝血时间和血浆复钙时间，收缩毛细血管，止血作用。

②有利尿作用。

紫珠草（《本草拾遗》）

【来源】为马鞭草科植物紫珠或杜虹花等的干燥叶。

【性味归经】苦、涩，凉，归肝、肺、胃经。

【功效】收敛止血，清热解毒。

【用量】10～15 克。

【临床应用】

1. 用于各种出血，尤对肺、胃出血疗效为佳。

①治咯血、衄血、吐血，可与大蓟、白及等同用。

②治尿血、血淋，可与小蓟、白茅根等同用。

③治便血、痔出血，可与地榆、槐花等同用。

④治外伤出血，可单用捣敷或研末敷，或以纱布浸紫珠液覆盖压迫局部。

2. 解毒医疮。

①用于痈肿、丹毒，单用或与蒲公英、连翘、紫花地丁等清热解毒药配伍。

②可用紫珠叶捣烂外敷，治颈部淋巴结核。

3. 用于烧烫伤，可煎液或研末外敷。

【参考】本品含黄酮苷、缩合鞣质、中性树脂、糖类、羟基化合物及镁、钙、铁等。

①有良好的止血作用，能缩短出、凝血时间，可增加血小板数。

②对大肠杆菌、金黄色葡萄球菌、痢疾杆菌、链球菌等均有抑制作用。

棕榈炭（《本草拾遗》）

【来源】为棕榈科常绿植物棕榈的叶柄及叶鞘纤维的炮制加工品。

【性味归经】苦、涩，平，归肝、肺、大肠经。

【功效】收敛止血。

【用量】6 ～ 10 克。

【临床应用】用于各种出血而无瘀者。

①崩漏出血，可单用或与血余炭、侧柏叶配伍止血。

②血热出血，常与小蓟、栀子同用，如十灰散。

③脾气虚弱，冲脉不固，崩漏，可与黄芪、白术、海螵蛸同用。

【禁忌】出血兼有瘀滞者不宜。

【参考】本品含黄酮、苷类成分、鞣质及大量纤维素，能显著缩短凝血、出血时间，有明显止血作用。

海螵蛸（《神农本草经》）

【来源】为乌贼科动物无针乌贼或金乌贼的干燥内壳，别名乌贼骨。

【性味归经】咸、涩，温，归脾、肾经。

【功效】敛血止血，止带，制酸，收湿敛疮等。

【用量】5 ～ 10 克。

【临床应用】

1. 治疗吐血、衄血、崩漏便血、外伤出血等。

①治疗吐血、便血，常与白及等分为末服用。

②治疗崩漏，常与茜草、棕榈炭、五倍子等同用。

固冲汤

海螵蛸 12 克，茜草 9 克，棕榈炭 6 克，五倍子 1.5 克，山萸萸 24 克，煅龙骨 24 克，煅牡蛎 24 克，白术 30 克，黄芪 18 克，白芍 12 克。

用于血崩不止者。

（处方来源：《医学衷中参西录》）

2. 治疗遗精、滑精、赤白带下。

①治遗精、滑精，常与山萸萸、菟丝子、沙苑子等同用。

②治疗肾虚带脉不固，带下清稀者，常与山药、芡实等配伍。

③治疗赤白带下，可与白芷、椿皮等同用。

3. 治疗胃痛、吞酸，常与白及、贝母、瓦楞子等配伍用。

4. 治疗湿疹疮疡不敛。

①治疗湿疹、湿疮，可与黄柏、青黛、煅石膏研末外敷。

②治疗疮疡溃久不敛，可配伍枯矾、冰片、煅石膏，共研细末外敷。

【禁忌】阴虚多热者忌用。

【参考】本品含碳酸钙、壳角质、黏液质及少量磷酸钙、氯化钠、镁盐等。

①能中和盐酸，制止胃酸过多。

②有促进骨折愈合，缩短骨折愈合时间，促进纤维细胞和成骨细胞增生与骨化的作用。

【附注】研末较汤剂效果佳，唯久服多服，易大便秘结，若与适当润肠药配伍，可缓减其涩肠之弊。

刺猬皮 （《神农本草经》）

【来源】为刺猬科动物刺猬或短刺猬的皮。

【性味归经】苦，平，归胃、大肠、肾经。

【功效】收敛止血，固经缩尿，化瘀止痛。

【用量】3 ～ 10 克。

【临床应用】

1. 用于便血、痔出血。

①便血，可配伍木贼、防风。

猬皮散

刺猬皮 1 个，木贼 15 克（炒黄）。

上为细末，空心食前热酒调，每服 6 克。用于肠风下血。

（处方来源：《杨氏家藏方》）

②痔血，常与槐角等配伍。

猬皮丸

刺猬皮1个，当归60克，槐角60克，黄连60克，地骨皮60克，桃仁10克，乳香6克，甘草60克。

细末醋糊为丸，梧桐子大。主治痔漏。

（处方来源：《寿世保元》）

2. 用于遗精、遗尿，可单用研末服，还可配伍益智仁、煅龙骨等收敛固涩药。

3. 治疗胃痛、呕吐，本品可化瘀止痛，单用焙干研末，黄酒送服，或与延胡索、香附同用。

【禁忌】老人、儿童及气血两虚者不宜，孕妇禁用。

【参考】本品含角蛋白、胶原蛋白、脂肪，还含有钾、钠、钙等。

①具有抗炎、消肿、解毒作用。

②促进血液凝固，利于止血。

③可防治心脑血管疾病的发生、发展。

第四节　温经止血药

本类药物性温热，主归肝、脾经，以温经止血，适用于脾不统血、冲脉不固之虚寒性出血证，如便血、崩漏、紫癜等出血日久、色暗淡者。

脾不统血，可配伍益气健脾药；肾虚冲脉失固者，配伍益肾暖宫药。血热妄行及阴虚火旺出血证忌用。

艾叶（《名医别录》）

【来源】为菊科多年生草本植物艾的叶。

【性味归经】苦、辛，温，归肝、脾、肾经。

【功效】温经止血，散寒止痛。

【处方用名】

艾叶、蕲艾叶：偏于散寒调经。

艾叶炭、艾炭：偏于温经止血。

艾绒：为艾灸的主要用料。

【用量】3～10克。

【临床应用】

1. 用于虚寒型出血，为治疗崩漏的要药。

①胶艾汤

阿胶6克，艾叶9克，川芎6克，当归9克，白芍12克，生地黄12克，甘草6克。

水煎服，阿胶烊化兑入。养血止血，用于崩漏不止。

（处方来源:《金匮要略》）

②四生丸

生地黄9克，生侧柏叶9克，生荷叶9克，生艾叶9克。

用于血热妄行所致吐血、衄血、咯血等。

（处方来源:《妇人大全良方》）

2.用于下焦虚寒。

①艾附暖宫丸

艾叶15克，香附30克，吴茱萸10克，肉桂2.5克，当归15克，川芎10克，白芍10克，生地黄5克，黄芪10克，续断7.5克。

用于腹中冷痛，月经不调，痛经，宫冷不孕，或用于其他需散寒调经止痛诸证。

（处方来源:《仁斋直指方论》）

②胎漏下血，胎动不安，多与续断、桑寄生配伍，以达温经散寒安胎之效。

3.煎汤外洗，可治湿疹瘙痒，艾叶油可止咳、祛痰、平喘。

【禁忌】阴虚血热慎用，不可过量。

【参考】本品含挥发油，主要为桉叶素、萜品烯醇-4、鞣质、维生素等。

①能降低毛细血管通透性，抗纤维蛋白溶解而止血。

②艾叶油有镇静、镇咳、祛痰、平喘作用。

③有抗过敏作用。

④对多种细菌及真菌有轻度抑制作用。

⑤有兴奋子宫作用。

伏龙肝（《名医别录》）

【来源】为烧柴草灶内中心的焦黄土，别名灶心土。

【性味归经】辛，温，归脾、胃经。

【功效】温中止血，止呕，止泻。

【用量】15～30克，布包先煎。

【临床应用】

1.用于虚寒性吐血、便血，常与附子、地黄、阿胶同用，可以达到补虚散寒、温中止血之功。

黄土汤

伏龙肝30克，阿胶9克，黄芩9克，生地黄9克，白术9克，制附子9克，甘草9克。

温阳健脾，养血止血，用于便血、崩漏。

（处方来源:《金匮要略》）

2.用于虚寒性呕吐或妊娠恶阻。

①恶心呕吐，常配伍半夏、干姜、白术等温中止呕药。

②妊娠恶阻，多配伍紫苏、砂仁等止呕安胎药。

3.用于脾虚久泻，常与党参、白术、肉豆蔻等同用，以达散寒健脾止泻之功。

【禁忌】阴虚吐血、失血者不宜，热证吐泻者不用。

【参考】本品含硅酸、氧化铅、氧化铁以及氧化钠、氧化钾、氧化镁等。

①外用能使血管收缩，分泌物减少，具有收敛止血作用。

②有止呕作用。

炮姜（《珍珠囊》）

【来源】为姜科植物姜的干燥根茎的炮制加工品。

【性味归经】辛，热，归脾、胃、肾经。

【功效】温经止血，温中止痛。

【用量】3～9克。

【临床应用】

1.用于阳虚失血、吐衄崩漏，以及脾不统血诸症。

①可单味研末，米汤饮下，治血痢不止。

②与人参、黄芪、附子等配伍，治疗虚寒性吐血、便血。

③与艾叶、乌梅、棕榈炭等同用，治冲任虚寒、崩漏。

2.用于脾胃虚寒、腹痛吐泻等。

①研末冲服，治中寒水泻。（《备急千金要方》）

②与厚朴、附子同用，治脾虚冷泻不止。

③治寒凝脘腹冷痛，配伍高良姜，如二姜丸。（《太平惠民和剂局方》）

④治产后血虚寒凝，小腹疼痛，可与当归、川芎、桃仁同用。

生化汤

当归24克，川芎9克，桃仁6克，炮姜2克，炙甘草2克。

用于产后恶露不行，少腹疼痛，以化瘀生新。

（处方来源：《傅青主女科》）

【禁忌】有胃溃疡者禁用，脾胃热证不宜。

【参考】本品主要含挥发油，如姜烯、水芹烯、莰烯、6-姜辣素、姜酮、姜醇等，还含有树脂、淀粉等。

①能显著缩短出、凝血时间而止血。

②有抗肿瘤作用。

第十二章　活血化瘀药

凡以通畅血行、消散瘀血为主要作用的药物均被称为活血化瘀药，也称活血祛瘀药，简称活血药、化瘀药，其中作用强烈者，又有破血逐瘀之称。

活血化瘀药，味多辛、苦，主归肝、心经，入血分，善走散通行，有行血、散瘀、通经、利痹、消肿、止痛的功效，适用于内、外、妇、儿、伤科等多科瘀血阻滞之证。如内科胸、腹、头诸痛，且痛有定处，固定不移者；积聚、中风半身不遂、关节痹痛日久、外伤科跌扑损伤、瘀肿疼痛、痈肿疮疡及出血色紫，夹有血块者。

根据作用强弱、主治特点的不同，活血化瘀药分为活血止痛药、活血调经药、活血疗伤药、破血消癥药四类。

血与气的关系极为密切，气行则血行，气滞则血凝，故在应用活血化瘀药时，应适当配伍理气药。

本类药物易耗血动血，月经过多、出血无瘀证者忌用，孕妇慎用或禁用。

值得注意的是，新瘀证急，用汤药为佳，取其力大效速；久瘀证缓，宜丸剂小量久服，使瘀消而不伤正。

第一节　活血止痛药

本类药物多具辛散之性，活血兼行气，有良好的止痛作用，适用于气滞血瘀所致的痛证及其他瘀血证。临床中要结合疾病疼痛的不同部位和病情，根据药物各自特点，选择相应的药物，并做适当的配伍。

川芎（《神农本草经》）

【来源】为伞形科多年生草本植物川芎的根茎。

【性味归经】辛，温，归肝、胆、心包经。

【功效】活血行气，祛风止痛。

【用量】3～10克。

【临床应用】

1.用于血瘀气滞诸痛，既能活血，又能行气，为"血中之气药"，也是妇科活血调经的要药。

①柴胡疏肝散

柴胡6克，白芍4.5克，陈皮6克，香附4.5克，川芎4.5克，枳壳4.5克，炙甘草1.5克。

用于肝气郁结，胁肋疼痛，寒热往来，起到疏肝止痛的作用。

（处方来源：《景岳全书》）

②越鞠丸

香附、川芎、栀子、苍术、神曲各6～10克。

用于情志所伤，胸胁胀痛，郁闷不舒，食欲不振。临床治疗抑郁症及焦虑有效。

（处方来源：《丹溪心法》）

③芎归泻肝汤

川芎、红花各4克，当归尾、枳壳各10克，青皮、香附、桃仁各6克，水酒各半煎服。

用于情志所伤，胸胁胀满，抑郁焦虑等症。

（处方来源：《万氏女科》）

④血府逐瘀汤

当归6克，川芎6克，生地黄12克，柴胡12克，赤芍6克，红花9克，桃仁9克，枳壳9克，桔梗9克，牛膝12克，甘草6克。

用于心脉瘀阻，胸痹心痛，以活血止痛。治疗冠心病，也可治疗血瘀经闭、痛经等妇科病，达活血祛瘀之效。

（处方来源：《医林改错》）

⑤温经汤

当归6克，川芎6克，吴茱萸9克，白芍6克，人参6克，半夏6克，阿胶6克，桂心6克，牡丹皮6克，甘草6克，麦冬6克。

用于寒凝血瘀经闭，以活血温经止痛，散寒祛瘀，养血调经。

（处方来源：《金匮要略》）

⑥生化汤

当归24克，川芎9克，桃仁6克，炮姜2克，炙甘草2克。

养血祛瘀，温经止痛。对于血虚寒凝、瘀血阻滞证，产后恶露不行、小腹冷痛者均可用之。

（处方来源：《傅青主女科》）

2.用于疼痛、痹痛，本品"上行头目"，为治疗头痛的要药。

①治疗头痛，无论风寒、风热、风湿、血虚、血瘀，均可随证配伍使用。

川芎茶调散

川芎12克，细辛3克，羌活6克，白芷6克，防风4.5克，荆芥12克，薄荷

12 克，甘草 6 克。

研末，每次 6 克，清茶调服，或水煎。用于风寒头痛，手术后的头痛头昏也可使用。

（处方来源：《太平惠民和剂局方》）

②用于风湿痹证。因其能"旁通络脉"，临床常配伍独活、桂枝等，以达祛风通络止痛之效。

独活寄生汤

独活 9 克，桑寄生、生地黄、杜仲、牛膝、细辛、秦艽、茯苓、肉桂、防风、川芎、人参、甘草、当归、白芍各 6 克。

用于痹证日久，肝肾两亏，气血不足，症见腰膝冷痛，肢节屈伸不利或麻木不仁，畏寒喜温等。

（处方来源：《备急千金要方》）

3. 现多用于治疗冠心病心绞痛及缺血性脑血管病等。

【禁忌】阴虚阳亢、多汗、月经过多者慎用。

【参考】本品主要成分为挥发油、生物碱（川芎嗪等）、酚性物质（阿魏酸等），以及内脂素、维生素 A、叶酸等。

①川芎嗪能抑制血管平滑肌收缩，扩张冠状动脉，增加冠脉血流量。

②可预防血栓形成。

③有降压作用。

④有抗维生素 E 缺乏作用。

⑤阿魏酸对免疫系统有一定调节作用，对宋内氏痢疾杆菌、大肠杆菌及变形杆菌、绿脓杆菌、伤寒杆菌、副伤寒杆菌有抑制作用。

⑥以川芎嗪注射液静滴治疗急性缺血性脑血管病，以川芎嗪注射液静滴治疗脑外伤综合征，以川芎配荜茇制成"颅痛灵"治疗三叉神经痛及血管性疼痛、坐骨神经痛、末梢神经炎等都取得一定的疗效。

延胡索（《雷公炮炙论》）

【来源】为罂粟科多年生草本植物延胡索的块茎。

【性味归经】辛、苦，温，归肝、脾经。

【功效】活血，行气，止痛。

【处方用名】

延胡索：又名玄胡、元胡、延胡，捣碎生用。

醋延胡索：增强止痛作用，临床多用。

酒延胡索：长于活血祛瘀，止痛。

【用量】3～10 克。

【临床应用】

1.可用于血瘀气滞所致的各种疼痛。本品"能行血中气滞、气中血瘀，故专治一身上下诸痛"，止痛作用优良。

①延胡索散

延胡索6克，当归6克，川芎3克，赤芍6克，生地黄9克，丹参12克，红花4.5克，香附4.5克，乌药4.5克，熟艾6克，砂仁3克，生蒲黄4.5克。

通心脉止痛，用于瘀血阻络，胸痹心痛。

（处方来源：《陈素庵妇科补解》）

②肝胃气痛，与川楝子配伍，以达活血行气止痛之效，如金铃子散。

金铃子散

川楝子、延胡索各9克。

（处方来源：《太平圣惠方》）

③肝郁气滞胁痛，可用金铃子散与柴胡、郁金配伍，以达疏肝止痛之效。

④膈下逐瘀汤

当归9克，川芎6克，桃仁9克，红花9克，赤芍6克，牡丹皮6克，五灵脂6克，香附4.5克，乌药6克，延胡索3克，甘草9克，枳壳4.5克。

用于膈下瘀血证，妇女痛经，产后瘀滞腹痛，以达调经止痛之效。

有报道其可用于急性胰腺炎、消化不良、痛经、子宫内膜异位症、慢性盆腔炎等病症。

（处方来源：《医林改错》）

⑤橘核丸

小茴香、八角茴香、橘核、荔枝核、补骨脂、肉桂、川楝子、延胡索、莪术、香附、昆布。

用于寒疝腹痛等，以达温经散寒止痛效果。

（处方来源：《重订严氏济生方》）

⑥独活寄生汤

独活9克，桑寄生、生地黄、杜仲、牛膝、细辛、秦艽、茯苓、肉桂、防风、川芎、人参、甘草、当归、白芍、延胡索各6克。

活血止痛。

（处方来源：《备急千金要方》）

2.用延胡索治疗多种内脏痉挛性或非痉挛性疼痛均有较好的疗效。

【禁忌】血热无瘀、血虚无滞者不用。

【参考】本品含生物碱近20种，有延胡索甲素、乙素、丙素、丁素、癸素、丑素等。

①有镇静、催眠与安定作用，其中镇静作用属乙素最强，丑素次之。

②有镇痛作用，乙素最强，其镇痛的有效成分称罗通定，丑素次之，甲素及癸素最弱。

③有轻度降温和一定的中枢性镇吐作用，并能调节消化系统，有健胃的作用。

④有降压作用及抗心律失常作用。

⑤能扩张冠脉，增加冠脉血流量，有降血脂作用。

⑥延胡索乙素静脉复合麻痹效果好。

郁金（《药性论》）

【来源】为姜科多年生草本植物温郁金、姜黄或广西莪术或蓬莪术的块根。

【性味归经】辛、苦，寒，归肝、心、肺经。

【功效】活血行气，清心解郁，利胆退黄，凉血止血。

【用量】3～10克。研末服，2～5克。

【临床应用】

1. 祛瘀止痛，活血行气。

①颠倒木金散

木香9克，郁金9克。

上为末，每服6克，老酒调下。用于胸肋闷痛、针刺痛，气郁用木香，血瘀用郁金。医家多以本方为汤剂，加入其他方剂，效果更佳。

（处方来源：《医宗金鉴》）

②鳖甲煎丸（《金匮要略》）加郁金，用于肋下痞块，以活血消癥。

③强肝丸

郁金、丹参、当归、白芍、党参、泽泻、黄精、山药、生地黄、板蓝根各9克，山楂、神曲、秦艽各12克，黄芪、茵陈各15克，甘草6克。

活血行气，解郁消癥止痛，可治疗慢性肝炎、早期肝硬化、脂肪肝、中毒性肝炎肝区痛。

（处方来源：验方）

④宣郁通经汤

郁金10克，柴胡10克，当归10克，白芍10克，牡丹皮10克，黄芩10克，香附6克，栀子6克，白芥子3克。

疏肝泻热，止痛，用于经前腹痛，肝胃气痛。

（处方来源：《傅青主女科》）

⑤郁金丸

郁金9克，延胡索24克，木香9克，雄黄9克，五灵脂30克，砂仁15克，生明矾15克。

用于痧症腹痛。痧症是感受六淫邪气及生活不良习气，出现身体发热、腰背酸痛、精神不振、头痛、关节痛、心烦厌食、腹痛作呕等表现的疾病。

（处方来源：《痧症全书》）

2. 用于热痛、神昏、痰闭等。

①菖蒲郁金汤

石菖蒲、郁金、山栀子、连翘、菊花、滑石、竹叶、牡丹皮、牛蒡子、竹沥、姜汁、紫金锭。

用于浊痰蒙蔽心窍，以达清心化浊开窍之效。

（处方来源：《温病全书》）

②白金丸

郁金210克，明矾90克。

细末，糊丸。用于痰火蒙心、癫痫、发狂，以达祛痰开窍之功。

（处方来源：《普济本事方》）

3. 用于肝胆湿热。

①郁金加茵陈蒿汤（茵陈18克，栀子12克，大黄6克），用于湿热黄疸，以利湿退黄。

②郁金多与金钱草、海金沙等同用，治疗湿热之结石，以达利胆、排石的功效。

4. 用于血热出血。

①生地黄汤

郁金与生地黄、栀子、牛膝、牡丹皮、丹参、麦冬、白芍、玄参、三七等同用。

用于吐血、衄血、妇女倒经，以达顺气降火、凉血止血之功。

（处方来源：《医学心悟》）

②郁金配合小蓟饮子治疗血尿血淋。

小蓟饮子

生地黄、小蓟、滑石、木通、蒲黄、藕节、淡竹叶、当归、山栀子、甘草各9克。

（处方来源：《济生方》）

【禁忌】孕妇及阴虚无瘀滞者不用，畏丁香。

【参考】本品主要成分为挥发油、姜黄素、淀粉、脂肪油等。

①有降血脂、抗动脉硬化作用。

②挥发油能使胆囊收缩，促进胆汁分泌及排泄，有利胆作用。

③有镇痛作用。

④姜黄素对肝脏有保护作用。

姜黄（《新修本草》）

【来源】为姜科多年生草本植物姜黄的根茎。

【性味归经】辛、苦，温，归脾、肝经。

【功效】活血行气，通经止痛。

【用量】3～10克。

【临床应用】

1. 用于血瘀气滞所致的各种疼痛，且长于横行肢背。

①姜黄散

姜黄120克，莪术30克，红花、桂心、川芎各30克，白芍90克，延胡索、牡丹皮、当归各60克。

用于妇女宫冷，月经不调，脐腹刺痛。

（处方来源：《妇人大全良方》）

②经闭或产后腹痛，配当归、川芎，以达活血祛瘀之效。

③姜黄汤

姜黄30克，沉香0.4克，黄芪30克，桂心15克，延胡索0.4克，人参0.4克，厚朴0.4克，川芎0.4克，防风0.4克，白芍0.4克，苦杏仁15克，羌活15克，诃子15克。

用于跌打损伤，以活血通络。

（处方来源：《圣济总录》）

2. 治疗风湿痹痛。

舒筋汤

姜黄10克，当归10克，赤芍10克，海桐皮10克，羌活6克，甘草3克，白术6克。

用于风寒所致肩臂痛、腰痛，以祛风活血止痛。

（处方来源：《外科理例》）

3. 配伍白芷、细辛，治疗牙痛；配伍大黄、白芷，治疗痈肿疔毒。

4. 治疗肝硬化。

姜黄6克，郁金6克，柴胡6克，连翘6克，木香6克，当归15克，白芍15克，白术15克，甘草3克。

（处方来源：验方）

【禁忌】无瘀滞者不用。

【参考】本品主要成分为姜黄素和挥发油。

①姜黄素能增加心肌血容量，抗心肌缺血。

②有明显降血脂作用及抗动脉粥样硬化作用。

③能抑制血小板聚集，有活血化瘀作用，能促进胆汁分泌，有弱而持久的利胆作用，还能收缩胆囊，有较强的消除阻塞性黄疸的作用。

④有类似可的松的抗炎作用。

乳香（《名医别录》）

【来源】为橄榄科植物乳香树的干燥油胶树脂。

【性味归经】辛、苦，温，归肝、心、脾经。

【功效】活血行气，消肿生肌。

【用量】3～10克。

【临床应用】

1. 祛瘀止痛，用于外科跌打损伤、疮疡痈肿，为治外伤要药。

①七厘散

乳香4.5克，儿茶7.2克，血竭30克，没药4.5克，冰片0.36克，红花4.5克，麝香0.36克，朱砂3.6克。

用于跌打损伤，筋断骨折，瘀滞肿痛，或外伤出血。

（处方来源：《良方集腋》）

②乳香定痛散

乳香、没药、川芎、白术、赤芍、牡丹皮、生地黄、甘草各等分研末。

用于跌打损伤。

（处方来源：《杂病源流犀烛》）

③乳香消毒散

乳香4克，没药4克，大黄10克，黄芪10克，牛蒡子10克，牡蛎10克，金银花15克，甘草3克。

用于痈疮肿痛、恶疮。

（处方来源：《卫生宝鉴》）

④仙方活命饮

金银花9克，甘草、赤芍、穿山甲、皂角刺、白芷、浙贝母、防风、当归尾、天花粉、乳香、没药各6克，陈皮9克。

用于疮疡肿毒初期，红肿焮痛，以达清热解毒、活血消肿止痛之功。

（处方来源：《校注妇人良方》）

⑤醒消丸

乳香30克，没药30克，麝香4.5克，雄黄15克。

用于红肿痛毒、痈疽、瘰疬、痰核、肿块坚硬不消，以达活血散结、解毒消痈之效。

（处方来源：《外科全生集》）

⑥海浮散

乳香、没药各等分。

研细末，外用，以膏贴之。用于疮疡溃后，永不收口，用此以达消肿生肌之效。

（处方来源：《疮疡经验全书》）

2. 用于瘀血阻滞所致的各种疼痛。

①胃脘痛，与延胡索、川楝子等同用，以达活血行气止痛之效。

②癥瘕积聚，与当归、丹参等同用，以达活血消癥之功。

活络效灵丹

丹参、乳香、没药、当归各 15 克。

（处方来源:《医学衷中参西录》）

③蠲痹汤

羌活 3 克，秦艽 3 克，当归 9 克，肉桂 2 克，海风藤 6 克，独活 3 克，川芎 2 克，乳香 2.5 克，木香 5 克，桑枝 9 克，炙甘草 2 克。

用于风寒湿痹，肢体关节疼痛或沉重麻木，得热则减，遇寒冷则加剧等，用乳香加强通络止痛之效。

（处方来源:《杨氏家藏方》）

【禁忌】孕妇和无瘀滞者均忌用。本品气味苦，易致恶心呕吐，内服不宜多用，胃弱者慎用。

【参考】本品主要成分为树脂、树胶、挥发油，有镇痛作用。

没药（《开宝本草》）

【来源】为橄榄科灌木或乔木没药树的干燥树脂。

【性味归经】苦、辛，平，归心、肝、脾经。

【功效】活血行气，消肿生肌，祛瘀止痛。

【用量】3～10 克。

【临床应用】本品功效与乳香相似，常与乳香配伍使用。乳香偏于行气生肌，没药偏于散血化瘀止痛。

1. 活血行气止痛。

①手拈散

没药 4 克，延胡索 10 克，香附 6 克，五灵脂 6 克。

研末，每次 6～9 克，热酒调服为佳。用于血瘀气滞之胃痛，可用于胃、十二指肠溃疡疼痛。

（处方来源:《医学心悟》）

②没药散

没药 4 克，红花 4 克，延胡索 10 克，当归 10 克。

用于血瘀引起的心腹疼痛及妇女经闭、痛经。

（处方来源:《博济方》）

③乳香没药散

没药、乳香、当归、砂仁、枳壳、甘草各等分。

用于跌打损伤，瘀血肿痛。

（处方来源：《普济方》引《医方大成》）

2. 排脓消痈。

①醒消丸

没药30克，乳香30克，麝香4.5克，雄黄15克。

用于痈毒，赤热肿痛。

（处方来源：《外科全生集》）

②海浮散

没药、乳香各等分，研细末。

外敷疮疡，能去腐生新，拔毒收口。

（处方来源：《疮疡经验全书》）

【禁忌】孕妇及无瘀者忌用。本品气浊味苦，易致恶心呕吐，内服不宜多用，胃弱者慎用。

乳香、没药同用时，各量应少。

【参考】本品主要成分为树脂、树胶、挥发油。

①树脂有降血脂作用，并能防止斑块形成。

②对多种致病真菌有不同程度的抑制作用。

五灵脂（《开宝本草》）

【来源】鼯鼠科动物复齿鼯鼠的粪便。

【性味归经】苦、咸、甘，温，归肝经。

【功效】活血止痛，化瘀止血。

【用量】3～10克。

【临床应用】

1. 用于瘀血阻滞诸痛，是治疗瘀血疼痛的要药。

①失笑散

五灵脂6克，蒲黄6克。

用于瘀血停滞所致的月经不调，少腹急痛，痛经，产后恶露不行，心腹痛，亦治疗瘀滞胸痛，脘腹疼痛等。

（处方来源：《太平惠民和剂局方》）

②心胸痹痛，与活络效灵丹同用，以达活血止痛之功。

丹参、乳香、没药、当归各15克（即活络效灵丹），五灵脂6克。

③手拈散

没药、延胡索、香附、五灵脂。

用于脘腹疼痛，以达行气止痛、祛瘀之效。

（处方来源:《医学心悟》）

④五灵脂9克，乌贼骨9克，香附9克，延胡索6克，甘松6克，川楝子、木香、乌药、乳香、没药各4.5克，黄连3克。

祛瘀行气止痛，可用于胃、十二指肠溃疡。

（处方来源：验方）

⑤生地黄、熟地黄、赤芍、阿胶、月季花各9克，丹参12克，香附6克，五灵脂6克，甘草3克。

用于崩漏成块，少腹痛。

（处方来源：验方）

⑥膈下逐瘀汤

五灵脂6克，当归9克，川芎6克，桃仁9克，牡丹皮6克，赤芍6克，乌药6克，延胡索3克，甘草9克，香附4.5克，红花9克，枳壳4.5克。

用于痛经、经闭、产后瘀滞等。五灵脂与桃仁、红花并用，破血逐瘀，以消积块。

（处方来源:《医林改错》）

⑦骨折肿痛，与乳香、没药研末外敷，可消肿止痛。

2.用于出血而兼瘀滞之崩漏，月经过多，可单用，如五灵脂散；或与三七、蒲黄等同用，以活血调经。

3.可用以解毒，消肿止痛，治蛇、蝎及蜈蚣咬伤，配雄黄等同用，可内服及外用。

【禁忌】本品煎服有不良气味，胃气虚者，易致恶心呕吐，故不宜多量使用。孕妇慎用。畏人参。

【参考】本品主要成分为尿素、尿酸、维生素A类物质及多量树脂。

①能缓解平滑肌痉挛，具有解痉作用。

②能抑制结核杆菌。

③有抑制血小板聚集作用，增加白细胞数。

④对胃黏膜有保护作用，可抑制胃酸分泌，可以预防溃疡的发生。

第二节　活血调经药

本类药物既有活血祛瘀的功效，又有调经的作用，主治月经不调、痛经、闭经及产后瘀滞腹痛等症，亦可用于瘀血证、癥瘕及跌打损伤、疮痈肿毒等。

女子以血为本，以肝为先天，故临证时本类药物常与疏肝理气之品同用，如香附、柴胡、青皮等。

丹参（《神农本草经》）

【来源】为唇形科多年生草本植物丹参的根和根茎。

【性味归经】苦，微寒，归心、肝经。

【功效】活血调经，凉血消痈，清心除烦。

【用量】5～15克。

【临床应用】

1. 善调经水，为妇科要药，用于妇科瘀滞诸证。

①红花桃仁煎

红花6克，桃仁10克，丹参12克，当归10克，香附10克，延胡索10克，赤芍12克，川芎10克，乳香6克，青皮6克，生地黄12克。

用于瘀血性月经不调，小腹痉挛性疼痛，血瘀经闭，产后恶露不行。凡符合气滞血瘀的疾病均可辨证使用。

（处方来源：《陈素庵妇科补解》）

②宁坤至宝丹

黄芪90克，白术、酸枣仁、当归、香附、续断、黄芩、枸杞子、阿胶、杜仲各60克，茯苓、白芍、丹参各45克，五味子18克，甘草30克，生地黄120克，朱砂（为衣）30克。

用于妇人经脉不调，久不生育，腰痛胃疼，夜热心烦。

（处方来源：《卫生鸿宝》）

2. 用于各种瘀血阻滞证，为活血祛瘀的要药。

①丹参饮

丹参30克，檀香、砂仁各4.5克。

用于血瘀气滞，互结于中，胃脘疼痛，以达化瘀止痛之功。

（处方来源：《医宗金鉴》）

②癥瘕积聚，与莪术、三棱等同用，以达祛瘀消癥之功。

③活络效灵丹

丹参15克，当归15克，乳香15克，没药15克。

用于血瘀气滞所致的心腹诸痛。

（处方来源：《医学衷中参西录》）

④丹参10克，当归10克，白蒺藜10克，白扁豆10克，半枝莲30克，瓦楞子18克，漏芦12克，石燕6克，红花6克，香附6克。

用于肝癌、肝区疼痛。

（处方来源：验方）

⑤风湿痹痛，与防风、秦艽等同用，以达活血通络止痛之功；治痹证，常与牛膝、

杜仲、桑寄生配伍。

3.用于疮疡肿毒，与金银花、连翘等同用，以达清热凉血消痈之效。

消乳汤

知母24克，连翘12克，金银花9克，穿山甲6克，瓜蒌15克，丹参12克，乳香12克，没药12克。

清热解毒，消肿止痛，治乳肿痛，新起者更佳。

（处方来源:《医学衷中参西录》）

4.清心除烦。

①清营汤

犀角9克（水牛角代，30克），生地黄15克，玄参9克，竹叶心3克，麦冬9克，丹参6克，黄连5克，金银花9克，连翘6克。

用于温热病，邪入营分，身热夜甚，时有谵语，或心悸失眠，脉细数，舌绛而干。

（处方来源:《温病条辨》）

②天王补心丹

生地黄12克，玄参5克，柏子仁9克，酸枣仁9克，远志5克，桔梗5克，五味子9克，当归9克，天冬9克，麦冬9克，人参5克，丹参5克，茯苓5克。

用于阴亏血少，虚烦心悸，睡眠不安，精神衰疲，梦遗健忘。

（处方来源:《校注妇人良方》）

5.临床用于治疗缺血性脑梗死、动脉粥样硬化、病毒性心肌炎、慢性肝炎、肝硬化，对于防治支气管哮喘、慢性肺心病都有一定作用。

【禁忌】孕妇慎用，反藜芦。

【参考】本品主要成分为丹参酮ⅡA、丹参酮ⅡB、隐丹参酮、二氢丹参酮Ⅰ、原儿茶醛、原儿茶酸、丹参素、维生素E等。

①能扩张冠状动脉，增加冠脉血流量，改善心肌缺血、梗死和心功能，调整心律。

②能降血脂。

③可促进肝细胞再生，并有抗纤维化作用。

④能提高机体的耐缺氧能力。

⑤能促进组织的修复，加速骨折的愈合，能缩短红细胞及血色素的恢复期，使网织红细胞增多。

⑥对多种细菌及结核杆菌有抑制作用。

⑦能抑制中枢神经系统而有镇静、止痛、安定的作用。

⑧有增强免疫力、降低血糖及抗肿瘤的作用。

桃仁（《神农本草经》）

【来源】为蔷薇科落叶小乔木桃的成熟种子。

【性味归经】苦、甘，平，有小毒，归心、肝、大肠经。

【功效】活血祛瘀，润肠通便。

【用量】5～10克。

【临床应用】

1.活血祛瘀，是破血药，用于多种瘀血证，常与红花同用。

①桃红四物汤

熟地黄15克，当归15克，白芍10克，川芎8克，桃仁9克，红花6克。

活血行瘀，调经，用于经闭、痛经。

（处方来源：《医宗金鉴》）

②生化汤

桃仁6克，当归24克，川芎9克，炮姜2克，炙甘草2克。

用于产后血瘀腹痛。

（处方来源：《傅青主女科》）

③桂枝茯苓丸

桂枝、茯苓、桃仁、牡丹皮、白芍各6克。

用于妇人小腹癥块、血瘀经闭、痛经，也常与三棱、莪术同用，治疗癥瘕痞块。

（处方来源：《金匮要略》）

④桃核承气汤

桃仁12克，大黄12克，桂枝6克，甘草6克，芒硝6克。

逐瘀泻热，治疗下焦蓄血证。

（处方来源：《伤寒论》）

⑤大黄牡丹皮汤

大黄12克，芒硝6克，牡丹皮3克，桃仁9克，冬瓜子30克。

用于肠痈初起，右少腹疼痛、拒按，右足屈伸不利或发热。

（处方来源：《金匮要略》）

⑥苇茎汤

苇茎30克，薏苡仁30克，桃仁9克，冬瓜子15克。

用于肺痈初起有瘀热者，以达消痈排脓的效果。

（处方来源：《备急千金要方》）

⑦复元活血汤

大黄18克，桃仁15克，红花6克，当归9克，穿山甲6克，柴胡15克，天花粉9克，甘草6克。

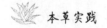

用于跌打损伤，瘀血留于肋下，痛不可忍者，以祛瘀止痛。

（处方来源:《医学发明》）

2. 润肠通便。

润肠丸

大黄 15 克，当归 15 克，羌活 15 克，桃仁 30 克，火麻仁 37.5 克。

研末，炼蜜为丸或水煎服。用于大肠津枯，排便困难，以润肠通便。

（处方来源:《脾胃论》）

3. 止咳、平喘，与苦杏仁等同用，以治咳嗽气喘。

【禁忌】本品有小毒，不可过量，孕妇忌用。

【参考】本品含苦杏仁苷、苦杏仁酶、尿囊素酶、乳糖酶、维生素 B_1、挥发油、脂肪油等。

①可促进产妇子宫收缩。

②有抗凝及较弱的溶血作用。

③能增加脑血流量。

④对呼吸中枢有镇静作用。

⑤脂肪油有润肠缓下作用。

红花 （《新修本草》）

【来源】为菊科一年生草本植物红花的花，别名红蓝花。

【性味归经】辛，温，归心、肝经。

【功效】活血通经，祛瘀止痛。

【用量】3 ～ 10 克。

【临床应用】

1. 用于妇科瘀滞证，以活血通经，常与桃仁配伍。

①红蓝花酒

红花 10 克。

用酒煎，分 3 次服。用于经行腹痛，腹中血气刺痛。

（处方来源:《金匮要略》）

②膈下逐瘀汤

五灵脂 6 克，桃仁 9 克，红花 9 克，川芎 6 克，当归 9 克，赤芍 6 克，枳壳 4.5 克，牡丹皮 6 克，甘草 9 克，乌药 6 克，延胡索 3 克，香附 4.5 克。

行气止痛，逐瘀消癥，用于瘀在膈下，形成积块，痛处不移，卧则腹坠。

（处方来源:《医林改错》）

③桃仁红花煎

乳香6克，青皮6克，丹参12克，赤芍12克，桃仁10克，红花6克，香附10克，延胡索10克，当归10克，川芎10克，生地黄12克。

常用于痛经，以活血化瘀，行气止痛，对瘀血阻滞所致的疾病均适用。

（处方来源:《陈素庵妇科补解》）

④桃红四物汤

熟地黄15克，当归15克，白芍10克，川芎8克，桃仁9克，红花6克。

用于经闭、痛经属血瘀者。

（处方来源:《医宗金鉴》）

2. 用于血瘀诸证。

①癥瘕积聚，与川芎、桃仁等同用，以达祛瘀消癥之功，如膈下逐瘀汤。

②治疗胸痹心痛，与桂枝、瓜蒌等配伍，以达通阳止痛之效。

③跌打损伤，与桃仁、当归尾等同用，以活血消肿。

泽兰汤

泽兰14克，香附14克，续断14克，红花2克，当归12克，柏子仁12克，赤芍12克，牛膝6克，延胡索8克。

（处方来源：周黎民方）

3. 活血透疹。

当归红花饮

当归6克，红花4克，紫草9克，大青叶9克，连翘9克，牛蒡子9克，黄连3克，甘草2克，葛根9克。

用于麻疹夹斑难出及痈疽肿毒等证。

（处方来源:《麻科活人书》）

【禁忌】孕妇及月经量多者忌用。

【参考】本品主要含红花黄素、红花苷、红花素、红花醌苷、新红花苷、红花油。

①小剂量红花有轻度兴奋心脏、增加冠脉血流量的作用，大剂量则有抑制作用。

②有抑制血小板聚集和增加纤溶作用。

③能降低血脂。

④近代用于治疗多形性红斑。

⑤有兴奋子宫的作用。

【附注】藏红花（西红花）为鸢尾科植物的花柱头，也叫番红花，主产于欧洲、中亚地区。我国的西藏有人工栽培。性味甘、微寒，归心、肝经，功效同红花而力较强，有凉血解毒之功，而兼润补，活血通经较优，因而价昂难得，一般以红花代之，常用于温热病发斑、热郁血瘀，煎服，1～1.5克，孕妇忌用。

牛膝（《神农本草经》）

【来源】为苋科多年生草本植物牛膝的根。

【性味归经】苦、酸，平，归肝、肾经。

【功效】活血通络，利水通淋，引血下行，补肝肾，强筋骨。

【处方用名】

怀牛膝：产于河南，长于补肝肾，强筋骨。

川牛膝：产于四川、云南、贵州，长于活血祛瘀。

酒牛膝：增强活血祛瘀、通经止痛之效。

盐牛膝：引药入肾，增强补肾强筋骨功效。

【用量】5～10克。

【临床应用】

1.行瘀通经，用于月经不通及胞衣不下。

①脱花煎

红花4克，川芎4克，牛膝12克，当归10克，肉桂3克，车前子10克。

用于难产或死胎不下。

（处方来源：《景岳全书》）

②用于瘀血阻滞证。经闭、痛经、月经不调、产后腹痛，与桃仁、川芎等同用，以达活血调经之效。

2.用于跌打损伤。

泽兰汤

泽兰9克，牡丹皮6克，牛膝6克，桃仁10粒，红花1.5克，当归15克，三七3克，赤芍4.5克。

用于跌仆闪挫，瘀血内蓄，转侧疼痛。

（处方来源：《医学心悟》）

3.强筋起痿。

①三妙丸

苍术18克，黄柏12克，牛膝6克，姜盐汤送服。

用于下肢湿热痿痹疼痛。

（处方来源：《医学正传》）

②虎潜丸

熟地黄、龟甲、锁阳、虎骨、知母、黄柏、陈皮、白芍、当归、怀牛膝、羊肉。

用于肝肾阴亏，筋骨痿弱，腰膝酸软，腿足瘦弱，步履乏力，以强筋骨补肝肾。

（处方来源：《全国中药成药处方集》）

注：与本方同名方剂有多种，用药不同。

③久痹者，与独活、杜仲同用，以祛风湿，补肝肾。

独活寄生汤

独活9克，桑寄生、生地黄、杜仲、怀牛膝、细辛、秦艽、茯苓、肉桂、防风、川芎、人参、甘草、当归、白芍各6克。

（处方来源：《备急千金要方》）

4.用于淋证、水肿、小便不利。

①*牛膝汤*

牛膝、当归、瞿麦、通草各4.5克，滑石9克，冬葵子6克。

用于尿血，小便不利，尿痛，水肿。

（处方来源：《备急千金要方》）

②*济生肾气丸*

熟地黄12克，山茱萸12克，山药12克，牡丹皮9克，茯苓9克，泽泻9克，附子3克，肉桂3克，车前子9克，牛膝9克。

用于水肿，小便不利，以达利水通淋、补肾之功。

（处方来源：《济生方》）

5.用于火热上炎，阴虚火旺之证。本品苦泄下行，能降上炎之火。

①*秦龙汤*

羚羊角4.5克，牡蛎12克，石斛9克，麦冬4.5克，南沙参12克，川贝母6克，夏枯草4.5克，牡丹皮4.5克，牛膝6克，黑荆芥3克，薄荷炭3克，茜草根6克，白茅根15克，藕节5大片。

凉血止血，用于吐衄等证。

（处方来源：《医醇賸义》）

②*镇肝熄风汤*

生赭石30克，生牡蛎15克，生龙骨15克，白芍15克，怀牛膝30克，生龟甲15克，玄参15克，天冬15克，川楝子6克，生麦芽6克，茵陈6克，甘草4.5克。

用于阴虚阳亢，肝风内动所致眩晕头痛，目胀耳鸣或肢体不利，口眼㖞斜，颠仆昏不知人等。

（处方来源：《医学衷中参西录》）

6.尚可用于难产，配伍当归、川芎等。

【禁忌】孕妇、月经量多者忌用。

【参考】本品主要成分为昆虫变态激素，如促脱皮甾酮、牛膝甾酮，另含三萜皂苷及生物碱。

①皂苷有明显促进关节炎性水肿消退的作用。

②川牛膝提取物有抗生育和抗着床作用。

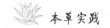

③有降压及利尿作用。

④具有较强的促进蛋白质合成作用。

⑤近代用于扩宫引产，以及功能性子宫出血属瘀血型者。

益母草（《神农本草经》）

【来源】为唇形科一年生或两年生草本植物益母草的地上部分。

【性味归经】苦、辛，微寒，归肝、心经。

【功效】活血调经，利水消肿，祛瘀止痛。

【用量】10～30克。

【临床应用】

1. 用于妇科瘀滞证，为治妇科经产要药。

①加味益母丸

益母草15克，当归10克，赤芍10克，木香10克。

用于经水不调，腹痛癥瘕，久不受孕等。

单用熬膏即益母膏，治同丸剂。

（处方来源：《医学入门》）

②产后腹痛，恶露不尽，或血瘀崩漏，与当归、蒲黄等同用，以达祛瘀止血的功效。

2. 用于治疗水肿、小便不利，可单用，也可与白茅根、车前草等同用，以达化瘀利水之效。

3. 有清热解毒消肿作用，可用于跌打损伤、疮疡肿毒、皮肤瘙痒等，外洗或外敷。

4. 近代用其治冠心病也有效。

【禁忌】血虚无瘀者不用，孕妇慎用。

【参考】本品主要成分为益母草碱、水苏碱等多种生物碱，以及苯甲酸、氯化钾、月桂酸、维生素及芸香苷等黄酮类。

①能使子宫收缩频率、幅度及紧张度增加。

②能增加冠脉流量，减缓心率，改善微循环，降低血压。

③有利尿作用。

④对皮肤真菌有抑制作用。

⑤有抗血小板聚集和抗血栓形成的作用。

【附注】茺蔚子

本品为益母草的干燥成熟果实，味辛、甘，性微温，功效与益母草相似，兼有补肾益精、养肝明目作用。

茺蔚子丸

茺蔚子35克，泽泻35克，枸杞子30克，青葙子30克，枳壳30克，生地黄

30克，麦冬60克，细辛60克，石决明60克，车前子60克，黄连90克。

研为细末，炼蜜为丸，如梧桐子大。用于目昏暗而有翳膜者。

（处方来源：《圣济总录》）

另外，天麻钩藤饮中，也用到了益母草，益母草合牛膝活血利水，有利于平降肝阳，为有力的佐药。

鸡血藤（《本草纲目拾遗》）

【来源】为豆科攀缘灌木密花豆的藤茎。

【性味归经】苦、甘，温，归肝、肾经。

【功效】活血调经，补血通络。

【用量】10～15克。

【临床应用】

1.用于月经不调、痛经、经闭等证。

①瘀血阻滞型，与川芎、红花等同用，以达活血调经之效。

②血虚气弱型，与熟地黄、当归等同用，以达养血调经之效，或单味药熬膏，如鸡血藤膏。

2.用于痹证或手足麻木、肢体瘫痪等症。

①风湿痹证，与独活、川芎等同用，以达活血通络止痛之效。

②中风后肢体瘫痪，与黄芪、当归等同用，以达益气养血通络之效。

【禁忌】无瘀者不用，月经过多、孕妇、阴虚火旺者禁忌。

【参考】本品主要成分为鸡血藤醇、铁质、菜油甾醇、豆甾醇及谷甾醇。

①有补血作用，促进造血功能，抑制血小板聚集，降血脂。

②有抗炎作用，以及镇痛、抗氧化、调解免疫、镇静催眠作用。

③可增强子宫收缩。

④对金黄色葡萄球菌有抑制作用，抗病毒，抗肿瘤。

⑤有学者用鸡血藤糖浆治白细胞减少症。

月季花（《本草纲目》）

【来源】为蔷薇科灌木月季的花。

【性味归经】甘，温，归肝经。

【功效】活血调经，解郁，消肿。

【用量】2～5克。

【临床应用】

1.主要用于肝郁气滞所致的月经不调、痛经、经闭、腹胀痛等，与玫瑰花、当归等同用，以达疏肝解郁调经之效。

2.本品捣烂外敷，可治疗外伤血瘀肿痛，或痈疽肿毒、瘰疬等症。

3.本品不宜久煎，外用适量。

【禁忌】不宜用量过大及久服，孕妇慎用。

【参考】本品主要成分为挥发油、没食子酸等。

①有较强的抗真菌作用，抗病毒，抗肿瘤。

②可抗氧化，增强免疫功能，抑制血小板聚集，利尿。

王不留行（《神农本草经》）

【来源】为石竹科一年生或越年生草本植物麦蓝菜的成熟种子。

【性味归经】苦，平，归肝、胃经。

【功效】活血调经，下乳，消痈，利尿通淋。

【用量】5～10克。

【临床应用】

1.用于血瘀经闭、痛经等症，多与当归、红花同用，以活血通经。

2.用于产后乳汁不下或乳痈等症。

①乳汁不通，与通草等同用，以补气血通乳。

下乳涌泉散

当归30克，川芎、天花粉、白芍、生地黄、柴胡各30克，青皮15克，漏芦15克，穿山甲45克，桔梗15克，木通15克，白芷15克，通草15克，王不留行90克，甘草7.5克。

研细为末，每服6克，黄酒送下为宜。

（处方来源：《清太医院配方》）

②乳汁稀少，与黄芪、当归等同用，以达补益气血通乳之效。

滋乳汤

生黄芪30克，当归15克，知母12克，玄参12克，穿山甲6克，路路通3个，王不留行12克，丝瓜络少许，猪蹄2只。

（处方来源：《医学衷中参西录》）

③乳痈，与蒲公英、瓜蒌等同用，以达活血、消痈之效。

3.用于淋证，多与石韦、瞿麦等同用，以达利尿通淋之效。

【禁忌】孕妇不用。

【参考】本品主要含王不留皂苷、生物碱与香豆素类化合物。

①有抗着床、抗早孕作用。

②有镇痛作用。

③对肝癌有抑制作用。

④可促进乳汁分泌，有明显的通乳作用。

泽兰（《神农本草经》）

【来源】为唇形科多年生草本植物毛叶地瓜苗的地上部分。

【性味归经】苦、辛，微温，归肝、脾经。

【功效】活血调经，祛瘀消痈，利水消肿。

【用量】10～15克。

【临床应用】

1. 用于月经不调、产后腹痛、经闭痛经。

①月经不调有血瘀者，可配伍当归、川芎、白芍等。

②产后血瘀腹痛，常配伍当归、赤芍、茺蔚子等。

2. 用于瘀血肿痛及痈肿等。

①胸胁损伤肿痛，与牡丹皮、三七等同用，以活血消肿。

泽兰汤

泽兰9克，牡丹皮6克，牛膝6克，桃仁10粒，红花1.5克，当归15克，三七3克，赤芍4.5克。

用于跌扑伤肿。

（处方来源：《医学心悟》）

②痈肿，与黄连、金银花等配伍，以清热解毒，活血止痛。

3. 用于水肿、腹水。

①产后水肿，与防己同用，以增强活血祛瘀、利水退肿之效。

②腹水、浮肿，与白术、茯苓等同用，以增强利水退肿作用。

【禁忌】孕妇忌服，血虚无瘀者禁用。

【参考】本品主要含挥发油、鞣质、黄酮类成分、萜类。

①有强心作用，降低血黏稠度。

②有抗血栓形成的作用，可改善微循环。

③有利胆、保肝作用。

④可清除自由基。

凌霄花（《神农本草经》）

【来源】为紫葳科落叶木质藤本植物凌霄或美洲凌霄的花。

【性味归经】甘、酸，寒，归肝、心包经。

【功效】破瘀通经，凉血祛风。

【用量】3～10克。

【临床应用】

1. 用于瘀血阻滞证。

①经闭，与当归、红花等同用，以达活血通经之效。

②癥瘕，与鳖甲、桃仁等同用，以达活血消癥之效，如鳖甲煎丸（《金匮要略》）。

③跌打损伤，与乳香、没药等同用，以达消肿止痛之效。

2. 用于瘙痒、风疹等。

①瘙痒，与生地黄、蝉蜕等同用，以达凉血祛风之效。

②癣疹，与黄连、天南星等，共研末，外搽。

凌霄花散

凌霄花7.5克，黄连7.5克，白矾7.5克，雄黄15克，天南星15克，羊蹄根15克。

上为细末，清热燥湿，解毒杀虫，治疗诸癣。

（处方来源：《杨氏家藏方》）

【禁忌】孕妇忌用。

【参考】本品主要成分为芹菜素、β-谷甾醇和环烯醚萜类成分紫葳苷、凌霄苷等，以及三萜类、花色类，还有生物碱、有机酸、挥发油。

①有抑制血栓形成的作用，抑制血小板聚集，改善血液循环。

②对有孕的子宫有节律性兴奋和抑制作用。

③有降低胆固醇、止咳、抗癌作用。

第三节　活血疗伤药

本类药除活血化瘀作用外，更善于消肿止痛、续筋接骨、止血生肌敛疮，主要用于跌打损伤、金疮出血等外伤科疾病，亦可用于其他瘀血病证。

按肝主筋、肾主骨的理论，临床中可酌情配伍补肝肾、强筋骨之品，以提高疗效。

骨碎补（《药性论》）

【来源】为水龙骨科植物槲蕨的根茎，别名申姜。

【性味归经】苦，温，归肝、肾经。

【功效】活血疗伤，补肾健骨。

【用量】3～10克。

【临床应用】

1. 用于跌打损伤。

①治疗跌打瘀肿，单品酒浸外敷。

②骨碎补散

骨碎补 30 克，当归 35 克，牡丹皮 30 克，虎胫骨 30 克，白芷 30 克，川芎 30 克，赤芍 30 克，蒲黄 30 克。

上为细末，每服 6 克，温酒下。用于伤筋断骨、金疮等外伤。

（处方来源:《太平圣惠方》）

③骨碎补散

骨碎补 9 克，草薢 9 克，牛膝 9 克，桃仁 3 克，海桐皮 9 克，当归 9 克，桂心 6 克，槟榔 3 克，赤芍 3 克，附子 3 克，川芎 3 克，枳壳 3 克。

用于足跟溃疡。

（处方来源:《中医皮肤病学简编》）

注：骨碎补散有多个版本，用药不同。

2.用于肾虚诸证，可温补肾阳，强筋健骨。

①腰痛腿软，与补骨脂、牛膝等同用，以补肝肾，强筋骨。

②耳鸣、耳聋、牙痛，与熟地黄、山茱萸同用，以达补肾益精之效。

加味地黄汤

熟地黄 12 克，山药 6 克，山茱萸 6 克，茯苓 4 克，牡丹皮 4 克，泽泻 4 克，骨碎补 12 克。

用于肾阳虚浮之牙痛、牙出血、牙摇动等。

（处方来源:《疡医大全》）

③肾虚久泻，与补骨脂、益智仁、吴茱萸等同用。

3.本品可治疗斑秃、白癜风等。

【禁忌】实热者禁忌。

【参考】本品主要成分为柚皮苷、骨碎补双氢黄酮苷、骨碎酸等。

①能促进骨对钙的吸收，提高血钙和血磷水平，有利于骨折的愈合。

②有一定的改善软骨细胞功能、推迟细胞退行性病变作用。

③骨碎补双氢黄酮苷有明显的镇痛和镇静作用。

④对于链霉素毒副反应，有一定疗效。

苏木（《新修本草》）

【来源】为豆科灌木或小乔木苏木的心材。

【性味归经】甘、咸，平，归心、肝、脾经。

【功效】活血疗伤，祛瘀通经。

【用量】3 ～ 10 克。

【临床应用】

1.用于跌打损伤、骨折伤筋、瘀滞肿痛。

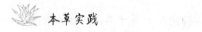

①八厘散

苏木3克，没药9克，乳香9克，自然铜9克，血竭9克，红花3克，丁香1.5克，麝香0.3克，半两钱3克，番木鳖3克。

（处方来源：《医宗金鉴》）

②痈肿疮毒，与金银花、连翘等同用，以达清热解毒、活血消肿的疗效。

2.用于血滞痛经、产后瘀阻、胸腹刺痛、痈疽肿痛。

①治疗血瘀经闭痛经，产后瘀滞腹痛，常配伍川芎、当归、红花等。

②治心腹瘀痛，常配伍丹参、川芎、延胡索等。

③治疗痈肿疮毒，常配伍金银花、连翘、白芷等。

④治疗心腹瘀痛，也可配伍蒲黄、五灵脂等，以达活血止痛之效。

【禁忌】血虚无瘀者禁用。

【参考】本品主要成分为原色素–巴西苏木素、苏木酚、挥发油、鞣质。

①有镇静、催眠作用，大剂量有麻痹作用。

②有抗菌作用及抗肿瘤作用。

血竭《雷公炮炙论》

【来源】为棕榈科常绿藤本植物麒麟竭的树脂。

【性味归经】甘、咸，平，归肝经。

【功效】活血疗伤，止血生肌。

【用量】研末服，1～2克。外用适量。

【临床应用】

1.用于跌损及外伤出血、疮疡不敛，为伤科要药。

①跌打损伤，配伍乳香、没药等，以散瘀止痛。

七厘散

血竭30克，儿茶7.2克，乳香4.5克，没药4.5克，冰片0.36克，红花4.5克，麝香0.36克，朱砂3.6克。

用于跌打损伤、筋断骨折、瘀滞肿痛、外伤出血。

（处方来源：《良方集腋》）

②外伤出血、疮疡不敛，配伍乳香、没药等研末外用。

2.用于产后瘀滞、痛经，经闭及瘀血刺痛，与没药同用。

3.单用治胃、十二指肠溃疡、食道静脉破裂等各种上消化道出血病症，有较好疗效。（见张清河《中药学》）

4.本品内服多入丸、散剂。

【禁忌】孕妇慎用，月经期不宜。

【参考】本品主要成分为血竭素、去甲基血竭素、去甲基血竭红素、树脂酸等。

①能抑制血小板聚集，防止血栓形成。

②对多种致病真菌有不同程度的抑制作用。

③能改善微循环，有止血作用。

土鳖虫（《神农本草经》）

【来源】为鳖蠊科昆虫地鳖或冀地鳖雌虫的全体，别名䗪虫。

【性味归经】咸，寒，有小毒，归肝经。

【功效】破血逐瘀，续筋接骨。

【用量】3～10克。

【临床应用】

1.本品为伤科常用药，跌打损伤、筋伤骨折多用。

①骨折瘀痛，与骨碎补、自然铜等同用，以祛瘀接骨止痛。

接骨紫金丹

土鳖虫、乳香、没药、自然铜、骨碎补、大黄、血竭、硼砂、当归梢各3克。

各研为末，瓷罐收之，每服6克，好热酒调服。

（处方来源：《万氏家抄方》）

②骨折伤筋后，筋骨软弱，与续断、杜仲等同用，以促进骨折愈合。

壮筋续骨丸

当归60克，川芎30克，白芍30克，熟地黄120克，杜仲30克，续断45克，五加皮45克，骨碎补90克，桂枝30克，三七30克，黄芪90克，虎骨30克，补骨脂60克，菟丝子60克，党参60克，木瓜30克，刘寄奴60克，土鳖虫90克。

用于骨折、脱臼、伤筋等复位后。

（处方来源：《伤科大成》）

③治腰扭伤，研末以酒调服。

2.用于瘀血阻滞证。

①血瘀经闭、产后瘀滞，可与大黄、桃仁等同用。

下瘀血汤

大黄6克，桃仁12克，土鳖虫9克。

（处方来源：《金匮要略》）

②干血成劳、经闭腹胀，可与水蛭、大黄等同用，以达活血消癥之功。

大黄䗪虫丸

水蛭6克，土鳖虫3克，桃仁6克，大黄7.5克，虻虫6克，干漆3克，蛴螬6克，生地黄 30 克，白芍 12 克，黄芪 6 克，苦杏仁 6 克，甘草 9 克。

（处方来源：《金匮要略》）

注："干血成劳"为虚劳证候之一，表现为妇女面目暗黑，肌肤枯干粗糙，肌肉消瘦，骨蒸潮热，盗汗，口干颧红，易惊，头晕痛，月经涩少或闭经，由血枯血热积久不愈，肝肾亏损，新血难生所致。

③癥瘕痞块，可与桃仁、鳖甲同用，以达化瘀消痞之效。

鳖甲煎丸

鳖甲 90 克，射干 22.5 克，桃仁 15 克，大黄 22.5 克，土鳖虫 37 克，牡丹皮 37 克，柴胡 45 克，黄芩 22.5 克，鼠妇 22.5 克，干姜 22.5 克，白芍 37 克，葶苈 7.5 克，石韦 22.5 克，厚朴 22.5 克，瞿麦 15 克，紫葳 22.5 克，阿胶 22.5 克，蜂蜜 30 克，赤硝 90 克，蜣螂 45 克，半夏 7.5 克，人参 7.5 克，桂枝 22.5 克。

用于肝脾肿大，胁肋疼痛。

（处方来源：《金匮要略》）

【禁忌】孕妇禁用。

【参考】本品主要成分为丝氨酸蛋白酶、生物碱、有机酸、酚类、糖类。

①丝氨酸蛋白酶对人体血纤溶酶原有激活作用，同尿素酶相似。

②近代有用此药治宫外孕及子宫肌瘤者，常与桃仁等同用。

马钱子 (《本草纲目》)

【来源】为马钱科木质大藤本植物马前的成熟种子。

【性味归经】苦，温，有大毒，归肝、脾经。

【功效】消肿散结，通络止痛。

【用量】多入丸剂，日服 0.3 ~ 0.6 克。外用适量。

【临床应用】

1. 用于跌打损伤、骨折肿痛。

①本品性善通行，为疗伤止痛的要药，常配伍麻黄、乳香、没药等。

九分散

马钱子粉 250 克，麻黄 250 克，乳香 250 克，没药 250 克。

研细过筛，混匀，口服 1 次 2.5 克，餐后用。活血散瘀，消肿止痛，用于跌扑损伤。

（处方来源：《急救应验良方》）

②也可以配乳香、红花、血竭。

八厘散

苏木面 3 克，半两钱 3 克，自然铜 9 克，乳香 9 克，没药 9 克，血竭 9 克，麝香 0.3 克，红花 3 克，丁香 1.5 克，番木鳖 3 克。

用于跌打损伤，以接骨散瘀。

（处方来源:《医宗金鉴》）

2. 用于风湿顽痹，麻木瘫痪。

①风湿顽痹，与麻黄、地龙等同用，以达通络止痛之功。

②手足麻木，半身不遂，研末，以甘草粉蜜丸服之。

③近代有医家用其治疗重症肌无力，有一定疗效。

【禁忌】孕妇禁用。

本品毒性较强，不可多服久服，过量可引起肢体颤动、惊厥、呼吸困难，甚至昏迷等中毒症状。

【参考】本品含多种生物碱，如士的宁（番木鳖碱），另含绿原酸、番木鳖苷、脂肪油、蛋白质等。

①能兴奋脊髓的反射机能，兴奋延髓的呼吸中枢及血管运动中枢，大剂量可引起惊厥。

②士的宁有明显的镇咳作用，并对感觉神经末梢有麻痹的作用。

③水煎剂对皮肤真菌有抑制作用。

刘寄奴（《新修本草》）

【来源】为菊科多年生草本植物奇蒿或白苞蒿的干燥地上部分。

【性味归经】苦，温，归心、肝经。

【功效】活血疗伤，止血，通经。

【用量】3～10 克。

【临床应用】

1. 用于跌损肿痛出血等。

①流伤饮

刘寄奴 3 克，骨碎补 15 克，延胡索 15 克。

用于跌仆挫伤，筋骨碎断，内有瘀血者。

（处方来源:《伤科秘方》）

②止血黑绒絮

玄参、茜草、刘寄奴、大黄、黄芩、黄柏、乌梅、五倍子各等分。

用于创伤出血，外用。

（处方来源:《伤科补要》）

2. 用于血瘀经闭，产后瘀滞腹痛等，多与当归、红花等同用，以达逐瘀通经之效。

3. 有消食化积止痢作用，可治疗食积腹痛、赤白痢。

【禁忌】孕妇慎用。

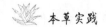

【参考】本品主要成分为香豆精、异泽兰黄素、西米杜鹃醇、脱肠草素、奇蒿黄铜、奇蒿内脂等。

①可增加冠脉血流量。

②有抗缺氧作用。

③水煎液对宋内氏痢疾杆菌、福氏痢疾杆菌等有抑制作用。

自然铜（《雷公炮炙论》）

【来源】为天然黄铁矿，主含二硫化铁。

【性味归经】辛，平，归肝经。

【功效】散瘀止痛，接骨疗伤。

【用量】3～10克。多入丸、散剂，研末服，每次不超过0.3克。

【临床应用】

1. 用于跌打损伤、骨断筋伤、瘀肿疼痛。本品是伤科接骨续筋的常用药，内服外敷均可，可与乳香、没药等同用。

自然铜散

自然铜、乳香、浸药、当归身、羌活各等分。

主治跌扑骨折。

（处方来源：《张氏医通》）

2. 与土鳖虫研末服，以续筋接骨。

3. 本品还可用于瘿瘤、疮疡、烫伤，外用适量。

【禁忌】不可久服。

【参考】本品主要成分为二硫化铁、铜、镍、砷、锑等，对骨折愈合有促进作用。

第四节　破血消癥药

本类药药性强烈，以虫类药为主，主治瘀血较重的癥瘕积聚，也可用于血瘀经闭、瘀肿疼痛、偏瘫等，常与行气破气药或攻下药同用。

本类药药性峻猛，大多有毒，易耗气、耗血、动血、伤阴，故凡出血证、阴血亏虚、气虚体弱者及孕妇均应忌用或慎用。

莪术（《药性论》）

【来源】为姜科多年生宿根草本植物蓬莪术、广西莪术、温郁金的根茎。

【性味归经】辛、苦，温，归肝、脾经。

【功效】破血行气，消积止痛。

【用量】6～10克。

【临床应用】

1.用于血瘀气滞的重证，常与三棱配伍。

①莪术散

香附90克，当归、莪术、延胡索、赤芍、枳壳、生地黄、青皮、白术、黄芩各30克，三棱、小茴香、砂仁各24克，干漆15克，红花15克，川芎24克，甘草3克。

上为细末，每服6克，好米酒服。祛瘀血，用于腹中块痛，经水不行。

（处方来源:《寿世保元》）

②用于肋下痞块，常与柴胡、鳖甲等同用，以破血消癥，如鳖甲煎丸（《金匮要略》）。

③心腹痛，与丹参、川芎等同用，以达逐瘀止痛之效。

④金铃泻肝汤

金铃子15克，乳香、没药各12克，三棱、莪术各9克，甘草3克。

水煎，治肋下痛。

（处方来源:《医学衷中参西录》）

2.用于食积腹痛，与青皮、槟榔等同用，以达消食破积之效。

莪术丸

莪术120克，三棱120克，香附120克，槟榔30克，牵牛30克，青木香15克，谷芽15克，青皮15克，丁香12克，荜澄茄12克，南木香12克。

消食化积，和脾益胃，宽膈快气，悦色清神，用于小儿宿食。

（处方来源:《证治准绳》）

注：莪术丸有多种版本，用药不同。

【禁忌】体虚无积滞者及孕妇忌用。

【参考】本品主要成分为莪术酮、莪术烯、姜黄素、莪术醇、莪术双酮等。

①莪术醇、莪术双酮有抗癌作用，对子宫颈癌、卵巢癌、白血病、淋巴瘤有不同程度抑制效果。

②姜黄素能抑制血小板聚集，有抗血栓形成的作用，能兴奋肠道平滑肌。

③莪术醇有抗早孕作用。

④其挥发油能抑制金黄色葡萄球菌、乙型溶血性链球菌、大肠杆菌、伤寒杆菌、霍乱弧菌等。

三棱（《本草拾遗》）

【来源】为三棱科多年生草本植物黑三棱的块茎。

【性味归经】辛、苦，平，归肝、脾经。

【功效】破血行气，消积止痛。

【用量】3～10克。

【临床应用】

1. 本品功效主治与莪术相似，二者常配伍使用，区别在于三棱偏于破血，莪术偏于破气。

2. 近代以三棱、莪术为主，配伍五灵脂、肉桂、大黄，名为蜕膜散，治中期妊娠引产后蜕膜残留。

蜕膜散

肉桂5克，五灵脂10克，三棱10克，莪术10克，白芥子10克，续断10克，杜仲10克，延胡索15克，牡丹皮10克，益母草30克。

（处方来源：夏氏经验方）

【禁忌】孕妇及月经过多者忌用。不宜与芒硝、玄明粉同用。

【参考】本品主要成分为挥发油、黄酮类等，可抑制血栓形成，抗动脉粥样硬化，抗脑缺氧等，有镇痛、抗炎、抗氧化、抗肿瘤、抗组织纤维化作用，还有抗子宫内膜异位症及卵巢囊肿作用。

水蛭 (《神农本草经》)

【来源】为水蛭科动物蚂蟥、水蛭或柳叶蚂蟥的虫体。

【性味归经】咸、苦，平，有小毒，归肝经。

【功效】破血逐瘀，通经。

【用量】1.5～3克。

【临床应用】

1. 本药破血逐瘀，力峻效宏，用于癥瘕积聚、跌打损伤、血瘀经闭等证。

①癥瘕、经闭，多与桃仁、三棱等同用，以达破血通经消癥之效。

理冲汤

生黄芪9克，党参6克，白术6克，生山药15克，天花粉12克，知母12克，三棱、莪术、生鸡内金各9克。

瘀血坚甚者加生水蛭6克。用于妇人经闭不行，或产后恶露不尽，结为癥瘕，以致阴虚作热，食少劳嗽，一切脏腑癥瘕、积聚、气郁、脾弱、满闷、痞胀、不能饮食者。

（处方来源：《医学衷中参西录》）

②癥瘕、经闭兼体虚者，与当归、人参等同用，攻邪不伤正。

化癥回生丹

桃仁、三棱、水蛭、人参、当归、大黄、益母草膏、苏木、丁香、苦杏仁、小茴香炭、鳖甲胶、熟地黄、白芍、虻虫、麝香、阿魏、干漆、川芎、两头尖、乳香、没药、姜黄、肉桂、花椒炭、藏红花、五灵脂、降香、香附、吴茱萸、延胡索、高良姜、艾叶炭、紫苏子霜、蒲黄炭。

（处方来源:《温病条辨》）

③跌打损伤，配伍苏木、自然铜等，以达逐瘀通经之功。

接骨火龙丹

水蛭、苏木、自然铜、乳香、没药、降香、川乌、草乌、龙骨、虎骨、血竭、全蝎、地龙、骨碎补。

（处方来源:《普济方》）

2.瘀血便秘，与大黄、牵牛子等同用，以达逐瘀通便之效。

3.近代用其治疗血小板增多症、脑出血、颅内血肿、断肢再植手术后瘀肿、冠心病心绞痛、肺心病急性发作、高脂血症等，都有一定疗效。（见张清河《中药学》）

【禁忌】孕妇及月经过多者忌用。

【参考】本品主要成分为肝素、抗血栓素、蛋白质等，新鲜水蛭的唾液中含水蛭素。

①水蛭素能阻止凝血酶对纤维蛋白原的作用，阻碍血液凝固。

②肝素也有抗凝血作用。

穿山甲（《名医别录》）

【来源】为鲮鲤科动物穿山甲的鳞片。

【性味归经】咸，微寒，归肝、胃经。

【功效】活血消癥，通经下乳，消肿排脓。

【用量】3～10克。研末服，1～1.5克。

【临床应用】

1.用于癥瘕、经闭。

①癥瘕积聚，常与莪术、三棱等同用，以达活血消癥之效，另有穿山甲散。

穿山甲散

穿山甲、鳖甲、赤芍、大黄、干漆、桂心各30克，川芎15克，芫花15克，当归15克，麝香0.3克。

（处方来源:《古今医统》）

②经闭，配伍当归、桃仁，以达活血调经之效。

代抵当汤

大黄3克，莪术3克，山甲珠3片，红花3克，桃仁9克，牡丹皮9克，当归9克，牛膝6克，夜明砂9克。

用于蓄血及妇女实证闭经。

（处方来源:《血证论》）

2. 用于产后乳汁不下。

①气血壅滞而乳汁不下，可配伍王不留行，如下乳涌泉散。

下乳涌泉散

穿山甲 45 克，王不留行 90 克，当归 30 克，白芍 30 克，桔梗 15 克，川芎 30 克，生地黄 30 克，青皮 15 克，木通 15 克，白芷 15 克，天花粉 30 克，甘草 7.5 克，柴胡 30 克，通草 15 克，漏芦 15 克。

（处方来源:《清太医院配方》）

②气血虚而无乳者，与黄芪、当归等同用，以达益气补血催乳之效。

滋乳汤

黄芪 30 克，当归 15 克，知母 12 克，玄参 12 克，穿山甲 6 克，路路通 3 个，王不留行 12 克，丝瓜络少许，猪蹄 2 只。

（处方来源:《医学衷中参西录》）

3. 用于疮疡、瘰疬、风湿痹证等。

①痈肿初起，与金银花、天花粉等同用，以达活血消痈、解毒的效果。

仙方活命饮

金银花 9 克，甘草、赤芍、穿山甲、皂角刺、白芷、浙贝母、防风、当归尾、天花粉、乳香、没药各 6 克，陈皮 9 克。

（处方来源:《校注妇人良方》）

②痈肿脓未溃者，与黄芪、当归等同用，以达解毒托毒排脓之效。

透脓散

黄芪 12 克，穿山甲 3 克，川芎 9 克，当归 6 克，皂角刺 4.5 克。

（处方来源:《外科正宗》）

③瘰疬，配伍夏枯草、玄参等，以达消瘰散结之效。

④风湿痹证，配伍白花蛇、蜈蚣等，以达通经止痛之效。

此外，有用其治疗外伤出血、手术切口渗血及白细胞减少的报道，说明其有止血和升白细胞的作用。

【禁忌】孕妇慎用，气血不足、痈疽已溃者慎服。

【参考】本品主要含蛋白质、氨基酸、硬脂酸、胆固醇、脂肪族酰胺、环二肽、挥发油、生物碱和微量元素等。

①能降低外周阻力，对血管有直接扩张作用。

②有明显延长凝血时间，降低血液黏稠度的作用。

③有升高白细胞、抗骨髓微循环障碍的作用。

④具有抗炎、镇痛、抑制乳腺增生、促进泌乳作用等。

虻虫（《神农本草经》）

【来源】为虻科昆虫华广原虻、黄绿原虻、指角原虻或三重原虻的雌虫体。

【性味归经】苦，微寒，有小毒，归肝经。

【功效】破血，逐瘀，通经。

【用量】1～1.5克。研末服，0.3克。

【临床应用】

1.用于癥瘕积聚、跌打损伤、血瘀经闭等证。

血瘀经闭，干血成劳（是虚劳之一，妇女见面目暗黑，肌肤枯干而粗糙，消瘦，骨蒸潮热，月经涩少，盗汗口干，颧红头晕，血枯血热积久不愈，肝肾亏损，新血难生），配伍水蛭、大黄等以活血消癥。

大黄䗪虫丸

水蛭6克，土鳖虫3克，桃仁6克，大黄7.5克，虻虫6克，干漆3克，蛴螬6克，生地黄30克，白芍12克，黄芩6克，苦杏仁6克，甘草9克。

用于五劳虚极羸瘦，干血内结，肌肤甲错，面目暗黑，妇女经闭不通。

（处方来源：《金匮要略》）

2.跌打损伤，配伍乳香、没药，以活血通经止痛，或配伍牡丹皮末酒服。

3.佐陈皮，治疗冠心病心绞痛。（见张清河《中药学》）

【禁忌】孕妇忌用，气血虚者不宜用。

【参考】本品主要含蛋白质、氨基酸、多糖、胆固醇以及钙、镁、磷、铁等微量元素。

①有抗凝、活化纤维系统的作用，可改善血流变学。

②具有抗肿瘤、抗炎、镇痛作用。

③动物实验有兴奋子宫作用。

④有溶血作用。

斑蝥（《神农本草经》）

【来源】为芫青科昆虫南方大斑蝥或黄黑小斑蝥的虫体。

【性味归经】辛，热，有大毒，归肝、胃、肾经。

【功效】破血逐瘀，攻毒散结。

【用量】0.03～0.06克，多入丸、散剂。

【临床应用】

1.用于癥瘕积聚、血瘀经闭。

①癥瘕积聚，与玄明粉同用，以消癥散结。

②经闭，与桃仁、大黄等同用，以达活血通经之效。

斑蝥通经丸

大黄 15 克，斑蝥 20 个，桃仁 49 个，水蛭 3 克，虻虫 4.5 克，糯米炒。

用于血枯经闭，四物汤送服更宜。

（处方来源：《济阴纲目》）

2. 治疗痈疽恶疮、顽癣、瘰疬。

①本品为末与大蒜捣膏贴于顽疮不破硬肿无脓处，以攻毒拔脓。

②治疗顽癣，炒后研末，蜜调外敷。

③治疗瘰疬，与白矾、青黛等研末外掺，攻毒散结。

【禁忌】本品有大毒，孕妇严禁内服。外用时不可面积过大，易造成发疱、腐烂。内服过量，可引起恶心、呕吐、腹泻、尿血、肾功能衰竭。

【参考】本品主要成分为斑蝥素、脂肪、树脂、蚁酸、色素等及微量元素。

①有抗癌作用。

②对皮肤真菌有不同程度的抑制作用。

③能增强免疫力，有抗病毒、抗菌作用及促雌激素样作用。

第十三章　化痰止咳平喘药

凡是以祛痰、消痰为主要作用以治疗"痰证"的药均被称为化痰药，以减轻或制止咳嗽和喘息为主的药物被称为止咳平喘药。

化痰药主治痰证，痰证也有狭义、广义之分。除常见的咳喘痰多外，也有无形之痰、昏厥、癫痫、眩晕、中风惊厥及肢体麻木、半身不遂、口眼㖞斜、瘿瘤瘰疬、阴疽流注等证，在病机上都与痰有密切的关系，辨证时要考虑痰的存在，并可用化痰药加以治疗。

痰、咳、喘三证相互兼杂，而止咳平喘多兼化痰作用，故临床上化痰药多与止咳平喘药配伍使用。

根据化痰药、止咳平喘药的不同性能，其又分为温化寒痰药、清化热痰药、止咳平喘药三类，辨证治疗时要做好选择和配伍：

①兼有表证者，配解表药。

②兼有里热者，配清热药。

③伴有里寒者，配温里药。

④有虚劳者，配补虚药。

⑤癫痫、眩晕、昏迷、惊厥者，配平肝息风药、开窍药、安神药。

⑥痰核、瘰疬、瘿瘤，配软坚散结药。

⑦阴疽流注者，配温阳、散寒、通滞药。

⑧兼有咯血者，不宜用温燥刺激性化痰药。

⑨麻疹初起，虽有咳嗽，也不宜单用止咳药，应先清宣肺气，不可收敛止咳，以防疹出不畅。

⑩干咳无痰，应辨证施治，注意滋肺养阴。

第一节　温化寒痰药

本类药物药性温燥，有温化寒痰和燥湿化痰的功效，适用于寒痰、湿痰证候，以及由寒痰、湿痰引起的眩晕、肢体麻木、阴疽流注等，临床多与温肺散寒药（如细辛、生姜）、燥湿健脾药（如苍术、薏苡仁等）同用，以标本兼顾，或与理气药同用，以加强化痰之功。本类药性温燥，故热痰、燥痰有咯血病史者应慎用。

半夏（《神农本草经》）

【来源】为天南星科多年生草本植物半夏的块茎。

【性味归经】辛，温，有毒，归脾、胃、肺经。

【功效】燥湿化痰，降逆止呕，消痞散结。

【处方用名】

生半夏：多外用，长于化痰散结。

清半夏：又叫净半夏，白矾水泡制，长于燥湿化痰。

姜半夏：长于降逆止呕。

法半夏：甘草、石灰水共制，长于燥湿且温性较弱。

半夏曲：兼有化痰消食的功效。

【用量】3～10克。

【临床应用】

1. 用于湿痰、寒痰证，为燥湿化痰、温化寒痰之要药，尤其善治脏腑之湿痰。

①二陈汤

半夏9克，陈皮9克，茯苓9克，甘草6克。

用于湿痰咳嗽，痰多清稀或痰逆头眩。

（处方来源：《太平惠民和剂局方》）

注：另有二陈汤方为前方加生姜、乌梅。

②小青龙汤

麻黄9克，白芍9克，桂枝9克，半夏9克，细辛3克，干姜9克，炙甘草9克，五味子6克。

用于感寒咳嗽，风寒客表，水饮内停，症见恶寒发热，无汗喘咳，痰多稀白，舌苔白滑，脉浮紧或弦。

（处方来源：《伤寒论》）

③半夏白术天麻汤

半夏9克，白术18克，茯苓6克，天麻6克，橘红6克，甘草3克，生姜1片，大枣2枚。

用于湿痰眩晕，头痛。

（处方来源：《医学心悟》）

④半夏秫米汤

半夏10克，秫米15克。

用于胃有痰浊，胃不和而卧不安证。

（处方来源：《灵枢经》）

2. 用于多种呕吐，为止吐的要药。

①小半夏汤

半夏6克，生姜9克。

用于胃寒或痰饮呕吐。

（处方来源：《金匮要略》）

②黄连橘皮竹茹半夏汤

黄连4.5克，橘皮9克，竹茹9克，半夏9克。

用于胃热呕哕。

（处方来源：《温热经纬》）

③麦门冬汤

麦冬42克，半夏6克，人参9克，甘草6克，粳米6克，大枣4枚。

用于脾胃阴伤，咽燥口渴，苔光，舌红，咳吐涎沫。

（处方来源：《金匮要略》）

④大半夏汤

半夏9克，茯苓9克，生姜5片。

用于伤寒膈间有寒痰、膈病等，不拘时服。

（处方来源：《千金翼方》）

3. 用于心下痞、梅核气、结胸证等。

①半夏泻心汤

半夏12克，干姜9克，黄芩9克，黄连3克，人参9克，炙甘草9克，大枣4枚。

用于痰热胸痞、呕逆，以消痞散结。

（处方来源：《伤寒论》）

②小陷胸汤

半夏12克，黄连6克，瓜蒌20克。

清热理气，宽胸化痰，用于痰热结胸，以化痰散结。

（处方来源：《伤寒论》）

③半夏厚朴汤

半夏12克，厚朴9克，紫苏叶6克，茯苓12克，生姜15克。

用于梅核气，以行气解郁，化痰散结。

（处方来源：《金匮要略》）

4. 用于痰核瘿瘤、痈疽肿毒、毒蛇咬伤等。

①痰核瘿瘤，多配伍昆布、浙贝母等，以达软坚散结之功。

海藻玉壶汤

海藻、贝母、陈皮、昆布、青皮、川芎、当归、连翘、半夏、甘草、独活各3克，海带1.5克。

化痰软坚，理气散结，滋阴泻火。

（处方来源：《外科正宗》）

②治疗痈疽肿毒、毒蛇咬伤等，用生品研末调敷，或鲜品捣敷。

5.另有报道：近代用其治疗耳源性眩晕；生品研末局部外用治疗子宫糜烂；与天南星等量生用，研末为丸，治冠心病；与石菖蒲研末吹鼻取嚏，治室上性心动过速；生半夏配伍其他药物治肿瘤。（见张清河《中药学》）

【禁忌】燥热证忌用，孕妇慎用，反乌头。

【参考】本品主要成分为 β-谷甾醇及葡萄糖苷、多种氨基酸、皂苷、挥发油、辛辣性醇类、胆碱、左旋麻黄碱等生物碱及少量脂肪、淀粉。

①对咳嗽中枢有镇静作用，可解除支气管痉挛，镇咳祛痰。

②可抑制呕吐中枢而止呕，可促进胆汁分泌。

③葡萄糖醛酸的衍生物有显著解毒作用。

④有抗早孕作用。

⑤可降低兔眼内压。

⑥有镇静、催眠、降血脂、抗血栓、抗炎、镇痛、增强记忆力作用。

天南星 （《神农本草经》）

【来源】为天南星科多年生草本植物天南星、异叶天南星或东北天南星的块茎。

【性味归经】苦、辛，温，有毒，归肺、肝、脾经。

【功效】燥湿化痰，祛风止痉，消肿散结。

【处方用名】

生天南星：长于祛风止痉。

制天南星：生姜、白矾炮制，毒性降低，长于燥湿化痰。

胆南星：用牛胆汁炮制（也有用猪、羊胆汁炮制者），长于清化热痰，息风定惊。

【用量】3～10克。外用适量。

【临床应用】

1.用于痰证。本品燥湿化痰作用似半夏而温燥更甚，可治湿痰、寒痰证。

①导痰汤

橘皮3克，半夏6克，茯苓3克，枳实3克，天南星3克，生姜10片，甘草1.5克。

用于顽痰咳喘，痰涎壅盛，胸膈留饮，中风痰盛，语涩眩晕，咳嗽恶心等症。

（处方来源：《济生方》）

②痰热咳嗽，配伍黄芩、半夏等，以清热化痰。

小黄丸

半夏 30 克，天南星 30 克，黄芩 30 克。

研细末，姜汁浸蒸饼为丸，梧桐子大。

（处方来源：《中国医学大辞典》引张洁古方）

2.走经络，止痉，用于风痰证，善治风痰所致眩晕、癫痫等症。

①青州白丸子

制天南星 90 克，制半夏 210 克，白附子 60 克，制川乌 15 克，生姜 120 克。

用于风痰滞留经络，手足顽麻，半身不遂，口眼㖞斜，痰涎壅盛及小儿惊风、成人头风等症。

（处方来源：《太平惠民和剂局方》）

②玉真散

防风、白芷、羌活、天南星、天麻、白附子各等分。

用于破伤风，以祛风止痉。

（处方来源：《外科正宗》）

③风痰眩晕，配伍半夏、天麻等，以祛风止痉。

玉壶丸

生半夏 30 克，生天南星 30 克，天麻 15 克，白面 12 克。

细末为丸，梧桐子大，每次 30 丸，生姜汤下。主治风痰吐逆，头痛目眩及咳嗽痰盛，吐涎沫。

（处方来源：《太平惠民和剂局方》）

3.用于痈疽肿毒、毒蛇咬伤等，生品研末调敷。

4.近代用治抽动综合征，配伍半夏、僵蚕等。

5.生南星内服或外用治疗肿瘤有一定疗效，子宫颈癌尤为多用。

【禁忌】孕妇慎用。

本品有毒，必经炮制后才可内服。

【参考】本品主要成分为菝葜皂苷、苯甲酸、氨基酸、D-甘露醇、二酮哌嗪生物碱。

①二酮哌嗪生物碱有抗心律失常作用。

②有祛痰、抗惊厥、镇静、镇痛作用。

③水提取物对肿瘤有抑制作用。

白附子（《中药志》）

【来源】为天南星科多年生草本植物独角莲的块茎，别名独角莲。

【性味归经】辛，温，有毒，归胃、肝经。

【功效】燥湿化痰，祛风止痉，止痛，解毒散结。

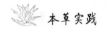

【用量】3～6克。研末服，0.5～1克。外用适量。

【临床应用】

1.用于上焦风痰诸疾，善解痉止痛。

①牵正散

白附子、白僵蚕、全蝎各等分。

每服3克，温酒送服。用于风痰阻络之口眼㖞斜，以达祛风止痉化痰之功。

（处方来源：《杨氏家藏方》）

②玉真散

防风、白芷、羌活、天南星、天麻、白附子各等分。

每服6克，每日3次。治破伤风。

（处方来源：《外科正宗》）

③风痰眩晕、头痛，与天南星、半夏同用，以祛风化痰。

④偏头痛，配伍川芎、白芷，以达祛风止痛之效。

⑤白附饮

白附子6克，制南星6克，半夏6克，制川乌6克，天麻6克，全蝎6克，僵蚕6克，陈皮6克，丁香6克。

用于风痰抽搐呕吐。

（处方来源：《活幼心书》）

2.用于瘰疬痰核、毒蛇咬伤，可单用鲜品捣敷，亦可与清热解毒药同用。

3.祛湿止痒，用于阴囊湿疹瘙痒或疥癣风疮。

【禁忌】孕妇慎用，阴虚内热者不用。

【参考】本品主要成分为β-甾醇及葡萄糖苷、肌醇、黏液质、皂苷等。

①能降血清胆固醇。

②能止咳祛痰。

③有抗结核及抗癌作用。

白芥子（《修心本草》）

【来源】为十字花科一年或越年生草本植物白芥子的种子。

【性味归经】辛，温，归肺经。

【功效】温肺化痰，利气散结。

【用量】3～6克。外用适量。

【临床应用】

1.祛痰止咳，治悬饮，本品善治"皮里膜外之痰"。

①三子养亲汤

白芥子9克，紫苏子9克，莱菔子9克。

主治寒痰壅肺，咳嗽气喘，痰多清稀，胸肋胀满。

（处方来源：《韩氏医通》）

②冷哮，配伍细辛、甘遂、麝香等研末，于夏令外敷肺俞、膏肓等穴，亦可用作冬病夏治。

③控涎丹

甘遂、大戟、白芥子各等量。

研细末或面糊为丸，梧桐子大，每次5丸。用于悬饮，痰涎伏在胸膈上下，忽然胸背颈腰胯痛不可忍，筋骨牵引痛，手足冷痹，或头痛不可忍，或神志昏倦多睡，痰唾稠黏，夜间喉中痰鸣，多流涎唾等。

（处方来源：《三因极一病证方论》）

2.用于痰阻经络关节之肢体麻木、肿痛及阴疽流注等。

①白芥子散

木鳖子3克，白芥子9克，没药9克，桂心9克，木香9克。

制散剂，每次3克，每日2次，温酒调服，以散寒通络，用于痰滞关节疼痛等症。

（处方来源：《妇人大全良方》）

注：白芥子散有多种版本，用药不同。

②阴疽流注，配伍鹿角胶、肉桂等，以达温阳通滞、消痰散结之效。

阳和汤

白芥子6克，鹿角胶3克，肉桂3克，姜炭2克，熟地黄30克，麻黄2克，甘草3克。

用于一切阴疽、贴骨疽、流注、鹤膝风等属于阴寒证者。

（处方来源：《外科全生集》）

【禁忌】气虚有热及肺虚干咳者忌用。本品辛温走散，外敷有发疱作用，皮肤过敏者慎用。剂量过大易出现腹痛、腹泻。

【参考】本品主要成分为芥子苷、芥子碱、芥子酶等。

①芥子酶水解后可引起充血、发疱。

②白芥子内服可催吐、祛痰。

③其水浸剂对皮肤真菌有抑制作用。

皂荚（《神农本草经》）

【来源】为豆科落叶乔木植物皂荚的果实，又名皂角。

【性味归经】辛、咸，温，有小毒，归肺、大肠经。

【功效】祛顽痰，开窍闭，杀虫。

【用量】1～1.5 克。

【临床应用】

1.用于顽痰阻肺，为末，蜜丸，枣汤送服，以祛胶结之痰。

皂荚丸

皂荚去皮，酥制（炙）做蜜丸。

（处方来源:《金匮要略》）

2.用于痰盛闭窍证。

①通关散

皂荚、细辛、南星、半夏、薄荷、雄黄各等分。

研末，吹鼻取嚏。用于中风口噤，昏迷不醒。

（处方来源:《丹溪心法附余》）

注：本方有多种版本，内容不同。

②稀涎散

皂荚、明矾各等分。

温水调灌取吐，治中风牙关紧闭。

（处方来源:《济生方》）

注：稀涎散有多种版本，内容不同。

3.用于疮疡、皮癣。

①疮肿未溃，单用研末外敷，或熬膏涂敷。

②皮癣，以陈醋浸泡后，研末调敷，有祛风杀虫止痒之效。

4.近代用治便秘和轻症动力性肠梗阻。用皂荚 12 克，细辛 12 克，研末，加蜂蜜 120 克调匀，制成栓剂，每次 1 条，塞肛。

【禁忌】本品辛散走窜之性特强，内服过量可致呕吐、腹泻。孕妇、有咯血倾向者忌用。

【参考】本品主要成分为三萜类皂苷等。

①有祛痰作用。

②对董色毛癣菌、星形奴卡氏菌有抑制作用。

③大量可引起溶血，使呼吸中枢麻痹而死亡。

【附注】皂角刺

本品为皂荚树的棘刺，又名皂角针，性温，味辛，功能消肿排脓，祛风杀虫。用于痈疽初起或脓成未溃及皮癣、麻风等。

用量：3～10 克，入煎剂。外用适量，醋煎涂患处。

禁忌：孕妇及痈疽已溃者不用。

旋覆花（《神农本草经》）

【来源】为菊科多年生草本植物旋覆花或欧亚旋覆花的头状花序。

【性味归经】苦、辛、咸，微温，归肺、脾、胃、大肠经。

【功效】降气化痰，降逆止呕。

【用量】3～10克。

【临床应用】

1. 用于痰壅气逆及痰饮蓄结致胸膈痞满等。

①金沸草散

旋覆花90克，生姜30克，半夏30克，细辛30克，前胡90克，荆芥120克，赤芍30克，甘草30克。

每服6克，大枣水煎。用于伤寒中脘有痰，令人壮热，项强筋急，时发寒热。

（处方来源：《类证活人书》）

②痰热咳喘，与桔梗、桑白皮等同用，以达清热化痰、降气平喘之效。

③顽痰胶结者，与海浮石、海蛤壳同用，以达化痰软坚之效。

2. 用于噫气、呕吐，以降逆。

旋覆代赭汤

旋覆花9克，半夏9克，生姜15克，人参6克，赭石3克，甘草9克，大枣4枚。

用于痰浊中阻，胃气上逆，噫气呕吐，吐涎沫。

（处方来源：《伤寒论》）

3. 有活血通络之功，可用于胸胁疼痛，多与香附等同用。

【禁忌】本品温散降逆，故阴虚痨咳、肺燥咳嗽不用。体弱及大便泄泻者不可用。本品宜包煎，亦应注意。

【参考】本品主要成分为黄酮苷，旋覆花甾醇A、B、C及葡萄糖、槲皮素等。

①黄酮苷对支气管痉挛有缓解作用，镇咳，有较弱利尿作用。

②能促进胆汁、胃酸分泌。

③调节胃肠运动。

④调解免疫。

【附注】金沸草

本品为旋覆花的地上部分，性味功效似旋覆花，但长于疏散，适用于外感咳嗽、痰多等症，煎服，5～10克。

白前（《名医别录》）

【来源】萝藦科多年生草本植物柳叶白前或芫花叶白前的根茎。

【性味归经】辛、苦，微温，归肺经。

【功效】降气化痰。

【用量】3～10克。

【临床应用】

1.用于肺气壅实之喘咳，长于祛痰、降肺气，无论寒热、外感内伤咳嗽，均可使用。

①寒痰阻肺，可与紫菀、百部等同用，以降气化痰止咳。

止嗽散

荆芥12克，桔梗12克，陈皮6克，紫菀12克，百部12克，白前12克，甘草4克。

用于风邪犯肺，恶风发热，咳嗽咽痒。

（处方来源：《医学心悟》）

②肺热咳嗽，可配伍桑白皮、葶苈子等，以清热化痰止咳。

白前散

白前100克，桑白皮60克，桔梗60克，甘草30克。

用于久咳、咯血等。

（处方来源：《太平圣惠方》）

③咳嗽，浮肿，不能平卧，配伍紫菀、半夏等，以逐饮平喘。

白前汤

白前6克，紫菀9克，半夏9克，大戟3克。

用于咳喘浮肿，喉中痰鸣，实证者用之。

（处方来源：《备急千金要方》）

【禁忌】阴虚火旺、肺肾气虚者慎用。本品对胃黏膜有刺激作用，有胃溃疡者不宜。孕妇禁用。

【参考】本品含有高级脂肪酸、华北白前醇、白前皂苷等成分。

①有镇咳、祛痰、平喘作用。

②有抗炎、镇痛、抗血栓作用。

第二节　清化热痰药

本类药品性多寒凉，有清化热痰作用。

部分药物质润，兼能润燥；部分药物味咸，兼能软坚散结，适用于热痰和燥痰，以及由此引起的中风、惊厥、瘿瘤、瘰疬等证。

临床根据病情可酌情配伍清热药、滋阴润肺药、软坚散结药等（寒痰、湿痰不用）。

桔梗（《神农本草经》）

【来源】为桔梗科多年生草本植物桔梗的根。

【性味归经】苦、辛，平，归肺经。

【功效】宣肺利咽，祛痰排脓。

【用量】3～10克。

【临床应用】

1. 用于肺气不宣的咳嗽痰多（无论寒热均可使用）。

①杏苏散

紫苏叶9克，半夏9克，茯苓9克，前胡9克，苦杏仁9克，桔梗6克，枳壳6克，陈皮6克，甘草3克，生姜3片，大枣3枚。

用于外感冷燥证。本方轻宣凉燥，理肺化痰，用于咳嗽痰稀。

（处方来源：《温病条辨》）

②桑菊饮

桑叶10克，菊花10克，苦杏仁10克，芦根15克，桔梗6克，连翘10克，薄荷3克，甘草3克。

疏风清热，宣肺止咳。治疗风热咳嗽，微渴，头痛身热。

（处方来源：《温病条辨》）

③大七气汤

香附6克，桔梗2.4克，陈皮6克，青皮6克，藿香9克，益智4.5克，肉桂2.4克，三棱3克，莪术3克，甘草2.4克。

用于胸膈痞闷，以达宽胸理气之作用，亦治气郁血阻之积聚证。

（处方来源：《寿世保元》）

注：本方还有多个版本，药味有所增减。

2. 宣肺利喉，用于咽痛失音等症。

①桔梗汤

桔梗15克，甘草9克。（可用到30克、60克）

宣肺化痰，利咽开音止痛，用于咽喉肿痛，亦治肺痈。

（处方来源：《金匮要略》）

注：在此方基础上有多个加味，成多个版本。

②普济消毒饮

人参9克，黄芩15克，黄连15克，橘红6克，生甘草6克，玄参6克，连翘3克，板蓝根3克，马勃3克，僵蚕2克，升麻2克，柴胡6克，桔梗6克，牛蒡子3克。

疏风清热，泻火解毒，用于热毒炽盛，咽喉肿痛，亦治大头瘟。

（处方来源：《东垣试效方》）

3.祛痰排脓。与甘草同用，以达清肺排脓之效，如桔梗汤；与鱼腥草、冬瓜子等同用，效果更佳。

4.因其可以宣开肺气，通利二便，故可用于癃闭、便秘，常可作为使药，载药上行。

【禁忌】阴虚久咳，气逆咯血者不宜，用量过大可引起恶心呕吐。

【参考】本品主要成分为桔梗皂苷、菊糖、植物甾醇等。

①桔梗皂苷有很强的溶血作用，但口服会在消化道被破坏。

②有抗炎、抗溃疡、抗氧化、抗癌作用。

③有解痉、镇痛、镇静、降血脂作用。

④有较强的祛痰和镇咳作用。

⑤有保肝、降血糖作用。

川贝母 (《神农本草经》)

【来源】为百合科多年生草本植物川贝母的鳞茎，还有暗紫贝母、甘肃贝母、棱砂贝母的鳞茎。

【性味归经】苦、甘，微寒，归肺、心经。

【功效】清热化痰，润肺止咳，散结消肿。

【用量】3～10克。

【临床应用】

1.用于多种咳嗽，尤宜于内伤久咳、燥痰、热痰证。

①百合固金汤

生地黄6克，熟地黄10克，麦冬4.5克，川贝母3克，百合3克，当归3克，白芍3克，甘草3克，玄参2克，桔梗2克。

养阴清热，润肺化痰，用于肺虚劳嗽。

（处方来源：《医方集解》）

②贝母散

贝母10克，苦杏仁6克，麦冬10克，紫菀10克。

用于久咳气急，燥咳。

（处方来源：《鸡峰普济方》）

注：本方有多个版本。

③二母散

知母10克，贝母10克，生姜水煎服。

用于阴虚发热，咳嗽痰少，热痰咳嗽。

（处方来源：《太平惠民和剂局方》）

2. 用于痈证，乳痈、肺痈、疮肿瘰疬等。

①治疗乳痈、肺痈、疮肿等，与蒲公英、鱼腥草等同用，以达清热解毒、消肿散结之效。

②治疗瘰疬，与玄参、牡蛎等同用，以达化痰软坚消瘰之功。

消瘰丸

玄参 12 克，贝母 12 克，牡蛎 12 克。

共为末，炼蜜为丸，每服 9 克。用以清热化痰，软坚散结，通气活血。

（处方来源：《医学心悟》）

【禁忌】寒痰、湿痰不宜，反乌头。

【参考】本品主要成分为多种生物碱，如川贝母碱、西贝母碱、青贝碱、炉贝碱、松贝碱等。

①总生物碱及非生物碱部分均有镇咳作用。

②贝母流浸膏和川贝母碱均有祛痰作用。

③西贝母碱有解痉和降压作用。

④贝母总碱有抗溃疡作用。

⑤有镇痛、催眠作用。

【附注】土贝母，为葫芦科植物土贝母地下块茎入药，味苦，性寒，能解毒消肿，适用于乳痈、瘰疬、疮疡肿毒，外敷可治刀伤出血。

又：四川产者叫川贝母，浙江产者叫浙贝母，又称象贝。川贝母润肺化痰，止咳散结，味甘，性微寒，痰核多用。浙贝母清肺化痰，止咳散结，味苦，性寒，外感常用。

瓜蒌（《神农本草经》）

【来源】为葫芦科多年生草质藤本植物栝楼和双边栝楼的成熟果实。

【性味归经】甘、微苦，寒，归肺、胃、大肠经。

【功效】清热化痰，宽胸散结，润肠通便。

【处方用名】

瓜蒌：也称全瓜蒌。

蜜瓜蒌：蜜炙者，长于润燥。

瓜蒌皮：果皮，长于清热化痰。

炒瓜蒌皮：长于利气宽胸。

蜜瓜蒌皮：作用同蜜瓜蒌，长于润燥。

瓜蒌子：瓜蒌种子，打碎用，长于润肺化痰，润肠通便。

炒瓜蒌子：润肺化痰。

蜜瓜蒌子：长于润肺止咳。

瓜蒌子霜：去油成霜的瓜蒌子，长于润肺祛痰，但滑肠作用减弱。

【用量】全瓜蒌 10～15 克。瓜蒌皮 6～10 克。瓜蒌仁 10～15 克。

【临床应用】

1.用于痰热咳喘。

①清气化痰丸

黄芩 6 克，胆南星 9 克，枳实 6 克，瓜蒌仁 6 克，陈皮 6 克，苦杏仁 6 克，茯苓 6 克，半夏 9 克，姜汁为丸。

用于痰热内结，咳嗽痰黄，黏稠难咯，胸膈痞满，甚则气急呕恶。

（处方来源:《医方考》）

②单用本品治小儿膈热，即润肺散。

③半夏瓜蒌丸

半夏 10 克，瓜蒌 10 克，苦杏仁 10 克，麻黄 3 克，白矾 3 克，款冬花 10 克。

为末，姜汁打面糊为丸，每次 6 克，日 3 次，生姜汤下。用于肺燥咳嗽，痰涎黏稠不易咯出者。

（处方来源:《宣明论》）

2.用于结胸、胸痹等证。

①小陷胸汤

瓜蒌 20 克，半夏 12 克，黄连 6 克。

用于痰热结胸，胸痛，以清热化痰，宽胸散结。

（处方来源:《伤寒论》）

②瓜蒌薤白白酒汤

瓜蒌 24 克，薤白 12 克，白酒适量。

用于胸痹喘息咳唾，胸背痛，短气，以通阳散结祛痰。

（处方来源:《金匮要略》）

3.用于痈肿。

①肺痈，配伍鱼腥草、芦根等，以清热解毒，化痰排脓。

②肠痈，配伍桃仁、牡丹皮等，以达清热解毒之功。

③全瓜蒌 15 克，金银花 15 克，蒲公英 15 克。

主治乳腺炎红肿热痛。

（处方来源：验方）

④神效瓜蒌散

大瓜蒌 2 枚，生粉草 15 克，当归 15 克，乳香 3 克，没药 3 克。

用于乳痈及一切痈疽初起，脓溃即愈。

（处方来源:《妇人大全良方》）

4. 用于肠燥便秘，与火麻仁、郁李仁等同用，以达润肠通便之效。

5. 有报道本品与山豆根同用治疗支气管癌和肺癌。

【禁忌】寒痰、湿痰及脾虚腹泻者不用，反乌头。

【参考】本品主要成分为三萜皂苷、有机酸、盐类、树脂、糖类、色素，种子含脂肪油、皂苷，皮含多种氨基酸、生物碱等。

①皂苷及氨基酸有祛痰作用。

②有降血脂作用。

③有扩冠作用。

④对金黄色葡萄球菌、肺炎双球菌、绿脓杆菌、溶血性链球菌及流感病毒有抑制作用。

⑤瓜蒌仁有致泻作用。

⑥瓜蒌注射液治喘息型气管炎及肺心病哮喘有效。

⑦治疗冠心病单用及复方均有效。

【附注】瓜蒌子、去油瓜蒌霜能润肺滑肠，善治痰热咳嗽，燥结便秘。本品之根，名天花粉，能润肺化痰，生津止渴，可散瘀排脓。

竹茹 (《本草经集注》)

【来源】为禾本科多年生植物青秆竹、大头典竹的茎的中间层。

【性味归经】甘，微寒，归肺、胃经。

【功效】清热化痰，除烦止呕。

【处方用名】

竹茹：长于清热化痰，除烦。

姜竹茹：长于降逆止呕。

【用量】6～10克。

【临床应用】

1. 清热祛痰止咳。

①温胆汤

茯苓12克，半夏10克，陈皮10克，竹茹10克，枳实6克，生姜9克，大枣3枚，甘草3克。

用于痰热咳嗽、惊悸不眠等症。

（处方来源：《三因极一病证方论》）

②肺热咳嗽，常与黄芩、瓜蒌等同用，以达清热化痰之功。

2. 清胃热而止呕。

①黄连橘皮竹茹半夏汤

黄连4.5克，橘皮9克，竹茹9克，半夏9克。

用于胃热呕哕。

（处方来源：《温热经纬》）

②橘皮竹茹汤

橘皮 12 克，竹茹 12 克，生姜 9 克，人参 3 克，大枣 5 枚，甘草 6 克。

用于胃虚有热而哕逆者。

（处方来源：《金匮要略》）

3. 有凉血止血作用，可用于吐血、衄血、崩漏等证。

【禁忌】寒痰不宜。

【参考】竹茹粉对白色葡萄球菌、枯草杆菌、大肠杆菌、伤寒杆菌均有较强的抑制作用，并有延缓衰老作用。

【附注】竹沥

本品为鲜淡竹、青秆竹、大头典竹经火烤后，沥出的汁液，又名竹油、竹沥水、竹沥膏，性寒，味甘，归心、肺、肝经。功效与竹茹相似，但清化热痰作用优于竹茹，善透达经络之痰，适用于热痰、中风不语、昏迷、癫痫、惊厥等证，30 ～ 50 克，冲服。有用其治乙脑、流脑之高热昏迷，痰壅呕吐，以本品频饮。本品有抑菌、抗炎作用。

瓦楞子 （《本草备要》）

【来源】为蚶科动物毛蚶或魁蚶的贝壳。

【性味归经】咸，平，归肺、胃、肝经。

【功效】消痰软坚，化痰散结。

【用量】10 ～ 15 克。

【临床应用】

1. 用于瘰疬、瘿瘤，多与海藻、昆布等同用，以达软坚散结之效。

含化丸

海藻、海蛤、昆布、海带、瓦楞子、文蛤、诃子、五灵脂各 30 克，猪靥 14 个。

用于瘿气。

（处方来源：《证治准绳》）

注：本方有多种版本，此是其一。

2. 用于癥瘕痞块，可单用，醋淬为丸，如瓦楞子散，亦可配伍三棱、莪术，以达化瘀散结之效。

3. 煅用有制酸效果，可用于胃痛反酸者。配伍甘草，治疗胃及十二指肠溃疡有一定疗效。

【参考】本品主要成分为碳酸钙、有机质及少量的镁、铁、硅酸盐、磷酸盐等。

①碳酸钙能中和胃酸，减轻胃溃疡的疼痛。

②近代以本品配伍三棱等药治疗肝脾大及消化道肿瘤。

前胡（《雷公炮炙论》）

【来源】为伞形科多年生草本植物白花前胡或紫花前胡的根。

【性味归经】苦、辛，微寒，归肺经。

【功效】降气化痰，宣散风热。

【用量】6～10克。

【临床应用】

1. 用于咳嗽痰多。本药寒性不著，寒痰热痰均可用。

①前胡散

前胡9克，桑白皮9克，浙贝母6克，苦杏仁9克，麦冬9克，炙甘草3克，生姜3克。

用于咳嗽涕唾稠黏，心胸不利，时有烦热。其清热化痰、降气平喘效果好。

（处方来源：《证治准绳》）

②寒痰、湿痰，配伍白前相须为用。

③风热证，与桑叶、牛蒡子等同用，以散风热化痰止咳。

④风寒证，配伍荆芥、细辛。

金沸草散

旋覆花90克，生姜30克，半夏30克，细辛30克，前胡90克，荆芥120克，赤芍60克，甘草30克。每服6克，大枣水煎。

用于伤寒，中脘有痰，令人壮热，项强筋急，时发寒热。

（处方来源：《类证活人书》）

【禁忌】阴虚燥咳无痰、有寒饮者不宜用。

【参考】白花前胡含挥发油及白花前胡内酯甲、乙、丙、丁；紫花前胡含挥发油、前胡苷、前胡索、伞花内脂、甘露醇等。

①紫花前胡煎剂有较好的祛痰作用，且作用时间长。

②对病毒有抑制作用。

③白花前胡丙素能增加冠脉流量。

天竺黄（《蜀本草》）

【来源】为禾本科植物青皮竹或华思劳竹等竹竿内分泌液干燥后的块状物。

【性味归经】甘，寒，归心、肝经。

【功效】清热化痰，清心定惊。

【用量】3～6克。冲服，0.5～1克。

【临床应用】

1. 主要用于心肝经痰热证，无寒滑之弊。

①抱龙丸

天竺黄 30 克，胆南星 120 克，朱砂 15 克，雄黄 3 克，麝香 15 克。细末，甘草水和丸。

清心镇惊，用于小儿惊风抽搐，热病神昏谵语。

（处方来源:《小儿药证直诀》）

注：抱龙丸有多个版本，所用药物不同。

②中风痰壅、癫痫等证，与郁金、石菖蒲等同用，以达化痰开窍之效。

③热病神昏，与牛黄、钩藤等同用，以达清心开窍之功。

小儿回春丹

川贝母、陈皮、木香、白豆蔻、枳壳、法半夏、沉香、天竺黄、僵蚕、全蝎、檀香、牛黄、麝香、胆南星、钩藤、大黄、天麻、甘草、朱砂。（有成药）

（处方来源: 1985 年版《方剂学》教材引《敬修堂药说》）

【禁忌】无实热痰火者不用。

【参考】本品主要成分为甘露醇、硬脂酸、竹红菌甲素、竹红菌乙素及氢氧化钾、硅质等。

①竹红菌甲素有明显的镇痛抗炎作用。

②近代有用本品治白内障者，以本药作粘吸头，按白内障摘除术进行操作，进行粘吸，有效而简便。

③有减慢心率、扩张微血管、抗凝血作用。

海藻（《神农本草经》）

【来源】为马尾藻科植物海蒿子或羊栖菜的藻体。

【性味归经】咸，寒，归肝、肾经。

【功效】消痰软坚，利水消肿。

【用量】10 ～ 15 克。

【临床应用】

1. 用于瘰疬、瘿瘤、睾丸肿痛等。

①内消瘰疬丸

夏枯草、连翘、玄参、青盐、海粉、海藻、川贝母、薄荷叶、天花粉、白蔹、熟大黄、生甘草、生地黄、桔梗、枳壳、当归、硝石。（剂量未公布，有成药）

用于瘰疬。

（处方来源:《疡医大全》）

②海藻玉壶汤

海藻、贝母、陈皮、昆布、青皮、川芎、当归、连翘、半夏、甘草、独活各3克，海带1.5克。（临床用时去掉甘草，因海藻反甘草）

化瘀软坚，理气散结，滋阴泻火。

（处方来源:《外科正宗》）

2. 现代医学中本品常用于治疗单纯性甲状腺肿、甲状腺结节、甲状腺腺瘤、甲状腺功能亢进症、甲状腺炎、乳腺增生等病。

【禁忌】海藻和甘草属于中药的"十八反"。

【参考】本品主要成分为褐草酸、甘露醇、钾、碘等。

①对地方性甲状腺肿有治疗作用，对甲状腺功能亢进症、基础代谢率增高有暂时抑制作用。

②有抗高血脂作用。

③有抗凝血作用。

④对人型结核杆菌有抗菌作用。

⑤对流感病毒及皮肤真菌有抑制作用。

青礞石（《嘉祐本草》）

【来源】为绿泥石片岩或云母岩的石块或碎粒。

【性味归经】咸，平，归肺、肝经。

【功效】坠痰下气，平肝镇惊。

【用量】6～10克，打碎包煎。

【临床应用】

1. 用于顽痰、老痰、气逆咳喘实证。本品善治顽痰胶固之证，多与沉香、大黄等同用，以达泻火逐痰之效。

礞石滚痰丸

青礞石9克，沉香3克，黄芩9克，大黄9克。

水泛为丸，每次6克。用于实热顽痰，咳喘胸痞，大便秘结，以及癫狂。

（处方来源:《奉定养生主论》）

2. 用于痰热壅盛的癫狂、惊痫等证，为治惊痫良药。

①惊风抽搐，以煅礞石为末，用薄荷叶和白蜜调服，以达坠痰镇惊之效，如夺命散（本方有多个版本，此为单味药制成）。

②惊痫，亦可用礞石滚痰丸，以达逐痰降火定惊之效。治癫痫及精神分裂症，对控制发作及减轻狂躁症状有效。

③近代用治小儿肺炎重证，对肺闭咳喘，痰多黄稠有效。

【禁忌】肺虚、肺燥、小儿慢惊、脾胃虚弱及孕妇忌用。

【参考】本品主要含硅酸盐、镁、铝、铁等，有祛痰及泻下作用。

海浮石（《本草拾遗》）

【来源】为胞孔科动物脊突苔虫、瘤苔虫的骨骼，俗称石花；或火山喷出的岩浆形成的多孔状石块。

【性味归经】咸，寒，归肺经。

【功效】清肺化痰，软坚散结，利尿通淋。

【处方用名】

海浮石：长于清肺化痰。

煅海浮石：长于软坚散结。

【用量】10～15克，打碎先煎，多入丸、散剂。

【临床应用】

1. 用于痰热咳嗽。

①肝火灼肺，与瓜蒌、贝母等同用，以清热化痰止咳。

②肺热久咳，与青黛、黄芩等同用，以清肺化痰止血。

2. 用于瘰疬、瘿瘤，配伍贝母、海藻等，以达软坚散结之效。

3. 利尿，用于血淋、石淋等。

【参考】脊突苔虫的骨骼含碳酸钙及少量镁、铁等，多孔状石块含二氧化硅、氯、镁等，有利尿、消炎作用。

海蛤壳（《神农本草经》）

【来源】为帘蛤科动物文蛤和青蛤等多种海蛤的贝壳。

【性味归经】苦、咸，寒，归肺、肾、胃经。

【功效】清热化痰，软坚散结。

【用量】10～15克，蛤粉包煎。

【临床应用】

1. 用于痰热咳嗽气喘。

①热痰咳喘，配伍白前、海浮石等，以清热化痰。

②痰火郁结，咯血痰血，可配伍青黛，以达清肺化痰之效。

2. 用于瘿瘤、瘰疬、痰核等，多配伍海藻、昆布等以软坚散结。

含化丸

海藻、昆布、海蛤壳、海带、瓦楞子、文蛤、诃子、五灵脂各30克，猪靥14个。

研细末，炼蜜为丸。

（处方来源：《证治准绳》）

3.利尿，治疗水气浮肿，小便不利。

海蛤汤

海蛤壳6克，木通6克，猪苓6克，泽泻6克，滑石10克，冬葵子10克，桑白皮10克，灯心草3克。

用于湿热水肿，小便不利。

（处方来源：《杨氏家藏方》）

4.治疗胃痛反酸。

【禁忌】脾胃虚寒者不用。

【参考】本品主要成分为碳酸钙、甲壳质等，有利尿、消炎、止血等作用。

黄药子 （《滇南本草》）

【来源】为薯蓣科多年生草质缠绕藤本植物黄独的块茎。

【性味归经】苦，寒，有毒，归肺、肝、心经。

【功效】消痰软坚，清热解毒。

【用量】5～15克。

【临床应用】

1.用于瘿瘤，单用浸酒饮，亦可与海藻、牡蛎等同用。

消瘿汤

炒黄药子12克，海藻10克，昆布10克，海浮石12克，生牡蛎10克，当归10克，川芎6克，红花10克，浙贝母10克，半夏9克，乌药6克，八月札10克，柴胡15克，夏枯草15克，玄参10克。

（处方来源：林氏验方）

注：本方有多个版本。

2.用于疮疡肿毒、咽喉肿痛、毒蛇咬伤等，单用或配伍清热解毒药。

3.有凉血止血之效，可用于血热出血，长于治咯血；有止咳平喘作用，用于咳嗽气喘、百日咳等。

【禁忌】本品有毒，不宜过量。脾胃虚弱、肝肾功能不全者慎用或不用。

【参考】本品主要成分为呋喃去甲基二萜类化合物，黄药子萜A、B、C，皂苷及微量的碘等。

①对缺碘性甲状腺肿有一定治疗作用。

②对子宫有兴奋作用。

③有止血作用。

④有抗菌作用。

⑤有学者用其治疗甲状腺、食道、鼻咽、肺、胃、直肠等多种肿瘤，多与海藻、白

花蛇舌草、山慈菇等抗肿瘤药同用。（见张清河《中药学》）

昆布（《名医别录》）

【来源】为海带科植物海带或翅藻科植物昆布的叶状体。

【性味归经】咸，寒，归肝、肾经。

【功效】消痰软坚，利水消肿。

【用量】10～15克。

【临床应用】应用同海藻，唯力量稍强，二者多相须为用。

【参考】本品主要成分为褐藻酸、昆布素、半乳聚糖类、海带氨酸、谷氨酸、天门冬氨酸、脯氨酸等氨基酸，维生素 B_1、B_2、C、P，胡萝卜素及碘、钾、钙等无机盐。

①防治缺碘性甲状腺肿。

②海带氨基酸和钾盐有降压作用。

③褐藻酸和海带氨基酸有降血清胆固醇作用。

④有轻度通便作用。

胖大海（《本草纲目拾遗》）

【来源】为梧桐科落叶乔木植物胖大海的成熟种子。

【性味归经】甘，寒，归肺、大肠经。

【功效】清肺化痰，利咽开音，清肠通便。

【用量】2～3枚。

【临床应用】

1. 用于肺热声哑，痰热咳嗽，咽喉肿痛，泡服，或与桔梗、甘草同用。

2. 用于热结便秘，头痛目赤，单泡，或可与清热泻下药同用，以达清肠通便之效。

【禁忌】脾胃虚弱、风寒咳嗽、肺阴虚者皆不宜饮用。

【参考】本品主要成分为胖大海素、西黄芪胶粘素、戊聚糖及收敛性物质。

①胖大海素对血管平滑肌有收缩作用，能改善黏膜炎症，减轻痉挛性疼痛。

②有缓泻作用。

③有降压作用。

第三节　止咳平喘药

本类药物有止咳、平喘作用，适用于咳嗽或喘息之证。

咳喘之证有寒、热、虚、实的不同，在临床使用时，须根据不同证型，选用适宜的药物，并进行相应的配伍。

苦杏仁（《神农本草经》）

【来源】为蔷薇科乔木植物山杏的成熟种子，包括西伯利亚杏、东北杏或杏的成熟种子。

【性味归经】苦，微温，有小毒，归肺、大肠经。

【功效】降气止咳平喘，润肠通便。

【用量】3～10克，宜打碎煎。

【临床应用】

1.用于咳嗽气喘，是治咳喘的要药，常与其他药物配伍使用治多种咳喘病。

①三拗汤

麻黄、苦杏仁、甘草各6克。

用于感冒风寒，咳嗽鼻塞，以散风寒，宣肺平喘。

（处方来源:《太平惠民和剂局方》）

②桑菊饮

苦杏仁6克，桑叶10克，菊花10克，连翘10克，薄荷3克，桔梗6克，甘草3克，芦根15克。

用于温病初起，风热客肺，头疼鼻塞，口微渴，咳嗽，但身不甚热。

（处方来源:《温病条辨》）

③麻杏石甘汤

麻黄12克，苦杏仁10克，甘草6克，石膏30克。

宣肺清热平喘，用于风热客肺，咳嗽喘促，身热口渴，脉浮数。

（处方来源:《伤寒论》）

④用于燥热咳嗽。

桑杏汤

桑叶3克，苦杏仁4.5克，沙参6克，浙贝母3克，淡豆豉3克，栀子皮3克，梨皮3克。

用于外感温燥证，身热不甚，口渴咽干鼻燥，干咳无痰或少痰而黏。近代临床有用其治疗呼吸道感染、慢性支气管炎、支气管扩张咯血、百日咳，证属温燥犯肺者。

（处方来源:《温病条辨》）

⑤杏仁煎

苦杏仁30克，生姜汁30毫升，桑白皮15克，贝母12克，通草12克，紫菀6克，五味子6克。

用于风寒感冒咳嗽喘。

（处方来源:《古今录验》）

2.用于肠燥便秘，与柏子仁、郁李仁等同用，如五仁丸。

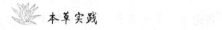

五仁丸

苦杏仁 15 克，郁李仁 5 克，柏子仁 5 克，桃仁 15 克，松子仁 9 克，陈皮 15 克。

用于津枯便秘，临床辨证属热秘者。

（处方来源：《世医得效方》）

注：本方有多个版本。

【禁忌】内服不宜过量，以防中毒，婴儿慎用。

【参考】本品主要成分为苦杏仁苷及脂肪油、蛋白质、各种游离氨基酸。

①苦杏仁苷分解后产生少量氢氰酸，能抑制咳嗽中枢起到镇咳平喘的作用。

②苦杏仁油对蛔虫、钩虫及伤寒杆菌、副伤寒杆菌有抑制作用，有润肠通便作用。

③过量可致中毒，成人服 50 枚（约 60 克）可能致死。因苦杏仁口服后，在胃肠道分解出氢氰酸，故口服毒性比静脉注射大。

【附注】甜杏仁

本品为蔷薇科植物杏或山杏的部分栽培种而其味甘甜的成熟种子，味甘，性平，能润肺止咳，主要用于虚劳咳嗽。煎服，5～10 克。

紫苏子（《本草经集注》）

【来源】为唇形科草本植物紫苏的成熟果实，又名苏子。

【性味归经】辛，温，归肺经。

【功效】降气化痰，止咳平喘，润肠通便。

【处方用名】

紫苏子、苏子：原药材，长于润肠。

炒紫苏子：长于温肺降气。

蜜紫苏子：长于降气平喘，润肺化痰。

紫苏子霜：制霜的紫苏子，长于降气平喘，无润肠作用。

【用量】5～10 克。

【临床应用】

1. 降气化痰，祛痰止咳平喘。

①三子养亲汤

紫苏子 9 克，白芥子 9 克，莱菔子 9 克。

用于痰壅气逆之咳喘。

（处方来源：《韩氏医通》）

②苏子降气汤

紫苏子 9 克，半夏 9 克，炙甘草 6 克，肉桂 3 克，前胡 6 克，厚朴 6 克，当归 6 克，甘草 6 克。

用于咳涎壅盛，咳喘气促，胸膈满闷，咽喉不利，上盛下虚，以温肾下气而平喘。

（处方来源：《太平惠民和剂局方》）

③定喘汤

紫苏子6克，白果9克，麻黄9克，半夏9克，款冬花9克，桑白皮9克，甘草3克，苦杏仁4.5克，黄芩6克。

用于风寒外束，痰多气急，咳嗽哮喘。

（处方来源：《摄生众妙方》）

2. 用于肠燥便秘，与苦杏仁、火麻仁等同用，以润肠通便。

紫苏麻仁粥

紫苏子10克，火麻仁15克，粳米50～100克，煮粥。

可刺激肠黏膜，使分泌增多，蠕动加快，功效滋阴补虚，润肠通便，养心安神。

（处方来源：《普济本事方》）

【禁忌】脾虚便溏者不宜。

【参考】本品主要成分为脂肪油、维生素 B_1、氨基酸等。

①有抗癌作用。

②有促进胃肠蠕动和抑菌作用。

【附注】紫苏叶长于发散，紫苏梗长于理气，紫苏子长于降气平喘。

百部 （《名医别录》）

【来源】为百部科多年生草本植物直立百部、蔓生百部或对叶百部的块根。

【性味归经】甘、苦，微温，归肺经。

【功效】润肺止咳，杀虫。

【用量】3～9克。

【临床应用】

1. 止咳，无论外感、内伤、暴咳、久嗽均可配伍使用。

①止嗽散

百部、紫菀、白前、桔梗、荆芥各12克，甘草4克，陈皮6克。

宣肺疏风，止咳化痰，散寒。

（处方来源：《医学心悟》）

②肺热咳嗽，与知母、贝母等同用，以达化痰止咳之效。

③百部汤

百部30克，麻黄15克，紫菀15克，五味子15克，款冬花15克，人参15克，前胡15克，半夏15克，桂皮10克，苦杏仁5克。

所有药制成粗粉，然后用生姜大枣水煎服。用于伤寒咳嗽，痰多，无食欲，以益气止咳。

（处方来源：《圣济总录》）

注：本方有多个版本，用药不一。

④百日咳，与贝母、白前等同用，以达润肺养阴止咳之效。

2. 杀虫，用于蛲虫、虱、疥癣等。

①驱杀蛲虫，煎浓汤，保留灌肠；或百部、槟榔、使君子等量研末，油调，敷肛门周围。

②百部制成20%乙醇液，外搽治虱、疥。

③配伍蛇床子、苦参煎汤，坐浴、外洗治阴道滴虫。

④百部切断涂搽患处，治皮炎、荨麻疹等皮肤病。

【禁忌】本品易伤胃滑肠，故脾虚便溏者不用。

【参考】本品主要成分为多种生物碱、糖、脂类、蛋白质、琥珀酸等。

①百部碱有中枢性镇咳作用，水煎剂及酒浸液对蛲虫、虱有杀灭作用，对人型结核杆菌有抑制作用。

②对多种球菌、杆菌、皮肤真菌有抑制作用。

紫菀（《神农本草经》）

【来源】为菊科多年生草本植物紫菀的根及根茎。

【性味归经】辛、苦，温，归肺经。

【功效】润肺，化痰，止咳。

【用量】5～10克。

【临床应用】

1. 止咳化痰。咳嗽无论新久、寒热虚实均可用。

①止嗽散

紫菀12克，百部12克，桔梗12克，荆芥12克，白前12克，陈皮6克，甘草4克。用于风邪犯肺，咳嗽哮喘，感冒初起，恶风发热。

（处方来源：《医学心悟》）

②紫菀汤

紫菀10克，知母10克，川贝母6克，阿胶珠10克，桔梗6克，人参10克，茯苓10克，甘草3克。

用于肺阴虚劳热久嗽，咯痰，吐血，肺结核。

（处方来源：《医方集解》）

③冷哮丸

麻黄、制川乌、细辛、花椒、生白矾、牙皂、半夏曲、胆南星、苦杏仁、甘草各3

克，紫菀、款冬花各 6 克，生姜 3 克。

用于寒痰哮喘，咳吐顽痰，以宽胸利膈。

（处方来源:《张氏医通》）

2. 取其开宣肺气之功，还可用于肺痈、小便不利等证。

【禁忌】阴虚火旺的燥咳、咯血及实热咳嗽不用。

【参考】本品主要成分为紫菀皂苷、紫菀酮、槲皮素、无羁萜、表无羁萜醇、挥发油等。

①煎剂及提取物有显著祛痰镇咳作用，对大肠杆菌、痢疾杆菌、伤寒杆菌、副伤寒杆菌、绿脓杆菌有一定抑制作用。

②槲皮素有利尿作用。

款冬花（《神农本草经》）

【来源】为菊科多年生草本植物款冬花的花蕾。

【性味归经】辛、微苦，温，归肺经。

【功效】润肺，化痰，止咳。

【处方用名】

款冬花：散寒止咳。

炙款冬花：蜜炙者，润肺止咳效强。

【用量】5 ～ 10 克。

【临床应用】本品可用于多种咳嗽，多与紫菀相须而用，无论外感内伤、寒热虚实，皆可应用。

①紫菀百花散

紫菀 10 克，百部 10 克，款冬花 10 克。

用于肺寒咳嗽，以润肺止咳化痰。

（处方来源:《济生方》）

注：本方有多个版本。

②款冬花汤

款冬花 6 克，麻黄 9 克，五味子 6 克，半夏 6 克，紫菀 3 克，细辛 3 克，射干 6 克。

用于上气，咽中不利。

（处方来源:《圣济总录》）

注：本方有多个版本。

③款花汤

款冬花 45 克，甘草 30 克，桔梗 60 克，薏苡仁 30 克。

祛痰，主治肺痈，时出浊唾腥臭。

（处方来源：《疮疡经验全书》）

④肺气虚而咳嗽，可与人参、黄芪等同用，以达益气止咳之效。

【禁忌】咳嗽初起有表证者不用。

【参考】本品主要成分为款冬花碱、款冬花醇、款冬二醇、阿里二醇、芸香苷、金丝桃苷、挥发油及鞣质等。

①有镇咳、祛痰、平喘作用。

②有升高血压、兴奋呼吸作用。

③有解痉、抗溃疡、抗腹泻、利胆、抗血小板聚集、抗肿瘤等作用。

枇杷叶 （《名医别录》）

【来源】为蔷薇科常绿小乔木植物枇杷的叶。

【性味归经】苦，微寒，归肺、胃经。

【功效】清肺止咳，降逆止呕。

【处方用名】

枇杷叶：长于清肺止咳，降逆止呕。

炙枇杷叶：长于润肺止咳。

【用量】5～10克。

【临床应用】

1.用于肺热、肺燥咳喘。

①枇杷清肺饮

枇杷叶10克，黄连6克，黄柏6克，栀子10克，桑白皮10克，沙参10克，甘草3克。

用于肺热咳嗽，黄痰，口干咽干，苔黄，肺风酒刺。

（处方来源：《外科大成》）

②燥热咳嗽，与知母、沙参等同用，以养阴化燥，润肺止咳，也可以用清燥救肺汤。

清燥救肺汤

桑叶9克，石膏7.5克，甘草3克，人参2克，黑芝麻3克，阿胶2.5克，麦冬3.5克，苦杏仁2克，枇杷叶3克。

用于温燥伤肺证。

（处方来源：《医门法律》）

③阴虚久咳，与阿胶、百合等同用，以养阴润肺止咳。

2.清胃止呕。胃热呕吐，哕逆，与橘皮、竹茹等同用，以清热降逆止呕，也可用于热病口渴或消渴证。

【禁忌】本品清降苦涩，寒咳及胃寒作呕不用。

【参考】本品主要成分为挥发油、皂苷、熊果酸、齐墩果酸、苦杏仁苷、鞣质、维生素 B、维生素 C、山梨醇等。

①有止咳平喘作用及轻度祛痰作用。

②对金黄色葡萄球菌有抑制作用。

③熊果酸有抗炎作用。

④有促进胃液分泌、利胆作用。

⑤有抗病毒、抗肿瘤、降血糖作用。

桑白皮（《神农本草经》）

【来源】为桑科小乔木植物桑的根皮。

【性味归经】甘，寒，归肺经。

【功效】泻肺平喘，利水消肿。

【用量】5 ～ 15 克。

【临床应用】

1. 泻肺火兼泻肺中水气而平喘。

泻白散

桑白皮 10 克，地骨皮 10 克，生甘草 6 克，粳米 15 克。

泻肺平喘，用于肺热咳嗽，以及气管炎、肺炎见低热咳嗽、气喘等，还可配伍枇杷叶、紫苏子等治咳喘。

（处方来源：《小儿药证直诀》）

2. 用于水肿实证，水肿腹胀，小便不利。

五皮饮

桑白皮 9 克，陈皮 9 克，生姜皮 6 克，大腹皮 9 克，茯苓皮 24 克。

（处方来源：《中藏经》）

3. 止血清肝，用于衄血、咯血等证。

清金止衄汤

桑白皮 30 克，黄芩 10 克，山栀炭 10 克，白茅根 10 克，茜草 10 克，侧柏叶 10 克，紫草 10 克，当归 10 克，墨旱莲 10 克，怀牛膝 6 克。

用于肺热壅盛，咯血，以凉血止血止衄。

（处方来源：《中国医药学报》）

【禁忌】肺寒喘咳者不用。

【参考】本品主要成分为桑皮素、桑皮色烯素、桑根皮素、伞形花酯、东莨菪素、桑皮呋喃 A。

①有降压作用和降血糖作用。

②有利尿、免疫调解、抗病毒、抗肿瘤、抗氧化、抗缺氧、延缓衰老作用。

③有镇静、安定、抗惊厥、镇痛、降温作用。

葶苈子 《神农本草经》

【来源】为十字花科草本植物独行菜或播娘蒿的成熟种子。

【性味归经】辛、苦，大寒，归肺、膀胱经。

【功效】泻肺平喘，利水消肿。

【用量】5～10克。

【临床应用】

1. 用于痰涎壅盛。本药专泻肺中水饮及痰火而平咳喘。

①葶苈大枣泻肺汤

葶苈子9克，大枣4枚。

用于痰涎壅盛，咳喘胸满，不得卧，亦可用于肺积水、胸腔积液、胸膜炎呼吸困难。

（处方来源：《金匮要略》）

②咳嗽喘促，与桑白皮、紫苏子等同用，以泻肺平喘。

2. 用于水湿停聚证。

①己椒苈黄丸

防己、椒目、大黄、葶苈子各等分。

研末，炼蜜为丸，每次6克。用于胸闷有水气，腹满口燥，或水饮停聚而致咳喘、肿满。

（处方来源：《金匮要略》）

②胸胁积水，配伍大黄、苦杏仁等，以泻水逐饮。

大陷胸丸

大黄15克，芒硝15克，甘遂3克，葶苈子15克，苦杏仁15克，白蜜。

用于胸肋积水，结胸证。

（处方来源：《伤寒论》）

注：本方另有多种版本，所用药物不一。

③近代有学者将本品研末，配合生脉散、参附汤等，治疗肺心病心衰水肿喘满者，有较好疗效。

【禁忌】本品大剂量可使心率减慢，诱发心律不齐，需要注意。

【参考】北葶苈子中含有强心作用的物质，还含有芥子苷、脂肪酸、蛋白质、糖类；

南葶苈子含有挥发油、脂肪油、强心苷等。

①有强心作用，增加心排血量，降低静脉压。

②有利尿作用。

③大剂量可致心律不齐等强心苷中毒症状。

④近代用治渗出性胸膜炎。

⑤有降血脂、抗抑郁、抗血小板聚集、抗肿瘤、抗菌等作用。

马兜铃（《药性论》）

【来源】为马兜铃科多年生藤本植物北马兜铃或马兜铃的成熟果实。

【性味归经】苦，微寒，有毒，归肺、大肠经。

【功效】清肺化痰，止咳平喘。

【用量】3～10克。

【临床应用】

1.用于肺热咳嗽，多与桑白皮、黄芩等同用，以取得清热止咳平喘之效。

2.用于阴虚久咳，痰中带血，与阿胶、牛蒡子等同用，以养阴清肺，止咳平喘。

补肺阿胶汤

阿胶、马兜铃、牛蒡子、炙甘草、苦杏仁、糯米。

用于阴虚火盛，咳喘咽干痰少或痰中带血。

（处方来源：《小儿药证直诀》）

3.清肠消痔，治疗痔疮肿痛，可与槐角、地榆同用。

4.清热平肝，治疗肝阳上亢之高血压病。

【禁忌】虚寒性咳嗽及脾虚泄泻者不宜。因本品有毒性，被列为一级致癌物质，并证实可致肾中毒，甚至死亡，现已停用。

【参考】本品主要含马兜铃碱、木兰花碱、马兜铃酸、次马兜铃酸、挥发油、马兜铃烯、马兜铃酮等。

①有镇咳、平喘、镇痛、祛痰、抗炎作用。

②有降压作用。

③在体外对多种细菌、真菌有抑制作用。

白果（《日用本草》）

【来源】为银杏科乔木植物银杏的成熟种子。

【性味归经】甘、苦、涩，平，有毒，归肺经。

【功效】敛肺定喘，止带缩尿。

【用量】5～10克。

【临床应用】

1. 用于痰嗽哮喘。

①肺肾气虚而喘，配伍五味子、核桃仁以补肾纳气，敛肺而定喘。

②风寒引发的咳喘，多配伍麻黄、甘草而止咳平喘。

鸭掌散

麻黄4.5克，白果5个，甘草6克。

敛肺定喘兼化痰。

（处方来源：《摄生众妙方》）

③外感风寒，内有蕴热而喘者，与麻黄、黄芩同用，以达解表、清热、平喘之效。

定喘汤

白果9克，麻黄9克，紫苏子6克，甘草3克，款冬花9克，苦杏仁4.5克，桑白皮9克，黄芩6克，法半夏9克。

宣降肺气，清热化痰。

（处方来源：《摄生众妙方》）

④肺热燥咳，与麦冬、款冬花同用，以达润肺止咳之效。

2. 用于带下、白浊、遗尿。

①治疗下元虚衰，带脉失约之带清质稀者，常配伍莲子、山药等，以健脾益肾而止带。

②脾虚湿热下注，带黄腥臭者，常配伍山药、芡实、黄柏等，以健脾化湿，清热止带。

易黄汤

黄柏6克，芡实30克，山药30克，白果12克，车前子3克。

用于脾虚湿热带下，带质黏稠量多，色白兼黄，气味腥臭，头眩目重，身重乏力等。

（处方来源：《傅青主女科》）

③小便白浊，常与萆薢、益智仁等同用，以分清泌浊。

④治疗肾气不固而梦遗滑精，或小便频数、遗尿，常配伍熟地黄、山茱萸、覆盆子等以补肾固涩，也可单用白果。

3. 以本品配伍地龙、黄芩等，治疗肺热型支气管炎。（见张清河《中药学》）

【禁忌】本品有毒，不可多服，小儿不宜。

【参考】本品主要含黄酮类成分山柰黄素、槲皮素、芦丁、白果素、银杏素，银杏萜内脂类成分银杏内酯A、C等，酚酸类成分银杏毒素、白果酸、氢化白果酸、蛋白质、脂肪等。

①有平喘、祛痰作用。

②对金黄色葡萄球菌、链球菌、白喉杆菌、炭疽杆菌、枯草杆菌、大肠杆菌、伤寒杆菌等有不同程度的抑制作用，对结核杆菌也有抑制作用。

③白果提取物对脑缺血、帕金森病、阿尔茨海默病均有一定的治疗作用。

④有抗过敏、抗衰老、抗寄生虫、抗炎、抗肿瘤等作用。

【附注】银杏叶

本品甘、苦、涩，平，归心、肺经，功效活血化瘀，通络止痛，敛肺平喘，化浊降脂，可用于瘀血阻络，胸痹心痛，中风偏瘫，肺虚咳喘及高脂血症。煎服，9～12克。有实邪者不宜。

洋金花（《本草纲目》）

【来源】为茄科草本植物白曼陀罗的花。

【性味归经】辛，温，有毒，归肺、肝经。

【功效】平喘止咳，镇痛，解痉。

【用量】0.3～0.6克，多做散剂。

【临床应用】

1. 治疗喘咳无痰、少痰者，尤宜寒性哮喘，卷烟燃吸，或配入复方应用。

2. 用于脘腹冷痛、风湿痹痛、跌打损伤，可单用、煎剂或做散内服。治疗风湿痹证、跌打损伤，可与川芎、当归、姜黄等配伍，以加强活血止痛的疗效。

3. 治疗小儿慢惊风、癫痫抽搐等，常与天麻、全蝎、天南星等药配伍使用。

4. 外科麻醉，常与川乌、草乌、姜黄等同用。

整骨麻药方

川乌、草乌、洋金花、姜黄、洋踯躅、麻黄各等分，研细末。

用于骨折，外敷镇痛，局麻。

（处方来源：《医宗金鉴》）

【禁忌】外感及痰多黏稠者不宜，青光眼忌用，患高血压、心脏病者及孕妇、体弱者慎用。

【参考】本品主要含生物碱，80％为东莨菪碱，其余为阿托品与莨菪碱，还有甾体类及黄酮类成分。

①有明显的镇痛及抗癫痫作用。

②增强抗体抗氧化能力，特定剂量可抑制呼吸中枢。

③提高机体非特异性免疫功能。

④增加动物心排血量，降低外周阻力。

⑤抗心律失常，增加肾血流量。

⑥降血黏稠度、血脂，抑制血栓素合成。

第十四章 安神药

安定神志的药即为安神药。

心藏神，肝藏魂，神志变化与心、肝关系密切，安神药多归心、肝经。

安神药主要用于心神不宁、惊悸、失眠、多梦、健忘、惊风、癫痫、癫狂等症。因属性不同，可分为两类：一类为矿石、化石类药物，质重沉降，具有重镇安神作用，主要适用于实证；另一类为植物种子类药物，质润滋养，多具养心安神作用，主要用于虚证。

安神药的应用，应按不同病因病机来选择，并做有针对性的配伍：

①如心火亢盛，要配伍清心降火的药物。

②如肝阳上亢，当配伍平肝潜阳的药物。

③如阴虚血亏，要配伍养血滋阴的药物。

④如痰热扰心，当配伍清热化痰的药物。

⑤如心脾气虚，应配伍补益心脾的药物。

⑥惊风、癫狂一类的病证，治疗多以平肝息风、化痰开窍药为主，而安神药作为辅助之用。

安神药中的矿石类，易伤脾胃，不可长期服用，如做丸、散剂，也须酌情配伍养胃健脾之品；应打碎先煎或久煎才能发挥药效；部分药物有毒，更须慎之，以防中毒，损伤正气。

第一节 重镇安神药

重镇者多为矿石、化石类，质重沉降，具有重镇安神、平肝潜阳等作用，适用于受惊吓、痰火扰心、心火炽盛所致的心神不宁，心悸失眠，以及惊痫、癫狂、肝阳上亢等证。

朱砂（《神农本草经》）

【来源】为三方晶系硫化物类矿物辰砂族辰砂，主含硫化汞（HgS）。

【性味归经】甘，微寒，有毒，归心经。

【功效】镇心安神，清热解毒。

【用量】0.1～0.5 克。

【临床应用】

1. 用于心神不安，心悸，失眠。

①心火亢盛，心神不安，与黄连、莲子心等同用，以达清心安神之效。

②心火亢盛兼心血虚，配伍当归、生地黄等以清心养血安神。

朱砂安神丸

朱砂1克，黄连15克，生地黄6克，当归8克，炙甘草15克。

用于心烦，多梦，入睡难，心悸，健忘，忧郁，以及由心脏早搏引起的心慌、惊悸不安，但不可长期服用，以防中毒。

（处方来源：《内外伤辨惑论》）

③琥珀养心丹

琥珀6克，龙齿30克，远志15克，石菖蒲15克，茯神15克，人参15克，酸枣仁15克，当归21克，生地黄21克，黄连9克，柏子仁15克，朱砂9克，牛黄3克。

用于心血亏虚，惊悸怔忡，夜卧不宁。

（处方出处：《证治准绳》）

2. 用于癫痫、惊风。

①高热，神昏，惊厥，与牛黄、麝香等同用，以清心开窍。

安宫牛黄丸

牛黄30克，麝香7.5克，犀角（水牛角代）30克，郁金30克，黄芩30克，黄连30克，雄黄30克，栀子30克，朱砂30克，冰片7.5克，珍珠15克。金箔为衣，细末，老蜜为丸，每丸重3克。

用于温热病，热邪内陷心包，痰热互结，壅闭心窍致高热烦躁，神昏谵语或舌謇肢厥，以及中风窍闭、小儿惊厥属痰热内闭者。

（处方来源：《温病条辨》）

②用于小儿急惊风，配伍牛黄、钩藤等，以清热息风止痉。

牛黄散

牛黄、朱砂、全蝎尾、钩藤、天竺黄、麝香。

用于温热病之小儿惊风，壮热神昏，痉挛抽搐等症。

（处方来源：《证治准绳》）

注：本方有多个版本，剂量不同。

③用于癫痫，卒昏，抽搐，配伍磁石，以镇心安神。

磁朱丸

磁石60克，朱砂10克，六神曲120克。

细末，蜜小丸，1次5克。镇心安神，用于心肾阴虚，心阳偏亢，癫痫。

（处方来源：《备急千金要方》）

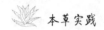

3.用于疮疡肿毒，咽喉肿痛，口舌生疮等症。

①紫金锭

雄黄 30 克，朱砂 15 克，山慈菇 60 克，蛤壳 90 克，千金子 30 克，麝香 9 克，大戟 45 克。

用于痈疽发背，疔肿恶疮，也治疗瘟疫瘴疟，神志不清及食物中毒等。

（处方来源：《丹溪心法附余》）

注：本方另有《外科正宗》《百一选方》等版本。

②冰硼散

朱砂 1.5 克，冰片 1.5 克，硼砂 15 克，玄明粉 15 克。

用于咽喉肿痛，口舌生疮，以清热解毒消肿。

（处方来源：《外科正宗》）

【禁忌】本品有毒，不可过量或持续久服，以防汞中毒。忌火煅，火煅则析出水银，有剧毒。

【参考】本品主要成分为硫化汞，但常夹杂雄黄、磷灰石、沥青质等，以及多种微量元素。

①能降低中枢神经兴奋性，有镇静、催眠及抗惊厥作用。

②有抗心律失常作用。

③有解毒防腐作用及抗菌、抗病毒作用。

④外用有抑制或杀灭皮肤细菌或寄生虫的作用。

⑤进入体内，主要分布在肝肾而容易引起肝肾损害，还可透过血脑屏障，直接损害中枢神经系统。应用时不可不知。

龙骨（《神农本草经》）

【来源】为古代多种大型哺乳动物如三趾马、犀类、鹿类、牛类、象类等的骨骼化石或象类门齿的化石。

【性味归经】甘、涩，平，归心、肝、肾经。

【功效】镇惊安神，平肝潜阳，收敛固涩。

【处方用名】

龙骨：长于镇惊、潜阳、安神。

煅龙骨：长于收敛、固涩、生肌。

【用量】15 ～ 30 克，先煎。外用适量。

【临床应用】

1.本品为重镇安神之要药，可治疗各种神志失常证，如用于心神不安，心惊失眠，惊痫，癫狂等。

①珍珠母丸

珍珠母1克，当归45克，熟地黄45克，人参30克，柏子仁30克，犀角（水牛角代）15克，茯神15克，沉香15克，龙齿15克，酸枣仁30克。

主治心肝阳亢，血虚不足，神志不宁，少寐惊悸，头目眩晕，薄荷汤送服。有学者用其治疗失眠、老年性痴呆等。

（处方来源:《普济本事方》）

②心神不安，惊痫抽搐，癫狂发作，与牛黄、胆南星等同用，以达化痰止痉之效。

2.用于肝阳上亢之眩晕等症，配伍牡蛎、牛膝等以平肝息风。

镇肝熄风汤

怀牛膝30克，生赭石30克，生龙骨15克，生牡蛎15克，生龟甲15克，生白芍15克，玄参15克，天冬15克，川楝子6克，生麦芽6克，茵陈6克，甘草4.5克。

用于肝风内动，肝阳上亢，头目眩晕，脑中作痛，或发热目胀耳鸣，面色如醉，甚者颠仆，昏不知人，肢体不力或口眼渐形㖞斜。

（处方来源:《医学衷中参西录》）

3.用于湿疮痒疹、疮疡溃后不愈等，与枯矾等分，研细末外敷，促进生肌。

【禁忌】湿热邪实者不用。

【参考】本品主要含碳酸钙、磷酸钙、铁、钾、钠、氯及硫酸钙盐等。

①有促进血液凝固的作用。

②降低血管壁的通透性。

③抑制骨骼肌的兴奋。

④可调节免疫。

⑤有镇静、催眠、抗惊厥作用。

【附注】龙齿

本品为古代大型哺乳动物的牙齿化石，味甘、涩，性凉，归心、肝经，功效与龙骨相似，长于镇惊安神，主要用于惊痫、癫狂、心悸、失眠等证，用法用量同龙骨。

琥珀（《名医别录》）

【来源】为古代松科植物如枫树、松树的树脂埋藏地下，经年久转化而成的化石样物质。

【性味归经】甘，平，归心、肝、膀胱经。

【功效】镇静安神，活血化瘀，利尿通淋。

【用量】研末冲服，1.5～3克，不入汤剂。

【临床应用】

1.用于惊悸、失眠、癫痫等。

琥珀定志丸

茯神9克，人参9克，琥珀3克，茯苓9克，远志6克，石菖蒲6克，南星6克，朱砂1.5克，龙眼肉汤送下。

用于神志不宁，思虑恐惧，疲倦善忘，多梦盗汗等。

（处方来源：《饲鹤亭集方》）

2. 用于小儿惊风或癫痫，与天南星、朱砂等同用，以清热化痰，镇静安神。

3. 用于多种瘀血阻滞证，可单用研末冲服，亦可与当归、莪术等同用。

琥珀散

琥珀1.5克，当归9克，莪术9克，乌药9克。

研末，每服6克。用于妇人心膈迷闷，腹胀撮痛，气急气闷或经水不通。

（处方来源：《灵苑方》）

注：本方有多个版本，所用药品不同。

4. 用于淋证、癃闭。本品为金石类中药中利尿良药，尤其善治血淋，可单用或与木通、金钱草等同用，以达利水通淋之功。

5. 可用于痈肿疮毒，有收敛生肌功效。

【禁忌】阴虚内热者不用。

【参考】本品主要成分为树脂、挥发油、琥珀酸等。琥珀酸有中枢抑制作用，可延长睡眠时间，有抗惊厥、抗休克作用。

磁石（《神农本草经》）

【来源】为氧化物类矿物尖晶石族磁铁矿的矿石，主含四氧化三铁。

【性味归经】咸，寒，归肝、心、肾经。

【功效】镇惊安神，平肝潜阳，聪耳明目，纳气定喘。

【用量】15～30克，打碎先煎。入丸、散剂，每次1～3克。

【临床应用】

1. 镇心安神，用于心神不安，心悸失眠及癫痫等症。

磁朱丸

磁石60克，朱砂30克，神曲120克。

用于心肾不交，心悸失眠，肝阳偏亢亦同用。

（处方来源：《备急千金要方》）

2. 用于肝阳偏亢之头晕头痛，耳鸣耳聋，视物不清等症，也可用磁朱丸，或与石决明、白芍等同用，以达平肝潜阳之效。

3. 用于肝肾阴虚证。

耳聋左慈丸

磁石150克，熟地黄200克，山药100克，山茱萸100克，茯苓75克，牡丹皮75

克，柴胡55克，泽泻75克。

滋肾平肝，用于肝肾阴虚之头晕目眩，耳鸣耳聋。

（处方来源：《饲鹤亭集方》）

4.用于肾虚喘促，与五味子、核桃仁同用，以纳气定喘。

磁石六味丸

磁石、熟地黄、山药、山茱萸、牡丹皮、茯苓、泽泻。（即六味地黄丸加磁石）

用于肾虚气喘，耳聋。

（处方来源：《杂病源流犀烛》）

【禁忌】因本品难消化，故脾胃虚弱者慎用，更不宜久服。

【参考】本品主要成分为四氧化三铁，尚含有锰、铝、铅、钛等，火煅醋淬后，主要含三氧化二铁。

①有镇静作用。

②对缺铁性贫血有补血作用。

第二节　养心安神药

养心安神药多为植物种子、种仁类，具有甘润滋养之性，有滋养心肝、养阴补血、交通心肾等作用，对阴血不足、心脾两虚、心肾不交等证都有很好的作用，用于治疗心悸怔忡，虚烦不寐，健忘多梦等。

酸枣仁（《神农本草经》）

【来源】为鼠李科落叶灌木或小乔木植物酸枣的成熟种子。

【性味归经】甘、酸，平，归肝、胆、心经。

【功效】养心安神，敛汗生津。

【处方用名】

酸枣仁：性平。

炒酸枣仁：偏温补，长于养心敛汗。

【用量】10～15克。研末服，1.5～3克。

【临床应用】

1.用于心悸失眠，以养心安神；用于心肝血虚，配伍当归、何首乌等以养血安神。

①酸枣仁汤

炒酸枣仁15克，知母6克，茯苓6克，川芎6克，甘草3克。

用于肝虚夹热，邪火上乘，上扰心神，以补虚清热安神，消除虚烦不寐、心悸盗汗等不适。

（处方来源：《金匮要略》）

②归脾汤

黄芪9克，白术9克，茯神9克，炒酸枣仁9克，龙眼肉9克，人参6克，当归12克，远志9克，炙甘草6克，木香2克，生姜5片，大枣1枚。

用于心脾两虚、心血不足之怔忡健忘，惊悸不眠，体倦发热，妇女崩中漏下。

（处方来源：《济生方》）

③天王补心丹

生地黄12克，玄参5克，柏子仁9克，酸枣仁9克，远志5克，桔梗5克，五味子9克，当归身9克，天冬9克，麦冬9克，人参5克，丹参5克，茯苓5克。

滋阴清热，养心安神，用于心肾不足，阴虚阳亢之心悸失眠，怔忡健忘，心神不安。

（处方来源：《校注妇人良方》）

2.收敛止汗，常与五味子、山茱萸、黄芪等同用，治疗体虚多汗，口渴；也可与浮小麦、牡蛎等同用，治疗自汗、盗汗。

3.生津止渴，常与生地黄、麦冬、天花粉等养阴生津药同用。

【禁忌】有实邪郁火者不用。

【参考】本品含脂肪油、蛋白质、甾醇、三萜化合物、酸枣仁皂苷、维生素C等。

①有镇静、催眠作用。

②有镇痛、抗惊厥、降温作用。

③可致血压下降，有降血脂、提高免疫力作用。

④有兴奋子宫作用。

⑤有抗血小板聚集、抗肿瘤作用。

⑥能改善心肌缺血，提高耐缺氧能力。

柏子仁 （《神农本草经》）

【来源】为柏科常绿乔木植物侧柏树的种仁。

【性味归经】甘，平，归心、肾、大肠经。

【功效】养心安神，润肠通便，止汗。

【用量】3～10克。

【临床应用】

1.用于心悸失眠。

①柏子仁丸

柏子仁、人参、牡蛎、五味子、半夏曲、白术、麻黄根、大枣、净麸。

养阴安神，用于虚烦不寐，惊悸怔忡，阴虚多汗，盗汗。

（处方来源：《普济本事方》）

②柏子养心丸

柏子仁12克，枸杞子9克，麦冬、当归、石菖蒲、茯神各5克，玄参、熟地黄各6克，甘草5克。

蜜丸，梧桐子大，每服9克。用于心血不足，心神失养之心悸心慌，失眠健忘。

（处方来源：《体仁汇编》）

③养心汤

炙黄芪15克，茯苓15克，茯神15克，半夏15克，当归15克，川芎15克，肉桂8克，柏子仁8克，酸枣仁8克，五味子8克，人参8克，甘草12克，远志8克。

补益气血，养心安神。治疗心悸不宁，易惊，失眠健忘，神思恍惚。

（处方来源：《仁斋直指方论》）

2. 用于肠燥便秘，与火麻仁、松子仁等同用，以达润下通便之效。

五仁丸

苦杏仁15克，桃仁15克，柏子仁5克，松子仁9克，郁李仁5克，陈皮15克。

润肠通便，用于便秘型肠易激综合征、老年性便秘、小儿厌食。

（处方来源：《世医得效方》）

3. 用于阴虚盗汗，宜与酸枣仁、牡蛎、麻黄根等收敛止汗药同用。

【禁忌】便溏及痰多者慎用。

【参考】本品含脂肪油，约占40%，以及少量挥发油、皂苷。

①有润肠通便作用。

②对损伤造成的记忆再现障碍及记忆消失有明显改善作用。

远志（《神农本草经》）

【来源】为远志科多年生草本植物远志或卵叶远志的根。

【性味归经】苦、辛，温，归心、肾、肺经。

【功效】宁心安神，交通心肾，祛痰开窍，消痈散结。

【处方用名】

远志：又名远志肉。

制远志：与甘草同制者，长于安神益智。

蜜远志：长于化痰止咳。

【用量】5～10克。

【临床应用】

1. 本品为交通心肾之佳品，常用于惊悸、失眠、健忘等症。

①心肾不交，多配伍人参、龙齿等，以交通心肾。

安神定志丸

石菖蒲15克，远志30克，茯苓30克，龙齿15克，茯神30克，人参30克，朱砂为衣。

用于惊恐不安，失眠健忘，梦中惊跳怵惕。

（处方来源:《医学心悟》）

②心血亏虚，多配伍人参、当归等，以养血安神。

归脾汤

黄芪9克，白术9克，茯神9克，当归12克，炙甘草6克，远志9克，龙眼肉9克，人参6克，木香1.5克，炒酸枣仁9克。

用于心脾两虚、气血不足之怔忡健忘，惊悸不寐，体倦发热，妇女崩漏，以补气养血安神。

（处方来源:《济生方》）

③远志丸

党参9克，远志9克，茯苓9克，麦冬9克，甘草3克，当归9克，白芍9克，生姜9克，大枣9克，桂心3克。

用于心肾不足之惊悸健忘，夜寐不安。

（处方来源:《三因极一病证方论》）

注:《普济方》卷八十引《圣惠》另有一方，与此方区别较大。另有多种版本，用药不同。

④枕中丹

龟甲、龙骨、远志各9克，石菖蒲3克。

用于禀赋不足或劳心过度，以致精神恍惚，健忘。

（处方来源:《医心方》引《葛氏方》）

2.用于痰迷心窍等证。

①定痫丸

天麻、川贝母、半夏、茯苓、茯神各30克，胆南星、石菖蒲、全蝎、僵蚕、琥珀各15克，陈皮、远志各21克，丹参、麦冬各60克，朱砂9克。

用于癫痫发作，昏仆倒地，目睛上视，口吐白沫，抽搐痉挛，属风痰蕴热者。

（处方来源:《医学心悟》）

②咳嗽痰多，配伍苦杏仁、桔梗等，以达祛痰止咳之效，或配伍陈皮、甘草以治疗慢性支气管炎等。

3.用于痈疽、疮毒、乳痈等。本品可治一切痈肿，不问寒热虚实，单用研末，黄酒送服，并外用调敷患处。

4.可解附子、乌头的毒。

【禁忌】阴虚阳亢、痰热、脾胃虚弱者及胃溃疡、胃炎者慎用，有实火者不用。

【参考】本品含皂苷、远志醇、细叶远志定碱、脂肪油酸、树脂等。

①有镇静、催眠及抗痉厥作用。

②有较强的祛痰作用，以及镇咳、降压作用。

③煎剂可兴奋子宫，乙醇浸剂对人型结核杆菌、金黄色葡萄球菌、痢疾杆菌、伤寒杆菌有抑制作用。

④有溶血作用，有利胆、利尿、消肿作用。

⑤有抗氧化、抗衰老、增强免疫功能作用。

⑥有降血糖、降血压、降血脂作用。

⑦煎剂及水溶提取物有抗衰老、抗突变、抗癌作用。

合欢皮（《神农本草经》）

【来源】为豆科落叶乔木植物合欢的树皮。

【性味归经】甘，平，归心、肝、肺经。

【功效】安神解郁，活血消肿。

【用量】6～12克。

【临床应用】

1.用于情志不遂，烦躁不眠，可单用，或与柏子仁、首乌藤等同用，以达安神解郁之效。

2.用于跌打损伤、骨折肿痛，配伍桃仁、红花，以活血化瘀，消肿止痛。

3.用于内外痈疽、疔肿疮毒，常配伍紫花地丁、蒲公英，以清热解毒。

【禁忌】孕妇慎用。

【参考】本品含皂苷、鞣质等。

①有镇痛、镇静安神作用。

②有抗早孕作用。

③有增强免疫功能、抗肿瘤作用。

【附注】合欢花

本品药性、功效与合欢皮相似，长于安神解郁，多用于抑郁不欢、虚烦不寐等症。煎服，5～10克。

首乌藤（《何首乌传》）

【来源】为蓼科多年生蔓生草本植物何首乌的藤茎或带叶藤茎，别名夜交藤。

【性味归经】甘，平，归心、肝经。

【功效】养心安神，祛风通络。

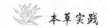

【用量】9～15克。

【临床应用】

1.用于虚烦不眠，多梦，常与合欢皮相须为用，或与龙齿、柏子仁等同用，以达养阴安神之效。

甲乙归藏汤

珍珠母24克，龙齿6克，柴胡3克，薄荷3克，生地黄18克，当归6克，白芍5克，丹参6克，柏子仁6克，合欢花6克，沉香1克，红枣10克，首乌藤12克。

（处方来源：《医醇賸义》）

2.用于血虚身痛，风湿痹证，与鸡血藤、当归等同用，以达活血通络止痛之效。

3.煎汤外洗，治皮肤痒疹。

【参考】本品含蒽醌类，主要为大黄素、大黄酚或大黄素甲醚。

①有明显的镇静催眠作用。

②有降血脂作用。

③有一定的抗动脉粥样硬化及预防脂肪肝等作用。

④可增强免疫功能。

第十五章　平肝药

以平肝潜阳、息风止痉为主要作用的药物被称为平肝药。

这些药物均归肝经，以动物药为主，有"介类潜阳、虫类搜风"之说，故分为平肝潜阳、息风止痉两类。

使用平肝药时，也要有适当的配伍：

①阴虚阳亢证，要配伍滋养肾阴药。

②热极生风证，多配伍清热泻火药。

③阴血亏虚者，配伍补养阴血药。

④兼窍闭神昏者，多配伍开窍醒神药。

⑤兼痰阻神昏者，要配伍化痰药。

本类药有寒凉与温燥之别，应区别使用，如脾虚慢惊者不宜用寒凉之品，阴虚血亏者忌用温燥之品。

第一节　平肝潜阳药

本类药物多为矿石或介类，具有平肝潜阳的功效，兼有清热安神的作用，可用于肝阳上亢或肝火上炎等证，并适当配伍有针对性的药物。

石决明（《名医别录》）

【来源】为鲍科动物杂色鲍、皱纹盘鲍、羊鲍、澳洲鲍、耳鲍或白鲍的贝壳。

【性味归经】咸，寒，归肝经。

【功效】平肝潜阳，清肝明目。

【处方用名】

石决明：平肝潜阳，清肝明目。

煅石决明：长于收敛固涩，明目。

【用量】15～30克，打碎先煎。

【临床应用】

1.用于肝阳上亢，头晕目眩，为凉肝、镇肝之要品。

①育阴潜阳汤

石决明20克，海蛤壳30克，牡蛎15克，龙骨12克，磁石15克，白蒺藜10克，菊花 10 克，桑寄生 30 克，杜仲 12 克，何首乌 12 克。

用于肝肾阴虚，肝阳亢上，水不涵木，见眩晕耳鸣，腰酸腿软，失眠，精神不振。

（处方来源：《肘后积余集》）

②天麻钩藤饮

天麻 9 克，钩藤 12 克，石决明 15 克，黄芩 6 克，栀子 6 克，川牛膝 9 克，杜仲 10 克，桑寄生 9 克，益母草 9 克，茯神 9 克，首乌藤 12 克。

清肝热，平肝阳，用于肝阳上亢兼肝火上炎，见头痛眩晕，甚至肝风内动，半身不遂。

（处方来源：《杂病证治新义》）

2. 本品为治疗目疾的要药，目赤翳障、视物昏花等常用。

①蒙花散

密蒙花、石决明、木贼、蒺藜、羌活、菊花各等分。

用于肝火上炎目赤，视物昏花，以及糖尿病视网膜病变。

（处方来源：《太平惠民和剂局方》）

②石决明散

石决明 12 克，枸杞子 10 克，木贼 10 克，桑叶 10 克，谷精草 10 克，白菊花 6 克，苍术 6 克，荆芥 6 克，旋覆花 6 克，蛇蜕 2 克，甘草 2 克。

用于目生翳障，青盲雀目，肝热目疾等。

（处方来源：《证治准绳》）

③石决明丸

石决明 30 克，黄连 15 克，车前子 15 克，细辛 15 克，大黄 15 克，菊花 45 克，栀子仁 15 克。

清肝泻火，解毒明目，用于眼部肿物。

（处方来源：《肿瘤方剂大辞典》）

【禁忌】脾胃虚寒及无实热者不用。

【参考】本品含碳酸钙 90% 以上，有机质约 3.67%，尚含少量镁、铁、硅酸盐、磷酸盐、氯化物和极微量元素的碘，煅后产生氧化钙，有机质被破坏。

①有镇静、解痉、降血压、止痛、止血、解热、消炎、降脂、抗氧化等作用。

②能中和过多胃酸，有保肝、抗凝作用。

珍珠母（《本草图经》）

【来源】为蚌科动物三角帆蚌、褶纹冠蚌或珍珠贝科动物马氏珍珠贝的贝壳。

【性味归经】咸，寒，归肝、心经。

【功效】平肝潜阳，清肝明目，镇心安神。

【处方用名】

珍珠母：平肝潜阳，定惊安神，明目退翳。

煅珍珠母：长于制酸止痛。

【用量】10～25克。

【临床应用】

1.用于肝阳上亢，头晕目眩。

①甲乙归藏汤

珍珠母24克，龙齿6克，柴胡3克，薄荷3克，生地黄18克，当归6克，白芍5克，丹参6克，柏子仁6克，合欢花6克，沉香1克，大枣10个，首乌藤12克。

用于肝阳上亢，头痛眩晕，以达平肝潜阳之效。

（处方来源:《医醇賸义》）

注：此方另有其他版本，有含磁石、牡蛎者。

②肝阳上亢之眩晕兼肝热者，配伍钩藤、菊花等，以达平肝清热之效。

2.用于惊悸失眠，惊风抽搐，肝风内动。

①珍珠母丸

珍珠母1克，酸枣仁30克，柏子仁30克，龙齿15克，当归45克，熟地黄45克，人参30克，茯神15克，沉香15克，犀角（水牛角代）15克。

朱砂为衣，蜜丸梧桐子大，金银花、薄荷煎汤下，每服3克。滋阴养血，镇心安神，用于惊悸失眠，神志不宁。

（处方来源:《普济本事方》）

②癫痫、惊风，与天麻、天南星等同用，以达镇心安神止痉之效。

3.用于目赤肿痛，视物昏花。

①肝热目赤，翳障，配伍菊花、千里光等，以达清肝明目退翳之效。

②肝虚目昏夜盲，与苍术、猪肝、鸡肝等同用。

4.燥湿敛疮，止血，用于治疗湿疮瘙痒等。

【禁忌】脾胃虚寒者及孕妇慎用。

【参考】本品含碳酸钙90%以上，有机质约0.34%，尚含有少量的锌、镁、铁、铝铜、硅酸盐、磷酸盐、硫酸盐和氧化物，并含多种氨基酸。

①碳酸钙可中和胃酸。

②对四氯化碳引起的肝损害有保护作用。

③珍珠层内服治胃、十二指肠球部溃疡。

④制成眼膏外用，治疗白内障、角膜炎、结膜炎均有效果。

⑤有镇静、催眠、抗惊厥、延缓衰老、抗氧化、抗肿瘤、抗过敏作用。

⑥可提高免疫功能。

【附注】珍珠

本品为蚌类或珍珠贝的分泌物（病态产物），性味归经同珍珠母，有镇心平肝、安神定惊之功，并有坠痰、明目、敛疮等作用，用于惊悸、癫痫、惊风、疮疡不收口、目翳等病证。

牡蛎（《神农本草经》）

【来源】为牡蛎科动物长牡蛎、大连湾牡蛎或近江牡蛎的贝壳。

【性味归经】咸，微寒，归肝、胆、肾经。

【功效】平肝潜阳，软坚散结，收敛固涩，重镇安神，制酸止痛。

【处方用名】

生牡蛎：长于平肝潜阳，软坚散结。

煅牡蛎：长于收敛固涩。

【用量】10～30克，打碎先煎。

【临床应用】

1. 镇肝潜阳，用于肝阳上亢，头晕目眩。

①镇肝熄风汤

生赭石30克，生牡蛎15克，生龙骨15克，生白芍15克，怀牛膝30克，生龟甲15克，玄参15克，天冬15克，川楝子6克，生麦芽6克，茵陈6克，甘草4.5克。

用于阴虚阳亢，肝风内动，眩晕头痛，目胀耳鸣，肢体不利，口眼㖞斜，或颠仆，昏不知人。

（处方来源：《医学衷中参西录》）

②用于热邪伤阴，虚风内动。

大定风珠

白芍18克，生地黄18克，麦冬18克，龟甲12克，牡蛎12克，鳖甲12克，阿胶9克，五味子6克，火麻仁6克，鸡子黄2枚。

滋阴养液，柔肝息风，用于震颤。

（处方来源：《温病条辨》）

2. 用于痰核、瘰疬、癥瘕积聚。

①消瘰丸

煅牡蛎300克，生黄芪120克，三棱60克，莪术60克，血竭30克，没药30克，乳香30克，龙胆60克，玄参90克，浙贝母60克。

共细末，蜜丸桐子大，每服9克。化痰散瘀，软坚散结，用于瘰疬。

（处方来源：《医学衷中参西录》）

②癥瘕积聚，配伍莪术、丹参等，以达活血消瘀之效。

③消核散

海藻 90 克，牡蛎 120 克，玄参 120 克，糯米 240 克，生甘草 30 克。

共研细末，每次 4.5 克。用于淋巴结节及肝脾大（即瘰疬、癥瘕）。

（处方来源：《医宗金鉴》）

3. 固肾涩精。

牡蛎丸

牡蛎 30 克，阿胶 22.5 克，鹿角胶 22.5 克，当归 22.5 克，续断 22.5 克，干姜 22.5 克，赤石脂 30 克，代赭石 30 克，甘草 7.5 克。

用于崩中带下，以补肾固涩。

（处方来源：《太平圣惠方》）

4. 用于滑脱诸证，常与煅龙骨相须为用，按证型不同，配伍相应的补虚药及收涩药。

5. 配伍乌贼骨、瓦楞子、浙贝母，共为细末，内服治胃痛反酸。

【禁忌】有湿热实邪者忌用。

【参考】本品含 80%～95% 的碳酸钙，还含磷酸钙、硫酸钙及镁、铝、硅、氯化铁和有机质等，煅后产生氧化钙，有机质被破坏。

①有抗酸、消炎、抗胃溃疡作用。

②所含钙盐能致密毛细血管，降低血管的通透性。

③钙盐可调节电解质平衡。

④有镇静、抗惊厥、抗癫痫、镇痛作用。

⑤抗肝损伤，增强免疫功能，有抗氧化、抗衰老、抗肿瘤作用。

赭石（《神农本草经》）

【来源】为氧化物类矿物赤铁矿的矿石。

【性味归经】苦，寒，归肝、心、肺、胃经。

【功效】平肝潜阳，重镇降逆，凉血止血。

【处方用名】

赭石、代赭石、生赭石：长于平肝潜阳。

煅赭石：长于收敛止血。

【用量】10～30 克，打碎先煎。

【临床应用】

1. 用于肝阳上亢，头晕目眩。

镇肝熄风汤

生赭石 30 克，怀牛膝 30 克，生龙骨 15 克，生牡蛎 15 克，生龟甲 15 克，生白芍

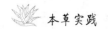

15 克，玄参 15 克，天冬 15 克，川楝子 6 克，生麦芽 6 克，茵陈 6 克，甘草 4.5 克。

用于肝肾阴虚，肝阳上亢，以育阴潜阳。

（处方来源:《医学衷中参西录》）

2. 用于胃气上逆之呕吐、呃逆、噫气。

旋覆代赭汤

旋覆花 9 克，半夏 9 克，生姜 15 克，人参 6 克，赭石 3 克，炙甘草 9 克，大枣 4 枚。

用于胃气上逆，心下痞满，反胃呕吐，吐涎沫等。

（处方来源:《伤寒论》）

3. 用于气逆喘息。

①参赭镇气汤

党参 24 克，山茱萸 18 克，生赭石 18 克，生芡实 15 克，紫苏子 6 克，生山药 15 克，生龙骨 18 克，生牡蛎 18 克，生白芍 12 克。

用于肺肾不足，阴阳两虚，喘逆迫促，胃气不降而致满闷。

（处方来源:《医学衷中参西录》）

②用于痰浊阻肺之咳喘，配伍牡蛎、皂角等，以达降逆平喘之效。

4. 凉血止血，用于血热吐衄、崩漏。

①寒降汤

生赭石 12 克，生白芍 12 克，竹茹 9 克，牛蒡子 9 克，清半夏 9 克，瓜蒌仁 9 克，甘草 3 克。

用于因热胃气不降、吐血衄血等证。

（处方来源:《医学衷中参西录》）

②崩漏，配伍赤石脂、五灵脂等，以凉血止崩。

震灵丹

赭石、禹余粮、赤石脂、紫石英各 120 克，五灵脂 60 克，朱砂 30 克，乳香 60 克，没药 60 克。

用于崩漏或白带久不止，眩晕腰酸，亦可用于久泻久痢无湿热者。

（处方来源:《太平惠民和剂局方》）

【禁忌】孕妇慎用，中气下陷者不用，不可久用。

【参考】本品含三氧化二铁，并含杂质镁、铝、硅和水分。

①铁质能促进红细胞及血红蛋白新生。

②可使肠蠕动亢进。

③有镇静、抗惊厥、抗炎、止血作用。

蒺藜（《神农本草经》）

【来源】为蒺藜科一年生或多年生草本植物蒺藜的果实。

【性味归经】辛、苦，微温，有小毒，归肝经。

【功效】平肝解郁，祛风明目。

【处方用名】

蒺藜、白蒺藜、刺蒺藜：长于散肝经风邪。

炒蒺藜：长于平肝潜阳，疏肝解郁。

【用量】6～10克。

【临床应用】

1.用于肝阳上亢，头晕目眩等证，常与钩藤、珍珠母、菊花等同用。

2.用于肝郁证。

①达郁汤

升麻10克，柴胡10克，川芎15克，白蒺藜15克，桑白皮15克，橘叶10克，香附10克。

用于肝郁，呕吐酸水，胸胁胀痛。

（处方来源：《杂病源流犀烛》）

注：达郁汤有多个版本，其中多不含蒺藜。

②乳闭胀痛，可与王不留行等同用，以达疏肝理气、通乳止痛之效。

3.用于风热上攻，目赤翳障或风疹瘙痒。

①白蒺藜散

白蒺藜、菊花、蔓荆子、决明子、炙甘草、连翘、青葙子各等分。

用于肝肾虚热生风，目赤多泪，目赤翳障。

（处方来源：《张氏医通》）

②当归饮子

当归9克，生地黄9克，白芍9克，川芎9克，何首乌6克，荆芥9克，防风9克，白蒺藜9克，黄芪9克，生甘草3克。

用于心血凝滞，内蕴风热，风疹瘙痒，以达祛风止痒之效。

（处方来源：《重订严氏济生方》）

4.有学者用本品研末吞服，治疗白癜风。

【禁忌】无肝阳上亢者不用。

【参考】本品含脂肪油、少量挥发油和鞣质、树脂、甾醇、钾盐、皂苷、微量生物碱、微量砷等。

①有缓和的降血压、降血脂、降血糖作用。

②有利尿作用。

③能抑制金黄色葡萄球菌、大肠杆菌的生长。

④有抗心肌缺血的作用。

⑤有抗衰老、抗过敏作用。

罗布麻（《救荒本草》）

【来源】为夹竹桃科多年生草本植物罗布麻的叶或根。

【性味归经】甘、苦，凉，归肝经。

【功效】平肝，利尿。

【用量】3～15克。

【临床应用】

1.用于肝阳上亢，头晕目眩，多与牡蛎、石决明等同用，以达平肝潜阳的效果。肝火上炎者，与夏枯草、野菊花、钩藤等同用，以达清肝降火的疗效。

2.用于水肿、小便不利，与车前子、泽泻、木通等同用，以达清热利尿的效果。

3.现代应用：

①用罗布麻叶开水冲泡代茶饮，治高血压病。

②用其根制成8%的煎剂，治疗慢性充血性心力衰竭。

③用其根煎剂，治疗各种原因引起的水肿。

④用罗布麻冲剂治疗高脂血症。

【禁忌】不可过量或长期服用，会导致中毒。

【参考】本品主要含黄酮类成分金丝桃苷、芦丁、山奈素、槲皮素等，含有机酸类延胡索酸、琥珀酸、绿原酸等，还含有鞣质、蒽醌、氨基酸等。根含罗布麻苷、毒毛花苷元及K毒毛花苷β。

①叶煎剂有降血压作用，抗动脉粥样硬化，减慢心率。

②根煎剂有强心、镇静、抗惊厥、抗抑郁作用。

③有较强的利尿作用，降血脂，调节免疫功能，抗衰老。

④可抑制流感病毒。

紫贝齿（《新修本草》）

【来源】为宝贝壳动物蛇首眼球贝、山猫宝贝或绶贝等的贝壳。

【性味归经】咸，平，归肝、心经。

【功效】平肝潜阳，清肝明目，镇心安神。

【用量】10～15克，先煎。

【临床应用】

1.用于肝阳上亢，头晕目眩，配伍磁石、石决明、牡蛎等，以达平肝潜阳的效果。

2. 用于惊悸失眠，惊风抽搐。

①心阳躁动之惊悸，与龙骨、茯神、酸枣仁等同用，以达平肝安神的效果。

②小儿高热惊风，与羚羊角、钩藤、天麻等同用，以达清热息风止痉的功效。

③用于目赤翳障，与菊花、蝉蜕、夏枯草等同用，以达清肝明目的功效。

【禁忌】脾胃虚弱者慎用。

【参考】本品含硫酸钙 90% 以上，还含有机质及少量镁、铁等微量元素，以及硅酸盐、磷酸盐、硫酸盐和氧化物。本品有镇静及降低血压作用。

第二节 息风止痉药

本类药物以动物类为主，具有息肝风、止痉挛抽搐之效，有些药物兼有平肝潜阳、清泻肝火之效，适用于温热病热极动风、肝阳化风、血虚生风等证，也可用于风阳夹痰、痰热上扰之癫痫、惊风抽搐，风毒侵袭、破伤风痉挛抽搐、角弓反张等证，以及肝阳上亢、肝火上炎等证。

羚羊角（《神农本草经》）

【来源】为牛科动物赛加羚羊的角。

【性味归经】咸，寒，归肝、心经。

【功效】平肝息风，清肝明目，清热解毒。

【用量】1～3 克。

【临床应用】

1. 用于肝风内动，惊痫抽搐。本品凉肝息风，为治疗肝风内动、惊痫抽搐之要药。

①羚角钩藤汤

羚羊角 4.5 克，桑叶 6 克，钩藤 9 克，菊花 9 克，生地黄 15 克，浙贝母 12 克，生白芍 9 克，生甘草 3 克，竹茹 15 克，茯神 9 克。

用于热邪传至厥阴，壮热神昏，烦闷躁扰，手足搐搦，发为痉厥等。

（处方来源：《通俗伤寒论》）

②钩藤饮

人参 0.9 克，全蝎 0.9 克，羚羊角 0.45 克，天麻 0.9 克，甘草 0.5 克，钩藤 1.5 克。

用于癫痫、惊风、子痫，以达平肝息风之作用。

（处方来源：《医宗金鉴》）

2. 用于肝阳上亢，头痛眩晕。

羚羊角汤

羚羊角 6 克，龟甲 24 克，生地黄 18 克，白芍 3 克，牡丹皮 4.5 克，柴胡 3 克，薄荷 3 克，菊花 6 克，夏枯草 4.5 克，石决明 24 克，蝉蜕 3 克，大枣 10 枚。

壮水柔肝，以息风火，达平肝潜阳之效。

（处方来源：《医醇賸义》）

3.用于肝火上炎，目赤头痛，与龙胆、决明子同用，以清肝明目。

羚羊角散

羚羊角 3 克，决明子 9 克，黄芩 9 克，龙胆 9 克，升麻 2.4 克，甘草 3 克，车前子 9 克，栀子 9 克。

用于风热毒邪上攻眼目，暴发赤肿或生疮疼痛，隐涩畏光。

（处方来源：《太平惠民和剂局方》）

4.清心安神，用于高热神昏、热毒发斑。

紫雪丹

羚羊角、犀角（水牛角代）、朴硝、朱砂、磁石、寒水石、石膏、滑石、丁香、沉香、麝香、青木香、升麻、甘草、黄金。（有成药）

每次 1.5～3 克。用于温热病，热邪内陷心包，烦热不解，神昏谵语，发斑发狂，惊厥。

（处方来源：《太平惠民和剂局方》）

5.有清肺止咳之效，治疗肺热咳嗽。

①羚羊清肺汤

羚羊角 3 克，黄连 3 克，银柴胡 3 克，玄参 3 克，石膏 3 克，川芎 3 克，当归 3 克，白芍 3 克，生地黄 3 克，蒲黄 3 克，地骨皮 3 克，山栀子 3 克，芦荟 1 克，甘草 1 克，藕节 3 个，白茅根 60 克。

捣汁。用于肺热咳喘、咯血、鼻衄。

（处方来源：《外科大成》）

②单用羚羊角煮水，亦有清热作用，小儿常用。

6.近年来有用其水解注射液治疗小儿肺炎、流感发热、麻疹及其他发热病症者，均有疗效。也可磨汁冲服，每次 0.3～0.6 克。单煎需 2 小时以上方可取效。（见张清河《中药学》）

【禁忌】非肝经热盛者慎用，脾虚慢惊者不宜。

【参考】本品含碳酸钙、角蛋白及不溶性无机盐。

①外皮浸出液有镇痛作用。

②能增强对缺氧的耐受力。

③煎剂有抗惊厥、解热及降血压作用。

④有抗病毒、增强免疫功能作用。

【附注】本品与犀角均为治疗热性病的要药，但二者各有所长：犀角优于清心热以止血，羚羊角优于清肝热以息风。

牛黄（《神农本草经》）

【来源】为牛科动物黄牛或水牛的胆结石。

【性味归经】甘，凉，归心、肝经。

【功效】息风止痉，豁痰开窍，清热解毒。

【用量】入丸、散剂，每次 0.2 ～ 0.5 克。外用适量。

【临床应用】

1. 用于温热病及小儿高热惊厥，与朱砂、钩藤等同用。

牛黄散

牛黄 0.3 克，朱砂 3 克，全蝎尾 1.5 克，钩藤 15 克，天竺黄 9 克，麝香 0.15 克。

用于温热病及小儿惊厥，壮热神昏，痉挛抽搐等症。

（处方来源：《证治准绳》）

2. 用于温热病，热入心包，或中风，惊风，痰热蒙蔽心窍，神昏口噤等。

①万氏牛黄清心丸

牛黄 0.75 克，黄连 15 克，黄芩 9 克，栀子 9 克，郁金 6 克，朱砂 4.5 克。

（处方来源：《痘疹世医心法》）

②安宫牛黄丸

牛黄 30 克，麝香 7.5 克，犀角（水牛角代）30 克，郁金 30 克，黄芩 30 克，黄连 30 克，雄黄 30 克，栀子 30 克，朱砂 30 克，冰片 7.5 克，珍珠 15 克，金箔为衣。

用于温热病，热邪内陷心包，痰热蒙蔽心窍，高热烦躁，神昏谵语，癫狂发作，舌謇，肢厥，以及中风窍闭，小儿惊厥属痰热内闭者。

（处方来源：《温病条辨》）

3. 用于热毒郁结，以解毒医疮。

①牛黄解毒丸

牛黄 5 克，黄芩 150 克，生大黄 200 克，生石膏 200 克，雄黄 50 克，冰片 25 克，桔梗 100 克，甘草 50 克。（有成药）

用于热毒郁结所致的咽喉肿痛、牙龈肿痛、口舌生疮、痈疽疔毒等症。

（处方来源：《保婴撮要》）

②咽喉肿痛、溃烂，可与珍珠为末吹喉。

③痈疽、疔毒、瘰疬、乳癌等，与麝香、没药等同用，以达清热解毒、活血散结的疗效。

犀黄丸

犀牛黄 0.9 克，麝香 4.5 克，乳香 30 克，没药 30 克，黄米饭 30 克。

用于乳癌、瘰疬、痰核、流注、痈毒等。

（处方来源：《外科全生集》）

【禁忌】非实热证者忌用。不入煎剂。孕妇慎用。

【参考】本品含胆酸、脱氧胆酸、胆甾醇及胆红素、麦角甾醇、维生素 D、钠、钙、镁、铁、铜、磷等，尚含胡萝卜素及丙氨酸、甘氨酸等多种氨基酸。

①有镇静、镇痉作用。

②有扩血管降血压、强心、抗心律失常、降血脂作用。

③有利胆作用，对肝脏有显著保护作用。

④有解毒、抗炎、镇痛作用。

⑤有抗病原微生物、镇咳、平喘、祛痰作用。

【附注】本品除天然牛黄外，今有人工牛黄，系由牛胆汁或猪胆汁提取，亦应用于临床。

钩藤（《名医别录》）

【来源】为茜草科常绿木质藤本植物钩藤、大叶钩藤、毛钩藤、华钩藤或无柄果钩藤的干燥带钩茎枝。

【性味归经】甘，凉，归肝、心包经。

【功效】息风止痉，清热平肝，祛风通络。

【用量】10 ～ 15 克。

【临床应用】

1. 本品为治疗肝风内动、惊痫抽搐的要药。

①温热病热极生风，与羚羊角、菊花等同用，以达清热息风止痉的疗效。

羚角钩藤汤

羚羊角 4.5 克，桑叶 6 克，钩藤 9 克，菊花 9 克，生地黄 15 克，浙贝母 12 克，生白芍 9 克，生甘草 3 克，竹茹 15 克，茯神 9 克。

（处方来源：《通俗伤寒论》）

②癫痫发作，与黄连、天竺黄等同用，以化痰止痉。

钩藤饮子

钩藤 15 克，蝉蜕 15 克，黄连 30 克，甘草 30 克，大黄 30 克，天竺黄 30 克。

用于癫痫发作，小儿诸痫啼叫不停。

（处方来源：《幼幼新书》）

2. 用于头痛、眩晕由肝引起者。

①肝火上炎，配伍夏枯草、黄芩等以清热平肝。

②肝阳上亢，配伍天麻、菊花以平肝潜阳。

天麻钩藤饮

天麻9克，钩藤12克，石决明15克，黄芩6克，栀子6克，川牛膝9克，杜仲9克，桑寄生9克，益母草9克，首乌藤12克，茯神9克。

用于肝阳上亢，头痛眩晕，耳鸣眼花，甚至肝风内动，半身不遂。

（处方来源：《杂病证治新义》）

③近代用钩藤治疗高血压，取得一定疗效。

【禁忌】无风热及实热证者不用，不宜久煎。

【参考】本品含钩藤碱、异钩藤碱等，以及三萜类、黄酮类成分。

①有镇静（但不催眠）、抗脑缺氧、保护脑组织作用。

②有抗癫痫发作的作用。

③有降压作用（但久煎会破坏钩藤碱，影响降压效果）和抗心律失常作用。

④有抑制血小板聚集、抗血栓、降血脂、抗内毒素血症、平喘、调节平滑肌等作用。

天麻（《神农本草经》）

【来源】为兰科多年生寄生草本植物天麻的块茎。

【性味归经】甘，平，归肝经。

【功效】息肝风，平肝阳，通经络。

【用量】3～10克。

【临床应用】

1.用于肝风内动、惊痫抽搐等证。本品药性平和，不论证属寒热虚实，均可配伍应用。

①玉真散

天麻、防风、羌活、制白附子、制天南星、白芷各等分。

为末，每服6克，每日3次。用于中风、癫痫、肢体麻木、破伤风等病症。

（处方来源：《外科正宗》）

②钩藤饮子

钩藤1克，蝉蜕15克，防风15克，人参15克，麻黄15克，僵蚕15克，天麻15克，蝎尾15克，炙甘草0.3克，川芎0.3克，麝香0.3克。

用于小儿吐利、脾虚慢惊风、急惊风。

（处方来源：《小儿药证直诀》）

③天麻配伍人参、白术、僵蚕等，治疗小儿脾虚慢惊风。

2.用于肝阳上亢，头痛眩晕诸症。

①天麻钩藤饮

天麻9克，钩藤12克，石决明15克，黄芩6克，栀子6克，川牛膝9克，杜仲9

克，桑寄生9克，益母草9克，茯神9克，首乌藤12克。

用于肝阳上亢，头晕目眩，震颤失眠，甚者半身不遂者。

（处方来源：《杂病证治新义》）

②半夏白术天麻汤

半夏9克，白术18克，茯苓6克，天麻6克，橘红6克，甘草3克，生姜1片，大枣2枚。

用于风痰上扰，头痛眩晕。

（处方来源：《医学心悟》）

3. 用于风湿痹证，或肢体麻木不遂。

①秦艽天麻丸

天麻10克，秦艽15克，川芎10克，羌活10克，炙甘草5克，桑枝30克，生姜3片，当归10克，陈皮10克。

用于风湿痹痛、肩周炎等。

（处方来源：《医学心悟》）

②天麻丸

天麻15克，川芎4.5克。

用于风中经络，手足不遂，偏正头痛。

（处方来源：《普济方》）

4. 用20%的天麻注射剂，肌内注射治疗坐骨神经痛、三叉神经痛、眶上神经痛，均有疗效。

【参考】本品含天麻素、脂肪酸类成分、香草醇、香草醛、天麻多糖、维生素A类物质、结晶性中性物质及微量生物碱、黏液质、多种氨基酸、多种微量元素。

①有抗惊厥、镇静、抗抑郁作用。

②抗癫痫发作。

③有降压、减慢心率、镇痛、抗血栓、抗炎、保护心肌细胞、抗氧化、抗缺氧、抗辐射、保肝、保护胃黏膜、提高免疫功能等作用。

④与天麻共生的密环菌可代天麻药用，治高脂血症，使血清胆固醇、血清甘油三酯等明显下降，同时使收缩压或舒张压有不同程度下降。

地龙（《神农本草经》）

【来源】为巨蚓科动物参环毛蚓、通俗环毛蚓、威廉环毛蚓或栉盲环毛蚓的干燥体。

【性味归经】咸，寒，归肝、脾、膀胱经。

【功效】息风止痉，通络，清热平喘，利尿。

【用量】5～10克，鲜品10～20克。研末吞服，每次1～2克。

【临床应用】

1. 用于高热惊厥、癫狂等。

①羚羊角骨汤

羚羊角 25 克，钩藤 15 克，白芍 12 克，地龙 12 克，决明子 30 克，天竺黄 10 克，茯苓 10 克，杜仲 12 克，牛膝 15 克。

平肝息风，降压通络，用于半身不遂、失语等证。

（处方来源:《邓氏临证心得》）

②小儿急惊风，以本品研烂，朱砂为丸内服。

③狂证或癫痫，单用本品，同盐化为水，饮服。

2. 治疗气虚血滞，经络不通，半身不遂。

补阳还五汤

黄芪 120 克，当归尾 6 克，川芎 3 克，赤芍 4.5 克，桃仁 3 克，红花 3 克，地龙 3 克。

（处方来源:《医林改错》）

3. 用于痹证。

①热痹，配伍秦艽、防己等，以清热利湿除痹。

②风寒湿痹，配伍川乌、乳香等，以祛风湿，止痹痛。

小活络丸

地龙 6 克，川乌 6 克，草乌 6 克，胆南星 6 克，乳香 5 克，没药 5 克。

通经活络，搜风除湿，祛痰逐瘀。

（处方来源:《太平惠民和剂局方》）

4. 用于肺热咳喘，可单用，或配伍麻黄、石膏等，以清肺止咳平喘。

5. 用于热结膀胱，小便不利，尿闭不通，可用鲜品取汁，或与车前子、木通等同用，以达利尿通淋的疗效。

6. 近年来，有学者用其治疗高血压病、腮腺炎、丹毒，甚至精神病，都取得一定的疗效。

7. 有用其配伍治疗癌症者，处方如下：地龙、蜈蚣、蜂房、蒲公英、板蓝根、全蝎、蛇蜕、白花蛇舌草，炼蜜为丸，温开水化服。

【禁忌】虚寒证不用。

【参考】本品含多种氨基酸、蚯蚓解热碱、蚯蚓素、蚓毒素、黄嘌呤、腺嘌呤、鸟嘌呤、胆碱等，及多种微量元素。

①有缓慢持久的降压作用。

②有显著的舒张支气管作用。

③可兴奋子宫及肠管平滑肌，可抗肝纤维化、抗心律失常。

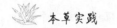

④有良好的解热、镇静、抗惊厥、抗肿瘤、抗溃疡、利尿、退黄作用。

⑤制成地龙注射液、复方地龙注射液及口服地龙粉，治疗支气管哮喘及哮喘性支气管炎，有一定的解痉、平喘作用。

全蝎（《蜀本草》）

【来源】为钳蝎科动物东亚钳蝎的干燥体。

【性味归经】辛，平，有毒，归肝经。

【功效】息风止痉，攻毒散结，通络止痛。

【用量】2～5克。研末服，每次0.5～1克。外用适量。

【临床应用】

1. 息风止痉，可用于各种原因引起的痉挛抽搐。

①常与蜈蚣同用，研末服。

②撮风散

全蝎3克，蜈蚣半条，钩藤7.5克，僵蚕3克，朱砂3克，麝香0.3克。

用于小儿急惊风、癫痫抽搐、破伤风等病症。

（处方来源：《证治准绳》）

③钩藤熄风汤

全蝎6克，钩藤15克，僵蚕12克，石菖蒲6克，金银花12克，连翘12克，生地黄12克，薄荷4克。

用于小儿急惊风，以平肝熄风，清热解毒，芳香开窍。

有报道以本方治疗儿童视神经萎缩。

（处方来源：韦氏验方）

④小儿慢惊风，与人参、天麻等同用，以达益气健脾、息风止痉之效。

⑤五虎追风丸

全蝎30克，天南星6克，蝉蜕30克，僵蚕20克，天麻6克，朱砂1.5克。

用于破伤风。

（处方来源：《史全恩家传方》）

⑥牵正散

全蝎9克，白附子9克，白僵蚕9克。

共研细末。用于风中经络，口眼喎斜。

（处方来源：《杨氏家藏方》）

2. 解毒医疮，用于疮疡肿毒、瘰疬结核。

①配伍栀子，麻油煎，外用，治疗诸疮肿毒。

②全蝎焙焦，黄酒下，治瘰疬结核。

3. 活络止痛，用于风湿顽痹。

全蝎乳香散

制川乌 30 克，马钱子 30 克，全蝎 15 克，穿山甲 15 克，乳香 15 克，苍术 30 克。用于风湿痹证（慢性关节炎）。

（处方来源：《普济方》）

4. 用于顽固性偏正头疼，配伍蜈蚣、川芎等。

5. 有学者研究：用治血栓闭塞性脉管炎、淋巴结核、骨关节结核等病，多与全蝎、地龙、蜈蚣、土鳖虫各等分，研末吞服。

【禁忌】血虚者、孕妇、体虚燥热者忌用。有毒，不得过量或久服。

【参考】本品含蝎毒及三甲胺、甜菜碱、牛磺酸、软脂酸、硬质酸、胆固醇、卵磷脂、铵盐等及多种微量元素。

①有抗惊厥作用。

②有显著、持久的降压作用和抗血栓、抗肿瘤作用。

③有明显的镇静、镇痛、抑菌作用。

④主要不良反应是呼吸麻痹。

蜈蚣（《神农本草经》）

【来源】为蜈蚣科动物少棘巨蜈蚣的干燥体。

【性味归经】辛，温，有毒，归肝经。

【功效】息风止痉，攻毒散结，通络止痛。

【用量】3 ～ 5 克。研末服，0.6 ～ 1 克。

【临床应用】

1. 用于痉挛抽搐。其息内风、搜外风之力强于全蝎，二者常相须为用，适当配伍，可治疗多种原因引起的痉挛抽搐。

2. 用于疮疡肿毒、瘰疬结核。

①恶疮肿毒，配伍雄黄、猪胆汁制膏外敷。

②瘰疬溃烂，与茶叶共研为细末，外敷。

③毒蛇咬伤，用本品焙黄，研细，开水送服，或与大黄、黄连同用。

3. 用于风湿痹证，配伍防风、独活，以祛风除湿，通络止痹。

4. 用于顽固性偏正头痛，与川芎等同用。

【禁忌】本品有毒，不可过量，孕妇忌用。

【参考】本品含有毒成分，为组胺样物质及溶血性蛋白质，尚有脂肪油、胆固醇、蚁酸及组氨酸、精氨酸、亮氨酸等多种氨基酸、糖类、蛋白质、多种微量元素。

①有抗惊厥、镇痛、抗炎等作用。

②对结核杆菌及多种皮肤真菌有不同程度的抑制作用。

③对肿瘤有抑制作用。

④能增强网状内皮细胞的功能。

⑤抗心肌缺血，改善微循环，延长凝血时间，降低血黏稠度，并有溶血和组胺样作用。

僵蚕（《神农本草经》）

【来源】为蚕蛾科昆虫家蚕的幼虫，在未吐丝时，因感染或人工接种白僵菌而发病致死的干燥体。

【性味归经】咸、辛，平，归肝、肺、胃经。

【功效】息风止痉，祛风止痛，化痰散结。

【用量】3～10克。研末服，每次0.1～1.5克。

【临床应用】

1. 用于惊痫抽搐，对惊风、癫痫夹热夹痰者尤为适宜。

①千金散

全蝎120克，僵蚕120克，牛黄24克，朱砂160克，冰片20克，黄连160克，胆南星80克，天麻160克，甘草80克。（按成方用）

用于小儿痰热急惊风，手足抽搐，痰涎壅盛，神昏谵语。

（处方来源：《寿世保元》）

注：本方有多个版本，遣药不一。

②醒脾散

天麻3克，僵蚕3克，全蝎1.5克，白附子3克，人参0.3克，白术3克，茯苓3克，木香3克，甘草3克。

用于小儿脾虚，吐泻不止，慢惊风，以息风止痉。

（处方来源：《活幼口议》）

③撮风散

全蝎3克，蜈蚣半条，钩藤7.5克，僵蚕3克，朱砂3克，麝香0.3克。

用于破伤风，以息风止痉。

（处方来源：《证治准绳》）

2. 用于风中经络，口眼㖞斜，配伍全蝎、白附子等，以祛风止痉。

牵正散

全蝎9克，白附子9克，僵蚕9克。

共研细末。

（处方来源：《杨氏家藏方》）

3. 用于风热头痛，目赤，咽肿或风疹瘙痒等症。

①白僵蚕散

僵蚕 15 克，旋覆花 15 克，木贼 15 克，细辛 15 克，桑叶 30 克，荆芥 0.3 克，甘草 3 克。

用于风热头痛，目赤肿痛，以疏风清热止痛。

（处方来源:《世医得效方》）

注：本方有多个版本，载药不一。

②六味汤

僵蚕 6 克，桔梗 6 克，荆芥穗 9 克，薄荷 9 克，防风 6 克，生甘草 6 克。

用于风热壅盛，咽喉肿痛。

（处方来源:《咽喉秘集》）

③风疹瘙痒，与生地黄、白蒺藜等同用，以达祛风止痒之效。

4. 清喉开音。

通关散

僵蚕 6 克，羌活 9 克，麝香 0.3 克。

为末，姜汁调服。用于中风不语失音。

（处方来源:《奇效良方》）

5. 用于痰核瘰疬，配伍浙贝母、夏枯草等，以清热化痰，软坚散结。

【禁忌】血虚者不用。

【参考】本品含蛋白质、脂肪、灰分等，以及多种氨基酸、多种微量元素。

①有镇静、催眠作用。

②有抗惊厥作用。

③对金黄色葡萄球菌、大肠杆菌、绿脓杆菌等有轻度抑制作用。

④有抗凝血、抗肿瘤、降血糖作用。

【附注】僵蛹

本品是以蚕蛹为底物，经白僵菌发酵的制成品，作用较僵蚕缓和，可代替僵蚕药用。现制成片剂，治疗癫痫、胰腺炎、慢性支气管炎等，疗效满意，并有抗凝血和降血糖作用。

第十六章　开窍药

凡以开窍醒神作用为主的药物均被称为开窍药，其多具芳香之味，故又被称为芳香开窍药。开窍药味辛、芳香，善走窜，归心经，通关开窍，启闭醒神，适应证为温病热陷心包，痰蒙清窍，如中风、惊风、癫痫等见卒然昏厥、痉挛抽搐等。

开窍药主要针对闭证，而闭证有寒闭、热闭之分：

①寒闭，表现为面青，身凉，苔白，脉迟，宜用温开法，配伍温里药。

②热闭，表现为面赤，身热，苔黄，脉数，宜用凉开法，配伍清热解毒药。

如伴有惊厥抽搐，需配伍息风止痉药。

开窍药多辛香走窜，为急救之品，性属治标，能耗伤正气，故不易久服，中病即可。其有效成分为挥发油，内服多入丸、散剂。

麝香（《神农本草经》）

【来源】为鹿科动物林麝、马麝或原麝成熟雄体香囊中的干燥分泌物。

【性味归经】辛，温，归心、脾经。

【功效】开窍醒神，活血通经，消肿止痛，催产下胎。

【用量】本品不入煎剂，入丸、散剂，每次 0.03～0.1 克。

【临床应用】

1. 用于闭证神昏，是醒神启闭的要药，无论寒闭热闭均有效。

①热闭神昏，配伍牛黄、朱砂等。

安宫牛黄丸

牛黄 30 克，麝香 7.5 克，犀角（水牛角代）30 克，郁金 30 克，黄芩 30 克，黄连 30 克，雄黄 30 克，栀子 30 克，朱砂 30 克，冰片 7.5 克，珍珠 15 克，金箔为衣。

用于温热病，热邪内陷心包，痰热壅闭心窍，神昏谵语。

（处方来源：《温病条辨》）

至宝丹

朱砂 30 克，麝香 0.3 克，安息香 30 克，雄黄 30 克，犀角（水牛角代）30 克，牛黄 0.3 克，龙脑 0.3 克，琥珀 30 克，玳瑁 30 克，金银箔各 50 片。

用于中风、中暑、温病痰热内闭，神昏谵语。

（处方来源：《灵苑方》）

注：本方临床常用于急性脑血管病、脑震荡、流行性乙型脑炎、流行性脑脊髓膜炎、肝昏迷、冠心病心绞痛、尿毒症等出现痰热内闭证候者。

牛黄抱龙丸

全蝎、僵蚕、琥珀、赤茯苓、朱砂、麝香、雄黄、胆南星、天竺黄、金箔。

共研细末，大蜜丸，每丸重 1.5 克，成药每次 1 丸，每日 1～2 次，周岁以内酌减。用以息风化痰，镇惊开闭。

（处方来源：《医方歌括》）

注：本方可用于小儿肺炎、惊厥、中毒性痢疾、流行性乙型脑炎。

②寒浊或痰湿阻闭气机之寒闭神昏，配伍苏合香、檀香等药，共成温开剂。

苏合香丸

苏合香油 30 克，麝香 60 克，丁香 60 克，白术 60 克，青木香 60 克，犀角（水牛角代）60 克，香附 60 克，朱砂 60 克，诃子 60 克，白檀香 60 克，安息香 60 克，沉香 60 克，荜茇 60 克，冰片 30 克，乳香 30 克。

用于寒邪或寒湿闭塞气机所致的闭证，如中风昏迷，痧胀昏厥，或时疫霍乱所致的昏迷，见寒证特征者用之。

（处方来源：《广济方》录自《外台秘要》）

2. 用于疮疡肿毒、咽喉肿痛等。

①醒消丸

乳香 30 克，没药 30 克，麝香 4.5 克，雄黄 15 克。

用于红肿痈毒，达解毒散结之效。

（处方来源：《外科全生集》）

②六神丸

麝香、牛黄、珍珠各 45 克，蟾酥、雄黄、冰片各 30 克。

极细末水泛为丸，小米大。不同年龄，服用量不同。

具有清凉解毒、消肿止痛的疗效，多用于烂喉丹痧、咽喉肿痛、单双乳蛾、喉风喉痹、小儿热疖、痈疡疔疮、乳痈发背、无名肿毒等。（有成药，可按说明服）

（处方来源：《中国医学大辞典》1921 年版）

3. 祛瘀疗伤，用于血瘀诸证。

①经闭、癥瘕等证，与桃仁、红花等同用，以破血祛瘀。

②麝香汤

麝香 30 克，木香 30 克，桃仁 35 个，吴茱萸 30 克，槟榔 3 枚。

用于厥心痛（心腹暴痛），以行气止痛。

（处方来源：《圣济总录》）

③跌打损伤、骨折扭伤诸证，与乳香、没药等同用。

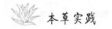

七厘散

血竭 30 克，儿茶 7.2 克，乳香 4.5 克，没药 4.5 克，冰片 0.36 克，红花 4.5 克，麝香 0.36 克，朱砂 3.6 克。

（处方来源：《良方集腋》）

④顽痹，与独活、威灵仙等同用，以达活血通经、祛风止痛之作用。

4. 用于难产、死胎、胞衣不下，可配伍肉桂为散。

香桂散

麝香 0.2 克，肉桂 1.6 克。

（处方来源：《张氏医通》）

5. 有学者研究：

①不同学者用人工麝香片或人工麝香气雾剂治疗心绞痛。

②由麝香、猪牙皂、白芷等制成麝香心绞痛膏，分别敷于心前区痛处及心俞穴，每 24 小时更换 1 次，治疗冠心病心绞痛。

③用麝香注射液皮下注射，治疗白癜风，显效。

④用麝香埋藏或麝香注射液治疗肝癌及消化道肿瘤，可改善症状，增进食欲。

⑤对小儿麻痹症（脊髓灰质炎）之瘫痪亦有一定疗效。

【禁忌】孕妇忌用。

【参考】本品含麝香酮及氮化合物、胆固醇、脂肪酸多肽、氨基酸和无机盐等。

①小剂量麝香及麝香酮对中枢神经有兴奋作用，大剂量有抑制作用。

②可显著减轻脑水肿，增强中枢神经对缺氧的耐受能力，改善脑循环。

③可增加冠脉血流量，有强心作用。

④可兴奋子宫，尤其是妊娠子宫更为明显，有抗早孕作用。

⑤能抑制大肠杆菌、金黄色葡萄球菌、猪霍乱菌。

⑥有抗炎作用和免疫抑制作用。

⑦对肿瘤细胞有抑制作用，浓度大则作用强。

冰片（《新修本草》）

【来源】为龙脑香科常绿乔木龙脑香树脂的加工品或龙脑香的树干经蒸馏冷却而得的结晶，又名"龙脑冰片""梅片"。

【性味归经】辛、苦，微寒，归心、脾、肺经。

【功效】开窍醒神，清热止痛。

【用量】入丸、散剂，每次 0.15～0.3 克，不入煎剂。

【临床应用】

1. 用于闭证神昏，常与麝香相须为用。因性寒，多用于热闭，与牛黄、麝香等同用，如安宫牛黄丸。如适当配伍，亦可用于寒证，以达开窍醒神之作用。

2. 散热止痛，用于目赤肿痛，喉痹口疮，是五官科的常用药。

①目赤肿痛，与炉甘石、硼砂制成八宝眼药水滴眼用。

②喉痹口疮，与玄明粉、硼砂制成冰硼散吹喉。

3. 用于疮疡肿痛，溃后不敛，与血竭、乳香等同用，以达解毒生肌之效。

4. 用于五官科病证。

①研细末点眼，以退翳明目。

②将冰片溶入核桃油中滴耳，治急、慢性化脓性中耳炎。

5. 用于冠心病心绞痛、齿痛，均有一定疗效。

【禁忌】孕妇慎用。

【参考】龙脑冰片含左旋龙脑、石竹烯等倍半萜类成分以及齐墩果酸、麦珠子酸、龙脑香醇等三萜化合物，机制冰片含消旋混合龙脑。

①有一定止痛、防腐作用，对中枢神经有兴奋和抑制双重作用。

②较高浓度（0.5%）对葡萄球菌、链球菌、肺炎双球菌、大肠杆菌及部分致病性皮肤真菌有抑制作用。

③抗心肌缺血，抗生育。

④能促进药物吸收，影响分布作用。

苏合香（《名医别录》）

【来源】为金缕梅科乔木苏合香树的树脂，经加工精制而成。

【性味归经】辛，温，归心、脾经。

【功效】开窍醒神，辟秽止痛。

【用量】入丸、散剂，每次 0.3～1 克，不入煎剂。

【临床应用】

1. 用于寒闭神昏，与麝香、檀香等同用，以达开窍醒神之效。

苏合香丸

苏合香油、麝香、丁香、白术、青木香、犀角（水牛角代）、香附、朱砂、诃子、白檀香、安息香、沉香、荜茇、冰片、乳香。

（处方来源：《广济方》录自《外台秘要》）

2. 用于胸腹冷痛、满闷，与冰片等同用，以祛寒止痛，如苏合香丸。

3. 近年来研究发现本品用于治疗冠心病心绞痛，可很快缓解症状，作用良好而持久，无不良反应，也有用苏合香丸治胆道蛔虫症者。

【参考】本品含萜类、游离桂皮酸、桂皮酸酯及挥发油等。

①有刺激性的祛痰作用和较弱的抗菌作用，用于各种呼吸道感染。

②可促进溃疡与创面的愈合。

③有增强耐缺氧能力的作用。

④可减慢心率，改善冠脉血流量，降低心肌耗氧，对抗心梗。

⑤有抗血小板聚集作用。

⑥有防腐、利胆、止泻作用。

石菖蒲 《神农本草经》

【来源】为天南星科多年生草本植物石菖蒲的根茎。

【性味归经】辛、苦，温，归心、胃经。

【功效】开窍宁神，醒神益智，化湿和胃。

【用量】5～10克。

【临床应用】

1. 用于痰湿蒙蔽清窍之神昏。

①菖蒲郁金汤

鲜石菖蒲3克，竹沥3匙，炒栀子6克，竹叶9克，牡丹皮6克，连翘9克，郁金4.5克，菊花4.5克，滑石12克，牛蒡子9克，姜汁6滴，紫金锭末1.5克。

用于温热病，湿热酿痰，蒙蔽心包，身热不甚，但胸脘痞闷，时有神昏谵语，治以清心醒神。

（处方来源:《温病全书》）

②清心温胆汤

麦冬2.5克，川芎2克，人参2克，远志2克，甘草1.2克，当归3克，白芍3克，白术3克，茯苓3克，陈皮3克，半夏3克，枳实3克，竹茹3克，石菖蒲3克，香附3克，黄连3克。

用于痰热癫痫，不省人事。

（处方来源:《古今医鉴》）

③湿浊阻闭，头晕，嗜睡，配伍茯苓、远志等，以化痰开窍醒神。

安神定志丸

石菖蒲15克，远志30克，茯苓30克，龙齿15克，茯神30克，人参30克，朱砂为衣。

用于惊恐不安，失眠健忘，梦中惊跳怵惕等，以化痰开窍，醒神安定。

（处方来源:《医学心悟》）

2. 湿阻中焦，配伍砂仁、苍术，以达化湿行气的效果。

3. 用于治疗耳鸣、耳聋、声哑、风湿痹痛、痈疽、疥癣、跌打损伤等证。配伍其他药物，可治噤口痢。

开噤散

人参6克，黄连6克，石菖蒲9克，石莲子9克，丹参9克，茯苓15克，陈皮9克，陈米15克，冬瓜子9克，荷叶蒂9克。

用于痢疾、噤口不食。

（处方来源：《医学心悟》）

【禁忌】血虚、精滑、汗多者忌用。

【参考】本品含挥发油，其中主要为β-细辛醚、α-细辛醚、细辛醛等，尚含氨基酸、有机酸、糖类及黄酮类。

①有镇静作用。

②α-细辛醚有抗惊厥作用，治疗癫痫和其持续状态有效。

③有很强的解痉作用以及平喘、祛痰、镇咳作用。

④可促进消化液分泌，抑制胃肠的异常发酵。

⑤有抗血栓、抗心肌缺血作用。

蟾酥（《药性论》）

【来源】为蟾蜍科动物中华大蟾蜍或黑眶蟾蜍的耳后腺及皮肤腺分泌的白色浆液，经加工干燥而成。

【性味归经】辛，温，有毒，归心经。

【功效】开窍醒神，解毒消肿，止痛。

【用量】入丸、散剂，每次0.015～0.03克。

【临床应用】

1.用于暴发吐泻，腹痛，神昏，与麝香、丁香同用，以达开窍醒神辟秽之效。

蟾酥丸

蟾酥、牛黄、苍术、朱砂、雄黄、麝香、丁香。

用于各种疡症，以清热解毒。

（处方来源：《外科正宗》）

注：本方有多个版本，剂量不同。

2.用于恶疮、瘰疬、咽喉肿痛及各种牙痛，有良好的止痛效果，外用、内服均有效果。

3.近年来有将其用于治疗肝癌、肠癌、皮肤癌、白血病等者，内服、外用均有一定疗效。临床用于呼吸衰竭、循环衰竭者，有迅速而持久的升压作用，并有显著的兴奋呼吸作用。

【禁忌】孕妇忌用。外用不可入目，内服不可过量。

【参考】本品主要成分为甾类化合物，如蟾毒它灵、华蟾毒精、华蟾毒它灵、蟾毒灵等，另有多糖类、有机酸、氨基酸、肽类等。

①蟾蜍 80% 酒精提取物有表面麻醉作用。

②有洋地黄样强心作用，可抗心肌缺血，抗凝血，升压，抗休克。

③蟾毒灵、华蟾毒精有与肾上腺素类似的升压作用和中枢神经兴奋及呼吸兴奋作用。

④对变形杆菌、绿脓杆菌、四联球菌、白色葡萄球菌、卡他球菌有抑制作用。

⑤对横纹肌、子宫、输卵管有兴奋作用。

⑥有平喘、镇咳、抗炎、抗肿瘤、抗放射及升高白细胞等作用。

樟脑（《本草品汇精要》）

【来源】为樟科植物樟的枝、干、叶及根部，经加工提炼制得的颗粒状结晶。

【性味归经】辛，热，有毒，归心、脾经。

【功效】内服开窍辟秽。外用除湿杀虫，温散止痛。

【用量】0.1 ～ 0.2 克。外用适量。

【临床应用】

1. 用于暴发吐泻，腹痛，神昏，可与乳香、没药共为细末，茶水调服，亦可用精制樟脑 10 克，溶入高粱酒 50 毫升中，每服 1 毫升。

2. 用于疥癣、湿疮、瘙痒溃烂。

①疥疮有脓，与硫黄、枯矾、花椒为末，香油调搽。

②癣证，可与土槿皮、天南星、番木鳖、蟾酥、斑蝥等泡酒，外搽。

③臁疮腿，与猪脂油、葱白共捣烂外敷。

④瘰疬溃烂，与雄黄为末，麻油调涂。

3. 牙痛，与黄丹、皂角等分为末，蜜丸，塞孔中。

4. 跌仆扭挫肿痛，用本品 9 克，浸白酒 5000 毫升中，以药液外涂。

【禁忌】本品宜外用，内服慎重，气虚阴亏有热者及孕妇忌用。

【参考】本品含有双环萜酮物质。

①能兴奋中枢神经系统，增进呼吸与循环。

②有明显的强心、升压、兴奋呼吸作用。

③有止痛、止痒和一定的局麻、防腐作用。

④对胃黏膜有刺激作用。

⑤现有多种外用产品，如樟脑酊、樟脑软膏、樟脑霜、樟脑块、樟脑丸等。

第十七章　补虚药

以补益正气，增强体质，治疗虚证为主的药物均被称为补虚药。

虚证有气虚、阳虚、阴虚、血虚四类，补虚药亦有相应四类。

人体的气、血、阴、阳相互依存，多不单独存在，阳虚多兼气虚，气虚易致阳虚；阴虚多兼血虚，血虚易致阴虚。因此补气药和补阳药、补血药和补阴药，常相互配合使用，而气血两亏、阴阳俱虚者，则须气血兼顾，阴阳并补，需要牢记。

补虚药为虚而设，"虚则补之"，无虚者不宜滥用，否则有害无益。实邪正盛，正气未虚，不宜进补，否则会"闭门留寇"。

服补虚药时，应注意适当配伍健脾消食药，以促进运化，使补虚药能充分发挥作用，取得满意疗效。

第一节　补气药

本类药物性味多甘温、甘平，主要归脾、肺经，部分药物又归心、肾经。补气，在于补益脏气以纠正脏气的虚衰。补气包括补脾气、补肺气、补心气、补肾气、补中气、补元气等具体功效。

补气药主要治疗的病证有脾气虚证、肺气虚证、心气虚证、肾气虚证以及元气虚证、中气虚证等。这些证都有其相应的症候群，比如脾气虚所致食欲不振，脘胀便溏，神疲乏力等；肺气虚所致少气懒言，动则喘促，易出虚汗等；心气虚所致心悸怔忡，胸闷气短，动则加剧等；肾气虚所致腰膝酸软，尿频遗泄等；元气藏于肾，赖三焦而通达全身，元气虚表现为某些脏器虚，若虚极欲脱，则身瘫气微，神志朦胧，生命出现危象；中气若不足，消化不良，精神萎靡，内脏下垂。这些都在补气药治疗范围之内。但气虚诸证很少单独出现，多有兼证。如脾虚兼有食滞，常与消食药同用；脾虚湿滞证须配伍化湿、燥湿或利水渗湿药物；脾虚伴中气下陷，多配伍升阳举陷药；脾虚久泻者，常与涩肠止泻药同用；脾不统血证，还要与止血药同用。其他脏器的兼证也如此。肺气虚伴咳喘有痰，要配伍化痰止咳平喘药物；心气不足，心神不安，多配伍宁心安神的药物。辨证时还要考虑表里、阴阳、是否有血虚等，都须有针对性地配伍相应药物，如补阴补阳、生血止血等紧密配合。

补气药物多有壅滞之性，应用时应适当配伍理气药与除湿药。

人参《神农本草经》）

【来源】为五加科多年生草本植物人参的根。

【性味归经】甘、微苦，微温，归心、肺、脾、肾经。

【功效】大补元气，补脾益肺，生津止渴，安神。

【处方用名】

生晒参：晒干或烘干的园参，偏于益气生津。

红参：蒸制后干燥的园参，性偏温，偏于益气温阳。

生晒山参：晒干的野山参，作用强，效果佳。

白参：又名糖参，浸糖后的园参，功同生晒参，力弱。

别直参：即高丽参，朝鲜人参加工成的红参，功能同红参，作用较强。

【用量】5～10克，救脱急用可用15～30克，文火另煎兑服。研末服，每次1.5～2克。有注射制剂。

【临床应用】

1. 益气救脱。用于一切大病、久病、大失血、大吐泻所导致的元气大伤虚极，气息短促，神疲欲脱，脉微欲绝，须紧急抢救者。

①独参汤

人参3～9克，隔水蒸后服；15～30克，煎煮剂量要大些。

（处方来源：《十药神书》）

②参附汤

人参12克，制附子9克。

主治同上，但见冷汗，肢厥，亡阳者用之。

（处方来源：《正体类要》）

注：用药期间，注意人参反藜芦、畏五灵脂的性质，同时忌口萝卜和茶，不可不知。

2. 补肺平喘，用于肺气虚而喘咳，语声低微，息促等。

①人参胡桃汤

人参6克，核桃仁30克，生姜5片，大枣7枚。

补益肺肾，定咳喘。

（处方来源：《济生方》）

②人参蛤蚧散

人参6克，蛤蚧30克，苦杏仁18克，甘草15克，知母6克，桑白皮6克，茯苓6克，川贝母6克。

用于久病体虚，出现肺热之咳喘，或痰中带血。

（处方来源：《卫生宝鉴》）

注：另有记载于《博济方》《医垒元戎》中者，版本不一，治疗病证相同。

3. 健脾止泻，用于体倦乏力，食少便溏，脾胃虚弱等病症。

四君子汤

人参9克，白术9克，茯苓9克，甘草6克。

（处方来源：《太平惠民和剂局方》）

4. 用于气阴两虚及消渴证。

①生脉散

人参15克，麦冬15克，五味子6克。

益气生津，用于热伤气阴，口渴多汗，体倦气短，脉弱，或久咳伤肺，气阴两伤，干咳气短，自汗之症。

（处方来源：《内外伤辨惑论》）

注：对于心气不足者，可以益气养阴复脉，治疗冠心病等。

②白虎加人参汤

石膏50克，知母18克，粳米9克，甘草6克，人参9克。

用于热病气津两伤，身热，烦渴，汗多，脉大无力。

（处方来源：《伤寒论》）

5. 用于气血亏虚，心悸失眠，健忘，妇女月经失调。

归脾汤

黄芪18克，白术18克，人参9克，当归3克，炙甘草6克，茯神18克，远志3克，酸枣仁18克，木香9克，龙眼肉18克，生姜5片，大枣1枚。

用于思虑过度，劳伤心脾，心悸怔忡，健忘失眠，妇女月经超前而量多色淡。

（处方来源：《济生方》）

注：生姜、大枣二味是《校注妇人良方》补入。

6. 对体虚外感，邪实正虚之证，可随主方配伍以扶正祛邪，如人参败毒散（《太平惠民和剂局方》）等。

【禁忌】反藜芦，畏五灵脂，忌萝卜和茶。

【参考】本药含人参皂苷、挥发油、多种糖类、黄酮类、微量元素、维生素等。

①对高级神经活动的兴奋和抑制过程均有增强作用，能提高脑力劳动功能。

②能兴奋垂体–肾上腺皮质系统，提高应激反应能力。

③能增强造血功能，提高免疫功能。

④抗休克，抗疲劳，降低血糖，降血脂，促进蛋白质RNA（核糖核酸）、DNA（脱氧核糖核酸）的生物合成，确保人体的遗传功能。

⑤有促性腺激素样作用。

⑥有抗过敏、抗利尿及抗癌作用。

⑦临床常用于心力衰竭、心源性休克的治疗。

西洋参（《增订本草备要》）

【来源】为五加科多年生草本植物西洋参的根，别名花旗参。

【性味归经】甘、微苦，凉，归心、肺、肾经。

【功效】补气养阴，清火生津。

【用量】3～6克，另煎兑服。

【临床应用】

1. 用于热病气阴两伤，口渴烦倦，常与麦冬、生地黄、石斛配伍使用。

2. 用于阴虚火旺之喘咳痰血，常配伍阿胶、知母、麦冬、川贝母等，以达养阴清肺之效。亦可用于消渴病气阴两伤者，配伍天花粉、山药、黄芪等。

3. 有学者将其作为保健品使用。

注：因本品主产于美国、加拿大、法国，故无古典方剂，我国有栽培。

【禁忌】有寒湿者不宜，不可与藜芦同用。

【参考】国产西洋参含皂苷、挥发油、多糖、黄酮类、肽类、甾醇类、矿物质、维生素、糖类和氨基酸等。

①对中枢神经系统有抑制作用。

②抗缺氧，抗疲劳，抗应激，提高免疫力。

③抗心律失常，抗心肌缺血，增强心肌收缩力。

④有止血作用，能升高白细胞，抗肿瘤。

⑤降血压，降血脂，降血糖，有抗利尿作用。

党参（《增订本草备要》）

【来源】为桔梗科多年生草本植物党参或素花党参及同属多种植物的根。

【性味归经】甘，平，归脾、肺经。

【功效】补脾益肺，生津养血。

【处方用名】

党参、上党、潞党：切厚片的党参。

米炒党参：米炒者，增强健脾止泻的功能。

炙党参：蜜炙者，增强补中益气、润燥生津功效。

【用量】10～30克。

【临床应用】

1. 用于脾胃气虚，食少便溏，倦怠乏力，常配伍白术、茯苓，以补气健脾。

2. 用于肺气虚证，治疗气短、咳嗽，常配伍黄芪、五味子，以益气补肺。

3. 用于气血两亏，面色萎黄无华，头晕心悸，常配伍当归、熟地黄等。

八珍汤

当归10克，川芎5克，白芍8克，熟地黄15克，人参3克，白术10克，茯苓8

克，炙甘草5克。

用于气血两亏，症见面色苍白或萎黄，头晕目眩，四肢倦怠，气短懒言，心悸怔忡，食欲不振，舌淡，苔薄白，有齿痕，脉细弱或虚大无力，以气血双补。

（处方来源：《正体类要》；有记《瑞竹堂经验方》）

4. 用于气津两伤，口渴，体倦，脉虚无力，配伍麦冬、五味子，以益气生津。

5. 在一般补气和健脾的方剂中，除重证或救脱，用党参机会多。临床中常以党参代替人参，因其适用而价格便宜。

【禁忌】无虚者不用，反藜芦，忌萝卜和茶。

【参考】本品含皂苷、生物碱、糖类、黄酮类、香豆素类，以及多种人体必需元素和氨基酸等。

①对神经系统有兴奋作用，可增强机体抵抗力。

②有降血压作用。

③调节胃肠运动，抗溃疡，抑制胃酸分泌。

太子参（《中国药用植物志》）

【来源】为石竹科多年生草本植物孩儿参的块根。

【性味归经】甘、微苦，平，归脾、肺经。

【功效】益气健脾，生津润肺。

【用量】10～30克。

【临床应用】

1. 用于体虚气阴不足，纳少倦怠，口干少津，但药力较弱，常与山药、白扁豆、石斛等配伍。

2. 用于肺虚燥咳，干咳口燥，少津乏力，常配伍北沙参、麦冬等以加强疗效。

3. 病后虚弱，气阴不足，自汗口渴，常配伍黄芪、麦冬、五味子，以益气固表，养阴生津。

【禁忌】湿邪困脾，表实邪盛者不宜。

【参考】本品含太子参多糖、皂苷、黄酮、鞣质、香豆素、甾醇、三萜以及人体所需的多种氨基酸和微量元素，对机体具有"适应原"样作用，增强机体对各种有害刺激的防御能力，并增强代谢。

①增强免疫功能，抗炎，抗菌，抗病毒。

②降血糖，降血脂，止咳祛痰。

注："适应原"是一种物质，也是一种药物，如人参、刺五加、灵芝、红景天等，可通过产生非特异性抗体，从而使机体可以中和不利的物理、化学或生物应激的物质，作用广泛，可以调节人体的病理过程。

绞股蓝（《救荒本草》）

【来源】为葫芦科一年生草本植物绞股蓝的干燥全草。

【性味归经】微甘、微苦，微寒，归肺、脾、胃、心经。

【功效】补气生津，润肺止咳，养心安神。

【用量】10～20克。研末服，每次1～2克。

【临床应用】

1.用于气津两伤，体倦乏力，气短，口干舌燥，常与人参、五味子、山药等配伍；亦可治疗脾胃虚弱，食欲不振，常与党参、白术等配伍。

2.用于肺阴虚燥咳，干咳少痰，舌红少苔，常与沙参、玉竹配伍，以养阴止咳。

3.用于心脾两虚，心神失养，心悸失眠，体倦纳呆，常与党参、当归、酸枣仁配伍。

【禁忌】脾胃虚寒、便溏腹泻者慎用。

【参考】本品含绞股蓝皂苷、多糖、黄酮、氨基酸、萜类、生物碱、甾醇、磷脂、维生素C及微量元素等。

①延缓衰老。

②增强免疫功能，抗疲劳。

③有防癌、抗癌作用。

④降血脂，抗动脉硬化，增加冠脉流量，扩张外周血管，降血压。

⑤抗溃疡。

⑥有性激素样作用。

⑦有保肝、抑菌、镇静、催眠、镇痛作用。

黄芪（《神农本草经》）

【来源】为豆科多年生草本植物蒙古黄芪或膜荚黄芪的根。

【性味归经】甘，微温，归脾、肺经。

【功效】补气升阳，益卫固表，利水消肿，托毒生肌。

【处方用名】

黄芪：又名绵芪、北芪，为切片黄芪。

炙黄芪：蜜炙者，长于补气、升阳、润肺。

【用量】5～10克，大剂量可用30～60克。

【临床应用】

1.用于脾胃气虚及中气下陷。

①用于脾胃气虚，为补益中气的要药。

芪术膏

黄芪10克，白术10克。

用于脾胃气虚，食少便溏，倦怠乏力，以补气健脾。

（处方来源：张清河《中药学》）

②补中益气汤

黄芪30克，人参9克，白术6克，陈皮6克，当归6克，柴胡6克，升麻6克，炙甘草9克。

用于脾胃气虚，中气下陷，四肢乏力，少气懒言，脱肛，子宫脱垂，胃下垂，久泻久痢等证。有学者用甘温除热法，取得较好疗效。

（处方来源：《脾胃论》）

③用于气虚出血证、气血亏虚证，常与人参、当归等配伍，以达补气摄血及益气生血的作用。

当归补血汤

黄芪30克，当归6克，煎汤，童便少许调。

（处方来源：《内外伤辨惑论》）

归脾汤

黄芪18克，白术18克，人参9克，当归3克，炙甘草6克，茯神18克，远志3克，酸枣仁18克，木香9克，龙眼肉18克，生姜5片，大枣1枚。（后两味由《校注妇人良方》补入）

（处方来源：《济生方》）

2. 用于肺气虚、表虚自汗及气虚外感诸证。

①肺虚气短，咳喘无力，常配伍紫菀、百部、五味子等，以益气补肺，止咳平喘。

②表虚自汗或易外感者，常配伍白术、防风，以达益气固表止汗之效。

玉屏风散

黄芪30克，白术30克，防风15克。

研末，每服6克，每日2次，好酒调服。

（处方来源：《究原方》录自《医方类聚》）

3. 用于气虚水肿，常配伍白术、防己，以达补气利水消肿之效。

防己黄芪汤

汉防己12克，白术9克，黄芪15克，生姜4片，大枣1枚，甘草6克。

用于风水或风湿，症见汗出恶风，肢体面目浮肿，小便不利等。

（处方来源：《金匮要略》）

4. 托毒排脓。因气血不足，脓成不溃或溃久不敛，常配伍当归、皂角刺等，以达托毒排脓的疗效。

透脓散

生黄芪12克，当归6克，穿山甲3克，皂角刺4.5克，川芎9克。

托毒排脓，用于痈疽肿痛。

（处方来源：《外科正宗》）

5. 用于气血虚滞的偏瘫，常配伍地龙、当归、川芎等。

补阳还五汤

黄芪120克，赤芍4.5克，川芎3克，当归尾6克，地龙3克，桃仁3克，红花3克。

用于气虚血瘀所致之偏瘫，经络阻滞之半身不遂。

（处方来源：《医林改错》）

6. 治疗消渴，常与山药、麦冬、天花粉等配伍。

7. 治疗痹证。

黄芪桂枝五物汤

黄芪9克，桂枝9克，白芍9克，生姜18克，大枣4枚。

用于体虚，气血不足，风湿关节肿痛，肌肤麻木不仁。

（处方来源：《金匮要略》）

【禁忌】表实邪盛、气滞湿阻、阴虚阳亢、疮疡阳证、实证者，均不适用黄芪。

【参考】本品含皂苷类、多糖、氨基酸及微量元素等。

①增强机体免疫功能，提高应激能力，抗衰老，抗氧化，保肝。

②可消除慢性肾炎尿蛋白，利尿。

③可降血压、调节血糖。

④可增强心肌的收缩力。

白术（《神农本草经》）

【来源】为菊科多年生草本植物白术的根茎。

【性味归经】苦、甘，温，归脾、胃经。

【功效】补气健脾，燥湿利水，止汗，安胎。

【处方用名】

白术：又名于术，为切片的白术。

麸炒白术：增强健脾和胃的作用。

土炒白术：增强健脾止泻的作用。

【用量】10～15克。

【临床应用】

1. 用于脾胃虚弱。

①四君子汤

人参9克，白术9克，茯苓9克，炙甘草6克。

用于脾胃气虚，面色萎黄，倦怠乏力，纳少便溏。这是补气健脾的常用方剂。

（处方来源：《太平惠民和剂局方》）

②理中汤

人参、干姜、白术、炙甘草各9克。

用于脾胃虚寒，脘腹冷痛，泄泻呕吐，腹满纳呆。

（处方来源：《伤寒论》）

③参苓白术散

人参15克，白术15克，茯苓15克，炙甘草10克，山药15克，白扁豆12克，莲子肉9克，薏苡仁9克，砂仁6克，桔梗6克，枣汤调下。

用于脾虚湿滞，饮食不消，大便泄泻，形瘦体弱，四肢无力，以及肺脾两虚等证。本方是在四君子汤的基础上加味组成。

（处方来源：《太平惠民和剂局方》）

2.用于脾虚水停所致的痰饮、水肿。白术是治疗痰饮水肿诸证的良药。

①苓桂术甘汤

茯苓12克，桂枝9克，白术9克，炙甘草6克。

用于脾虚运化水湿不力，水湿停蓄或停饮所致的心悸、头眩、咳嗽、浮肿等症。

（处方来源：《金匮要略》）

②全生白术散

白术10克，大腹皮10克，生姜皮10克，五加皮10克，地骨皮10克，茯苓皮15克。

用于脾虚水湿不行而致身面浮肿，对孕妇水肿亦有较好的疗效。

（处方来源：《胎产秘书》）

注：本方有多个版本，药品不全相同。

③四苓散

白术9克，茯苓9克，泽泻15克，猪苓9克。

用于水肿，小便不利，大便溏泄。

（处方来源：《丹溪心法》）

3.用于气虚自汗，常与黄芪、浮小麦等同用，以固表止汗。

4.用于脾气虚弱，胎动不安，常与党参、砂仁配伍，另有当归散。

当归散

白术、黄芩、当归、白芍、川芎（白术250克，其余各500克）。

共为细末为散，每次服1～2克。用于胎动不安，宜常服之。

（处方来源：《金匮要略》）

【禁忌】阴虚火盛者不用。

【参考】本品含挥发油，其中主要成分为苍术酮等，还有白术多糖、果糖、菊糖、多种氨基酸、白术三醇、维生素 A 等。

①有强壮作用，能增强细胞免疫功能。

②有利尿作用。

③降血糖，抗衰老，保肝利胆，促进营养吸收，调节胃肠功能。

④有抗菌、抗病毒、镇静、镇咳、祛痰等作用。

山药《神农本草经》

【来源】为薯蓣科多年蔓生草本植物薯蓣的根茎。

【性味归经】甘，平，归脾、肺、肾经。

【功效】益气养阴，补益脾肺肾。

【处方用名】

山药：又名薯蓣，长于养阴生津。

炒山药：用麸炒，增强健脾、补肾之功效。

土山药：土炒的山药，增强补脾、止泻的功效。

【用量】10～30克，大剂量可用60～250克。

【临床应用】

1. 补气健脾，治疗脾虚食少、便溏、白带等症，如参苓白术散（《太平惠民和剂局方》）、完带汤。

完带汤

山药30克，土炒白术30克，人参6克，白芍15克，酒炒车前子9克，制苍术9克，甘草3克，陈皮2克，柴胡2克，荆芥穗2克。

补脾疏肝，清热利湿，因白带多属肝郁脾虚，湿热下侵，故重用山药以增强白术健脾渗湿止带之效。

（处方来源：《傅青主女科》）

2. 用于肾虚遗精、尿频等症，常配伍熟地黄、山茱萸、泽泻等。

六味地黄丸

熟地黄24克，山药12克，山茱萸12克，牡丹皮9克，茯苓9克，泽泻9克。

补肾阴不足，用于腰膝酸软，头晕目眩，耳鸣耳聋，潮热盗汗，遗精，消渴等症，临床应用广泛。

（处方来源：《小儿药证直诀》）

3. 用于肺虚久咳，虚喘，常配伍人参、麦冬、五味子，以补气益肺。

4. 治疗消渴，多饮尿频，可单用代茶饮，也可配伍黄芪、知母、天花粉等，以达补气养阴的疗效。

玉液汤

生山药 30 克，生黄芪 15 克，葛根 5 克，知母 18 克，天花粉 9 克，生鸡内金 6 克，五味子 9 克。

用于消渴病。

（处方来源：《医学衷中参西录》）

【禁忌】有湿热邪实者不用。

【参考】山药含薯蓣皂苷、胆碱、黏液质、糖蛋白、山药素、多巴胺、果胶、淀粉酶、微量元素、维生素、甘露聚糖等。

①有滋补、助消化的作用。

②止咳祛痰。

③有脱敏、降血糖、抗氧化、抗衰老、降血脂等作用。

④提高非特异性免疫功能，消炎，抑菌，抗肿瘤。

白扁豆（《名医别录》）

【来源】为豆科一年生缠绕草本植物扁豆的成熟种子。

【性味归经】甘，微温，归脾、胃经。

【功效】健脾化湿，和中消暑，解毒。

【用量】10～30 克。

【临床应用】

1. 用于脾虚湿盛。

①参苓白术散

人参 15 克，白术 15 克，茯苓 15 克，甘草 10 克，莲子肉 9 克，薏苡仁 9 克，砂仁 6 克，桔梗 6 克，白扁豆 12 克，大枣汤下。

用于脾胃虚弱，饮食不消，泄泻，四肢乏力。

（处方来源：《太平惠民和剂局方》）

②湿热下注，白带清稀量多，常与白术、芡实同用。

2. 暑湿吐泻，常配伍香薷、厚朴等。

香薷饮

香薷 10 克，白扁豆 5 克，厚朴 5 克。

用于暑月感寒，内伤于湿，腹痛吐泻，头重体倦。

（处方来源：《太平惠民和剂局方》）

3. 解毒和中。对于酒精、鱼、蟹、河豚等中毒引起的吐泻腹痛，可用白扁豆捣汁冲服，以解毒。

【禁忌】不可生食，不与空心菜、蛤蜊等同食。

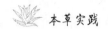

【参考】本品含蛋白质、碳水化合物、维生素、钙、磷、铁、锌等，此外其含有的血凝素，是一种对人体有害的蛋白质，但遇高温可被破坏，故用时需充分加热。

①有抗菌、抗病毒作用。

②增强 T 淋巴细胞活性，提高细胞的免疫功能。

③有抗肿瘤作用。

【附注】

1. 扁豆衣

为白扁豆干燥后的种皮，性味功效同白扁豆，但力弱，可用于化湿消暑，5～10 克，水煎服。

2. 扁豆花

味甘、淡，性平，多用于暑湿吐泻、带下，5～10 克，水煎服。

甘草（《神农本草经》）

【来源】为豆科多年生草本植物甘草、胀果甘草或光果甘草的根及根茎。

【性味归经】甘，平，归心、肺、脾、胃经。

【功效】补中益气，祛痰止咳，清热解毒，缓急止痛，调和药性。

【处方用名】

甘草：又叫国老，偏于清热解毒。

炙甘草：蜜炙的甘草，偏于补中润肺。

甘草梢：甘草的末梢或细根，偏于清热利尿。

【用量】3～12 克。

【临床应用】

1. 用于脾胃气虚，食少便溏，倦怠乏力等。

①四君子汤

人参、白术、茯苓各 9 克，炙甘草 6 克。

（处方来源：《太平惠民和剂局方》）

②炙甘草汤

炙甘草 12 克，熟地黄 20 克，麦冬 10 克，阿胶 10 克，火麻仁 10 克，党参 10 克，桂枝 10 克，生姜 6 克，大枣 4 枚。

用于气虚血少，心悸自汗，脉结代。

（处方来源：《伤寒论》）

2. 用于咳嗽诸证。

①湿痰咳嗽，常配伍半夏、陈皮、茯苓等。

②风寒咳嗽，常配伍麻黄、苦杏仁等。

③寒痰咳喘，常配伍干姜、细辛等。

苓甘五味姜辛汤

茯苓12克，甘草9克，干姜9克，细辛3克，五味子5克。

温肺化饮，用于寒饮咳喘，痰多清稀，舌苔白滑。

（处方来源：《金匮要略》）

3. 解毒医疮，用于咽喉肿痛、药食中毒等症，有良好的解毒作用。

①疮痈肿毒，常配伍金银花、连翘、蒲公英等。

②咽喉肿痛，常配伍桔梗、玄参等。

③药物、食物、农药中毒，同绿豆煎汤服用以解毒。

4. 缓急止痛，用于热伤津液所致的咽痛、腹痛、肢体挛急疼痛。

①芍药甘草汤

白芍、甘草各12克。

主治筋脉挛急疼痛。

（处方来源：《伤寒论》）

②小建中汤

白芍18克，桂枝9克，炙甘草6克，生姜9克，大枣4枚，饴糖30克。

温中补虚，和里缓急。

（处方来源：《伤寒论》）

5. 调和诸药，减低和缓解其他药物的偏性和毒性，并可使不同性质的药物归于协调。

如《伤寒论》中记载的四逆汤，由附子15克，干姜6克，炙甘草6克组成。这是一个回阳救逆方，在该方中，佐入甘草，目的在于缓和附子、干姜的辛热之性。

如调胃承气汤，由大黄、芒硝、炙甘草组成。方中炙甘草缓和了大黄和芒硝的峻猛急下之性，确保安全。

又如《伤寒论》中记载的小柴胡汤，用甘草使柴胡、黄芩之寒与党参、半夏之温归于协调。

甘草被称为国老，其协调能力全面，配合补剂中则补益，用于凉剂中则泻热，参与润剂则养阴，因此除个别疾病以其为主药外，多半都是辅佐、协调、矫味之用。

临证中，配伍在清解药方中宜用生甘草，补益药方中宜用炙甘草。

【禁忌】湿盛腹胀及水肿者不用。长期大剂量服用可致水肿。反大戟、芫花、甘遂、海藻。

【参考】本品含甘草甜素、甘草皂苷、三萜类及多种黄酮成分，还含有生物碱、多糖、香豆素、氨基酸及挥发性成分。

①有类似肾上腺皮质激素样作用。

②利尿，降血脂，保肝。

③有明显的镇咳和祛痰作用。

④缓解胃肠平滑肌痉挛、抗酸。

⑤抗幽门螺杆菌。

⑥对某些药物有解毒作用。

⑦有抗心律失常作用。

⑧有抗炎、抗过敏作用。

⑨研究发现甘草甜素可抑制 SARS 病毒增殖。

大枣（《神农本草经》）

【来源】为鼠李科落叶灌木或小乔木植物枣树的成熟果实。

【性味归经】甘，温，归脾、胃、心经。

【功效】补中益气，养血安神，缓和药性。

【用量】10 ～ 30 克。

【临床应用】

1. 用于脾胃虚弱，体倦乏力，食少便溏，常配伍党参、白术等。

2. 用于血虚。

①心血不足，心悸失眠，常配伍当归、龙眼肉、酸枣仁等，如归脾汤。

②营血亏虚，肝气失和而脏躁，精神恍惚，悲伤欲哭，常用甘麦大枣汤（甘草、小麦、大枣）以养心安神。

3. 常配入药性峻烈的方剂中，以减缓毒副作用，并保护正气。

十枣汤

大戟、芫花、甘遂各等分，大枣 10 枚。

用于悬饮，胁下水气，水肿腹胀实证。

（处方来源：《伤寒论》）

4. 补血止血。

①大枣、荷叶煮水，治血小板减少性紫癜。

②大枣、甘草水煎服，治过敏性紫癜。

【禁忌】脘腹胀满、湿盛者不用。

【参考】本品主要含有三萜酸类成分、皂苷、生物碱、黄酮类，还含蛋白质、多糖类、氨基酸、维生素 C、维生素 A 及微量钙、磷、铁等。

①提高机体的免疫功能。

②保护肝脏。

③增强肌力。

④有抗肿瘤、抗炎、抗衰老、降压作用。

⑤有镇静、催眠作用。

蜂蜜（《神农本草经》）

【来源】为蜜蜂科昆虫中华蜜蜂或意大利蜂所酿的蜜。

【性味归经】甘，平，归肺、脾、大肠经。

【功效】补中缓急，润燥，解毒，止痛，生肌敛疮。

【用量】15～30克，冲服，或入丸剂、膏剂。

【临床应用】

1.用于脾胃虚弱，倦怠食少，脘腹疼痛，配伍白芍、甘草以补中缓急，止痛。

2.用于肺虚燥咳，干咳，咽干，常配伍熟地黄、人参等。

琼玉膏

熟地黄30克，茯苓12克，人参6克，白蜜20克。

用于诸虚百损，虚劳干咳。

（处方来源:《医方集解》）

3.润燥通便，单用有效，也常与当归、黑芝麻、何首乌同用。

4.可解乌头类药物的毒。

5.中药丸剂制作中多用到蜂蜜。

【禁忌】湿阻中焦、湿热痰滞、便溏泄泻者均慎用。

【参考】本品含果糖、葡萄糖、蔗糖、麦芽糖、糊精、挥发油、蜡质、烟酸、酶类、维生素A、维生素D、维生素E及微量元素等。

①降血压，扩张冠状动脉。

②解毒，保肝。

③降血糖，降血脂。

④抑菌，促进创面愈合。

⑤调解胃肠功能，促进胃肠平滑肌蠕动，有缓泻作用。

⑥可减轻化疗的不良反应。

饴糖（《名医别录》）

【来源】为米、麦、粟或玉蜀黍等粮食经发酵糖化制成。

【性味归经】甘，温，归胃、脾、肺经。

【功效】补中缓急，润肺止咳。

【用量】15～20克，入丸剂、膏剂，或烊化冲服，不煎煮。

【临床应用】

1. 中焦虚寒，脘腹疼痛，常与桂枝、白芍、炙甘草配伍，如小建中汤（《伤寒论》）。

2. 用于肺虚干咳少痰，常与苦杏仁、百部等配伍。

【禁忌】湿热内郁、中满吐逆、痰热咳嗽、小儿疳积、糖尿病、齿病疼痛者均不用。

【参考】本品含麦芽糖、葡萄糖、糊精及少量蛋白质。

第二节　补阳药

能补助人体的阳气，治疗阳虚证的药物为补阳药。本类药物性味多是甘温、咸温或辛热。

阳虚证中肾阳虚、心阳虚、脾阳虚等常见。肾阳是一身之元阳，为诸阳之本、先天之本，牵动一身的阳气，肾阳虚得补，则阳虚诸症都会得到改善或清除，故补阳药以温补肾阳为主。

肾阳虚主要可见畏寒肢冷，精神萎靡不振，腰膝酸软或冷痛，或出现性欲淡漠，宫冷不孕，阳痿早泄，尿频遗尿，也可出现呼多吸少，动则喘甚，水肿，筋骨痿软，小儿发育不良等症。补肾阳，益精髓，强筋骨，都需要使用补阳药，上述各症均以补阳为核心。

在临床中，补阳药常与温里药、补肝肾与补肺脾药同用。补阳药性多温燥，易助火伤阴，故阴虚火旺者不宜，应加以注意。

鹿茸（《神农本草经》）

【来源】为鹿科动物梅花鹿或马鹿等雄鹿头上未骨化密生茸毛的幼角。

【性味归经】甘、咸，温，归肾、肝经。

【功效】补肾阳，益精血，强筋骨，调冲任，托疮毒。

【用量】入丸、散剂，随方定量。单用研末服，1～3克。

【临床应用】

1. 温肾壮阳，治疗肾阳不足，精血亏虚，见畏寒肢冷，阳痿早泄，宫寒不孕，小便频数，腰膝酸软，眩晕耳聋等。鹿茸是温肾壮阳、补益精血的要药，可单用，亦常与人参、巴戟天等同用。

①参茸固本丸

人参、当归、熟地黄、枸杞子、鹿茸、白芍、小茴香、陈皮、白术、黄芪、牛膝、肉桂、巴戟天、菟丝子、山药、茯神、肉苁蓉、炙甘草。（有中成药）

用于诸虚百损，五劳七伤，元气不足，症见畏寒肢冷，腰痛耳鸣，四肢酸软，形瘦神疲，阳痿早泄，宫冷不孕，小便频数等。

（处方来源：《中国医学大辞典》）

②鹿茸散

鹿茸60克，乌贼骨60克，白芍30克，当归1克，桑寄生30克，龙骨30克，党参30克，桑螵蛸37枚。

研末，温酒送服，每服6克。用于遗精、遗尿，以补肾壮阳。

（处方来源：《太平圣惠方》）

2. 壮骨起痿，治疗精血不足、筋骨痿软及小儿发育迟缓、行迟、囟门迟闭、齿迟等，常配伍熟地黄、山药、山茱萸等，以补肝肾，强筋骨。

加味地黄丸

熟地黄24克，山茱萸12克，山药12克，泽泻9克，牡丹皮9克，茯苓9克，鹿茸3克，牛膝3克。

上药为末，面糊为丸，如黍米大。补肝肾，养精血，治疗小儿发育迟缓。

（处方来源：《古今医统》）

3. 固精止崩，用于冲任虚寒，崩漏带下。

①鹿茸1克，阿胶9克，当归9克，蒲黄4.5克，乌贼骨15克。

用于肝肾不足，月经过多，崩漏带下。

（处方来源：验方）

②用于带下，可与狗脊、白蔹等配伍。

4. 用于气血亏虚，疮疡久溃不敛，或阴疽内陷不起，常与黄芪、当归、肉桂等配伍。

【禁忌】凡阴虚阳亢、阳热实证者均忌用。

服用本品宜从小剂量开始，缓慢增加，不宜骤用大量，以免阳升风动，头晕目赤，或动血伤阴。

【参考】本品含鹿茸精（为雄性激素）及少量雌性激素、多肽类，又含氨基酸类、生物碱、生物胺、多糖、磷脂、胶质、蛋白质、胆固醇等。

①有雄激素和雌激素样作用，促进性器官的发育与成熟。

②提高机能，减轻疲劳，改善睡眠和食欲。

③改善蛋白质代谢障碍，改善能量代谢，增强免疫功能。

④提高子宫的张力和增强其节律性收缩。

⑤增强不易愈合和新生不良的溃疡或疮口的再生过程，促进骨折愈合。

⑥大剂量可使心率减慢，中剂量可使心率加快、每分钟心排血量增加，小剂量则无明显作用。

⑦可保护心肌细胞，提高耐缺氧能力。

⑧本品有抗糖化、抗炎、保肝、酶抑制、抗肿瘤作用。

【附注】

1. 鹿角

通常作为鹿茸的替代品，效力虽弱但价廉，外用时醋磨涂疮疡或内服疗疮疡，均用于体弱虚寒之证，起到内托外收的作用。

2. 鹿角胶

由鹿角煎熬而成，又名白胶，性味甘、咸、温，归肾、肝经，有补肝肾、益精血、止血的作用，可用于肾阳不足、精血亏虚之证，以及吐血、衄血、崩漏、尿血等属虚寒证者。常与龟胶同用，烊化兑服，5～10克，或入丸、散、膏剂。

3. 鹿角霜

为鹿角熬胶后剩下的残渣，又名鹿角白霜，性味咸、涩、温，归肝、肾经，功能补肾助阳，收敛止血，但温补之力较弱。用于肾阳不足、脾胃虚寒之食少吐泻，崩漏带下等证。外用可治疗创伤出血、疮疡久不愈合等。水煎服，10～15克。外用适量。

巴戟天 《神农本草经》

【来源】为茜草科多年生藤本植物巴戟天的根。

【性味归经】甘、辛，微温，归肾、肝经。

【功效】补肾阳，强筋骨，祛风湿。

【处方用名】

巴戟天、巴戟、肥巴戟、巴戟肉：偏于强筋骨，祛风湿。

盐巴戟：引药入肾，温而不燥，偏于补肾助阳。

制巴戟：甘草汁制过的巴戟肉，增强了补益作用。

【用量】10～15克。

【临床应用】

1. 温肾壮阳，用于肾虚阳痿早泄及妇女阳虚不孕，常配伍淫羊藿、仙茅、枸杞子等。

①赞育丸

熟地黄250克，白术250克，当归180克，枸杞子180克，杜仲、仙茅、巴戟天、山茱萸、淫羊藿、肉苁蓉、韭菜子各120克，蛇床子、附子、肉桂各60克。

补肾壮阳，治疗阳痿精衰，阴寒不孕，舌淡苔白，脉沉迟。

（处方来源：《景岳全书》）

②月经不调，少腹冷痛，常与肉桂、高良姜、吴茱萸等同用。

2. 壮骨起痿，用于肝肾不足之筋骨痿软，以及肝肾阴虚之痹证。

金刚丸

巴戟天、草薢、肉苁蓉、杜仲、菟丝子各120克，鹿胎60克。

用于肾虚骨痿、痹证肝肾虚损型及男子阳痿。

（处方来源：《张氏医通》）

【禁忌】阴虚火盛，大便燥结者不用。

【参考】本品含植物甾醇、蒽醌、环烯醚萜类、低聚糖类、黄酮类化合物、维生素E等。

①有类皮质激素样作用。

②有降血压作用。

③能提高巨噬细胞功能，有延缓衰老、抗肿瘤、抗抑郁作用。

④能改善精子的功能。

淫羊藿 (《神农本草经》)

【来源】为小檗科多年生直立草本植物淫羊藿、箭叶淫羊藿、柔毛淫羊藿、巫山淫羊藿或朝鲜淫羊藿的地上部分。

【性味归经】辛、甘，温，归肝、肾经。

【功效】补肾阳，强筋骨，祛风湿。

【处方用名】

淫羊藿：又名仙灵脾，切丝用，偏于祛风湿。

炙淫羊藿：油炙的淫羊藿，增强了温肾助阳作用。

【用量】5～10克。

【临床应用】

1. 温肾壮阳，用于肾阳虚、阳痿、不孕、尿频。单用浸酒（如淫羊藿酒）治阳痿、半身不遂，亦常配伍巴戟天、熟地黄、枸杞子。

①赞育丸

熟地黄250克，白术250克，当归180克，枸杞子180克，杜仲、仙茅、巴戟天、山茱萸、淫羊藿、肉苁蓉、韭菜子各120克，蛇床子、附子、肉桂各60克。

用于阳痿精衰，精寒不育，以培固肾中元阳，脾肾皆补。

（处方来源：《景岳全书》）

②治疗肾虚阳痿遗精，常与肉苁蓉、巴戟天、杜仲等同用。

2. 祛湿止痛，用于肝肾亏虚、筋骨痿软及风湿痹痛，可单用浸酒，亦常与杜仲、桑寄生配伍，或配伍祛风湿药。

3. 可用于肺肾虚损之咳喘。

【禁忌】湿热型阳痿不用。

【参考】本品主要含淫羊藿总黄酮、淫羊藿苷及多糖，还含有甾醇、生物碱、维生素E等。

①具有雄性激素样作用。

②可提高机体的免疫功能。

③扩张外周血管，改善微循环，增强冠脉流量。

④对脊髓灰质炎病毒、肠道病毒有显著的抑制作用，抑菌。

⑤有抗缺氧、镇咳、祛痰作用。

⑥有镇静协同催眠和抗惊厥、清除自由基、抗衰老作用。

⑦降血糖，抗辐射，抗肿瘤，抗骨质疏松。

仙茅《海药本草》

【来源】为石蒜科多年生草本植物仙茅的根茎。

【性味归经】辛，热，有毒，归肾、肝、脾经。

【功效】壮肾阳，强筋骨，祛寒湿。

【处方用名】

仙茅：切片的仙茅。

制仙茅：米泔水制者，其毒性减弱。

酒仙茅：酒炙的仙茅，偏于祛寒湿。

【用量】3～10克。

【临床应用】

1.温肾壮阳，用于肾阳不足，阳痿精冷，遗尿尿频，常与淫羊藿同用。

2.用于肾阳虚引起的腰膝酸软冷痛，常配伍淫羊藿、杜仲、桑寄生；亦用于寒湿痹痛，四肢拘挛，常与威灵仙、独活、川乌等配伍，也有与桂枝、细辛、木瓜配伍者。

3.用于脾肾阳虚之脘腹冷痛、泄泻，常与补骨脂、干姜、肉豆蔻等配伍。

【禁忌】阴虚火旺者忌用，因药性温燥，不宜过量久服，有伤阴之弊。

【参考】本品含仙茅苷、三萜类、生物碱、甾醇类及仙茅素A、B、C等成分。

①有雄激素样作用。

②有抗高温、耐缺氧等适应原样作用。

③可增强免疫功能，有镇静、抗惊厥、抗炎、降血糖、抗癌作用。

杜仲《神农本草经》

【来源】为杜仲科落叶乔木植物杜仲的树皮。

【性味归经】甘，温，归肾、肝经。

【功效】补肝肾，强筋骨，安胎。

【用量】10～15克。

【临床应用】

1.用于肾阳不足，以温肾壮阳，为治疗肝肾不足的要药。

①青娥丸

杜仲480克，补骨脂240克，核桃仁150克，大蒜120克。

（处方来源：《太平惠民和剂局方》）

②腰膝酸软，常配伍补骨脂、桑寄生等，以补肝肾，强筋骨。

③肾虚阳痿尿频，常配伍山茱萸、菟丝子、覆盆子，以达温补与固涩之效。

2. 固经安胎，用于肝肾亏虚，冲任不固之胎漏、胎动不安、崩漏等症，常配伍续断、山药、阿胶、菟丝子等，以补肝肾，调冲任，固经安胎。

3. 据报道，本品亦常用于治疗高血压病的临床研究。

【禁忌】阴虚有热者慎用。

【参考】本品含杜仲胶、杜仲苷、松脂醇二葡萄糖苷、糖苷、鞣质、黄酮类化合物。

①有可靠的降血压作用，炒杜仲强于生杜仲。

②有拮抗垂体的收缩子宫的作用。

③增强机体免疫功能，促进骨折愈合。

④有镇静、镇痛、利尿、抗脂质过氧化、抗肿瘤、抗病毒、抗紫外线损伤、健脑、提神、保肝作用。

补骨脂（《药性论》）

【来源】为豆科一年生草本植物补骨脂的成熟果实。

【性味归经】辛、苦，温，归肾、脾、心包经。

【功效】补肾壮阳，固经缩尿，温脾止泻，纳气平喘。

【处方用名】

补骨脂：又名破故纸，辛热燥性较强。

盐补骨脂：盐炙者，长于补肾纳气，可缓和补骨脂的温燥之性。

【用量】6～15克。外用适量。

【临床应用】

1. 温肾壮阳，用于肾阳不足，腰膝冷痛。

①青娥丸

杜仲480克，补骨脂240克，核桃仁150克，大蒜120克。

用于肾虚腰痛脚弱，腰间坠重，起坐困难。

（处方来源：《太平惠民和剂局方》）

②补骨脂丸

补骨脂120克，菟丝子120克，核桃仁30克，乳香7.5克，没药7.5克，沉香7.5克。

用于阳痿遗精、遗尿。

（处方来源：《太平惠民和剂局方》）

2. 治疗脾肾阳虚久泻，常配伍肉豆蔻、吴茱萸、五味子等。

四神丸

补骨脂12克，吴茱萸3克，肉豆蔻6克，五味子6克，生姜12克，大枣10枚。

姜枣煎水做丸，淡盐水送服。温肾温脾，固肠止泻，用于五更泄泻，不思饮食，食不消化，腹痛腰酸，肢冷，神疲乏力。

（处方来源:《内科摘要》）

3. 用于肾虚咳喘，常与人参、肉桂、沉香等配伍。

【禁忌】阴虚有火，大便燥结者不用。

【参考】本品含脂肪油、挥发油、黄酮类化合物和香豆素类的衍生物。

①兴奋心脏，扩张冠状动脉。

②有雌激素样作用，收缩子宫，缩短出血时间，减少出血量。

③有致光敏作用，可使局部皮肤色素新生，现代取本品 20% ～ 30% 的酊剂外涂治白癜风。

④有抗肿瘤、抗衰老、抑菌作用。

益智仁（《本草拾遗》）

【来源】为姜科多年生草本植物益智的成熟果实。

【性味归经】辛，温，归肾、脾经。

【功效】补肾固精缩尿，温脾止泻摄唾。

【处方用名】

益智仁：晒干去壳，偏于温脾止泻，摄唾涎。

盐益智仁：盐炙者，增强补肾固精缩尿的作用。

【用量】3 ～ 10 克。

【临床应用】

1. 益肾固经，用于肾虚遗精。

益智丸

益智仁、茯苓、茯神各等分。

研细末，每次 6 克。用于遗精、遗尿、白带、失眠等。

（处方来源:《保婴撮要》）

2. 温肾缩尿，用于肾与膀胱虚寒，尿频遗尿。

缩泉丸

益智仁、山药、乌药等量研末，山药粉糊丸。

每次 6 克。用于下元虚冷，小便频数，小儿遗尿。

（处方来源:《校注妇人良方》；另有记载《魏氏家藏方》）

3. 温胃摄唾，用于脾胃虚寒，时唾清涎，常与干姜、吴茱萸、小茴香等同用。

4. 温脾止泻。

益智火煮散

益智仁 9 克，青木香 4.5 克，小茴香 4.5 克，陈皮 9 克，干姜 6 克，乌梅 6 克，大枣煎汤。

用于脾寒泄泻，腹中冷痛，水煎，食前服。

（处方来源:《普济方》）

【禁忌】津亏血少者慎用，有实热者忌用。

【参考】本品含挥发油，油中主要为桉油精、姜烯、姜醇等，还含有微量元素及多种人体必需的维生素、脂肪酸、氨基酸。

①健胃，减少唾液分泌。

②有抗利尿、抗应激、抗癌作用。

③有镇痛、抗过敏、消除自由基、抗氧化、延缓衰老等作用。

肉苁蓉 (《神农本草经》)

【来源】为列当科一年生寄生草本植物肉苁蓉带鳞叶的肉质茎。

【性味归经】甘、咸，温，归肾、大肠经。

【功效】补肾阳，益精血，润肠燥。

【处方用名】

肉苁蓉、寸云：偏于润肠通便。

酒苁蓉：酒制者，长于补肾阳。

油苁蓉：油炙者，增强润肠通便效果。

【用量】10～15克，大剂量可用至30克。

【临床应用】

1. 用于肾阳不足，精血亏虚。

①阳痿，常与熟地黄、菟丝子、杜仲、五味子等同用。

②治疗不孕，常配伍鹿角胶、当归、紫河车等。

③腰膝冷痛，筋骨痿软，常与巴戟天、杜仲等同用。

金刚丸

肉苁蓉、杜仲、巴戟天、萆薢、菟丝子各120克，鹿胎60克。

主治肝肾不足之筋骨痿软、四肢无力等症。

（处方来源:《张氏医通》）

2. 润肠通便，用于肾阳不足，津液亏乏之便秘。

①苁蓉润肠丸

肉苁蓉20克，火麻仁10克，沉香2克。

（处方来源:《济生方》）

②济川煎

当归15克，牛膝6克，肉苁蓉9克，泽泻4.5克，升麻3克，枳壳3克。

温肾益精，润肠通便。用于习惯性便秘、老年便秘、产后便秘。

（处方来源：《景岳全书》）

【禁忌】阴虚火旺、脾虚便溏者均不宜。

【参考】本品含麦角甾苷、肉苁蓉苷、微量生物碱及结晶性中性物质、糖类、固醇、多种微量元素。

①有抗寒、抗疲劳、抗衰老作用。

②缩短通便时间，对大肠水分吸收有明显抑制作用。

③能兴奋垂体分泌促肾上腺皮质激素或有类肾上腺皮质激素样作用，提高免疫功能。

锁阳（《本草衍义补遗》）

【来源】为锁阳科多年生肉质寄生植物锁阳的肉质茎。

【性味归经】甘，温，归肝、肾、大肠经。

【功效】补肾阳，益精血，润肠燥。

【用量】10～15克。

【临床应用】

1. 用于肾阳不足。

①阳痿、不孕，常配伍肉苁蓉、巴戟天、菟丝子等。

②腰膝酸软，筋骨痿弱，常与熟地黄、牛膝、龟甲同用。

2. 用于血虚津伤之肠燥便秘，常与肉苁蓉、当归、火麻仁同用。

【禁忌】阴虚火旺、便溏者均不宜。

【参考】本品含黄酮、有机酸、三萜皂苷、花色苷、鞣质、糖和糖苷类、挥发油等，还有淀粉、蛋白质、脂肪。

①提高耐缺氧能力，增强机体的防御能力，调节免疫功能。

②能兴奋肠管，增强肠蠕动，以润肠通便。

③防治骨质疏松，有抗氧化、抗衰老等作用。

④对糖皮质激素有双向调节作用。

菟丝子（《神农本草经》）

【来源】为旋花科一年生寄生缠绕草本植物菟丝子的成熟种子。

【性味归经】辛、甘，平，归肝、肾、脾经。

【功效】补肾益阳，固精缩尿，养肝明目，安胎，止泻。

【处方用名】

菟丝子：去杂质，打碎者，偏于养肝明目。

盐菟丝子：盐炙者，引药下行，增强补肾作用。

酒菟丝子饼：用酒与白面制成饼者，偏于温肾壮阳。

【用量】10～15克。

【临床应用】

1.用于肾虚诸证，为肾阳、肾阴双补之品。补肾阳，益肾精，肝肾同源同补。

①茯菟丹

菟丝子300克，五味子250克，茯苓90克，莲子90克，山药180克。

用于肾虚遗精，白带。

（处方来源：《医方论》）

②菟丝子丸

菟丝子9克，枸杞子9克，茯苓9克，山药12克，莲子肉9克。

研末，水泛为丸。用于肾虚久泻久痢，精少。

（处方来源：《杂病源流犀烛》）

注：同方名有多个版本，但所用药品不同。

③五子衍宗丸

菟丝子240克，枸杞子240克，覆盆子120克，五味子30克，车前子60克。

蜜丸，每次6～9克。用于肾虚阳痿，遗精滑精，不育等证。

（处方来源：《摄生众妙方》）

④治肾虚腰痛，可与杜仲、山药、牛膝等配伍。

⑤治肾虚尿频尿失禁，可配伍鹿茸、桑螵蛸、五味子等。

⑥治遗精，白浊，尿有余沥，可与沙苑子、芡实、萆薢同用。

2.用于肝肾不足，目暗昏花耳鸣。

驻景丸

菟丝子15克，熟地黄12克，车前子8克。

（处方来源：《太平惠民和剂局方》）

3.用于肾虚胎漏，胎动不安。

寿胎丸

续断60克，桑寄生60克，菟丝子120克，阿胶60克。

每丸重0.3克，每服20丸。

（处方来源：《医学衷中参西录》）

4.治疗脾肾气虚泄泻，脾肾两虚，可与补骨脂、白术、肉豆蔻同用。

5.有报道，酒浸菟丝子，外涂可治疗白癜风；也可在治疗消渴病时，加入菟丝子。

【禁忌】本品偏于补阳，故阴虚火旺、大便燥结者均不用。

【参考】本品含黄酮类化合物、菟丝子多糖及树脂等，以及金丝桃苷、菟丝子苷、有机绿原酸，还有钙、钾、磷等微量元素和氨基酸。

①兴奋离体子宫，有雌激素样作用。

②抑制肠蠕动。

③酒浸外涂治白癜风有一定疗效。

④增强离体心脏收缩力。

⑤增强非特异性抵抗力，降胆固醇，软化血管，降血压。

⑥提高动物性功能，保肝，抗衰老，促进造血功能。

葫芦巴（《嘉祐本草》）

【来源】为豆科一年生草本植物葫芦巴的成熟种子。

【性味归经】苦，温，归肾经。

【功效】温肾阳，祛寒湿。

【处方用名】

葫芦巴：去杂质，用时打碎。

炒葫芦巴：炒制者，增强其温肾作用。

盐葫芦巴：盐炙者，引药入肾，长于治疝。

【用量】5～10克。

【临床应用】

1. 用于肾阳不足，寒湿凝滞下焦，下元虚冷。

①用于寒疝，小腹及睾丸牵引坠痛。

葫芦巴丸

吴茱萸10两，川楝子1斤2两，巴戟天6两，小茴香12两，川乌6两，葫芦巴1斤。（此药剂量较大，此处按原方记录）

用于寒疝。

（处方来源：《太平惠民和剂局方》）

注：本方有多个版本，所用药品不一。

②用于下焦虚寒，少腹冷痛，常配伍当归、乌药、醋炒艾叶等。

③用于寒湿脚气，腿膝冷痛，常与木瓜、补骨脂配伍使用。

2. 用于肾阳不足，命门火衰，阳痿滑泄，常与附子、巴戟天、淫羊藿同用。

【禁忌】阴虚火旺者不用。

【参考】本品含龙胆宁碱、番木瓜碱、葫芦巴碱、胆碱、皂苷、脂肪油、蛋白质、糖类、维生素 B_1 等。

①抑制小肠对葡萄糖的吸收，降血糖。

②抑制胆汁酸盐的吸收，减少肝内循环，降低胆固醇。

③抑制胃酸分泌，提高胃黏膜抗氧化能力，保护胃黏膜。

④能使肾及冠状动脉、小肠血管平滑肌舒张，支气管平滑肌受抑制；少量能兴奋子宫平滑肌，大量则麻痹。

⑤刺激毛发生长。

⑥有利尿、抗炎、保肝、抗肿瘤（癌）作用。

阳起石 （《神农本草经》）

【来源】为硅酸盐类矿物阳起石或阳起石石棉的矿石，主要含有含水硅酸钙。

【性味归经】咸，温，归肾经。

【功效】温肾壮阳。

【用量】3～6克，入丸、散剂。

【临床应用】用于肾阳亏虚、阳痿不举、宫冷不孕等证。

①精冷无子，可与鹿茸、菟丝子、肉苁蓉配伍。

②宫寒不孕，可配伍吴茱萸、艾叶、阿胶等。

③阳痿遗精，可配伍淫羊藿、菟丝子、鹿茸等。

本品可单用，也可入复方。

【禁忌】阴虚火旺证忌用，不可久服。

【参考】本品含硅酸镁、硅酸钙等，有增强性功能的作用。

核桃仁 （《开宝本草》）

【来源】为胡桃科落叶乔木胡桃的成熟种子，别名胡桃仁。

【性味归经】甘，温，归肾、肺、大肠经。

【功效】滋补肺肾，润肠通便。

【用量】10～30克。

【临床应用】

1. 用于肺肾两虚，虚寒咳喘，肾不纳气。

人参胡桃汤

人参6克，核桃仁30克，生姜5片，大枣7枚。

（处方来源：《济生方》）

2. 治疗肾虚腰膝酸痛，两足痿弱，可与杜仲、补骨脂、续断同用。

青娥丸

杜仲480克，补骨脂240克，核桃仁150克，大蒜120克。

粉末，大蜜丸，每丸重9克。用于肾亏腰酸，头晕耳鸣，尿有余沥。

（处方来源：《太平惠民和剂局方》）

3. 润肠通便，治疗肠燥便秘，与火麻仁、肉苁蓉、当归同用。

【禁忌】阴虚火旺、便溏者均不用。

【参考】本品含脂肪油，主要为亚油酸甘油酯，另含蛋白质，碳水化合物，微量的钙、磷、铁及胡萝卜素、维生素 B_2 等。

①有镇咳作用。

②能增加人血白蛋白。

③延缓衰老。

续断（《神农本草经》）

【来源】为川续断科多年生草本植物川续断的根。

【性味归经】苦、辛，微温，归肝、肾经。

【功效】补肝肾，强筋骨，续折伤，止崩漏，安胎。

【处方用名】

续断、川断：切片的制品。

酒续断：酒炙者，偏于行血脉，通经络。

盐续段：盐炙者，引药下行，偏于补肝肾。

续断炭：炒炭者，用于止血，安胎。

【用量】9～15克。

【临床应用】

1. 活络止痛。

①续断丸

续断、五加皮、薏苡仁、防风各9克，羌活9克，牛膝9克，草薢13克，黄芪15克，杜仲15克。

主治肝肾不足，腰酸背痛，风湿等。

（处方来源：《景岳全书》）

注：本方有多个版本，药品不同。

②用于肝肾不足引起的腰膝酸痛，常与杜仲、牛膝、补骨脂等配伍。

2. 接骨疗伤，为伤科常用药，常与桃仁、苏木等同用；足膝部折损，筋骨挛痛，常与当归、木瓜、白芍同用。

3. 用于肾虚胎漏、胎动不安、崩漏等证，常配伍杜仲、大枣。

寿胎丸

炒菟丝子120克，桑寄生60克，川续断60克，阿胶60克。

前3味轧细末，水化阿胶和为丸，每丸0.3克，每服20丸，治滑胎。

（处方来源：《医学衷中参西录》）

【禁忌】内有实热者不用。

【参考】本品中含川续断皂苷B、挥发油、维生素E、三萜皂苷类、生物碱、胡萝卜苷、黄酮类、甾醇类、生物碱（为喜树次碱及川续断碱），还有微量元素钛等。

①对心脏有正性肌力作用。

②有增强免疫功能作用。

③有抗骨质疏松作用。

④有抗菌、抗炎、抗衰老、抗氧化作用。

⑤抗维生素E缺乏症。

⑥对子宫有抑制收缩作用。

沙苑子（《本草衍义》）

【来源】为豆科多年生草本植物扁茎黄芪的成熟种子。

【性味归经】甘，温，归肝、肾经。

【功效】补肾助阳固精，养肝明目。

【处方用名】

沙苑子：又名沙苑蒺藜、潼蒺藜，偏于养肝明目。

盐沙苑子：盐炙者，偏于补肾固精。

【用量】10～15克。

【临床应用】

1.温肾壮阳，治疗肾阳不足。

①金锁固精丸

沙苑子12克，芡实12克，莲须12克，龙骨6克，牡蛎6克，莲子粉糊为丸，盐汤下。

用于肾虚不固，遗精滑泄，神疲乏力，四肢酸软。

（处方来源:《医方集解》）

②肾虚腰痛，常与杜仲、续断、桑寄生配伍。

2.补肝明目。用于肝肾不足，目失所养，视物昏朦，头晕目眩，常与枸杞子、菊花、菟丝子配伍；也可将沙苑子做成散剂，每次9克，每日服2次。

【禁忌】阴虚火旺、小便不利者均不用。

【参考】本品含黄酮类、沙苑子苷、谷氨酸、多肽、蛋白质、酚类、甾醇、三萜类物质、生物碱、鞣质及微量元素。

①抑制血小板聚集。

②降血脂。

③保肝，抗肝纤维化。

④增强机体免疫功能（非特异性和特异性）。

⑤降血压，增加脑血流量。

⑥有抗炎、抗利尿、抗疲劳、耐寒、镇痛、解热、镇静作用。

⑦抗辐射。

蛤蚧 (《雷公炮炙论》)

【来源】为壁虎科动物蛤蚧除去内脏的干燥体。

【性味归经】咸，平，有小毒，归肺、肾经。

【功效】补肾益肺，纳气定喘，助阳益精。

【用量】研末服，每次 1 ～ 2 克；酒浸或入丸、散剂，3 ～ 6 克。

【临床应用】

1. 补肺平喘，用于肺肾两虚之虚喘久咳。

人参蛤蚧散

人参 6 克，蛤蚧 30 克，苦杏仁 18 克，甘草 15 克，知母 6 克，桑白皮 6 克，茯苓 6 克，川贝母 6 克。

用于久病体虚，肺肾两虚，咳喘有热。蛤蚧是肺肾气虚所致各种喘咳的治疗佳品。

（处方来源:《卫生宝鉴》）

2. 用于肾虚阳痿，以补肾壮阳，可单用酒浸服，亦可与人参、淫羊藿、鹿茸同用，或与益智仁、巴戟天、补骨脂同用。

【禁忌】喘由风寒外邪引起及表证，或有实热者不用。

【参考】本品含磷脂类、脂肪酸类成分、蛋白质、氨基酸、微量元素、脂肪及胆固醇。

①有促肾上腺皮质激素样作用及雄性激素样作用。

②能使子宫、睾丸发育增重。

③可增强免疫功能。

④对低温、高温缺氧有保护作用。

⑤平喘，抗炎，降血糖，抗肿瘤，延缓衰老。

紫河车 (《本草拾遗》)

【来源】为健康人的干燥胎盘。

【性味归经】甘、咸，温，归心、肺、肾经。

【功效】温肾补精，益气养血。

【用量】入丸、散剂，或装胶囊吞服，每次 1.5 ～ 3 克。现有片剂及注射液。

【临床应用】

1. 用于肾虚精亏，不育不孕，阳痿遗精。

河车大造丸

紫河车 100 克，党参 9 克，黄柏 150 克，杜仲 150 克，牛膝 100 克，天冬 100 克，麦冬 100 克，龟甲 200 克，熟地黄 200 克。

大蜜丸，每丸重 9 克。用于肺肾不足，疲劳咳嗽，遗精，潮热，腰膝酸软，盗汗，虚损亏虚等症。

（处方来源：《诸证辨疑》）

2. 补血催乳，单用本品或与党参、黄芪、当归配伍。

3. 用于肺肾两虚之喘咳，骨蒸劳嗽，常与人参、蛤蚧、核桃仁同用。

【禁忌】有实邪者不用。

【参考】本品含有多种抗体及干扰素、激素类成分、酶类、磷脂、胎盘免疫调节因子、红细胞生成素、多糖、氨基酸、微量元素、维生素等。

①增强机体免疫功能。

②可促进男女生殖系统的发育。

③减轻疲劳，改善睡眠。

④改善阴虚的病理变化。

⑤促进红细胞系统的新生。

⑥增强再生过程，促进伤口、骨折愈合。

⑦有止血、抗感染、抗过敏、抗溃疡、抗组胺作用。

⑧延缓衰老，提高耐缺氧能力。

冬虫夏草（《本草从新》）

【来源】为麦角菌科真菌冬虫夏草菌寄生在蝙蝠蛾科昆虫幼虫上的子座及幼虫尸体的复合体。

【性味归经】甘，平，归肺、肾经。

【功效】益肾补肺，止血化痰。

【用量】3～9 克，亦入丸、散剂。

【临床应用】

1. 用于肾虚腰痛，阳痿遗精，可单用酒浸服，亦常与淫羊藿、杜仲、巴戟天配伍。

2. 用于肺虚或肺肾两虚。

①肺阴虚，劳嗽痰血，常与沙参、川贝母、阿胶等配伍。

②肺肾气虚，喘咳短气，常与人参、核桃仁、蛤蚧同用。

③久病体虚，自汗畏寒，可与鸭、鸡、猪肉等炖服，以补虚。

3. 也有将本品做成保健品者，用于补虚。

【禁忌】有表邪者不宜用。

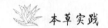

【参考】本品主要含核苷类成分腺苷、甾醇类，还有蛋白质、脂肪酸、虫草酸、D-甘露糖醇、多种氨基酸、多糖及无机元素等。

①有平喘、镇咳、祛痰作用。

②可增强肾上腺素作用，有抗雌性激素样作用，可提高细胞免疫功能。

③减慢心率，降血压，抗心肌缺血缺氧。

④降胆固醇、甘油三酯，抑制血栓形成。

⑤有抗菌、抗病毒、抗癌、抗辐射、抗疲劳、耐缺氧、耐高低温作用。

海狗肾（《药性论》）

【来源】为海豹科动物海豹或海狗的阴茎或睾丸。

【性味归经】咸，热，归肾经。

【功效】壮肾阳，益精髓。

【用量】研末服，每次 1～3 克；入丸、散剂或浸酒，随方定量。

【临床应用】本品为血肉有情之品，主要用于肾阳虚衰。

①阳痿精冷，常配伍人参、鹿茸等。

②精少不育，常与淫羊藿、紫河车、鹿茸同用。

③肾阳衰微，下元久冷，心腹冷痛，可配伍吴茱萸、高良姜、甘松等，以达补阳散寒之功。

【禁忌】阴虚火旺，骨蒸劳嗽者不宜。

【参考】本品含雄性激素、蛋白质、脂肪，主要有雄性激素样作用。

紫石英（《神农本草经》）

【来源】为氟化物类矿石萤石族萤石，主含氟化钙。

【性味归经】甘，温，归肾、心、肺经。

【功效】温肾暖宫，镇心安神，温肺平喘。

【用量】9～15 克，打碎先煎。

【临床应用】

1.用于肾阳亏虚，血海虚寒，不孕崩漏，常与当归、熟地黄、川芎、香附、白术等配伍。

2.治疗心悸怔忡，虚烦失眠，可与酸枣仁、柏子仁、当归等同用。

3.治疗心经痰热，惊痫抽搐，配伍龙骨、寒水石、大黄等。

4.用于虚寒咳喘，以温肺止嗽。如单用本品火煅，同花椒泡汤，治疗肺寒气逆，痰多喘咳；治肺气不足，短气喘咳，也可配伍五味子、款冬花、人参等。

【禁忌】阴虚火旺、肺热咳喘者均忌用。

【参考】本品含氟化钙、氧化铁等。

①有兴奋中枢神经作用。

②可促进卵巢分泌。

海马（《本草拾遗》）

【来源】本品为海龙科动物线纹海马、刺海马、大海马、三斑海马或小海马的干燥体。

【性味归经】甘、咸，温，归肝、肾经。

【功效】温肾壮阳，散结消肿。

【用量】3～9克。外用适量。

【临床应用】

1.治疗肾虚阳痿，遗精遗尿，以温肾壮阳。常与鹿茸、人参、熟地黄配伍，治疗肾虚阳痿遗尿，夜尿频，亦可与桑螵蛸、覆盆子、枸杞子同用。

2.补益肾阳，引火归元，治疗肾虚作喘，常与蛤蚧、桃仁、人参等配伍。

3.治疗气滞血瘀之癥瘕积聚，可与木香、大黄、莪术等同用；治疗跌打瘀肿，气血不畅，可与当归、血竭、乳香同用。

4.治疗痈肿疔疮，可外用以散结消肿。

【禁忌】孕妇及阴虚火旺者不宜。

【参考】本品主要含有大量的镁和钙，另有锌、铁、锰、锶以及少量的钴、铁、镍和镉。

①使子宫、卵巢重量增加。

②耐缺氧。

③增强抗应激能力。

第三节　补血药

能滋生血液的药被称为补血药。本类药物性味多甘温或甘平，还兼有滋养肝肾的作用，主要用于血虚诸症，如面色萎黄，唇甲淡白，心悸怔忡，眩晕耳鸣，失眠健忘，女子月经不调、后期或月经愆期、量少、色淡，甚至闭经等。血虚严重者可生风抽搐、角弓反张等，常用熟地黄、当归等以补血。

临床中应用补血药时，需注意兼有阴虚者，常配伍补阴药，或选用补血又兼能补阴之品；气虚血亏者，要配伍补气药，以补气生血。

补血药多滋腻黏滞，有碍运化，凡湿滞脾胃，脘腹胀满，食少便溏，苔过厚腻者不宜使用，遇脾胃虚弱者，当配伍健脾消食之品，以助运化。

当归（《神农本草经》）

【来源】为伞形科多年生草本植物当归的根。

【性味归经】辛、甘，温，归肝、心、脾经。

【功效】补血活血（行血）调经，止痛，润燥滑肠。

【处方用名】

当归：又名文武，为去杂质切薄片者。

当归身：为主根粗大部，偏于补血。

归尾：为根梢部，功专破血。

酒当归：酒炙者，偏于活血。

油当归：油炙者，偏于润肠。

土当归：土炒者，补血而不滑肠。

当归炭：炒炭者，功专止血。

【用量】5～15克，大量可用至30克。

【临床应用】

1.用于血虚诸症，如面色萎黄无华，心悸，眩晕等。本品是补血的要药，常配伍熟地黄、白芍等，以增强补血之效。

四物汤

当归9克，白芍9克，熟地黄12克，川芎6克。（另有记载各等分）

用于一切营血虚滞，惊惕，头晕，目眩，耳鸣，唇白无华，以及妇女月经不调、量少，或崩中漏下，血虚经闭，痛经。

（处方来源：《太平惠民和剂局方》）

注：在本方基础上，可按临床需要，依症加减而成胶艾四物汤、八珍汤、十全大补汤、桃红四物汤、血府逐瘀汤、膈下逐瘀汤、补阳还五汤、身痛逐瘀汤等方剂。

2.本品为妇科要药，可补血活血，又可调经，可用于治疗月经不调、痛经、闭经等证。

①气滞血瘀者，常配伍香附、桃仁、红花等，以达行气活血之效。

②寒凝血滞者，常配伍肉桂、艾叶，以达散寒行血之效。

③血热者，常配伍牡丹皮、赤芍、栀子等，以达清热凉血活血之效。

3.用于血瘀证。

①跌打损伤，瘀肿疼痛，常配伍乳香、没药、红花等，以增强行血散瘀消肿之效。

②气滞血瘀之胸痛、胁痛，常配伍丹参、郁金、香附、青皮等，以增强活血行气止痛之效。

③风湿痹痛，肢体麻木，常配伍独活、羌活、桂枝等，以达祛风除湿、活血通络之效。

4.用于痈疽疮疡，有活血消肿止痛和补血生肌之功，是外科的常用药。

①疮疡初起，常配伍金银花、赤芍等，以达清热解毒、消肿止痛的疗效。

②痈疽溃后，气血两虚，久不收口，常配伍人参、黄芪、熟地黄等，以达补益气血、托毒生肌之效。

5.用于血虚肠燥便秘，常配伍火麻仁、肉苁蓉等，以达养血润燥通便之效。

【禁忌】脾湿中满及泄泻者不用。

【参考】本品含挥发油类，水溶性成分阿魏酸等，多种氨基酸，维生素 A、B_{12}、E，多糖，多种无机元素。

①对子宫有双向调节作用，以收缩为主。

②有抗血小板聚集及抗血栓的作用，改善微循环。

③促进血红蛋白和红细胞的生成。

④有抗心肌缺血和扩张血管的作用。

⑤提高机体的免疫功能，抗肝损伤，保护肝脏。

⑥有降血脂、抗炎、镇痛、镇静、抗辐射作用。

⑦可抑制肿瘤细胞的生长。

熟地黄（《本草拾遗》）

【来源】为生地黄拌黄酒蒸制而成。

【性味归经】甘，微温，归肝、肾经。

【功效】补血滋阴，补精益髓。

【处方用名】

熟地黄：加辅料反复蒸晒后，切厚片晒干者。

熟地炭：炒炭的熟地黄，偏于补血止血。

【用量】10～30克。

【临床应用】

1.本品为补血的要药，用于血虚诸症，见面色萎黄，眩晕心悸，以及女子月经不调、崩漏等，常配伍当归、白芍等，以增强补血之效。

四物汤

熟地黄12克，白芍9克，当归9克，川芎6克。

补血调经。

（处方来源:《太平惠民和剂局方》）

注：依临床需要，本方加味派生出多个方剂（见"当归"条），随症应用。

2.滋肾育阴，用于肾阴虚，骨蒸潮热，盗汗，遗精，腰膝酸软，消渴等，是滋阴的主要药品。

六味地黄丸

熟地黄 24 克，山茱萸 12 克，山药 12 克，茯苓 9 克，泽泻 9 克，牡丹皮 9 克。

用于肾阴不足引起的虚火上炎，腰膝酸软，骨蒸盗汗，头目眩晕，耳鸣耳聋，消渴，遗精等。

（处方来源：《小儿药证直诀》）

3.用于肝肾不足，精血亏损，眩晕耳鸣，须发早白等，常与何首乌、牛膝、菟丝子等同用。

①左归丸

熟地黄 24 克，山茱萸 12 克，枸杞子 12 克，菟丝子 12 克，鹿角胶 12 克，龟甲胶 12 克，山药 12 克，牛膝 9 克。

用于真阴亏损证，以补肾益精，肝肾同补。治疗眩晕耳鸣，视物昏花，失眠，脱发，腰酸膝软，神疲口燥，盗汗遗精及阴精亏损之虚劳。

（处方来源：《景岳全书》）

②大补阴丸

熟地黄 18 克，龟甲 18 克，黄柏 12 克，知母 12 克，猪骨髓做蜜丸。

用于肝肾阴虚、虚火亢盛之咳嗽咯血，耳鸣盗汗，足膝痛热，舌红，少苔。

（处方来源：《丹溪心法》）

③用治肝肾不足、精血亏虚所致的五迟五软，可与龟甲、锁阳、狗脊等补肾强骨之品配伍使用。

【禁忌】脾虚纳少、气滞痰多、腹满便溏者均忌用。不宜和莱菔同食。如重用或久服，应用陈皮、砂仁辅佐，以免滋腻阻碍胃气。

【参考】本品含梓醇、地黄素、维生素 A 类物质、还原糖类、氨基酸、多种无机元素、苯乙烯苷类成分。

①促进造血，有补血作用。

②有强心、利尿、降血压作用。

③增强免疫功能，抗衰老，防止骨质疏松。

④增加红细胞膜的稳定性，促进凝血。

⑤可激活纤溶酶原，有抗血栓形成作用。

白芍 《神农本草经》

【来源】为毛茛科多年生草本植物芍药的根。

【性味归经】苦、酸、甘，微寒，归肝、脾经。

【功效】养血调经，柔肝止痛，敛阴止汗，平抑肝阳。

【处方用名】

白芍：又名芍药，切薄片晒干即可，偏于敛阴平肝。

炒白芍：炒黄的白芍，偏于养血调经。

酒白芍：酒炙的白芍，偏于缓急止痛。

【用量】10～15克，大剂量可用15～30克。

【临床应用】

1.用于月经不调，为妇科常用药。

①用于血虚者，与当归、熟地黄配伍。

四物汤

熟地黄12克，白芍9克，当归9克，川芎6克。（有记载各等分）

补血调经，是补血理血的基础方。

（处方来源:《太平惠民和剂局方》）

②阴虚有热者，常配伍阿胶、地骨皮等，以清热养阴。

2.敛阴止血，用于血虚不敛所致各种出血（衄血、咯血、便血、崩漏带下）、自汗、盗汗等。

白芍药散

白芍30克，牡蛎30克，熟地黄30克，桂心30克，干姜30克，鹿角胶30克，乌贼骨30克，黄芪30克，龙骨30克。

用于血虚崩漏等出血证。

（处方来源:《太平圣惠方》）

注：本方有多个版本，所用药物不同。

3.用于肝气不疏和肝阳上亢。

①肝气不疏所致的胁肋胀痛，常配伍白术、当归、柴胡等，以达疏肝理气之功。

逍遥散

柴胡、当归、白芍、白术、茯苓各9克，甘草4.5克，生姜3克，薄荷3克。

用于肝郁血虚，两胁作痛，寒热往来，头痛目眩，月经不调，乳房作胀，脉弦。

（处方来源:《太平惠民和剂局方》）

②肝阳上亢，头痛眩晕，常配伍生地黄、牛膝、代赭石等。

建瓴汤

生地黄18克，生白芍12克，怀牛膝30克，生牡蛎18克，生龙骨18克，生赭石24克，生山药30克，柏子仁12克。

用于肝阳上亢引起的头痛，眩晕，耳鸣目胀，心悸健忘，失眠多梦，脉弦硬而长。

（处方来源:《医学衷中参西录》）

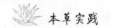

③肝脾失和，脘腹挛痛，常配伍甘草以缓急止痛。

芍药甘草汤

白芍 12 克，甘草 12 克。

用于腿脚挛急，腹中疼痛，血行不畅，肝脾失和等证。

（处方来源：《伤寒论》）

④肝脾不调，腹痛泄泻，常配伍白术、防风、陈皮等。

痛泻要方

白芍 6 克，防风 3 克，陈皮 4.5 克，白术 9 克。

用于肝郁脾虚，腹痛肠鸣，大便泄泻，苔白。

（处方来源：《景岳全书》）

⑤用于妊娠腹痛，腹中拘急等。

当归芍药散

当归 9 克，白芍 48 克，茯苓 12 克，泽泻 24 克，白术 12 克，川芎 24 克。

上 6 味，杵为散。用于妊娠或月经期妇女肝脾两虚，腹中拘急，绵绵作痛，下肢浮肿，小便不利等症。

（处方来源：《金匮要略》）

4. 治疗盗汗、自汗。

①阳虚盗汗，可同龙骨、牡蛎、浮小麦配伍使用。

②营卫不和，自汗，常配伍桂枝等。

桂枝汤

桂枝 9 克，白芍 9 克，甘草 6 克，生姜 9 克，大枣 12 枚。

（处方来源：《伤寒论》）

【禁忌】反藜芦，腹满者忌用。

【参考】本品含芍药苷、羟基芍药苷等，以及苯甲酸芍药苷、鞣质、挥发油、蛋白质、β‒谷甾醇、三萜类化合物及芍药内酯 A、B、C。

①有解痉作用，对胃、肠、子宫平滑肌有抑制作用。

②有镇静、镇痛、抗惊厥、抗抑郁作用。

③降血压，扩张血管，增加心肌血流量。

④抑制血小板聚集，抗脑缺血。

⑤抗肝肾损伤，保护肝脏，解除黄曲霉素的毒性。

⑥有免疫和抗炎作用。

阿胶（《神农本草经》）

【来源】为马科动物驴的皮，经煎煮浓缩制成的固体胶。

【性味归经】甘，平，归肺、肝、肾经。

【功效】补血止血，滋阴润肺。

【处方用名】

阿胶：捣成碎块的阿胶。

阿胶珠：蛤粉炒的阿胶，增强滋阴润肺之力。

蒲黄炒阿胶：止血功效增强。

【用量】5～15克，烊化兑服。

【临床应用】

1. 用于血虚证，症见血虚萎黄，心悸，眩晕，为补血的良药，常配伍熟地黄、当归、党参等，以达补益气血之效。

2. 用于多种出血证，尤以血虚出血者为宜。

①血热吐衄，常配伍蒲黄、生地黄等，以达凉血止血的功效。

②虚寒性出血，常配伍伏龙肝、生地黄、附子等，以温阳健脾。

黄土汤

伏龙肝30克，生地黄9克，附子9克，阿胶9克，白术9克，黄芩9克，甘草9克。

用于脾阳不足，便血，或吐衄，妇人崩漏，四肢不温。

（处方来源:《金匮要略》）

③崩漏、月经过多及胎漏，常配伍生地黄、艾叶、白芍等。

胶艾汤

阿胶6克，艾叶9克，白芍12克，生地黄12克，当归9克，川芎6克，甘草6克。

温经补血，用于女性经多、宫血等妇科出血性疾病，如功能性子宫出血、先兆流产、习惯性流产、恶露不尽、血小板减少性紫癜等。

（处方来源:《金匮要略》）

3. 用于阴虚证。

①用于热病伤阴，虚烦不眠。

黄连阿胶鸡子黄汤

黄连12克，阿胶9克，黄芩6克，白芍6克，鸡子黄2枚。

育阴清热，滋阴降火，用于虚劳，虚烦不得眠。

（处方来源:《伤寒论》）

②用于燥热伤肺之干咳无痰，心烦，口渴等症。

清燥救肺汤

苦杏仁2克，麦冬3.5克，桑叶9克，石膏7.5克，甘草3克，人参2克，黑芝麻3克，阿胶2.5克，枇杷叶3克。

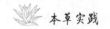

用于温燥伤肺，干咳无痰，气逆而喘，咽干鼻燥，心烦口渴，舌干无苔。

（处方来源:《医门法律》）

③用于肺阴不足，阴虚有热，少痰或痰中带血。

补肺阿胶汤

阿胶9克，马兜铃6克，牛蒡子3克，炙甘草1.5克，苦杏仁6克，糯米6克。

用于肺虚火盛，喘咳咽干，少痰或痰中带血及小儿肺虚有热。

（处方来源:《小儿药证直诀》）

4. 滋阴养血息风。

阿胶鸡子黄汤

阿胶6克，白芍9克，石决明15克，钩藤6克，生地黄12克，茯神12克，络石藤9克，生牡蛎12克，鸡子黄2个。

用于热伤津液之筋脉拘急、手足抽搐等症。

（处方来源:《通俗伤寒论》）

【禁忌】内有瘀血者忌用。

【参考】本品含蛋白、肽素、胶原及赖氨酸、精氨酸等多种氨基酸，并含钙、硫等多种无机元素。

①促进红细胞及血红蛋白生成，作用优于铁剂。

②促进钙的吸收和在体内的存留。

③预防和治疗进行性肌营养障碍。

④维持有效的血循环量，而且有抗休克的作用。

⑤降低血黏稠度，抗肺损伤，增强免疫功能。

⑥有明显的抗疲劳、耐缺氧、耐寒、健脑、延缓衰老、抗辐射损伤的作用。

何首乌（《日华子本草》）

【来源】为蓼科多年生缠绕草本植物何首乌的块根。

【性味归经】生者：甘、苦，平，归心、肝、大肠经。制者：甘、苦、涩，微温，归肝、心、肾经。

【功效】补益精血，解毒截疟，润肠通便。

【处方用名】

何首乌：也称生首乌，偏于解毒截疟，润肠通便。

制何首乌：也称制首乌，偏于补肝肾，益精血，乌须发。

【用量】10～30克。

【临床应用】

1.用于精血不足。

①血虚失眠，头昏眼花，面色萎黄，常配伍熟地黄、当归、酸枣仁等，以补血安神。

②须发早白，腰膝酸软，常配伍当归、枸杞子、菟丝子等。

七宝美髯丹

何首乌 500 克，当归 250 克，枸杞子 250 克，菟丝子 250 克，补骨脂 120 克，茯苓 500 克，牛膝 250 克。

用于精血亏虚，赢弱周痹，腰膝酸软，头昏眼花，须发早白，肾虚无子等。

（处方来源:《本草纲目》引《积善堂方》）

2.用于体虚久疟，气血耗伤，配伍人参、当归等。

何人饮

何首乌 9 克，人参 9 克，当归 6 克，陈皮 6 克，煨生姜 3 片。

用于疟疾久发不止，气血两虚者。

（处方来源:《景岳全书》）

3.用于肠燥便秘，常配伍当归、火麻仁、肉苁蓉等。

4.用于痈疽疮疡，常配伍金银花、夏枯草等，以达解毒散结的功效。

【禁忌】脾虚湿重，大便溏泄者忌用。

【参考】本品主要含有蒽醌类衍生物，主要为大黄酚、大黄素、大黄素甲醚、大黄酸、大黄酚蒽酮等，还含有二苯乙烯苷类化合物、卵磷脂、粗脂肪等。

①减轻动脉内膜斑块的形成和脂质沉积，缓解动脉粥样硬化的形成。

②减慢心率，增加冠脉流量。

③增强免疫功能，健脑益智，提高记忆力。

④促进红细胞生成，促进骨髓造血。

⑤有泻下作用。

⑥有抗氧化、抗炎、抗菌、抗病毒、抗癌、降胆固醇作用。

⑦本品有引起肝损伤的风险，超剂量长期连续用药，同时服用可导致肝损伤的药物，会增加肝损伤的风险，但多属可逆性，停药与对症治疗后，预后多良好，但需要注意。

【附注】夜交藤（首乌藤）

首乌的茎藤，味甘，性平，能养心安神，养血活络，适用于神经衰弱、贫血、周身酸痛等症。首乌藤、丹参、珍珠母水煎服，可治疗虚烦不眠、多梦等症。

龙眼肉（《神农本草经》）

【来源】为无患子科常绿乔木植物龙眼的假种皮，也称桂圆肉。

【性味归经】甘，温，归心、脾经。

【功效】补益心脾，养血安神。

【用量】10 ～ 15 克。

【临床应用】常用于心脾两虚，气血不足引起的心悸失眠，食少神疲，单用或与人参、当归、酸枣仁等组方使用。

归脾汤

黄芪 18 克，白术 18 克，茯神 18 克，人参 9 克，当归 3 克，龙眼肉 18 克，酸枣仁 18 克，木香 9 克，甘草 6 克，远志 3 克，生姜 5 片，大枣 1 枚。

用于心脾两虚之心悸怔忡，健忘失眠，盗汗虚热，食少体倦，面色萎黄，舌淡，苔白，脉细弱；也可用于脾不统血证，见便血，紫癜，妇人崩漏，月经超前，量多色淡，舌淡，脉细无力。

（处方来源：《济生方》）

【参考】本品主要含葡萄糖、果糖、蔗糖、腺嘌呤和胆碱等，还含有蛋白质、有机酸、脂肪和维生素 B_1、B_2、P、C 等。

①抗氧化。

②促进造血。

③抗菌，抗焦虑，抗衰老。

第四节　补阴药

本类药品性味甘寒（凉），能滋养阴液，生津润燥，治疗阴虚证。补阴包括补肺阴、补胃（脾）阴、补肝阴、补肾阴、补心阴。

阴虚证主要表现：

①阴液不足，出现皮肤、咽喉、口鼻、眼目干燥或肠燥便秘。

②阴虚生内热，出现午后潮热，盗汗，五心烦热，两颧发红等。

③阴虚阳亢，出现头晕目眩。

不同脏腑的阴虚证都有各自的证候：

①肺阴虚：干咳少痰，咯血或声音嘶哑。

②胃阴虚：口干咽燥，胃脘隐痛，饥不欲食，脘痞不舒或干呕，呃逆。

③脾阴虚：多为气阴两虚，表现为食少纳呆，食后腹胀，便秘，唇干少津，干呕，呃逆，舌干少苔。

④肝阴虚：头晕耳鸣，两目干涩，或肢麻筋挛，爪甲不荣。

⑤肾阴虚：头晕目眩，耳聋耳鸣，牙齿松动，腰膝酸痛，遗精。

⑥心阴虚：心悸，怔忡，失眠，多梦等。

使用补阴药时，一定要辨清证型，针对不同阴虚证的临床表现，分别做出适当的配伍，如热邪伤阴或阴虚内热，常与清热药配伍，以利于阴液的固护或内热的消除，并有针对性地配伍止咳化痰、降逆和中、润肠通便、健脾消食、平肝明目、固精止遗、镇静安神等药物，以标本兼顾。如阴虚兼血虚或气虚，则需要与补血药或补气药同用。

需要注意的是，本类药物多滋腻，故脾虚胃弱、痰湿内阻、腹满便溏者慎用，以免补之不受。

以下为主要用于肺胃阴虚的药物。

北沙参（《本草汇言》）

【来源】为伞形科多年生草本植物珊瑚菜的根。

【性味归经】甘、微苦，微寒，归肺、胃经。

【功效】养阴清肺，益胃生津。

【用量】10～15克。

【临床应用】

1. 用于肺阴虚。

①沙参麦冬汤

沙参9克，麦冬9克，天花粉4.5克，玉竹6克，生白扁豆4.5克，生甘草3克，桑叶4.5克。

用于燥伤脾胃之阴，津液亏损，咽干口渴，干咳少痰，舌红，少苔。

（处方来源：《温病条辨》）

②月华丸

天冬30克，麦冬30克，生地黄、熟地黄、山药、百部、沙参、川贝母、阿胶各30克，茯苓15克，三七15克，獭肝15克。

用于肺肾阴虚，痨瘵久咳或痰中带血，舌红，少苔。

（处方来源：《医学心悟》）

2. 用于胃阴虚，口渴，咽干，干呕，舌红，少苔，常配伍麦冬、生地黄、玉竹等。

益胃汤

生地黄15克，沙参9克，玉竹4.5克，麦冬15克，冰糖3克。

（处方来源：《温病条辨》）

【禁忌】反藜芦。

【参考】本品含生物碱、挥发油、三萜酸等，其中有多糖、香豆素、香豆素苷、聚炔类、黄酮类、脂肪酸等。

①有抑制体液、细胞免疫的作用。

②有降血糖作用。

③可保护肝损伤。

④有抗菌、抗真菌、镇静、镇痛作用。

⑤对多种癌细胞有抑制作用，抗癌，抗突变。

【附注】南沙参（《神农本草经》）

本品为桔梗科植物轮叶沙参或沙参的根，性味功效与北沙参相似，但力量较弱，兼有祛痰、益气之功，亦有养胃阴、清胃热的功效，反藜芦。

南、北沙参来源于两种不同的植物，南沙参有益气化痰的作用，适用于气阴两伤、燥痰咳嗽。本品主要含有三萜类成分羽扇豆烯酮、蒲公英萜酮、甾醇类，还含有生物碱、黄酮类、多糖、鞣质等，具有抗辐射、延缓衰老、提高记忆力、清除自由基、保护肝脏、抗炎、调解免疫、抗肿瘤等作用。

麦冬（《神农本草经》）

【来源】为百合科多年生草本植物麦冬的块根。

【性味归经】甘、微苦，微寒，归心、肺、胃经。

【功效】养阴润肺，生津益胃，清心除烦，祛痰。

【处方用名】

麦冬：又名麦门冬、寸冬，为晒干的麦冬。

朱麦冬：为朱砂拌衣的麦冬，增强了宁心安神的功效。

【用量】10～15克。

【临床应用】

1. 用于肺阴虚证，以养阴润肺。

①清燥救肺汤

麦冬 3.5 克，石膏 7.5 克，桑叶 9 克，甘草 3 克，黑芝麻 3 克，阿胶 2.5 克，苦杏仁 2 克，人参 2 克，枇杷叶 3 克。

用于温燥伤肺，咳逆而喘，咽痛咽干，心烦口渴。

（处方来源：《医门法律》）

②二冬膏

麦冬 500 克，天冬 500 克，蜂蜜酌量。

用于肺肾阴虚，肺胃燥热，咳嗽痰黏或咯血。

（处方来源：《摄生秘剖》）

③麦门冬汤

麦冬 42 克，半夏 6 克，人参 9 克，甘草 6 克，粳米 6 克，大枣 4 枚。

用于肺胃阴伤，咽燥口渴，肺痿咳吐涎沫。

（处方来源：《金匮要略》）

2. 用于胃阴虚证，常配伍生地黄、玉竹等，以养阴生津润燥。

益胃汤

麦冬 15 克，沙参 9 克，玉竹 4.5 克，生地黄 15 克，冰糖 3 克。

用于热病后胃阴受伤，胃气不和，饥而不食，口干咽燥，大便秘结或干呕呃逆，舌红少津。

（处方来源：《温病条辨》）

3. 用于心烦失眠，身热神烦，卧而不安。

①*清营汤*

犀角 9 克（水牛角代，30 克），生地黄 15 克，玄参 9 克，竹叶心 3 克，麦冬 9 克，丹参 6 克，黄连 5 克，金银花 9 克，连翘 6 克。

用于温热病，邪入营分，身热夜甚，心烦不眠，时有谵语，舌绛而干，热扰心营，以清营解毒，透热养阴。

（处方来源：《温病条辨》）

②阴虚有热，常配伍生地黄、酸枣仁等，以养阴清热安神。

天王补心丹

天冬 9 克，麦冬 9 克，人参 5 克，生地黄 12 克，玄参 5 克，酸枣仁 9 克，柏子仁 9 克，远志 5 克，桔梗 5 克，五味子 9 克，丹参 5 克，茯苓 5 克，当归 9 克。

用于阴亏血少，虚烦心悸，睡卧不安，精神疲衰，梦遗健忘，不耐思虑。

（处方来源：《校注妇人良方》）

4. 润肠通便，用于阴虚肠燥便秘。

增液汤

麦冬 24 克，生地黄 24 克，玄参 30 克。

用于津伤便秘，口渴，舌干红。

（处方来源：《温病条辨》）

【禁忌】脾胃虚寒、大便溏泄或湿重者忌用。

【参考】本品含多种甾体皂苷、黄酮类、氨基酸、β–谷甾醇、葡萄糖及葡萄糖苷等，还有微量元素、维生素 A 等。

①增强免疫功能。

②增强垂体–肾上腺皮质系统功能，提高机体适应性。

③抗心律失常，扩张外周血管，改善左室功能，抗休克，抗缺氧。

④有降血糖、抗疲劳、清除自由基、抗衰老、抗辐射、抗肿瘤、抗菌、抗炎等作用。

⑤对中枢神经系统有镇静、催眠、抗惊厥作用，可拮抗咖啡因兴奋作用。

天冬（《神农本草经》）

【来源】为百合科多年生攀缘草本植物天冬的块根。

【性味归经】甘、苦，寒，归肺、肾经。

【功效】滋阴润燥，清肺降火，润肠通便。

【用量】10～15克。

【临床应用】

1.用于肺阴虚，以润肺止咳，常用方剂有天门冬膏、二冬膏等。

①燥热咳嗽，常配伍麦冬、沙参等。

②肺痨咯血，常配伍沙参、阿胶等。

2.用于肾阴虚，以滋阴降火。

①阴虚火旺，潮热遗精，常配伍知母、黄柏。

②消渴或热病伤津，常配伍人参、生地黄，以益气养阴。

③肾阴亏虚引起的腰膝酸痛，眩晕耳鸣，常与熟地黄、枸杞子、牛膝等滋肾益精、强筋健骨药配伍使用。

3.用于热病伤津，咽干口渴，肠燥便秘。

①三才汤

人参9克，天冬6克，地黄15克。

补气养阴，生津润肠。

（处方来源:《温病条辨》）

②治疗肠燥津枯便秘，常配伍玄参、生地黄、火麻仁等，也可配伍生地黄、当归、何首乌等。

【禁忌】脾胃虚寒、纳少便溏、外感风寒、痰湿咳嗽者均不用。

【参考】本品含甾体皂苷类成分、天门冬素、β–谷甾醇，还含寡糖、多糖类及多种氨基酸。

①有镇咳、祛痰、平喘作用。

②降血糖，延缓衰老，抑制脂质过氧化。

③增强免疫功能，抗肿瘤，抗血小板聚集，抗肝纤维化。

④抑菌杀菌。

⑤对白血病有一定的治疗作用。

【附注】天冬能清肺热，其养肺阴作用强于麦冬，又能滋肾阴，可治疗骨蒸潮热，盗汗遗精。

麦冬能养胃生津，清心除烦，善治温热病或久病伤津，口干舌燥，以及阴虚有热、热入心营之神烦少寐。

处方遣药时，需注意二者的区别，也有二冬同用者，如天王补心丹。

百合（《神农本草经》）

【来源】为百合科多年生草本植物卷丹、百合或细叶百合的肉质鳞茎。

【性味归经】甘，微寒，归肺、心经。

【功效】养阴清肺，清心安神。

【处方用名】

百合：偏于清心安神。

炙百合：蜜炙的百合，偏于润肺止咳。

【用量】10～20克。

【临床应用】

1. 用于阴虚肺燥。

①燥咳，常配伍款冬花，以养阴润肺，止咳化痰。

②阴虚劳咳，常配伍生地黄、玄参、百部等。

百合固金汤

百合6克，白芍3克，当归9克，川贝母6克，生地黄9克，熟地黄9克，麦冬6克，玄参3克，桔梗3克，甘草3克。

用于肺虚喘咳，阴虚火旺，咽干燥痛，咳嗽痰中带血，舌红，少苔，脉细数。

（处方来源：《慎斋遗书》；另《医方集解》有载）

2. 用于热病余热未尽，心悸失眠等。

①治虚热上扰，失眠心悸，可与麦冬、酸枣仁、丹参等清心安神药同用。

②治心肺阴虚内热，症见神志恍惚，情绪不能自主，口苦，小便赤，脉微数。百合病，常与知母、生地黄等养阴清热药同用，既养心肺之阴，又清心肺之热。

百合知母汤

百合20克，知母12克。

百合地黄汤

百合15克，生地黄15克。

用于肺肾阴虚，症见心烦，心悸，失眠，神志恍惚等。

（处方来源：《金匮要略》）

3. 治疗慢性胃痛反复发作，嗳气腹胀，属阴虚证者。

百合乌药汤

百合30克，乌药15克。

胃寒可加高良姜3克，疼痛重加延胡索10克。

（处方来源：《时方歌括》）

【禁忌】风寒咳嗽者不宜用。

【参考】本品含甾体皂苷，如百合皂苷、去乙酰百合皂苷，还有多糖及秋水仙碱等

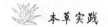

多种生物碱、蛋白质、淀粉等。

①镇咳祛痰。

②有镇静、抗缺氧、抗疲劳、抗氧化、提高免疫功能作用。

③降血糖。

④抑菌。

石斛（《神农本草经》）

【来源】为兰科多年生草本植物环草石斛、马鞭石斛、黄草石斛、铁皮石斛或金钗石斛的茎。

【性味归经】甘，微寒，归胃、肾经。

【功效】益胃生津，滋阴清热。

【用量】6～12克，鲜品15～30克。

【临床应用】

1.用于热病伤津，口干烦渴，虚热不退，胃阴不足，常与天花粉、生地黄、麦冬等配伍。

2.治胃热阴虚，胃脘隐痛或灼痛，食少干呕，煎汤代茶饮或与麦冬、竹茹、白芍等同用。

3.治疗阴虚视力减退，目暗不明，常配伍枸杞子、熟地黄、菟丝子。

石斛夜光丸

石斛15克，菊花24克，菟丝子24克，枸杞子24克，生地黄30克，熟地黄30克，青葙子15克，决明子24克，天冬60克，人参60克，茯苓60克，五味子15克，麦冬30克，苦杏仁24克，山药24克，牛膝24克，蒺藜15克，肉苁蓉15克，川芎15克，炙甘草15克，枳壳15克，防风15克，黄连15克，犀角（水牛角代）30克，羚羊角15克。

用于肝肾阴虚所致视力减退，视物昏花，以及多种眼病符合阴虚辨证者。

（处方来源：《原机启微》）

4.治疗肾虚腰膝酸软，常与熟地黄、牛膝、杜仲等配伍。

5.用于胃热呕吐，龈肿口烂。

石斛清胃汤

石斛、茯苓、陈皮、枳壳、白扁豆、藿香、牡丹皮、赤芍各等分，甘草减半，水煎服。

用于胃热所致呕吐不食，以清胃生津。

（处方来源：《张氏医通》）

【禁忌】脾胃阳虚湿滞，舌苔厚腻者不用。

因本品可敛邪，故温热病不宜早用，又因其能助湿，若湿温病尚未化燥伤津者也不可用。

【参考】本品含生物碱类成分、菲类、联苄类成分，还含有黏液质等。

①促进胃液分泌，助消化，增加胃蛋白酶。

②兴奋肠管，调解胃肠功能。

③能降低白内障晶状体的混浊度。

④降低血黏稠度，抑制血栓形成。

⑤有抗氧化、抗血糖、增强代谢、抗衰老作用。

⑥解热镇痛，对肿瘤有抑制作用。

玉竹 (《神农本草经》)

【来源】为百合科多年生草本植物玉竹的根茎。

【性味归经】甘，微寒，归胃、肺经。

【功效】养阴润肺，生津益胃。

【用量】10～15克。

【临床应用】

1.用于阴虚肺燥，干咳少痰，常与沙参、麦冬、川贝母配伍。治干咳少痰，咯血，声音嘶哑，如沙参麦冬汤。

沙参麦冬汤

沙参9克，玉竹6克，生甘草3克，桑叶4.5克，麦冬9克，生白扁豆4.5克，天花粉4.5克。

（处方来源:《温病条辨》）

2.热病伤津，烦热口渴，常配伍生地黄、麦冬、沙参等。

益胃汤

生地黄15克，玉竹4.5克，麦冬15克，沙参9克，冰糖3克。

（处方来源:《温病条辨》）

3.治疗消渴，常配伍生地黄、天花粉等。

4.治疗阴虚外感，常与白薇、薄荷、淡豆豉配伍。

加减葳蕤汤

生葳蕤9克，淡豆豉12克，生葱白6克，薄荷4.5克，桔梗4.5克，白薇3克，甘草1.5克，大枣2枚。

用于阴虚，又感冒风热，咳嗽痰稠，咽干口渴等。

（处方来源:《重订通俗伤寒论》）

【禁忌】有痰湿无热者不宜用。

【参考】本品主要含多糖、玉竹黏多糖、甾类成分、皂苷、铃兰苷、铃兰苦苷、槲皮素苷、维生素 A 等。

①强心，升血压。

②降血脂，降血糖，降低糖化血红蛋白成分。

③有类似肾上腺皮质激素样作用，改善肾脏病理改变。

④抗氧化，增强自由基清除能力，延缓衰老，提高免疫功能。

⑤扩张冠脉，扩张周围血管，耐缺氧。

⑥抑制结核杆菌。

黄精（《名医别录》）

【来源】为百合科多年生草本植物黄精、滇黄精或多花黄精的根茎。

【性味归经】甘，平，归脾、肺、肾经。

【功效】滋肾润肺补脾，益气养阴。

【处方用名】

黄精：切厚片的黄精。

制黄精：加酒、黑豆蒸制者，加强了润肺益肾补脾功效。

酒黄精：酒炖者，滋而不腻。

【用量】10～30克。

【临床应用】

1. 用于阴虚肺燥，常配伍沙参、川贝母、百部等，以达滋阴润肺之效。

2. 用于肾虚精亏所致的腰酸、头晕、须发早白等，常与枸杞子、熟地黄、制何首乌等配伍；用于消渴，常与生地黄、天花粉、麦冬同用。

3. 用于脾胃气阴两虚，食少神疲，舌干少津，常与党参、石斛、山药等配伍。

【禁忌】痰湿壅滞及脾寒便溏者不用。

【参考】本品含黏液质，多糖，黄精低聚糖 A、B、C，皂苷类，黄酮类，天冬氨酸，高丝氨酸，毛地黄糖苷及多种蒽醌类化合物。

①提高淋巴细胞转化率，增强蛋白酶活性。

②强心，降血糖。

③提高记忆能力，改善脑功能，延缓衰老。

④防动脉粥样硬化，防脂肪肝。

⑤降低甘油三酯和总胆固醇。

⑥清除自由基。

⑦抑制多种细菌和皮肤真菌。

以下为主要用于肝肾阴虚的药物。

枸杞子（《神农本草经》）

【来源】为茄科落叶灌木植物宁夏枸杞的成熟果实。

【性味归经】甘，平，归肝、肾经。

【功效】补肝肾，明目。

【用量】10～15克。

【临床应用】

1.用于肝肾阴虚。

①治疗目暗、视力减退等，常配伍菊花、熟地黄，以达补肝肾明目之功效。

杞菊地黄汤

枸杞子10克，菊花10克，熟地黄15克，山药12克，山茱萸、牡丹皮、茯苓、泽泻各10克。

用于肝肾阴虚，视物昏花，眼痛干涩，潮热盗汗。

（处方来源：《医级》）

②治疗肾虚腰酸遗精等，常与熟地黄、天冬同用。

2.用于消渴，常与生地黄、麦冬、天花粉配伍，以达养阴清热止渴的功效。

3.常配伍补气、养阴药，作为养生保健品泡水服用。

【禁忌】凡外邪实热、脾虚湿滞及滑肠者均不用。

【参考】本品含甜茶碱、胡萝卜素、硫胺素、核黄素、抗坏血酸、烟酸、多糖、粗蛋白及钙、磷、铁、锌等元素。

①提高机体的非特异性免疫功能，调节免疫。

②促进造血功能，枸杞多糖可提高巨噬细胞吞噬功能。

③抗氧化，抗衰老，抗突变，抗肿瘤。

④保肝，降血压，降血脂，降血糖。

⑤对金黄色葡萄球菌等细菌有较强抑制作用。

墨旱莲（《新修本草》）

【来源】为菊科一年生草本植物鳢肠的地上部分。

【性味归经】甘、酸，寒，归肝、肾经。

【功效】补益肝肾，凉血止血。

【用量】5～10克。

【临床应用】

1.用于肝肾阴虚所致牙齿松动、须发早白、腰膝酸软等。

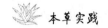

①二至丸

女贞子500克，墨旱莲1000克。

混合搓丸。有的医书记载上药等分做丸。

（处方来源：《医方集解》）

注：《证治准绳》《医便》均有关于本方的记载。

②首乌延寿丹

何首乌2.254千克，女贞子250克，墨旱莲500克，豨莶草500克，菟丝子500克，杜仲250克，怀牛膝250克，桑叶250克，金银花120克，生地黄120克，桑椹500克，金樱子500克，黑芝麻500克。

用于阴虚血虚所致腰膝酸软、眩晕目暗、耳鸣、失眠、须发早白等症。

（处方来源：《世补斋医书》）

2. 用于治疗阴虚血热所致各种出血（吐血、衄血、尿血、血痢、妇女崩漏、外伤出血等），可与生地黄、阿胶、蒲黄、白茅根等配伍。

3. 鲜品捣敷或干品研敷，可止外伤出血。

【禁忌】脾胃虚寒，大便易泻者不用。

【参考】本品含黄酮类成分如槲皮素、木犀草素、芹菜素、香豆素类，三萜类如旱莲苷A、B、C，生物碱，鞣质，含硫化合物。

①提高非特异性免疫功能。

②清除自由基，保护染色体。

③保肝，促进肝细胞再生。

④增加冠状动脉血流量。

⑤缩短凝血酶原时间，升高血小板和纤维蛋白原，达到止血功效。

⑥抗突变，抗癌。

⑦抗炎，镇痛，促毛发再生，乌发，抗菌，抗阿米巴原虫。

女贞子 （《神农本草经》）

【来源】为木犀科常绿乔木植物女贞的成熟果实。

【性味归经】甘、苦，凉，归肝、肾经。

【功效】补益肝肾，乌须明目。

【用量】10～15克。

【临床应用】主要用于肝肾阴虚，眩晕耳鸣，腰膝酸软，须发早白，目暗不明，内热消渴，骨蒸潮热。

①因味甘性凉，善于滋补肝肾，又兼清虚热，补中有清，常与墨旱莲合用，如二至丸（《医方集解》）。

②治疗阴虚有热，目微红畏光，眼珠作痛，宜与生地黄、石决明、谷精草等滋阴清肝明目之品配伍。

③治疗肾阴亏虚，内热消渴者，常与生地黄、天冬、山药等滋阴补肾清热之品同用。

④若阴虚内热，潮热心烦，宜与生地黄、知母、地骨皮等养阴、清虚热之品同用。

【禁忌】脾胃虚寒，腹泻者忌用。

【参考】本品含三萜类成分如齐墩果酸、乙酰齐墩果酸、熊果酸，环烯醚萜苷类成分如女贞苷、特女贞苷等，黄酮类成分如槲皮素等，以及脂肪酸、挥发油、多糖、甘油酸等。

①有保肝和调节免疫作用。

②强心，利尿。

③有良好的降血糖、降血脂作用。

④抗血小板聚集，抗血栓形成。

⑤抗骨质疏松，延缓衰老。

⑥抗炎，抗菌。

⑦对放、化疗引起的白细胞减少有升高作用。

桑椹 （《新修本草》）

【来源】为桑科落叶灌木桑的果穗。

【性味归经】甘、酸，寒，归心、肝、肾经。

【功效】滋阴补血，生津，润肠。

【用量】10～15克。

【临床应用】

1.用于阴血亏虚，头晕耳鸣，须发早白等症，常与制何首乌、女贞子、墨旱莲配伍。

2.用于津伤口渴，消渴等，常与麦冬、石斛、玉竹等配伍。

3.肠燥便秘，常与火麻仁、生何首乌、黑芝麻同用。

【禁忌】大便溏泄者不用。

【参考】本品含黄酮类成分、脂肪酸、维生素 B_1、维生素 B_2、维生素 C、挥发油、有机酸、胡萝卜素、糖类等。

①能延缓衰老。

②增强免疫功能。

③降低胆固醇、低密度脂蛋白、甘油三酯，升高高密度脂蛋白，抗动脉硬化。

黑芝麻 （《神农本草经》）

【来源】为脂麻科一年生草本植物脂麻的成熟种子，又名巨胜子、胡麻仁。

【性味归经】甘，平，归肝、肾、大肠经。

【功效】补肝肾，益精血，润肠燥。

【用量】10～30克。

【临床应用】

1. 补肝肾，益精血，润肠燥，用于肝肾阴虚，精血不足，头晕眼花，须发早白。

①可单用，亦常与熟地黄、墨旱莲、枸杞子等配伍。

②补肝明目。

扶桑丸

黑芝麻120克，嫩桑叶500克。

（处方来源:《目经大成》）

2. 用于血虚津亏的肠燥便秘，可单用，亦常与当归、火麻仁同用。

【禁忌】大便溏泄者不用。

【参考】本品主要含脂肪酸类成分如油酸、亚油酸、棕榈酸、花生酸等，还有芝麻素、芝麻酚、β–谷甾醇、维生素E、叶酸、烟酸、蔗糖、蛋白质、钙等。

①有抗衰老作用，可使肝糖原和肌糖原增加。

②降低胆固醇，预防动脉硬化。

③有降血糖作用。

④有润肠通便作用。

龟甲 (《神农本草经》)

【来源】为龟科动物乌龟的背甲及腹甲，也称龟板。

【性味归经】甘、咸，寒，归肝、肾、心经。

【功效】滋阴潜阳，补肾健骨，养血补心，固经止崩。

【用量】15～30克，先煎。

【临床应用】

1. 本品属于血肉有情之品，用于肝肾阴虚诸症。

①治疗阴虚内热证之骨蒸潮热，盗汗遗精者，常与滋阴降火之熟地黄、知母、黄柏等配伍。

大补阴丸

熟地黄、龟甲各18克，知母、黄柏各12克，猪脊髓做蜜丸。

用于肝肾阴虚，内热虚火所致骨蒸潮热，盗汗，或咳嗽咯血，烦热易饥，足膝疼痛等。

（处方来源:《丹溪心法》）

②治疗阴虚阳亢所致头晕目眩，常配伍牛膝、代赭石、白芍等，以达滋阴潜阳、镇

肝息风之效。

镇肝熄风汤

生赭石 30 克，生龟甲 15 克，生龙骨 15 克，生牡蛎 15 克，白芍 15 克，怀牛膝 30 克，玄参 15 克，天冬 15 克，川楝子 6 克，生麦芽 6 克，茵陈 6 克，甘草 4.5 克。

用于阴虚阳亢、肝风内动所致的眩晕头痛，目胀耳鸣，或肢体屈伸不利，口眼㖞斜，或眩晕颠仆，昏不知人等症。

（处方来源：《医学衷中参西录》）

③治疗阴虚风动，神倦瘛疭，舌绛少苔等，常配伍生地黄、牡蛎、鳖甲等，滋阴以息风。

大定风珠

生白芍 18 克，阿胶 9 克，生龟甲 12 克，生地黄 18 克，火麻仁 6 克，五味子 6 克，牡蛎 12 克，麦冬 18 克，炙甘草 12 克，生鳖甲 12 克，鸡子黄 2 枚。

用于温热病后，邪热未尽，灼伤津液，气短无力，手足抽动，舌暗红而少苔。

（处方来源：《温病条辨》）

2.壮骨起痿，用于治疗肾虚腰膝痿弱、囟门迟闭等，常配伍熟地黄、牛膝等以达补肾健骨之效。

虎潜丸

熟地黄 60 克，白芍 60 克，知母 60 克，黄柏 240 克，龟甲 120 克，锁阳 45 克，虎骨 30 克，干姜 15 克，陈皮 60 克。

用于肝肾阴亏，精血不足所致筋骨痿软，腰膝酸楚，腿足瘦弱，步履乏力，囟门迟闭。

（处方来源：《丹溪心法》）

3.固经止崩，用于阴虚血热，冲任不固，崩漏或月经过多。

固经丸

龟甲 15 克，黄芩 15 克，白芍 15 克，椿皮 12 克，黄柏 6 克，香附 6 克。

用于血虚有热，经血不止，崩漏紫黑有块等症。

（处方来源：《妇人大全良方》）

4.阴虚血亏所致惊悸，失眠，健忘，需补养心肾，安神定志。

孔圣枕中丹

远志、石菖蒲、龙骨、龟甲各等分。

酒服，1 次 3 克。用于心肾不足，阴虚血亏所致神智不宁，失眠健忘等。

（处方来源：《备急千金要方》）

【禁忌】脾胃虚寒者忌用，孕妇慎服。

【参考】本品主要含角蛋白、骨胶原蛋白、胆固醇类、多种氨基酸、脂肪、钙、磷等。

①促进生长发育，增强机体免疫功能。

②抗骨质疏松和抗脊髓损伤。

③抗凝血，增加冠脉血流量，提高耐氧能力。

④有解热、补血、镇静作用。

【附注】龟甲胶

性味咸、甘、凉，归肝、肾、心经，功能滋阴补血止血，对阴虚潮热、肾阴不足之崩漏等症尤为适宜。用量3～9克，烊化兑服。

鳖甲（《神农本草经》）

【来源】为鳖科动物鳖的背甲。

【性味归经】咸，寒，归肝、肾经。

【功效】滋阴潜阳，退热除蒸，软坚散结。

【用量】15～30克。

【临床应用】

1. 用于肝肾阴虚诸症。

①阴虚阳亢，头晕目眩等，常配伍生地黄、菊花、牡蛎等，以达滋阴潜阳之效。

②本品是治疗阴虚发热的要药。治疗阴虚发热，常配伍青蒿、秦艽、知母等。

青蒿鳖甲汤

青蒿6克，鳖甲15克，生地黄12克，牡丹皮9克，知母6克。

用于温病后期，邪热未尽，深伏阴分，阴液已伤，也可用于阴虚内热引发的潮热。

（处方来源:《温病条辨》）

③阴虚风动，手足蠕动，常配伍生地黄、牡蛎、阿胶等，以达滋阴息风之效，另有秦艽鳖甲散。

秦艽鳖甲散

柴胡30克，鳖甲30克，地骨皮30克，秦艽15克，当归15克，知母15克。

滋阴养血，清热除蒸，用于咽燥，盗汗。

（处方来源:《卫生宝鉴》）

2. 用于癥瘕痞块、疟疾、闭经等证，常配伍柴胡、牡丹皮、土鳖虫等，以达行气活血、软坚散结之效。

鳖甲煎丸

鳖甲90克，射干22.5克，桃仁15克，大黄22.5克，土鳖虫37克，牡丹皮37克，柴胡45克，黄芩22.5克，鼠妇22.5克，干姜22.5克，白芍37克，葶苈7.5克，石韦22.5克，厚朴22.5克，瞿麦15克，紫葳22.5克，阿胶22.5克，蜂蜜30克，赤硝

90 克，蜣螂 45 克，半夏 7.5 克，人参 7.5 克，桂枝 22.5 克。

用于久疟、疟母见肝脾肿大、胁肋疼痛等。

（处方来源：《金匮要略》）

【禁忌】阴虚无热、脾虚泄泻者忌用，孕妇慎用，不可与芹菜、鸭蛋同服。

【参考】本品含动物胶、角蛋白、碘质、维生素 D 等，还有氨基酸、多糖、钙、铁、镉等元素。

①增强免疫功能。

②防止细胞突变，抗肿瘤，抗癌。

③促进造血功能，提高血红蛋白含量。

④抗肝损伤，保护肝功能，抗肝纤维化，抑制肝、脾结缔组织增生。

⑤降低胆固醇、甘油三酯、血清透明质酸。

⑥增加骨密度和股骨钙含量。

⑦抗疲劳，补血。

第十八章　收涩药

收涩药，又称固涩药，是以收敛固涩为主要作用的药物。本类药物大多性味酸涩，分别具有敛汗、止咳、止泻、固精、缩尿、止血、止带等作用，主要用于治疗正气不固，久病体虚所引起的自汗、盗汗、久咳虚喘、遗精、滑精、尿频遗尿、崩漏带下不止等滑脱不禁的各种病症。

需要注意的是，收涩药主要是治病之标，尚不能治本，所以临床中必须以治本药做后盾，标本兼顾，以正气为本，才能对症的起因更有针对性。如：

①治疗气虚自汗、阴虚盗汗者，则分别配伍补气药、补阴药。

②治疗脾肾阳虚久泻不止者，要配伍温补脾肾药。

③治疗遗精滑精、遗尿尿频者，当配伍补肾药。

④冲任不固，崩漏不止者，要配伍补肝肾、固冲任药。

⑤治疗肺肾虚损，久咳虚喘者，宜配伍补肾益肺、纳气平喘药。

临床中一定要看具体的证候，求本而配伍，标本兼顾，才能取得满意的临床疗效。另外需要注意，收涩药有敛邪之弊，所以凡表邪未解，内有湿滞、湿热及郁热未清者，均不宜用，对某些兼有清湿热、解毒等功效的收涩药，可以斟酌使用。

根据药理学及临床使用的不同，收涩药分为固表止汗药、敛肺涩肠药、固精缩尿止带药三类，现分别记述。

第一节　固表止汗药

本类药物的功能为固表敛汗止汗，用于自汗、盗汗、津液外泄之证。自汗多因肺脾气虚，卫表不固引起，故治疗时当配伍补气固表药；盗汗多因阴虚内热所致，治疗时当配伍滋阴清热药。如遇实邪所致汗出，祛邪是当务之急，非本类药物所宜。

麻黄根（《本草经集注》）

【来源】为麻黄科多年生草本小灌木植物草麻黄或中麻黄的根及根茎。

【性味归经】甘，平，归肺经。

【功效】止汗固表。

【用量】3～9克。

【临床应用】用于自汗、盗汗，是止汗的专用药，归肺经，能行肌表，实卫气，固腠理，闭毛窍。

①治疗气虚自汗，常与黄芪、煅牡蛎同用。

牡蛎散

黄芪、煅牡蛎、麻黄根各 30 克。

每服 9 克，加浮小麦 30 克，水煎服。益气固表，敛阴止汗，用于自汗、盗汗，夜卧尤甚，短气烦倦，舌淡红，脉细数。

（处方来源：《太平惠民和剂局方》）

②治疗盗汗，常与生地黄、五味子、牡蛎配伍。

③治疗产后虚汗不止，可配伍当归、黄芪等。

【禁忌】有表邪者忌用。

【参考】本品含有麻黄根素、生物碱、麻黄酚等。

①麻黄根素可升高血压，生物碱可降低血压。

②对末梢血管有扩张作用。

③对肠管、子宫平滑肌有兴奋收缩作用。

浮小麦（《本草蒙筌》）

【来源】为禾本科一年生草本植物小麦未成熟瘪瘦的颖果，以水淘之浮起。

【性味归经】甘，凉，归心经。

【功效】止汗，除热。

【用量】6 ～ 12 克。

【临床应用】

1. 用于自汗、盗汗，常与牡蛎、黄芪、麻黄根等配伍，也可单用炒焦研末，米汤调服，每次 6 克。

牡蛎散

黄芪 30 克，牡蛎 30 克，麻黄根 30 克。

每服 9 克，加浮小麦 30 克，水煎服。用于气虚自汗。

（处方来源：《太平惠民和剂局方》）

2. 用于阴虚发热，骨蒸劳热等，常与生地黄、麦冬、地骨皮等同用。

3. 养心安神。

甘麦大枣汤

浮小麦 15 克，甘草 9 克，大枣 10 枚。

用于脏躁证，表现为妇人精神失常，悲伤欲哭，心烦口渴。

（处方来源：《金匮要略》）

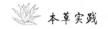

【禁忌】寒湿证不用。

【参考】本品主要含有淀粉、蛋白质、糖类、粗纤维，另含谷甾醇、卵磷脂、尿囊素、精氨酸、淀粉酶、蛋白分解酶、维生素 B、维生素 E 等。

【附注】小麦

味甘，微寒，归心经，功效为养心除烦，治疗心神不宁，烦躁失眠，以及妇人狂躁，30 ～ 60 克，水煎服。

第二节　敛肺涩肠药

本类药酸涩、收敛，主要功能是敛肺止咳喘，涩肠止泻痢。应用时，要根据脏腑虚亏情况酌情配伍：

①肺气虚者，应配伍补肺药。

②肾气虚者，应配伍补肾纳气药。

③脾虚气陷者，配伍补气升提药。

④脾肾阳虚者，配伍温补脾肾药。

需要注意：敛肺止咳药不宜用于咳嗽初起及痰壅肺实之喘咳，涩肠止泻药不宜用于泻痢初起、邪气方盛及食积腹泻。

五味子《神农本草经》

【来源】为木兰科多年生落叶木质藤本植物五味子（北）或华中五味子（南）的成熟果实。

【性味归经】酸、甘，温，归肺、心、肾经。

【功效】敛肺滋肾，生津敛汗，涩精止泻，宁心安神。

【处方用名】

五味子：又名玄及，偏于敛肺止咳。

醋五味子：拌醋蒸制者，增强收敛作用。

酒五味子：拌酒蒸制者，偏于滋肾固精。

【用量】3 ～ 6 克。

【临床应用】

1.治疗久咳虚喘，是治疗久咳虚喘的要药。

①常配罂粟壳，以达敛肺止咳之效。

②都气丸（七味都气丸）

熟地黄 24 克，山茱萸 12 克，山药 12 克，泽泻 9 克，牡丹皮 9 克，茯苓 9 克，五味子 6 克。

用于肾阴虚而喘，面赤呃逆者。

（处方来源：《症因脉治》）

③用于寒饮咳喘证。

小青龙汤

麻黄9克，桂枝9克，白芍9克，干姜9克，半夏9克，细辛3克，五味子6克，炙甘草9克。

解表化饮，用于风寒客表，水饮内停，恶寒发热，无汗而喘，痰多稀白，舌苔白滑。

（处方来源：《伤寒论》）

2. 用于津伤口渴及消渴。

①热伤气阴，汗多口渴，常配伍人参、麦冬等。

生脉散

人参9克，麦冬9克，五味子6克。（另有记载用量分别为15克、15克、6克）

用于热伤元气，津伤口渴，汗出气短，脉虚或久喘肺虚，有上述脉证者。

（处方来源：《内外伤辨惑论》；另《医学启源》中也有记载）

②治疗消渴，常配伍山药、天花粉、黄芪等，以达益气生津之效。

玉液汤

生黄芪15克，葛根5克，知母18克，天花粉9克，生山药30克，生鸡内金6克，五味子9克。

用于消渴，口干尿多，以补脾固肾，益气阴。

（处方来源：《医学衷中参西录》）

3. 用于梦遗滑精、遗尿尿频，用五味子补肾涩精止遗，常配伍桑螵蛸、龙骨、金樱子等药。

另有治疗梦遗者，配伍麦冬、山茱萸、熟地黄等，如麦味地黄丸。

麦味地黄丸

六味地黄丸加麦冬15克，五味子15克。

滋补肺肾，用于虚烦劳热，咳嗽盗汗，梦遗尿频。

（处方来源：《医部全录》引《体仁汇编》）

注：本方有多个版本，同名，但剂量有别。

4. 治疗久泻久痢。

四神丸

补骨脂12克，五味子6克，肉豆蔻6克，吴茱萸3克，生姜12克，大枣10枚。

温肾暖脾，固肠止泻，尤对脾肾虚寒五更泻，不思饮食，食不消化，神疲乏力更宜。

（处方来源：《内科摘要》）

5. 治疗心悸失眠，以滋阴养血，宁心安神。

天王补心丹

生地黄 12 克，当归、酸枣仁、柏子仁、麦冬、天冬、五味子各 9 克，人参、玄参、丹参、远志、茯苓、桔梗各 5 克。

炼蜜为丸，每丸重 6 克，每服 1 丸。用于阴虚血少，虚烦心悸，睡眠不安，怔忡健忘，潮热面赤，口舌生疮，脉细数。

（处方来源：《校注妇人良方》）

6. 用于自汗、盗汗，常配伍麻黄根、牡蛎等，以达敛肺止汗之效。

【禁忌】外有表邪，内有实热者忌用。

【参考】北五味子含有挥发油、有机酸、多糖、鞣质、维生素 E、木质素类。

①对神经系统各中枢有兴奋作用，能使大脑皮层的兴奋与抑制过程得到平衡。

②镇咳祛痰，对呼吸系统有兴奋作用。

③有适应原样作用，增强抗体对非特异性刺激的防御能力，增强细胞免疫功能，有提高机体免疫力的作用。

④抗氧化，抗衰老。

⑤利胆，降低转氨酶，对肝细胞有保护作用。

⑥降血压，抑菌。

乌梅（《神农本草经》）

【来源】为蔷薇科落叶乔木植物梅的近成熟果实。

【性味归经】酸、涩，平，归肝、脾、肺、大肠经。

【功效】敛肺，涩肠，安蛔，生津。

【处方用名】

乌梅：又名建梅、梅子，为晒干的乌梅。

乌梅肉：为去核的晒干乌梅。

乌梅炭：为炒炭的乌梅，用于收敛止血。

【用量】3 ～ 10 克，大剂量可用至 30 克。

【临床应用】

1. 用于肺虚久咳，常配伍苦杏仁、罂粟壳等。

一服散

乌梅 2 个，罂粟壳 3 个，半夏 3 个，苦杏仁 7 个，阿胶 2 片，紫苏叶 10 叶，生姜 10 片，甘草 3 克。

用于肺虚久咳。

（处方来源：《世医得效方》）

2. 用于久泻久痢，常配伍肉豆蔻、诃子、罂粟壳等。

固肠丸

乌梅9克，肉豆蔻9克，诃子9克，罂粟壳4.5克，苍术9克，人参9克，茯苓9克，木香4.5克。

用于久泻不止。

（处方来源：《证治准绳》）

注：本方有多个版本，同名但药品不同、剂量不一。

3. 用于蛔厥、腹痛、肢厥，甚至吐蛔。

乌梅丸

乌梅30克，细辛3克，干姜9克，黄连9克，当归6克，附子6克，蜀椒5克，桂枝6克，人参6克，黄柏6克。

温脏安蛔，用于蛔厥证，也用于久泻久痢。

（处方来源：《伤寒论》）

4. 用于消渴，常配伍天花粉、葛根、麦冬等。

5. 收敛止血，用于便血、崩漏。

【禁忌】表邪未解，里实者忌用。

【参考】本品含有机酸类如枸橼酸、苹果酸、琥珀酸、酒石酸等，还有熊果酸、芦丁、豆甾醇等及碳水化合物。

①促进胆汁分泌。

②对蛔虫有抑制作用。

③增强机体免疫功能。

④有镇咳作用。

⑤抗菌、抗休克。

⑥止泻。

罂粟壳（《本草发挥》）

【来源】为罂粟科一年生或两年生草本植物罂粟成熟蒴果的外壳。

【性味归经】酸、涩，平，有毒，归肺、大肠、肾经。

【功效】涩肠，敛肺，止痛。

【处方用名】

罂粟壳：又名米壳、御米壳、粟壳，为晒干者。

炙罂粟壳：蜜炙者，偏于止咳。

醋罂粟壳：醋炙者，偏于止泻止痛。

【用量】3～6克。

【临床应用】

1. 用于久泻久痢，常与诃子、乌梅配伍。《本草纲目》载其"为涩肠止泻之圣药"。

①治疗脾虚中寒，久痢不止者，有代表方剂真人养脏汤。

真人养脏汤

人参6克，当归6克，白术6克，肉豆蔻8克，肉桂6克，炙甘草6克，白芍12克，木香3克，诃子9克，罂粟壳9克。

涩肠固脱，温补脾肾，用于久泻久痢，脾肾虚寒，滑脱不禁，甚者脱肛，腹痛喜温喜按，不思饮食，舌淡，苔白，脉沉迟细。

（处方来源：《太平惠民和剂局方》）

②本品亦可单用。

2. 用于肺虚久咳，可单用研末冲服，每次1.5克，蜜汤送下，亦常与乌梅、五味子等同用。

3. 脘腹疼痛，筋骨疼痛，单用或入复方配伍使用。

【禁忌】本药易成瘾，不可常服久服。孕妇、儿童禁用，运动员不用。咳嗽、泻痢初起者不宜。

【参考】本品主要含生物碱成分如吗啡、可待因、那可汀、那碎因、罂粟碱、罂粟壳碱等，另有多糖、内消旋肌醇、赤藓醇等。

①有显著的镇痛、镇咳作用。

②缓解支气管平滑肌痉挛。

③减少胃肠蠕动及消化液分泌，止泻。

④使用本品时，应时刻注意生物碱类的不良反应，不可轻视。

诃子 (《药性论》)

【来源】为使君子科落叶乔木植物诃子或绒毛诃子的成熟果实。

【性味归经】苦、酸、涩，平，归肺、大肠经。

【功效】涩肠止泻，敛肺止咳，降火利咽。

【用量】3～10克。

【临床应用】

1. 用于久泻久痢、脱肛等证。

①久痢有热，常配伍黄连、木香、甘草等。

诃子散

诃子30克，黄连9克，木香15克，甘草9克（白术、白芍调下）。

用于久痢腹痛有热者。

（处方来源：《伤寒六书·素问病机气宜保命集》）

注：与本方重名方剂甚多，所用药物不同。

②用于虚寒型久痢、脱肛，常与干姜、罂粟壳等同用。

诃子皮散

诃子 9 克，干姜 4.5 克，罂粟壳 6 克，橘皮 9 克。

空心热服。主治脱肛日久，赤白痢。

（处方来源：《兰室秘藏》）

③用于中气下陷脱肛，配伍人参、黄芪、升麻等；若配伍防风、秦艽、白芷等，可治肠风下血证。

2.用于肺虚喘咳，久嗽不止，咽痛音哑诸症。

①肺虚久咳、失音，可配伍人参、五味子、桔梗等。

②痰热郁肺，久咳失音，常与桔梗、甘草同用。

【禁忌】有邪未解，内有湿热积滞者忌用，痰嗽泻痢初起者也不用。

【参考】本品主要含鞣质、诃子酸、诃黎勒酸、诃子鞣质、三萜类、有机酸类、脂肪酸类。

①收敛止泻。

②缓解气管平滑肌痉挛。

③强心，降血糖，抗氧化，抗肿瘤，改善血循环。

④抑菌，抗病毒。

肉豆蔻（《药性论》）

【来源】为肉豆蔻科高大乔木植物肉豆蔻的成熟种仁。

【性味归经】辛，温，归脾、胃、大肠经。

【功效】涩肠止泻，温中行气。

【用量】3～9 克。

【临床应用】

1.本品为治疗虚寒性泻痢的要药。

①脾胃虚寒性久泻证，常配伍肉桂、党参、诃子等。

真人养脏汤

人参 6 克，当归 6 克，白术 6 克，肉豆蔻 8 克，肉桂 6 克，炙甘草 6 克，白芍 12 克，木香 3 克，诃子 9 克，罂粟壳 9 克。

涩肠固脱，温补脾肾，用于虚寒性久泻。

（处方来源：《太平惠民和剂局方》）

②用于脾肾阳虚五更泻，配伍补骨脂、五味子、吴茱萸。

四神丸

肉豆蔻 6 克，补骨脂 12 克，五味子 6 克，吴茱萸 3 克，生姜 12 克，大枣 10 枚。

用于脾肾阳虚，五更泄泻，食不消化，久泻不愈，腹痛喜温，腰酸肢冷，舌淡，苔白，脉沉迟无力。

（处方来源:《内科摘要》）

2. 用于胃寒气滞，脘腹胀痛不舒，食少作呕，常与木香、姜半夏同用。

【禁忌】湿热泻痢者不宜。不可过量，会导致中毒。

【参考】本品含挥发油，主要为肉豆蔻醚、丁香酚、异丁香酚、松油 -4- 烯醇，还含有脂肪油及多种萜烯类化合物。

①生肉豆蔻有滑肠作用。

②有增进食欲、促消化作用，大剂量对胃肠道有抑制作用。

③有抗菌、麻醉作用。

④肉豆蔻醚对正常人有致幻作用。

五倍子（《本草拾遗》）

【来源】为漆树科落叶灌木或小乔木植物盐肤木、青麸杨或红麸杨叶上的虫瘿，主要由五倍子蚜寄生而形成。

【性味归经】酸、涩，寒，归肺、大肠、肾经。

【功效】敛肺降火，涩肠止泻，固经止遗，止汗止血。

【用量】3 ～ 6 克。

【临床应用】

1. 用于咳嗽。

①肺虚久咳，常与五味子、罂粟壳等同用。

②肺热痰嗽，常与黄芩、瓜蒌、贝母同用。

2. 用于久泻久痢，常与诃子、五味子等同用。

3. 用于遗精、滑精，常配伍龙骨、茯苓等。

玉锁丹

五倍子 180 克，茯苓 120 克，龙骨 60 克。

研末，水糊为丸，空心盐汤服。用于肾精虚损，真阳不固，遗精滑泄，小便白浊。

（处方来源:《太平惠民和剂局方》）

4. 用于自汗、盗汗，常配伍其他敛肺止汗药。

5. 用于崩漏、便血、痔血等，常与棕榈炭、血余炭、艾炭、地榆等同用。

6. 本品尚有解毒、消肿、祛湿、敛疮、止血等功效，用于疮痈、疔肿、湿疮流水、溃疡不敛、脱肛不收、子宫脱垂等症。可单用研末外敷，或煎汤熏洗，或与枯矾同用。

【禁忌】外感风寒，肺有实热，积滞未清者忌用。

【参考】本品含鞣质、没食子酸、脂肪酸等。

①对蛋白质有沉淀作用而呈现收敛作用。

②对若干金属、生物碱苷类中毒有解毒作用。

③有抑菌作用。

④减轻肠道炎症，止泻。

赤石脂（《神农本草经》）

【来源】为硅酸盐类矿物多水高岭石族多水高岭石，主含四水硅酸铝。

【性味归经】甘、涩，温，归大肠、胃经。

【功效】涩肠止泻，收敛止血，敛疮生肌。

【用量】9～12克，宜入丸、散剂，外用适量。

【临床应用】

1.用于久泻久痢，滑脱不禁，常与禹余粮同用，如赤石脂禹余粮汤；也常配伍干姜、粳米等，如桃花汤。

赤石脂禹余粮汤

赤石脂、禹余粮各12克。

二药合用，涩肠固脱，治疗久痢滑泄，下关失约。

（处方来源:《伤寒论》）

桃花汤

赤石脂、粳米、干姜。

用于下痢便脓血。

（处方来源:《伤寒论》）

2.用于虚寒性崩漏，便血。

①常与乌贼骨、侧柏叶、禹余粮、炮姜等同用。

②可配伍鹿角霜、芡实等温肾止带药，用于带下日久不愈。

3.用于疮疡溃后不敛，常配伍煅龙骨、炉甘石、血竭等，研细末掺于疮口，也用于湿疮流水。

【禁忌】非虚滑而有实邪者忌用。畏肉桂、桂枝。孕妇慎用。

【参考】本品含有四水硅酸铝，还含钛、镍、锶、钡等微量元素。

①本药有吸附作用，能吸收消化道有毒物质、细菌毒素及代谢产物，减少其对肠道黏膜的刺激，有止泻作用。

②能制止胃肠道出血，对胃肠黏膜有保护作用

③可用于内服磷、汞等的解救。

禹余粮（《神农本草经》）

【来源】一种含氧化铁的矿石，主含碱式氧化铁。

【性味归经】甘、涩，微寒，归胃、大肠经。

【功效】涩肠止泻，收敛止血。

【用量】9～15克。

【临床应用】

1. 用于治疗久泻久痢，常与赤石脂相须为用，如赤石脂禹余粮汤（《伤寒论》）。

2. 用于便血、崩漏。

①治疗气虚失摄之大便出血，可配伍人参、白术、棕榈炭等。

②治疗崩漏带下，常与海螵蛸、赤石脂、龙骨等同用。

3. 用于止带。肾虚带脉不固，带下清稀者，常与海螵蛸、煅牡蛎、白果等药同用。

【禁忌】实证者不用，孕妇慎用。

【参考】本品含碱式氧化铁及磷酸盐、镁、铝、钾、钠等。

①能抑制肠蠕动。

②能缩短出、凝血时间，煅品出现延长作用。

③促进胸腺增生，提高细胞免疫作用。

石榴皮（《名医别录》）

【来源】为石榴科植物石榴的干燥果皮。

【性味归经】酸、涩，温，归大肠经。

【功效】涩肠，杀虫。

【用量】3～6克。

【临床应用】

1. 治疗久泻、久痢、脱肛，以涩肠止泻。可单用或研末服，常与肉豆蔻、诃子配伍。

黄连汤

石榴皮9克，黄连4.5克，黄柏4.5克，阿胶9克，干姜4.5克，当归9克，甘草9克。

用于红白久痢。

（处方来源:《备急千金要方》）

2. 用于肠道寄生虫，可配伍槟榔煎服或研末服。

3. 可用于滑精、崩漏、带下。

【禁忌】有实邪及痢疾初起者不用。

【参考】本药主要含有鞣质、石榴皮碱、没食子酸、异槲皮苷、甘露醇、草酸钙等。

①有抑菌作用和抗病毒作用。

②有收敛作用。

③可杀灭绦虫。

④有保肝、调解免疫、抑制胃酸分泌、抗胃溃疡作用。

第三节 固精缩尿止带药

本类药物酸涩收敛，具有固精、缩尿、止带作用，部分药物兼有补肝肾的功效，适用于肾虚遗精、滑精、遗尿、尿频及带下等证，常与温补肾阳或补脾的药物配合使用，以达到标本兼顾的疗效，但不适合湿热所致的遗精、尿频。

山茱萸（《神农本草经》）

【来源】为山茱萸科落叶小乔木植物山茱萸的成熟果肉。

【性味归经】酸、涩，微温，归肝、肾经。

【功效】补益肝肾，收敛固涩。

【处方用品】

山茱萸：又名山萸肉、枣皮，主要用以敛阴止汗。

酒山茱萸：酒制者，增强了固精缩尿的功效。

【用量】5～10克，大剂量可用至30克。

【临床应用】

1. 用于肝肾亏虚，是补益肝肾的要药。

①肝肾阴亏，腰膝酸软，常配伍熟地黄、山药、泽泻等，以养阴补肾。

六味地黄丸

熟地黄24克，山茱萸12克，山药12克，茯苓9克，泽泻9克，牡丹皮9克。

用于肝肾不足，虚火上炎所致的腰膝酸软，骨蒸盗汗，头晕目眩，耳鸣耳聋，消渴遗精，舌燥喉痛，牙齿摇动，足跟疼痛等症。

（处方来源:《小儿药证直诀》）

②治疗命门火衰，腰膝冷痛，小便不利等症，常配伍附子、肉桂。

肾气丸

六味地黄丸加附子3克，肉桂3克。

用于肾阳虚所致的腰痛脚弱，身半以下常有冷感，少腹拘急，小便不利或频数，以及痰饮、消渴水肿、转胞等证。

（处方来源:《金匮要略》）

注：又名金匮肾气丸、崔氏八味丸、八味地黄丸。

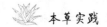

2. 补肾益精，固精缩尿，用于遗精、滑精、遗尿、尿频，是固精止遗的要药，如六味地黄丸（《小儿药证直诀》）、肾气丸（《金匮要略》）。

①常配伍金樱子、覆盆子、桑螵蛸等，以补肾固涩。

②另有草还丹治疗上述证候。

草还丹

山茱萸 500 克，补骨脂 250 克，当归 120 克，麝香 3 克。

共细末，盐汤送。

（处方来源：《扶寿精方》）

3. 治疗月经过多，崩漏带下，以补肝肾，固冲任。

固冲汤

白术 30 克，黄芪 18 克，龙骨 24 克，牡蛎 24 克，山茱萸 24 克，白芍 12 克，海螵蛸 12 克，茜草 9 克，棕榈炭 6 克，五倍子 1.5 克。

用于脾肾虚弱，冲脉不固，月经过多或漏下不止，色淡质稀，心悸气短，舌淡，脉细弱。

（处方来源：《医学衷中参西录》）

若带下不止，山茱萸可配伍莲子、芡实、煅龙骨等使用。

4. 治疗大汗虚脱，常与人参、附子、龙骨等同用。

来复汤

山茱萸 60 克，生龙骨 30 克，生牡蛎 30 克，白芍 18 克，山参 12 克，炙甘草 6 克。

补益元气，回阳救逆，敛汗固脱。

（处方来源：《医学衷中参西录》）

5. 治疗内热消渴，常配伍黄精、枸杞子、天花粉等，以滋补肝肾，清热生津。

【禁忌】内有湿热，小便不利者忌用。

【参考】本品含有山茱萸苷、马前苷、皂苷、鞣质、挥发油、熊果酸、没食子酸、苹果酸及维生素 A 等。

①有收敛作用。

②有抗组胺作用。

③增强免疫，抗肝损害，抗氧化。

④升高白细胞，抑制癌细胞。

⑤抑制血小板聚集，抗血栓形成。

⑥抑菌，抗流感病毒。

⑦利尿，降血压，降血糖。

金樱子（《雷公炮炙论》）

【来源】为蔷薇科常绿攀缘灌木植物金樱子的成熟果实。

【性味归经】酸、涩，平，归肾、膀胱、大肠经。

【功效】固精缩尿，固崩止带，涩肠止泻。

【用量】6～12克，可入丸、膏剂。

【临床应用】

1.治疗遗精、滑精、遗尿、尿频，常配伍芡实，也可配伍菟丝子、补骨脂、海螵蛸等补肾固涩之品。

水陆二仙丹

芡实、金樱子各12克。

用于遗精、白浊、尿频、白带过多。

（处方来源：《洪氏集验方》；另《仁存堂经验方》有载）

2.若崩漏，可与山茱萸、黄芪、阿胶配伍使用。

3.带下不止，可与椿皮、海螵蛸、莲子等同用。

4.用于久泻久痢，常与党参、白术、罂粟壳配伍，或与人参、白术、芡实配伍。

秘元煎

远志2.4克，山药6克，芡实6克，酸枣仁6克，金樱子6克，白术3克，茯苓3克，炙甘草3克，人参6克，五味子14粒。

益气养心，健脾固涩，用于治疗肝肾亏虚，脾虚气陷，遗精滑精，小便频数，久泻久痢，带浊漏下。

（处方来源：《景岳全书》）

【禁忌】内有湿热，小便不利者不用。

【参考】本品含多糖、黄酮类、三萜类、鞣质、有机酸、柠檬酸、苹果酸、维生素E、皂苷等，以及少量淀粉。

①有收敛、止泻作用。

②增强非特异性免疫功能。

③抗氧化，抗动脉硬化，降血脂。

④抑菌，抗炎。

莲子（《神农本草经》）

【来源】为睡莲科多年生水生草本植物莲的成熟种子。

【性味归经】甘、涩，平，归脾、肾、心经。

【功效】益肾固精，健脾止泻，止带，养心安神。

【用量】10～15克。

【临床应用】

1.治疗遗精、滑精、遗尿，常配伍龙骨、芡实、沙苑子等。

金锁固精丸

沙苑子 12 克，芡实 12 克，莲须 12 克，龙骨 6 克，牡蛎 6 克，莲子 10 克。

用于肾虚不固，遗精滑精，神疲乏力，腰痛耳鸣。

（处方来源:《医方集解》）

2.治疗脾虚泄泻，常与人参、白术、山药等配伍。

参苓白术散

人参 15 克，白术 15 克，茯苓 15 克，炙甘草 10 克，山药 15 克，白扁豆 12 克，莲子 9 克，薏苡仁 9 克，砂仁 6 克，桔梗 6 克，大枣汤下。

用于脾胃虚弱，饮食不消，大便泄泻，形瘦体弱，四肢乏力，脉虚而缓。

（处方来源:《太平惠民和剂局方》）

3.治疗脾虚或脾肾两虚之带下。

①脾虚带下者，常与人参、茯苓、白术等同用。

②脾肾两虚，带下清稀，腰膝酸软，常与山茱萸、芡实、山药等配伍。

4.治疗虚烦、心悸、失眠，以交通心肾，常与酸枣仁、茯神、远志、麦冬等同用。

【禁忌】凡有实热、大便燥结者不用。

【参考】本品含黄酮类化合物槲皮素、金丝桃苷、芦丁等，还含有淀粉、蛋白质、脂肪、多聚糖、钙、铁、磷等。

①抗氧化。

②增强免疫功能，延缓衰老。

【附注】莲须、莲房、莲子心、荷叶、荷梗、石莲子。

1.莲须，为莲的干燥雄蕊。

性味归经：甘、涩，平，归心、肾经。

功效：固肾涩精，适用于遗精，滑精，带下。

用量：3～5 克。

2.莲房，为莲的干燥花托。

性味归经：苦、涩，温，归肝经。

功效：化瘀止血，适用于崩漏，尿血，痔血，产后瘀阻，恶露不尽。

用量：5～10 克，可炒炭用。

3.莲子心，为莲的成熟种子中的青嫩胚芽、胚根。

性味归经：苦，寒，归心、肾经。

功效：清心安神，交通心肾，涩精止血。适用于温病热入心包，神昏谵语，心肾不交，失眠遗精，血热吐血等。

用量：2～3克。

4. 荷叶，为莲的叶片（干燥者）。

性味归经：苦，平，归肝、脾、胃经。

功效：清暑化湿，生发清阳，凉血止血。适用于暑热烦渴，暑湿泄泻，血热吐衄，便血崩漏。

用量：3～10克。

荷叶炭：收涩，化瘀，止血，适用于出血证，产后血晕。用量为3～6克。

5. 荷梗，为莲的干燥叶柄和花柄。

性味归经：苦，平，归肺、脾、胃经。

功效：通气宽胸，和胃安胎。主治外感暑湿，胸闷不畅，妊娠呕吐，胎动不安。

用量：10～15克。

6. 石莲子，为莲的老熟的果实。

性味归经：甘、涩、微苦，归脾、胃、心经。

功效：清湿热，开胃进食，清心宁神，涩精止遗。适用于噤口痢，呕吐不食，心烦失眠，遗精，尿浊，带下等。

用量：9～12克。虚寒久痢者忌用。

芡实（《神农本草经》）

【来源】为睡莲科一年生水生草本植物芡的成熟种仁。

【性味归经】甘、涩，平，归脾、肾经。

【功效】益肾固精，补脾止泻，除湿止带。

【用量】9～15克。

【临床应用】

1. 用于肾虚遗精滑精，遗尿尿频。

①水陆二仙丹

芡实、金樱子各12克。

研细末，盐汤送服。益肾滋阴，收敛固摄，使肾气得补，精关自固，则遗精、遗尿、带下蠲除。

（处方来源：《洪氏集验方》；另《仁存堂经验方》有载）

②亦常与金樱子、莲须、牡蛎等配伍，治疗上证。

金锁固精丸

沙苑子12克，芡实12克，莲须12克，龙骨6克，牡蛎6克，莲子10克。

（处方来源：《医方集解》）

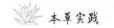

2. 治疗久泻，常与党参、白术、莲子等同用，以达健脾利湿、收敛止泻之效。

3. 治疗白浊带下，有良好的止带作用。

①湿热带下，常配伍黄柏、车前子等。

易黄汤

黄柏 6 克，芡实 30 克，山药 30 克，车前子 3 克，白果 12 克。

用于脾肾虚弱，湿热带下，黏稠量多，头眩乏力。

（处方来源：《傅青主女科》）

②脾虚带下，常与白术、山药、金樱子同用，以达健脾除湿止带之效。

【禁忌】大小便不利者忌用。

【参考】本品主要含淀粉、蛋白质、脂肪、核黄素、抗坏血酸、钙、磷、铁等及多种维生素。

①有较强的抗氧化作用。

②清除自由基。

③减轻心肌缺血再灌注损伤。

桑螵蛸（《神农本草经》）

【来源】为螳螂科昆虫大刀螂、小刀螂或巨斧螳螂的卵鞘。

【性味归经】甘、咸，平，归肝、肾经。

【功效】固精缩尿，补肾助阳。

【用量】5～10 克。

【临床应用】

1. 用于肾虚不固之遗精、遗尿、阳痿等症。

①小儿遗尿，常与黄芪、益智仁等同用。

②妊娠尿频不禁，可单用为末，米汤送服。

③遗精、滑精，常与山茱萸、沙苑子、龙骨等同用。

2. 用于肾虚阳痿，以补肾助阳，可与鹿茸、肉苁蓉、菟丝子同用。

【禁忌】阴虚火旺，膀胱蕴热，小便短涩者不用。

【参考】本品含蛋白质、脂肪、氨基酸、维生素、铁、钙、胡萝卜类色素等。

①具有一定的抗利尿作用。

②有抗缺氧、抗疲劳、抗氧化作用。

③有降血糖、降血脂、抗肿瘤作用。

海螵蛸（《神农本草经》）

【来源】为乌贼科动物无针乌贼或金乌贼的干燥内壳，别名乌贼骨。

【性味归经】咸、涩，温，归脾、肾经。

【功效】固精止带，收敛止血，制酸止痛，收湿敛疮。

【用量】5～10克。

【临床应用】

1. 用于肾虚遗精，赤白带下。

①常与山茱萸、菟丝子、沙苑子等同用。

②用于带下，还可配伍白芷、血余炭等。

白芷散

白芷30克，血余炭1团，海螵蛸2个。

用于赤白带下。

（处方来源：《妇人大全良方》）

2. 用于多种出血。

①崩漏，常配伍茜草、棕榈炭、五倍子等。

固冲汤

黄芪18克，白术30克，海螵蛸12克，茜草9克，龙骨24克，牡蛎24克，山茱萸24克，生白芍12克，棕榈炭6克，五倍子1.5克。

用于脾肾虚弱，冲脉不固，崩漏或月经过多。

（处方来源：《医学衷中参西录》）

②治疗吐血、便血，常配伍白及。

乌及散

乌贼骨3克，白及6克。

制酸止痛，收敛止血，保护胃黏膜。治疗吐血、便血等。

（处方来源：《上海中医药杂志》）

③外伤出血，可单用或配伍蒲黄等，研细末外敷。

3. 用于胃痛反酸，有良好的制酸止痛的作用，常与白及、贝母、瓦楞子同用。

4. 用于湿疹、疮疡不敛等症。

①湿疹、湿疮，可与黄柏、青黛、煅石膏等研末外敷。

②溃疡多脓，久不愈合，单用研末或配伍煅石膏、枯矾、冰片等，共为细末，撒敷患处。

【禁忌】阴虚多热者不用。

【参考】本品含碳酸钙、壳角质、黏液质、钠、镁及多种微量元素等。

①能中和盐酸，抑制胃酸过多，促进溃疡面愈合。

②抗放射，抗肿瘤。

③接骨，缩短骨折愈合的时间。

覆盆子（《名医别录》）

【来源】蔷薇科落叶灌木植物华东覆盆子的未成熟果实。

【性味归经】甘、酸，微温，归肝、肾经。

【功效】益肾固精缩尿，养肝明目。

【用量】5～10克。

【临床应用】

1. 用于肾虚不固，遗精滑精，遗尿尿频，阳痿早泄，常与枸杞子、菟丝子、五味子等同用。

①五子衍宗丸

枸杞子240克，菟丝子240克，覆盆子120克，五味子30克，车前子60克。

用于遗精，滑精，肾虚阳痿，不育。

（处方来源：《摄生众妙方》）

②治疗尿频遗尿，常与桑螵蛸、益智仁、金樱子等同用。

2. 治疗肝肾不足，视物昏花，常与枸杞子、菟丝子、熟地黄、桑椹等配伍。

【禁忌】内有湿热、小便不利者不用。

【参考】本品含有机酸类鞣花酸、覆盆子酸、枸橼酸、苹果酸，黄酮类，萜类，多糖，维生素E等。

①有类似雌激素样作用。

②调节下丘脑－垂体－性腺轴功能。

③改善记忆力，延缓衰老。

④抑菌，抗诱变，促进淋巴细胞增生。

第十九章 其他药

本章所引药物包括涌吐药、解毒杀虫燥湿止痒药、拔毒化腐生肌药等。因为这部分药物功效特殊，数量不多，故不单独成章，并在一起，称之为"其他药"。

这些药分别有促使呕吐、解毒消肿、杀虫止痒、化腐排脓、生肌敛疮等作用，按不同功效，分别叙述。

这些药物大部分具有不同程度的毒性，无论内服外用，要特加注意，尤其内服者，必严法炮制。以丸、散者，要把控好剂量，又不可多服、久服、中病即停。外用时，也需要经制备后再应用于临床，计算好面积施药，以防其经皮肤及黏膜吸收导致中毒。

第一节　涌吐药

中医治病有八种方法：汗、吐、下、和、温、清、补、消。吐法是其中的一种。

用药后，能促使患者呕吐的药，即为涌吐药，也叫催吐药。催吐的目的是使宿食、痰涎、毒物等有害物质随呕吐排除，以达驱邪外出的目的。

临床常见的需用吐法的证候，如宿食停滞不化，尚未入肠，脘腹胀痛者；痰涎壅盛，阻碍呼吸及癫痫发狂者；误食毒物，停留胃内，尚未吸收者，均可依证使用。

涌吐药作用强烈，大多有毒，易伤正气，故只可用于体壮邪实之证，对年老体弱、小儿、孕妇以及素患失血、头晕、心悸、痨嗽喘咳等证者，均当忌用，或甚酌之。

本类药一般宜小量渐增，不可大意，以防止中毒或涌吐太过。服药后，宜饮热水，以助药力，或用翎毛探喉，刺激助吐。中病即止，不可久用，吐后应休息，不宜马上进食，并做好护理。本类药物尽管当下使用不多，但不可不知。

常山（《神农本草经》）

【来源】为虎耳草科落叶小灌木植物常山的根。

【性味归经】苦、辛，寒，有毒，归肺、肝、心经。

【功效】涌吐痰涎，截疟。

【用量】5～9克。

【临床应用】

1.用于痰饮停聚，胸膈痞塞，配伍甘草，水煎或加蜜温服。此引吐法目前已少用。

2. 用于疟疾，常与草果、槟榔、青皮配伍。

截疟七宝饮

草果 1.5 克，槟榔、陈皮、青皮、厚朴各 1.5 克，常山 3 克，甘草 1.5 克。

疟疾（正疟）发作前 2 小时服用。

（处方来源:《杨氏家藏方》）

【禁忌】虚人慎用，孕妇禁用，忌葱。

【参考】本品含有常山碱甲、乙、丙，常山次碱，香豆素类，常山素 A、B 等。

①生物碱对疟原虫有较强的抑制作用。

②对阿米巴原虫有抑制作用。

③有明显的催吐作用。

④对流感病毒有抑制作用。

⑤有降血压、兴奋子宫、抗肿瘤作用。

⑥解热，消炎，促进伤口愈合。

甜瓜蒂 （《神农本草经》）

【来源】为葫芦科一年生草质藤本植物甜瓜的果蒂。

【性味归经】苦，寒，有毒，归胃经。

【功效】涌吐痰食，祛湿退黄。

【用量】2.5 ～ 5 克。

【临床应用】

1. 用于风痰内扰、宿食停滞、食物中毒。

①痰热郁结，上蒙清窍，癫痫发狂或痰涎涌喉，喉痹喘息，可单用本品研末吞服取吐。

②宿食停滞胃脘，胀闷不食，嗳腐者。

瓜蒂散

瓜蒂 3 克，赤小豆 3 克。

用于催吐。

（处方来源:《伤寒论》）

《新编伤寒论类方》按语："胸部之邪而有上出之机，故可因势利导，用瓜蒂散吐之。"

2. 用于湿热黄疸，可单用研末吹鼻，待鼻中流出黄水即止，如瓜丁散。

瓜丁散

瓜蒂细末如大豆许，纳入鼻中。

（处方来源:《千金翼方》）

【禁忌】体虚、失血及上部无实邪者不用吐法。

【参考】本品含三萜类成分，葫芦素 B、D、E，异葫芦素 B，皂苷，氨基酸。

①刺激胃黏膜，有强烈的催吐作用。

②对肝脏有保护作用。

③能增强细胞免疫作用。

④抗肿瘤，降血压，退黄。

⑤抑制心肌收缩力。

胆矾（《神农本草经》）

【来源】天然的硫酸盐类矿物胆矾或人工制成的含水硫酸铜，又名绿矾。

【性味归经】酸、涩、辛，寒，有毒，归肝、胆经。

【功效】涌吐痰涎，解毒收湿，去腐蚀疮。

【用量】温水化服，0.3 ～ 0.6 克。外用适量。

【临床应用】

1. 用于风痰壅塞、喉痹、癫痫及误食毒物。

①风痰癫痫，单用为末，温醋汤调服，可催吐。

②喉痹，配僵蚕为末，吹喉吐涎。

③误食毒物，可单用本品，温水化服，催吐排毒。

2. 用于风眼赤烂、口疮、牙疳。

①风眼赤烂，煅研泡汤洗目。

②牙疳，配儿茶、胡黄连研末外敷。

③口疮，配干蟾细末外敷，良久洗去。

④痔疮，可煅研蜜水调敷。

【禁忌】体虚者不可内服。本品是多亲和性毒物，要特别注意。孕妇禁用。

【参考】本品含硫酸铜，内服会刺激胃引起反射性呕吐。

藜芦（《神农本草经》）

【来源】为百合科植物藜芦的根及根茎，有牯岭藜芦、毛穗藜芦、兴安藜芦、毛叶藜芦多个品种。

【性味归经】苦、辛，寒，有毒，归肺、肝、胃经。

【功效】涌吐风痰，杀虫。

【用量】0.3 ～ 0.6 克。

【临床应用】

1. 中风、癫痫、喉痹、误食毒物，内服催吐。

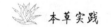

①可与瓜蒂、防风研末服。

三圣散

防风9克，瓜蒂9克，藜芦3克。

上为粗末，每服15克。涌吐风痰，用于中风闭证，口眼㖞斜或不省人事，牙关紧闭，癫痫，浊痰壅塞胸中，上逆时发，误食毒物停于上脘者。

（处方来源:《儒门事亲》）

②诸风痰饮，可与郁金研末，温水服以探吐。

③中风不语，喉中如曳锯，口中涎沫，可与天南星研末为丸，温酒服。

2.杀虫，用于疥癣、白秃、头虱、体虱。

①本品研末，油调涂之。

②治诸疮疡，经久生虫，可配伍白矾、松脂、雄黄、苦参等。

此外，本品对蚊蝇及其幼虫也有杀灭作用，还可当作农作物杀虫剂使用。

【禁忌】体虚者、孕妇禁用。

"十八反"中，人参、党参、西洋参、南沙参、北沙参、丹参、玄参、苦参、细辛、赤芍，都不可与藜芦同用。

因本品内服毒性反应的因素，现代很少在临床应用于涌吐，而主要作为农作物虫害及蚊蝇的杀虫剂。

【参考】本品主要含有原藜芦碱、藜芦碱、伪藜芦碱、秋水仙碱，有催吐作用。

第二节　解毒杀虫燥湿止痒药

本类药物是以解毒疗疮、攻毒杀虫、燥湿止痒为主要作用而冠名，临床应用于疥疮、湿疹、痈疮疔毒、麻风、梅毒、毒蛇咬伤等病证。

本类药物，以外用为主，兼可内服。

外用方法：研末外敷，或用香油及茶水调敷，或制成软膏涂抹，或煎汤洗及热敷等，因病因药而异。

内服时，除无毒副作用的药物外，宜入丸、散剂使用，以便缓慢溶解吸收。

本类药物因有不同程度的毒性，无论外用或内服，均应严格控制剂量和用法，不应过量或持续使用，以防中毒。制剂应严格遵守炮制规程，以减轻毒性，确保用药安全。

雄黄（《神农本草经》）

【来源】为硫化物类矿物雄黄的矿石，主要含二硫化二砷，又名雄精、腰黄、明雄黄。

【性味归经】辛，温，有毒，归心、肝、胃经。

【功效】解毒，杀虫。

【用量】入丸、散剂，每次 0.15 ～ 0.3 克。外用适量。

【临床应用】

1. 用于痈疽疔疮、湿疹疥癣、虫蛇咬伤。

①痈疽疔疮，常与乳香、没药等同用，以达活血消痈之效。

醒消丸

乳香 30 克，没药 30 克，麝香 4.5 克，雄黄 15 克。

用于红肿痈毒。

（处方来源：《外科全生集》）

②湿疹疥癣，与白矾等量研末，清茶调涂患处，以增强收湿止痒之功。

二味拔毒散

雄黄、白矾等分。（另有记载雄黄 30 克，白矾 24 克）

用于痈肿疮毒及疥癣等证。

（处方来源：《医宗金鉴·外科心法要诀》）

③毒蛇咬伤，可与五灵脂为末，调酒冲服，并以药末涂患处。

2. 用于虫积腹痛。

内服可毒杀蛔虫，常配伍槟榔、牵牛子等驱虫药。

3. 本品可用于哮喘、疟疾、惊痫等证。

【禁忌】孕妇不用，忌火煅。因本品能经皮肤吸收，故外用时不宜大面积使用，也不可长期使用。

【参考】本品含二硫化二砷及少量重金属。

①有抑菌作用。

②有抗血吸虫及疟原虫作用。

③有抗肿瘤作用。

硫黄（《神农本草经》）

【来源】天然硫黄矿的提炼加工品，又名石硫、制硫。

【性味归经】酸，温，有毒，归肾、大肠经。

【功效】杀虫止痒，壮阳通便。外用解毒疗疮。

【用量】入丸、散剂，1 ～ 3 克。

【临床应用】

1. 用于疥癣、秃疮、湿疹，为治疗疥疮的要药。

①治疥，单用研末，麻油调涂患处。（《肘后方》）

②治干湿癣，与石灰、铅丹共研细末，外敷。

③治疗湿疹瘙痒，可单用粉剂外敷，或与蛇床子、明矾同用，以达祛湿止痒之功。

2.用于寒喘、阳痿、虚寒便秘。

①寒喘，肾不纳气，常与附子、肉桂等同用，以镇纳浮阳。

黑锡丹

黑锡 60 克，硫黄 60 克，川楝子 30 克，葫芦巴 30 克，木香 30 克，附子 30 克，肉桂 15 克，肉豆蔻 30 克，补骨脂 30 克，沉香 30 克，茴香 30 克，阳起石 30 克。

温潜真阳，散寒降逆，用于肾不纳气，气喘痰鸣。

（处方来源：《太平惠民和剂局方》）

②阳痿，可与鹿茸、补骨脂同用。

③虚寒便秘，常与半夏同用。

半硫丸

半夏、硫黄各等分，生姜汁。

温肾逐寒，通阳开秘，润大肠。

（处方来源：《太平惠民和剂局方》）

【禁忌】孕妇忌用，畏朴硝，阴虚火旺者不用，不可过量久服。

【参考】本品主要含硫，另掺杂有砷、硒、碲等成分。

①有杀灭疥虫及杀菌作用。

②可镇咳、消炎。

③刺激肠壁增加蠕动而缓泻。

白矾（《神农本草经》）

【来源】为天然矿物硫酸盐类明矾石，经加工提炼而成的结晶，主要含有含水硫酸铝钾。

【性味归经】酸、涩，寒，归肺、肝、脾、大肠经。

【功效】解毒杀虫，燥湿止痒，化痰，止血，止泻，祛除风痰。

【处方用名】

白矾：又叫明矾，为生用者。

枯矾：为煅明矾，增强了燥湿收敛的作用。

【用量】入丸、散剂，1～3 克。外用适量。

【临床应用】

1.用于湿疹、湿疮、疥癣，常与硫黄、轻粉研末外用，如白矾散（《证治准绳》）。

2.治小儿鹅口疮，配朱砂研末外敷。

3.用于久泻久痢，常与五倍子、诃子等同用。

玉关丸

枯矾 60 克，诃子 60 克，五味子 30 克，文蛤 60 克，白面 120 克。

用于泻痢滑泄、肠风血脱、崩漏带下等证。

（处方来源：《景岳全书》）

4. 用于便血、崩漏，常与五倍子、血余炭同用。

5. 用于癫痫、癫狂，多与郁金为丸。

白金丸

白矾 90 克，郁金 210 克。

为末，糊丸梧桐子大。用于痰气壅阻，闭塞心窍而致惊痫、癫狂等。

（处方来源：《普济本事方》）

【禁忌】本品不宜过量，防止呕吐，脾胃虚弱者慎用。

【参考】本品主要含有含水硫酸铝钾。

①能强力凝固蛋白质，有消炎、收敛、止血、止汗、止泻作用。

②广谱抗菌，可净化混浊生水。

③能明显增加胆汁流量，促进溃疡愈合。

【附注】皂矾（绿矾）

本品为硫酸盐类矿物水绿矾族水绿矾的矿石，主要含有含水硫酸亚铁。

性味归经：酸，凉，归肝、脾经。

功效：解毒，燥湿，杀虫补血。适用于黄肿胀满，疳积久痢，肠风便血，血虚萎黄，湿疮疥癣，喉痹口疮。

用量：0.8 ～ 1.6 克。外用适量。孕妇慎用。

蛇床子（《神农本草经》）

【来源】为伞形科一年生草本植物蛇床的成熟果实。

【性味归经】辛、苦，温，归肾经。

【功效】杀虫止痒，温肾壮阳。

【用量】3 ～ 10 克。外用 15 ～ 30 克。

【临床应用】

1. 用于疥癣、湿疹、阴部瘙痒，可与地肤子、苦参、花椒、百部等煎水熏洗或坐浴。

2. 用于阳痿、不孕，常与菟丝子、五味子、巴戟天等同用。

3. 治疗阳痿无子，如赞育丹（《景岳全书》）。

4. 亦可用于寒湿带下、湿痹腰痛。

【禁忌】阴虚火旺、下焦湿热者均不用。

【参考】本品含挥发油、蛇床子素、二氢化山芹醇等。

①有杀灭阴道滴虫的作用。

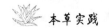

②对金黄色葡萄球菌、绿脓杆菌有抑制作用，有抗皮肤真菌、霉菌作用。

③有类似雄性激素样作用。

④延缓衰老，促进记忆。

⑤抗炎，抗过敏，抗诱变，抗骨质疏松。

土荆皮（《本草纲目拾遗》）

【来源】为松科落叶乔木植物金钱松的树皮或近根树皮，别名土槿皮。

【性味归经】辛，温，有毒，归肺、脾经。

【功效】杀虫，止痒。

【用量】外用适量。

【临床应用】

1. 主要用于体癣、手足癣、头癣，可单用浸酒涂搽或研末加醋调敷。

多制成20％的土槿皮酊外用，或配合水杨酸、苯甲酸、乙醇制成复方土槿皮酊使用。

2. 用于疥疮、湿疹、皮炎、皮肤瘙痒，外用以杀虫止痒。

治疗疥疮、湿疹、皮炎、皮肤瘙痒，可单用浸酒外搽，或与苦参、白鲜皮、黄柏等同用。

【禁忌】本品只可外用，不可内服。

【参考】本品含有土槿皮酸A、B、C和β-谷甾醇、鞣质、挥发油、多糖等，还有二萜酸。

①对常见的致病性皮肤真菌和白色念珠菌均有一定的抗菌作用，其中土槿皮酸作用最强。

②土槿皮乙酸能抗癌，抗早孕，抑制卵子受精，抗中孕。

③制成止血粉，有良好的止血作用。

蜂房（《神农本草经》）

【来源】为胡蜂科昆虫，果马蜂、日本长脚胡蜂、异腹胡蜂的巢，又名露蜂房、蜂窝。

【性味归经】甘，平，归胃经。

【功效】攻毒杀虫，祛风止痛。

【用量】6～12克。

【临床应用】

1. 用于痈疽、瘰疬、癣疮。

①治疗痈疽、乳痈初起，焙黄研末内服，或煎汤外洗，也可与生南星、生草乌、白

矾等共研细末，米醋调敷。(《证治准绳》)

②治瘰疬，可与蛇蜕、黄芪、黄丹为膏外用。

③治疥癣，可单用研末，油调外敷或煎水外洗。(《太平圣惠方》)

2. 治疗风湿痹痛，可配伍桑寄生、威灵仙、鸡血藤，以祛风除湿止痛；还可以与川乌、草乌同用，酒浸外涂患处；或与全蝎、蜈蚣、土鳖虫研末制丸服用。

3. 治疗恶性肿瘤，常与全蝎、白僵蚕、山慈菇等同用，也可与莪术、全蝎、僵蚕等配伍应用。

4. 治风虫牙痛，可与细辛水煎漱口。《普济方》中记载了 10 余首以蜂房为主的治牙痛方。

【禁忌】气血虚弱者、肾功能差者不宜食用。

【参考】本品含挥发油（露蜂房油）、蜂蜡、树脂、蛋白质、铁、钙等，另有多种糖类、维生素和无机盐。

①抑制慢性炎症，有镇痛作用。

②有促进血液凝固而止血的作用。

③有强心、扩张血管、降血压作用。

④有抑菌、抗癌及驱蛔虫、绦虫作用。

【附注】蜂蜡

本品为蜜蜂科昆虫中华蜜蜂或意大利蜜蜂分泌的蜡，常作为药赋形剂及油膏基质。

性味归经：甘，微温，归脾经。

功效：解毒敛疮，生肌止痛。用于溃疡不敛，臁疮糜烂，外伤破溃，烧、烫伤，外用适量，熔化敷患处。

大风子 (《本草衍义补遗》)

【来源】为大风子科常绿乔木植物大风子的成熟种子，别名大枫子。

【性味归经】辛，热，有毒，归肝、脾、肾经。

【功效】攻毒杀虫，祛风燥湿。

【用量】入丸、散剂，每次 0.3 ～ 1 克。外用适量。

【临床应用】

1. 用于麻风、梅毒、疥癣，为治麻风的要药。

①治麻风、梅毒，以大风子烧存性，加轻粉研末，麻油调涂，或配伍防风、川芎、全蝎等研末为丸内服。

大风丸

大风子 900 克，防风 300 克，川芎 300 克，蝉蜕 60 克，羌活 60 克，细辛 60 克，何首乌 60 克，独活 60 克，苦参 60 克，当归 60 克，牛膝 60 克，全蝎 60 克，黄芪

60 克，薄荷 60 克，白芷 15 克，狗脊 15 克，牛黄 15 克，血竭 15 克。上为末，米糊为丸，梧桐子大。

用于麻风病，眉目遍身秽烂者。

（处方来源：《解围元薮》）

②治疥癣，常与雄黄、硫黄、苦矾等共研末，麻油调涂。

大风丹

大风子 9 克，硫黄 6 克，雄黄 6 克，枯矾 3 克。

用于皮癣、痒疮。

（处方来源：《血证论》）

【禁忌】本品毒性强烈，内服宜慎，不可过量或持续服用，以免中毒。孕妇、体虚者、肝肾功能不全者忌用。

【参考】本品含脂肪油（大风子油酸、次大风子油酸）。

①大风子油酸为抗麻风的有效成分。

②对多种皮肤病真菌有较强的抑制作用。

樟脑（《本草品汇精要》）

【来源】为樟科植物樟的枝、干、叶及根，经提炼制得的颗粒状结晶。

【性味归经】辛，热，有毒，归心、脾经。

【功效】内服开窍辟秽。外用除湿杀虫，温散止痛。

【用量】0.1～0.2 克。外用适量。

【临床应用】

1. 用于疥癣瘙痒、湿疮溃烂。

①治疥癣，常与土荆皮、花椒、白矾等外用。

②治臁疮，以本品加猪脂油、葱白适量，共捣烂敷患处。（见《经验广方》）

③治疗瘰疬溃烂，与雄黄等分为末，用时先以荆芥水洗患处，再用麻油调涂。（见《外科全生集》）

2. 用于牙痛及跌打损伤疼痛。

①牙痛，与黄丹、皂角等分为末，蜜丸，塞孔中。（见《余居士选奇方》）

②跌打扭挫肿痛，以本品 9 克，浸白酒 5000 毫升中，用溶液局部频频涂搽。

3. 治疗中暑神昏、痧胀腹痛吐泻，可以乳香、没药共为细末，茶水调服；亦可用精制樟脑 10 克，溶入高粱酒 50 毫升，每服 1 毫升。

【禁忌】气虚阴亏有热者及孕妇忌服，不可过量。

【参考】本品主要含一种双环萜酮物质。

①有防腐作用，搽剂可止痒、镇痛。

②口服有祛风和轻微祛痰作用。

③有中枢神经兴奋作用。

④氧化樟脑有强心、升血压和兴奋呼吸作用。

大蒜《名医别录》

【来源】为百合科多年生草本植物大蒜的鳞茎。

【性味归经】辛，温，归脾、胃、肺经。

【功效】解毒杀虫，消肿，止痢。

【用量】5～10克。外用适量。

【临床应用】

1.用于痈肿疮疡、疥癣。

①痈肿疔毒，以大蒜3～4枚捣烂，麻油和匀贴患处。

②治疗背疽漫肿无头者，以本品配伍淡豆豉、乳香，研烂置疮上，艾灸之。（见《外科精要》）

2.用于肺痨、顿咳。

①肺痨咳嗽，用紫皮蒜煮粥，送服白及粉，或每餐后嚼服2～3枚大蒜。

②顿咳，以紫皮蒜30克捣烂，凉开水浸12小时，加糖服。

3.痢疾、泄泻，生食大蒜或单用煎服，亦可用10%大蒜浸液保留灌肠。

4.大蒜还可以防流感、流脑、乙脑等流行性传染病。

5.用于蛲虫病、钩虫病。

①大蒜捣烂，加茶油少许，睡前涂于肛门周围。

②将大蒜捣烂，在下田劳作前涂抹四肢，有预防钩虫感染作用。

6.大蒜还能健脾温胃，增进食欲，用治脘腹冷痛，食欲减退或饮食不消。

【禁忌】阴虚火旺者不用，孕妇忌用灌肠。

【参考】本品含有大蒜油、大蒜素、硫化亚磺酸酯类、半胱氨酸衍生物、谷氨酸多肽、苷类、多糖、脂类及多种酶等。

①有广谱抗菌作用，对立克次体、滴虫、阿米巴原虫均有不同程度抑杀作用。

②降低胆固醇和甘油三酯，防治脑动脉硬化。

③抑制血小板聚集，增加纤维蛋白溶解活性。

④抗肿瘤，抗突变，抗炎，抗氧化，延缓衰老，降血压，降血糖，护肝。

第三节 拔毒化腐生肌药

本类药物指以拔毒化腐、生肌敛疮为主要作用的药物，适用于痈疽疮疡溃后脓出不畅，或溃后腐肉不去，伤口难以生肌愈合等症。某些药物兼能解毒明目退翳，可用于目赤肿痛，目生翳膜等。

本类药物多为矿石重金属类，多具有剧毒，以外用为主。

①本类药物毒性剧烈，使用时应严格控制剂量和用法。

②外用时亦不宜过量和持续使用，重金属类需尤为注意。

③升药、轻粉、砒石等，不可在头面部使用。

④制剂时，严守炮制及制剂法度，以减轻毒性，确保安全。

升药 (《外科图说》)

【来源】为水银、火硝、白矾各等分混合升华而成，又名升丹、三仙丹、红升丹、黄升丹。本品红色者称红升丹，黄色者称黄升丹。

【性味归经】辛，热，有大毒，归脾、肺经。

【功效】拔毒化腐。

【用量】外用适量。

【临床应用】主要用于痈疽溃后，脓出不畅或腐肉不去，新肉难生。

本品为中医外科的要药，常配伍煅石膏研细末外用，根据病情的不同而临证调整用量和比例。

红升丹，又名红粉，为临床常用的升药。外用适量，研极细粉单用或与其他药味配制成散剂，或制成药捻，多与煅石膏配伍。

红粉与煅石膏的用量比为1:9，称九一丹，拔毒力轻，而生肌力较强；比例为2:8，称八二丹；比例为3:7，称七三丹；比例为1:1，称五五丹；比例为9:1，称九转丹。随着红粉用量的增加，拔毒除脓之力逐渐增强。

【禁忌】本品有毒，只可外用，不可内服。孕妇禁用。外疡腐肉已去，脓水已净者，不宜再用，不可久用。

【参考】本品主要含氧化汞及少量硝酸汞。

①可促进和改善创面微循环，减少微血栓，增加创面营养和血液供应，有防腐作用。

②有抗菌作用，对金黄色葡萄球菌、乙型溶血性链球菌、绿脓杆菌、大肠杆菌等有较强杀菌作用。

轻粉 (《本草拾遗》)

【来源】为水银、白矾、食盐经升华法炼制而成的氯化亚汞，又名汞粉。

【性味归经】辛，寒，有毒，归大肠、小肠经。

【功效】外用杀虫，攻毒，敛疮。

【用量】外用适量（本品以外用为主）。入丸、散剂，每次 0.1 ～ 0.2 克。

【临床应用】

1. 用于疥癣、梅毒、疮疡溃烂。

①治疥癣，常与硫黄、吴茱萸等研末，油调外用。

神捷散

轻粉 15 克，吴茱萸 30 克，硫黄少许、赤小豆 49 粒、藜芦 30 克，芫荽 15 克。

用于疥疮。

（处方来源:《圣济总录》）

②治梅毒疮癣，与大风子肉等分为末外涂。

③治疮疡溃烂，与当归、血竭、紫草等制成药膏外敷。

生肌玉红膏

白芷 15 克，当归 60 克，血竭 12 克，白蜡 60 克，轻粉 12 克，甘草 36 克，紫草 6 克，麻油 500 克。

用于疮疡、湿疹、阴痒及烫伤、火伤等诸般溃烂。

（处方来源:《外科正宗》）

2. 本品内服，能通利二便，逐水消肿，如舟车丸。

舟车丸

黑丑 120 克，甘遂、芫花、大戟各 30 克，大黄 60 克，青皮、陈皮、木香、槟榔各 15 克，轻粉 3 克。

治水肿便秘。

（处方来源:《太平圣惠方》录自《袖珍方》）

【禁忌】本品有毒，以外用为主，外用也不可过量及久用。内服慎用，服后及时漱口，以免口腔糜烂。孕妇忌用。

【参考】本品主要含氯化亚汞。

①水浸剂（1:3）对皮肤真菌有抑制作用。

②内服至肠道变成可溶性汞盐，刺激肠蠕动，促使肠液分泌而有泻下作用。

③过量或久服，引起蓄积中毒，可引起急性肾炎、肝损伤等。

④对多种革兰氏阳性菌、革兰氏阴性菌有良好的抑制作用。

砒石（《日华子本草》）

【来源】为天然产含砷矿物砷华、毒砂或雄黄等矿石加工品，又名信石、白信石、红信石、白砒、红砒。

【性味归经】辛，大热，有大毒，归肺、肝经。

【功效】内服劫痰平喘，攻毒抑癌。外用蚀疮去腐。

【用量】外用适量。入丸、散剂，每次 0.002 ～ 0.004 克。

【临床应用】

1. 用于恶疮、瘰疬、顽癣、牙疳、痔疮。

①治疗恶疮日久，与硫黄、苦参、附子、蜡等同用，调油为膏，柳枝煎汤洗疮后外涂。

砒霜膏

砒霜 0.3 克，附子 0.3 克，苦参 0.3 克，硫黄 0.3 克，黄蜡 0.3 克。

用于久恶疮。

（处方来源：《太平圣惠方》）

也可用砒石少许，研细末，米汤调涂患处。

②治疗瘰疬、顽癣、牙疳、疔疮，与明矾、雄黄、乳香共为细末。

三品一条枪

明矾 60 克，砒石 45 克，雄黄 7.2 克，乳香 3.6 克。

药末制成药条，插患处，起到祛病拔瘘之效。用于痔疮肛瘘、瘰疬瘿瘤、疔疮发背、脑疽等。

（处方来源：《外科正宗》）

③治疗牙疳，用枣去核，包裹砒石，煅炭研末，外敷患处。

④治疗痔疮，与白矾、硼砂、雄黄等制成外用药。

枯痔散

砒石 9 克，白矾 60 克，硼砂 9 克，雄黄 9 克，硫黄 9 克。

用于痔疮。

（处方来源：原广州中医学院《外伤科学》）

2. 用于寒痰哮喘，可与淡豆豉为丸服，久治不愈可用。

紫金丹

信砒 4.5 克，豆豉 45 克（研成膏）。

逐寒劫痰，止咳定喘，用于久喘不愈，晨夕不眠。

（处方来源：《普济本事方》）

注：与本方同名方剂有多种，如《扁鹊心书》中即载有紫金丹，但用药不同。

3. 以毒攻毒，治疗多种癌症、白血病。

【禁忌】因有剧毒，内服宜慎。外用也应注意，防止局部吸收中毒。不可做酒剂服。体弱者及孕妇禁服，不可与水银同用。

【参考】本品主要含三氧化二砷。

①具有原浆毒样作用，能麻痹毛细血管，抑制含硫基酶的活性，干扰组织代谢，引起中毒。主要侵害心、肝、肾、肠等，表现为淘米水样腹泻、蛋白尿、血尿、眩晕、头

痛、发绀、昏厥昏睡、麻痹以致死亡。临床用二硫基丙醇抢救、解毒。

②对疟原虫、阿米巴原虫有杀灭作用。

③对皮肤黏膜有强烈的腐蚀作用。

④本品可致癌、致畸、致突变。

铅丹（《神农本草经》）

【来源】为纯铅经加工炼制为铅的氧化物（Pb_3O_4），又名黄丹、广丹、东丹。

【性味归经】辛、咸，微寒，归心、脾、肝经。

【功效】拔毒生肌，杀虫止痒。

【用量】外用适量。入丸、散剂，每次 0.3 ～ 0.6 克。

【临床应用】

1. 用于疮疡溃烂、皮肤湿疮，为外科常用药。本品常与煅石膏研末外用，如桃花散。

桃花散

煅石膏 20 克，铅丹 8 克，轻粉 1 克，冰片 3 克。

用于痈疽疮疡溃烂，脓水淋漓，久不收口者。

（处方来源：《马氏方》）

2. 为外用膏药的原料，常与植物油熬成膏药，供外敷用。或加入具有解毒、活血、止痛、生肌作用的药物，制成各种不同的膏药，供外敷用。

【禁忌】因本品有毒，目前内服已少用。

【参考】本品含四氧化三铅。

①能直接杀灭细菌、寄生虫。

②有抑制黏液分泌的作用。

【附注】密陀僧

本品为铅矿石冶炼而成，主要含有氧化铅，性味辛、平，有毒，归肝、脾经。外用杀虫收敛，内服祛痰镇惊。外用治疗痔疮、溃疡不敛、疥癣、狐臭，内服用于风痰惊痫。

外用适量，研末撒或调涂，或制成膏药、软膏、油剂等。

内服入丸、散剂，0.2 ～ 0.5 克。本品用之不当可致中毒，内服宜慎。孕妇、儿童禁用。不可与狼毒同用。

炉甘石（《本草品汇精要》）

【来源】为碳酸盐类矿物菱锌矿石，主要含碳酸锌，又名甘石。

【性味归经】甘，平，归肝、胃经。

【功效】明目退翳，收湿生肌。

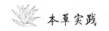

【用量】外用适量。

【临床应用】

1.用于目赤肿痛，睑弦赤烂，翳膜遮睛，胬肉攀睛，为眼科外用常用药。

①治目赤肿痛。

神应散

炉甘石（烧通赤为度）、玄明粉（生用）各等分为末，化水点眼。

（处方来源：《御药院方》）

②目生翳膜，与青矾、朴硝等分，沸水化开，温洗。

③治烂弦风眼。

炉甘石散

炉甘石 12 克，黄连 3 克，黄柏 3 克，荇草 6 枚，汉土 1.5 克。

（处方来源：《名家方选》;《证治准绳》也有记载）

④治风眼流泪。

止泪散

炉甘石 3 克，海螵蛸 0.9 克，冰片 0.15 克。

（处方来源：《证治准绳》）

⑤治疗多种眼疾，常配伍硼砂、冰片等，制成眼药点眼。

2.治疗溃疡不敛，皮肤湿疮，常与煅石膏、煅牡蛎、青黛等研末外用。另有平肌散，功用相同。

平肌散

炉甘石（烧）45 克，龙骨 15 克。

（处方来源：《御药院方》）

【禁忌】专供外用，不可内服。

【参考】本品含碳酸锌及少量铁、钙、锰、钴等碳酸盐，煅后主含氧化锌。

①碳酸锌不溶于水，外用可吸收创面的分泌物，有防腐、收敛、消炎、止痒及保护创面作用。

②有抑菌作用。

硼砂（《日华子本草》）

【来源】为天然的矿物硼砂的矿石，经提炼精制而成的结晶体，又名蓬砂、月石、西月石。

【性味归经】甘、咸，凉，归肺、胃经。

【功效】外用清热解毒，内服清肺化痰。

【用量】外用适量。入丸、散剂，每次 1.5 ～ 3 克。

【临床应用】

1. 用于咽喉肿痛，口舌生疮，目赤翳障。本品为喉科、眼科的要药。

①咽喉肿痛，口舌生疮，常与冰片、朱砂、玄明粉研细吹敷患处。

冰硼散

冰片50克，硼砂500克，玄明粉500克，朱砂60克。

用于咽喉肿痛，口舌生疮及痰火久嗽、音哑等症。

（处方来源：《外科正宗》）

②目赤肿痛，目生翳障，可用本品水溶液洗眼，或与冰片、炉甘石、玄明粉制成滴眼剂滴眼。

白龙丹

炉甘石3克，玄明粉1.5克，硼砂1克。

用于一切火热眼疾及翳膜胬肉。

（处方来源：《证治准绳》）

2. 用于痰热咳嗽。痰热壅滞，咳吐不利，与贝母、天花粉等同用，以增强清肺化痰的疗效，也可与黄芩、玄参、瓜蒌等同用，以清肺化痰治疗热咳。

安肺宁嗽丸

硼砂、桑白皮、儿茶、紫苏子、甘草各30克。

研末蜜丸，每丸6克。用于痰火咳嗽。

（处方来源：《医学衷中参西录》）

【禁忌】外用为主，内服宜慎，尤不可久服。

【参考】本品主要含有含水四硼酸钠及少量铅、铝、铜、钙等。

①对多种细菌有抑制作用。

②外用对皮肤黏膜有收敛保护作用，略有防腐作用。

③抗惊厥，减少氟在骨髓中的沉积，缓解氟中毒。

④防止尿路感染。

附录一 方剂索引

第一章 解表药

第一节 发散风寒药

1.麻黄汤《伤寒论》 …………………………………………………… 023

2.三拗汤《太平惠民和剂局方》 ……………………………………… 024

3.麻杏石甘汤《伤寒论》 ……………………………………………… 024

4.小青龙汤《伤寒论》 ………………………………………… 024、032

5.越婢汤《金匮要略》 ………………………………………………… 024

6.桂枝汤《伤寒论》 …………………………………………………… 025

7.小建中汤《伤寒论》 ………………………………………………… 025

8.枳实薤白桂枝汤《金匮要略》 ……………………………………… 025

9.桂枝茯苓丸《金匮要略》 …………………………………………… 025

10.治疗子宫肌瘤方（验方） ………………………………………… 025

11.五苓散《伤寒论》 ………………………………………………… 025

12.苓桂术甘汤《金匮要略》 ………………………………………… 026

13.荆防败毒散《摄生众妙方》 ………………………………… 026、030

14.羌活胜湿汤《内外伤辨惑论》 …………………… 026、028、033

15.玉屏风散《究原方》 ……………………………………………… 027

16.寒湿关节痛方（验方） …………………………………………… 027

17.玉真散《外科正宗》 ……………………………………………… 027

18.消风散《外科正宗》 ………………………………………… 027、030

19.九味羌活汤《此事难知》 ………………………… 028、031、033

20.风湿性关节炎方（验方） ………………………………………… 028

21.香苏散《太平惠民和剂局方》 …………………………………… 028

22.杏苏散《温病条辨》 ……………………………………………… 028

23.祛痰止咳方（验方） ……………………………………………… 029

24.紫苏饮《普济本事方》 …………………………………………………… 029

25.分气紫苏饮《太平惠民和剂局方》 …………………………………… 029

26.三子养亲汤《韩氏医通》 ………………………………………………… 029

27.半夏厚朴汤《金匮要略》 ………………………………………………… 029

28.银翘散《温病条辨》 ……………………………………………………… 030

29.败毒散《太平惠民和剂局方》 ………………………………………… 030

30.麻黄附子细辛汤《伤寒论》 …………………………………………… 031

31.川芎茶调散《太平惠民和剂局方》 …………………………………… 032

32.独活寄生汤《备急千金要方》 ………………………………………… 032

33.仙方活命饮《校注妇人良方》 ………………………………………… 034

34.苍耳子散《重辑严氏济生方》 ………………………………………… 034

35.小半夏汤《金匮要略》 …………………………………………………… 036

36.香薷饮《太平惠民和剂局方》 ………………………………………… 037

37.薷术丸《外台秘要》 ……………………………………………………… 037

38.白通汤《伤寒论》 ………………………………………………………… 038

39.竹叶柳蒡汤《先醒斋医学广笔记》 …………………………………… 038

第二节 发散风热药

1.小柴胡汤《伤寒论》 ……………………………………………………… 039

2.柴葛解肌汤《伤寒六书》 ………………………………………… 039、040

3.逍遥散《太平惠民和剂局方》 …………………………………… 039、046

4.柴胡疏肝散《景岳全书》 ………………………………………………… 040

5.补中益气汤《脾胃论》 …………………………………………… 040、045

6.葛根汤《伤寒论》 ………………………………………………………… 041

7.玉泉丸《沈氏尊生书》 …………………………………………………… 041

8.升麻葛根汤《太平惠民和剂局方》 …………………………… 041、045

9.葛根芩连汤《伤寒论》 …………………………………………………… 041

10.桑菊饮《温病条辨》 …………………………………………… 042、043

11.桑杏汤《温病条辨》 ……………………………………………………… 042

12.清燥救肺汤《医门法律》 ………………………………………………… 042

13.羚角钩藤汤《通俗伤寒论》 …………………………………………… 043

14.杞菊地黄汤《医级》 ……………………………………………………… 043

15.甘菊汤《揣摩有得集》 …………………………………………………… 043

16.清震汤《素问病机气宜保命集》 ……………………………………… 044

17.清胃散《脾胃论》 ······ 045

18.普济消毒饮《东垣试效方》 ······ 045、048

19.银翘散《温病条辨》 ······ 046、047、050

20.清解汤《医学衷中参西录》 ······ 046

21.上消散《御药院方》 ······ 046

22.总方六味汤《喉科指掌》 ······ 046

23.竹叶柳蒡汤《先醒斋医学广笔记》 ······ 046

24.薄荷汤《痧胀玉衡》 ······ 047

25.透疹汤《广东中医》 ······ 047

26.消风散《外科正宗》 ······ 048

27.蝉花散《一草亭目科全书》 ······ 049

28.五虎追风散《史全恩家传方》 ······ 049

29.益气聪明汤《东垣试效方》 ······ 049

30.葱白豉汤《肘后方》 ······ 050

31.栀子豉汤《伤寒论》 ······ 050

32.神清散《证治准绳》 ······ 052

33.谷精草汤《审视瑶函》 ······ 052

第二章　清热药

第一节　清热泻火药

1.白虎汤《伤寒论》 ······ 054、055

2.化斑汤《温病条辨》 ······ 054

3.清瘟败毒饮《疫疹一得》 ······ 054

4.麻杏石甘汤《伤寒论》 ······ 054

5.玉女煎《景岳全书》 ······ 054

6.清胃散《脾胃论》 ······ 054

7.寒解汤《医学衷中参西录》 ······ 055

8.知柏地黄丸《医方考》 ······ 055

9.二母散《太平惠民和剂局方》 ······ 055

10.玉液汤《医学衷中参西录》 ······ 056

11.二冬汤《医学心悟》 ······ 056

12.栀子豉汤《伤寒论》 ······ 056

13.黄连解毒汤《外台秘要》·· 057

14.凉血汤《医经会解》·· 057

15.茵陈蒿汤《伤寒论》·· 057

16.栀子柏皮汤《伤寒论》··· 057

17.芦根散《太平圣惠方》··· 058

18.芦根饮子《备急千金要方》·· 058

19.夏枯草散《张氏医通》··· 058

20.决明子散《银海精微》··· 059

21.内消瘰疬丸《疡医大全》··· 059

22.沙参麦冬汤《温病条辨》··· 060

23.玉壶丸《仁斋直指方》··· 060

24.仙方活命饮《校注妇人良方》·· 060

25.竹叶石膏汤《伤寒论》··· 061

26.银翘散《温病条辨》·· 061

27.导赤散《小儿药证直诀》··· 061

28.清宫汤《温病条辨》·· 062

第二节　清热燥湿药

1.黄芩滑石汤《温病条辨》··· 065

2.半夏泻心汤《伤寒论》·· 065

3.葛根芩连汤《伤寒论》·· 065

4.火府丹《普济方》引《旅舍备要方》··· 065

5.清金丸《活人方》·· 065

6.凉膈散《太平惠民和剂局方》·· 065

7.黄连解毒汤《外台秘要》·· 066、067

8.当归散《金匮要略》·· 066

9.泻心汤《金匮要略》·· 067

10.朱砂安神丸《内外伤辨惑论》·· 067

11.黄连阿胶汤《伤寒论》··· 067

12.左金丸《丹溪心法》·· 067

13.黄连天花粉丸《原机启微》·· 067

14.香连丸《太平惠民和剂局方》·· 068

15.知柏地黄汤《医宗金鉴》··· 068

16.栀子柏皮汤《伤寒论》··· 068

17.白头翁汤《伤寒论》 ………………………………………………… 069、072

18.易黄散《傅青主女科》 …………………………………………………… 069

19.三妙丸《医学正传》 ……………………………………………………… 069

20.龙胆泻肝汤《医方集解》 ………………………………………………… 070

21.清热息风止痉方《中药学》 ……………………………………………… 070

22.凉惊丸《小儿药证直诀》 ………………………………………………… 070

23.治痢散《医学心悟》 ……………………………………………………… 071

24.治阴部湿痒方（验方） …………………………………………………… 071

25.消风散《外科正宗》 ……………………………………………………… 071

第三节　清热解毒药

1.仙方活命饮《校注妇人良方》 …………………………………………… 073

2.五味消毒饮《医宗金鉴》 ……………………………………… 074、076、077

3.清肠饮《辨证录》 ………………………………………………………… 074

4.银翘散《温病条辨》 ……………………………………………………… 074

5.清营汤《温病条辨》 ……………………………………………………… 074

6.神犀丹《温热经纬》 ……………………………………………………… 074

7.清络饮《温病条辨》 ……………………………………………………… 074

8.治淋巴结结核方（验方） ………………………………………………… 075

9.青黛石膏汤《重订通俗伤寒论》 ………………………………………… 080

10.黛蛤散《卫生鸿宝》 ……………………………………………………… 080

11.凉惊丸《小儿药证直诀》 ………………………………………………… 080

12.碧玉散《黄帝素问宣明论方》 …………………………………………… 080

13.夺命丹《外科全生集》 …………………………………………………… 083

14.复方土茯苓汤《中医临床经验资料汇编》 ……………………………… 085

15.红藤煎《中医方药手册》 ………………………………………………… 087

16.薏苡附子败酱散《金匮要略》 …………………………………………… 088

17.白蔹散《鸡峰普济方》 …………………………………………………… 090

18.紫金锭《丹溪心法附余》 ………………………………………………… 090

19.白头翁汤《伤寒论》 ……………………………………………………… 093

20.射干马兜铃汤《金匮要略》 ……………………………………………… 094

21.射干麻黄汤《金匮要略》 ………………………………………………… 094

第四节　清热凉血药

1.清营汤《温病条辨》 …………………………………………………… 099、102

2.青蒿鳖甲汤《温病条辨》 ……………………………………………… 099、101

3.四生丸《妇人大全良方》 ……………………………………………… 099

4.犀角地黄汤《备急千金要方》 ………………………… 099、101、103

5.益胃汤《温病条辨》 …………………………………………………… 100

6.玉泉散《百代医宗》 …………………………………………………… 100

7.增液汤《温病条辨》 …………………………………………………… 100、102

8.清热地黄汤《备急千金要方》 ……………………………… 100、105

9.知柏地黄汤《医宗金鉴》 ……………………………………………… 101

10.桂枝茯苓丸《金匮要略》 ……………………………………………… 101

11.大黄牡丹皮汤《金匮要略》 …………………………………………… 101

12.清宫汤《温病条辨》 …………………………………………………… 102

13.玄麦甘桔汤《疡医大全》 ……………………………………………… 102

14.消瘰丸《医学心悟》 …………………………………………………… 103

15.四妙勇安汤《验方新编》 ……………………………………………… 103

16.仙方活命饮《校注妇人良方》 ………………………………………… 103

17.紫草快斑汤《张氏医通》 ……………………………………………… 104

18.紫草消毒饮《张氏医通》 ……………………………………………… 104

19.生肌玉红膏《外科正宗》 ……………………………………………… 104

20.紫雪丹《太平惠民和剂局方》 ………………………………………… 105

第五节　清退虚热药

1.地骨皮汤《圣济总录》 ………………………………………………… 106

2.泻白散《小儿药证直诀》 ……………………………………………… 106

3.青蒿鳖甲汤《温病条辨》 ……………………………………… 107、108

4.清骨散《证治准绳》 ……………………………………… 107、109、110

5.青蒿散《太平圣惠方》 ………………………………………………… 107

6.清凉解暑方（验方） …………………………………………………… 108

7.白薇汤《普济本事方》 ………………………………………………… 108

8.加减葳蕤汤《重订通俗伤寒论》 ……………………………………… 109

9.肥儿丸《医宗金鉴》 …………………………………………………… 110

第三章　泻下药

第一节　润下药

1.益血润肠丸《证治准绳》 …………………………… 112
2.麻子仁丸《伤寒论》 …………………………… 112
3.五仁丸《世医得效方》 …………………………… 112

第二节　攻下药

1.大承气汤《伤寒论》 …………………………… 113、115
2.黄龙汤《伤寒六书》 …………………………… 113
3.增液承气汤《温病条辨》 …………………………… 114
4.温脾汤《备急千金要方》 …………………………… 114
5.泻心汤《金匮要略》 …………………………… 114
6.大黄牡丹皮汤《金匮要略》 …………………………… 114
7.下瘀血汤《金匮要略》 …………………………… 114
8.桃核承气汤《伤寒论》 …………………………… 114
9.复元活血汤《医学发明》 …………………………… 114
10.茵陈蒿汤《伤寒论》 …………………………… 115
11.八正散《太平惠民和剂局方》 …………………………… 115
12.冰硼散《外科正宗》 …………………………… 116
13.更衣丸《先醒斋医学广笔记》 …………………………… 117
14.当归芦荟丸《丹溪心法》 …………………………… 117
15.肥儿丸《医宗金鉴》 …………………………… 117

第三节　峻下逐水药

1.十枣汤《伤寒论》 …………………………… 118
2.遂心丹《本草纲目》 …………………………… 118
3.舟车丸《太平圣惠方》 …………………………… 119
4.紫金锭《丹溪心法附余》 …………………………… 119
5.疏凿饮子《济生方》 …………………………… 120
6.牵牛子散《太平圣惠方》 …………………………… 121
7.山楂化滞丸《中华人民共和国药典》2010年版 …………………………… 121
8.牛榔丸《普济方》 …………………………… 121

9.三物备急丸《金匮要略》 ………………………………………… 122

10.保赤散《中华人民共和国药典》1977 年版 ……………………… 122

第四章　祛风湿药

第一节　祛风湿散寒药

1.独活寄生汤《备急千金要方》 …………………………………… 125

2.荆防败毒散《摄生众妙方》 ……………………………………… 125

3.羌活胜湿汤《内外伤辨惑论》 …………………………………… 125

4.威灵仙散《太平圣惠方》 ………………………………………… 126

5.神应丸《证治准绳》 ……………………………………………… 126

6.乌头汤《金匮要略》 ……………………………………………… 126

7.小活络丹《太平惠民和剂局方》 ………………………………… 126

8.大乌头煎《金匮要略》 …………………………………………… 127

9.乌头赤石脂丸《金匮要略》 ……………………………………… 127

10.外敷麻药方《医宗金鉴》 ……………………………………… 127

11.白花蛇酒《濒湖集简方》 ……………………………………… 128

12.定命散《圣济总录》 …………………………………………… 128

13.鸡鸣散《类编朱氏集验医方》 ………………………………… 130

14.蚕矢汤《霍乱论》 ……………………………………………… 130

15.宣痹汤《温病条辨》 …………………………………………… 131

第二节　祛风湿清热药

1.秦艽鳖甲散《卫生宝鉴》 ………………………………………… 135

2.宣痹汤《温病条辨》 ……………………………………………… 136

3.防己汤《备急千金要方》 ………………………………………… 136

4.防己黄芪汤《金匮要略》 ………………………………………… 136

5.防己茯苓汤《金匮要略》 ………………………………………… 136

6.己椒苈黄丸《金匮要略》 ………………………………………… 136

7.豨桐丸《济世养生经验集》 …………………………… 137、138

8.海桐皮酒《圣济总录》 …………………………………………… 139

9.止痛灵宝散《外科精要》 ………………………………………… 139

第三节　祛风湿强筋骨药

1.独活寄生汤《备急千金要方》 ………………………………… 141

2.寿胎丸《医学衷中参西录》 …………………………………… 141

3.五加皮散《保婴撮要》 ………………………………………… 142

4.狗脊饮《易简方便医书》 ……………………………………… 143

第五章　芳香化湿药

1.藿香正气散《太平惠民和剂局方》 …………………………… 144

2.甘露消毒丹《医效秘传》 ……………………………………… 144

3.不换金正气散《太平惠民和剂局方》 ………………………… 145

4.藿香饮《活幼心书》 …………………………………………… 145

5.辛苦香淡汤《湿温大论》 ……………………………………… 146

6.兰草汤《素问》 ………………………………………………… 146

7.平胃散《太平惠民和剂局方》 …………………………… 146、147

8.白虎加苍术汤《类证活人书》 ………………………………… 146

9.二妙散《丹溪心法》 …………………………………………… 147

10.神术散《太平惠民和剂局方》 ………………………………… 147

11.厚朴三物汤《金匮要略》 ……………………………………… 147

12.大承气汤《伤寒论》 …………………………………………… 147

13.厚朴温中汤《内外伤辨惑论》 ………………………………… 148

14.厚朴麻黄汤《金匮要略》 ……………………………………… 148

15.桂枝加厚朴杏子汤《伤寒论》 ………………………………… 148

16.半夏厚朴汤《金匮要略》 ……………………………………… 148

17.香砂枳术丸《摄生秘剖》 ……………………………………… 149

18.香砂六君子丸《古今名医方论》 ……………………………… 149

19.缩砂丸《太平圣惠方》 ………………………………………… 149

20.泰山磐石散《古今医统大全》 ………………………………… 149

21.三仁汤《温病条辨》 …………………………………………… 150

22.黄芩滑石汤《温病条辨》 ……………………………………… 150

第六章 利水渗湿药

第一节 利水消肿药

1. 四君子汤《太平惠民和剂局方》 ······························ 153
2. 苓桂术甘汤《金匮要略》 ································· 153
3. 参苓白术散《太平惠民和剂局方》 ···················· 153、156
4. 五苓散《伤寒论》 ··· 153
5. 猪苓汤《伤寒论》 ·································· 153、155
6. 真武汤《伤寒论》 ··· 153
7. 安神定志丸《医学心悟》 ································· 153
8. 归脾汤《济生方》 ··· 154
9. 五皮饮《中藏经》 ·································· 154、158
10. 五淋散《太平惠民和剂局方》 ························· 154
11. 朱雀丸《百一选方》 ····································· 154
12. 四苓散《丹溪心法》 ····································· 155
13. 泽泻汤《金匮要略》 ····································· 155
14. 麻杏薏甘汤《金匮要略》 ································· 156
15. 宣痹汤《温病条辨》 ····································· 156
16. 薏苡竹叶散《温病条辨》 ································· 157
17. 苇茎汤《外台秘要》 ····································· 157
18. 薏苡败酱汤《备急千金要方》 ························· 157
19. 薏苡附子败酱散《金匮要略》 ························· 157
20. 一加减正气散《温病条辨》 ····························· 158

第二节 利尿通淋药

1. 八正散《太平惠民和剂局方》 ················ 161、162、165
2. 车前子散《杨氏家藏方》 ································· 162
3. 车前散《医方大成》 ····································· 162
4. 六一散《黄帝素问宣明论方》 ··························· 163
5. 三仁汤《温病条辨》 ····································· 163
6. 加味天水散《医学衷中参西录》 ······················· 163
7. 通草汤《古今医鉴》 ····································· 164
8. 通乳汤《古今医鉴》 ····································· 164

9.地肤子汤《备急千金要方》 ……………………………… 164

10.石韦散《外台秘要》引《集验方》 ……………………… 165

11.火府丹《普济方》引《旅舍备要方》 …………………… 167

12.导赤散《小儿药证直诀》 ………………………………… 167

13.石韦散《圣济总录》 ……………………………………… 167

14.萆薢分清饮《杨氏家藏方》 ……………………………… 169

第三节　利湿退黄药

1.茵陈蒿汤《伤寒论》 ……………………………………… 170

2.茵陈五苓散《金匮要略》 ………………………………… 170

3.茵陈四逆汤《伤寒微旨论》 ……………………………… 170

4.甘露消毒丹《医效秘传》 ………………………………… 170

第七章　温里药

1.四逆汤《伤寒论》 …………………………………… 172、175

2.参附汤《正体类要》 ……………………………………… 173

3.回阳救急汤《伤寒六书》 ………………………………… 173

4.八味丸《金匮要略》 ……………………………………… 173

5.右归丸《景岳全书》 ………………………………… 173、176

6.附子理中汤《太平惠民和剂局方》 ……………………… 173

7.真武汤《伤寒论》 ………………………………………… 173

8.麻黄附子细辛汤《伤寒论》 ……………………………… 173

9.甘草附子汤《金匮要略》 ………………………………… 174

10.附子汤《伤寒论》 ………………………………………… 174

11.理中丸《伤寒论》 ………………………………………… 175

12.二姜丸《太平惠民和剂局方》 …………………… 175、180

13.干姜人参半夏丸《金匮要略》 …………………………… 175

14.苓甘五味姜辛汤《金匮要略》 …………………………… 175

15.小青龙汤《伤寒论》 ……………………………………… 175

16.桂附理中丸《饲鹤亭集方》 ……………………………… 176

17.济生肾气丸《济生方》 …………………………………… 176

18.桂苓丸《太平惠民和剂局方》 …………………………… 176

19.蠲痹汤《杨氏家藏方》 …………………………………… 177

20.暖肝煎《景岳全书》……………………………… 177

21.少腹逐瘀汤《医林改错》………………………… 177

22.阳和汤《外科全生集》…………………………… 177

23.托里黄芪汤《圣济总录》………………………… 177

24.十全大补汤《太平惠民和剂局方》……………… 177

25.导气汤《医方简义》……………………………… 178

26.吴茱萸汤《伤寒论》……………………………… 178

27.鸡鸣散《类编朱氏集验医方》…………………… 178

28.左金丸《丹溪心法》……………………………… 179

29.四神丸《内科摘要》……………………………… 179

30.天台乌药散《圣济总录》………………………… 179

31.良附丸《良方集腋》……………………………… 180

32.高良姜汤《备急千金要方》……………………… 180

33.治虚寒呕吐方（验方）…………………………… 180

34.乌梅丸《伤寒论》………………………………… 181

35.椒苓丸《本草纲目》引《邵真人经验方》……… 181

36.丁香柿蒂汤《症因脉治》………………………… 182

第八章 行气药

1.平胃散《太平惠民和剂局方》…………………… 185

2.异功散《小儿药证直诀》………………………… 186

3.橘皮汤（验方）…………………………………… 186

4.二陈汤《太平惠民和剂局方》…………………… 186

5.肺炎汤《临证医案医方》………………………… 187

6.化湿开胃汤《橘万家》…………………………… 187

7.大承气汤《伤寒论》……………………………… 187

8.枳实导滞丸《内外伤辨惑论》…………………… 187

9.枳实芍药散《金匮要略》………………………… 188

10.枳实薤白桂枝汤《金匮要略》…………………… 188

11.小陷胸加枳实汤《温病条辨》…………………… 188

12.天台乌药散《圣济总录》…………………… 189、195

13.青皮丸《沈氏尊生书》…………………………… 189

14.木香调气散《万病回春》………………………… 190

15.匀气散《医学入门》 …………………………………………… 190

16.香砂六君子汤《古今名医方论》 …………………………… 190

17.香连丸《太平惠民和剂局方》 ……………………………… 190

18.木香槟榔丸《儒门事亲》 …………………………………… 190

19.木香枳术丸《内外伤辨惑论》 ……………………………… 191

20.柴胡疏肝散《景岳全书》 …………………………………… 191

21.良附丸《良方集腋》 ………………………………………… 192

22.四制香附丸《女科万金方》 ………………………………… 192

23.治月经不调、痛经、乳房胀痛方（验方） ………………… 192

24.香砂养胃汤《杂病源流犀烛·身形门》 …………………… 192

25.金铃子散《太平圣惠方》 …………………………………… 193

26.导气汤《医方简义》 ………………………………………… 193

27.治胆道蛔虫方（验方） ……………………………………… 193

28.一贯煎《柳州医话》 ………………………………………… 193

29.乌药汤《兰室秘藏》 ………………………………………… 195

30.缩泉丸《魏氏家藏方》 ……………………………………… 195

31.四磨汤《济生方》 …………………………………………… 195

32.瓜蒌薤白半夏汤《金匮要略》 ……………………………… 196

33.瓜蒌薤白白酒汤《金匮要略》 ……………………………… 196

34.瓜蒌薤白桂枝汤《金匮要略》 ……………………………… 196

35.沉香四磨散《世医得效方》 ………………………………… 197

36.沉香桂附丸《奇效良方》 …………………………………… 197

37.沉香降气散《太平惠民和剂局方》 ………………………… 197

38.疝气内消丸《北京市中药成方选集》 ……………………… 198

39.荔香散《景岳全书》 ………………………………………… 198

40.蠲痛散《妇人大全良方》 …………………………………… 198

41.宽胸丸《新医药学杂志》 …………………………………… 199

42.柿蒂汤《济生方》 …………………………………………… 200

43.丁香柿蒂汤《症因脉治》 …………………………………… 200

第九章　消食药

1.保和丸《丹溪心法》 …………………………………… 201、206

2.治胆结石、肾结石方（验方） ……………………………… 203

3.健脾思食方（验方） …………………………………………… 203

4.曲蘖枳术丸《内外伤辨惑论》 ………………………………… 204

5.补脾汤《三因极一病证方论》 ………………………………… 204

6.三子养亲汤《韩氏医通》 ……………………………………… 206

7.消食化积方（验方） …………………………………………… 206

8.治老年性支气管炎方（验方） ………………………………… 206

9.治慢性支气管炎方（验方） …………………………………… 206

第十章 驱虫药

1.使君子散《医宗金鉴》 ………………………………………… 208

2.肥儿丸《太平惠民和剂局方》 ………………………………… 208

3.木香槟榔丸《儒门事亲》 ……………………………………… 209

4.四磨饮《济生方》 ……………………………………………… 209

5.疏凿饮子《济生方》 …………………………………………… 209

6.鸡鸣散《类编朱氏集验医方》 ………………………………… 210

7.截疟七宝饮《杨氏家藏方》 …………………………………… 210

8.化虫丸《太平惠民和剂局方》 ………………………………… 212

第十一章 止血药

第一节 凉血止血药

1.十灰散《十药神书》 …………………………………………… 216

2.小蓟饮子《济生方》 …………………………………………… 216

3.约营煎《景岳全书》 …………………………………………… 217

4.槐角丸《太平惠民和剂局方》 ………………………………… 217

5.四物地榆汤《医略六书》 ……………………………………… 217

6.地榆丸《普济方》 ……………………………………………… 217

7.槐花散《普济本事方》 ………………………………………… 218

8.三鲜饮《医学衷中参西录》 …………………………………… 219

9.治急性肾炎水肿方（验方） …………………………………… 219

10.茅葛汤《嵩崖尊生》 …………………………………………… 219

11.四生丸《妇人大全良方》 ……………………………………… 220

12.柏叶汤《金匮要略》 ···················· 220

13.侧柏樗皮丸《医学入门》 ················ 220

14.苎根汤《外台秘要》 ···················· 221

第二节 化瘀止血药

1.化血丹《医学衷中参西录》 ·············· 221

2.腐尽生肌散《医宗金鉴》 ················ 222

3.茜根散《重订严氏济生方》 ·············· 222

4.固冲汤《医学衷中参西录》 ·············· 222

5.十灰散《十药神书》 ···················· 223

6.清带汤《医学衷中参西录》 ·············· 223

7.失笑散《太平惠民和剂局方》 ············ 224

8.蒲黄散《证治准绳》 ···················· 224

第三节 收敛止血药

1.白及枇杷丸《证治准绳》 ················ 225

2.白及汤《古今一彻》 ···················· 226

3.独圣散《丹溪心法》 ···················· 226

4.乌及散《上海中医药杂志》 ·············· 226

5.内消散《外科正宗》 ···················· 226

6.双荷散《太平圣惠方》 ·················· 227

7.治消化道出血、功能性子宫出血方（验方） ···· 228

8.化血丹《医学衷中参西录》 ·············· 228

9.固冲汤《医学衷中参西录》 ·············· 230

10.猬皮散《杨氏家藏方》 ················· 230

11.猬皮丸《寿世保元》 ··················· 231

第四节 温经止血药

1.胶艾汤《金匮要略》 ···················· 231

2.四生丸《妇人大全良方》 ················ 232

3.艾附暖宫丸《仁斋直指方论》 ············ 232

4.黄土汤《金匮要略》 ···················· 232

5.生化汤《傅青主女科》 ·················· 233

第十二章　活血化瘀药

第一节　活血止痛药

1.柴胡疏肝散《景岳全书》 …………………………………………… 235

2.越鞠丸《丹溪心法》 ………………………………………………… 235

3.芎归泻肝汤《万氏女科》 …………………………………………… 235

4.血府逐瘀汤《医林改错》 …………………………………………… 235

5.温经汤《金匮要略》 ………………………………………………… 235

6.生化汤《傅青主女科》 ……………………………………………… 235

7.川芎茶调散《太平惠民和剂局方》 ………………………………… 235

8.独活寄生汤《备急千金要方》 ………………………………… 236、237

9.延胡索散《陈素庵妇科补解》 ……………………………………… 237

10.金铃子散《太平圣惠方》 ………………………………………… 237

11.膈下逐瘀汤《医林改错》 …………………………………… 237、244

12.橘核丸《重订严氏济生方》 ……………………………………… 237

13.颠倒木金散《医宗金鉴》 ………………………………………… 238

14.强肝丸（验方） …………………………………………………… 238

15.宣郁通经汤《傅青主女科》 ……………………………………… 238

16.郁金丸《痧症全书》 ……………………………………………… 238

17.菖蒲郁金汤《温病全书》 ………………………………………… 239

18.白金丸《普济本事方》 …………………………………………… 239

19.生地黄汤《医学心悟》 …………………………………………… 239

20.小蓟饮子《济生方》 ……………………………………………… 239

21.姜黄散《妇人大全良方》 ………………………………………… 240

22.姜黄汤《圣济总录》 ……………………………………………… 240

23.舒筋汤《外科理例》 ……………………………………………… 240

24.治肝硬化方（验方） ……………………………………………… 240

25.七厘散《良方集腋》 ……………………………………………… 241

26.乳香定痛散《杂病源流犀烛》 …………………………………… 241

27.乳香消毒散《卫生宝鉴》 ………………………………………… 241

28.仙方活命饮《校注妇人良方》 …………………………………… 241

29.醒消丸《外科全生集》 ……………………………………… 241、243

30.海浮散《疮疡经验全书》 …………………………………… 241、243

31.活络效灵丹《医学衷中参西录》 ……………………………… 242

32.蠲痹汤《杨氏家藏方》 …………………………………………… 242

33.手拈散《医学心悟》 ………………………………………… 242、243

34.没药散《博济方》 ………………………………………………… 242

35.乳香没药散《普济方》引《医方大成》 ………………………… 242

36.失笑散《太平惠民和剂局方》 …………………………………… 243

37.祛瘀行气止痛方（验方） ………………………………………… 244

38.治崩漏、少腹痛方（验方） ……………………………………… 244

第二节　活血调经药

1.红花桃仁煎《陈素庵妇科补解》 ………………………………… 245

2.宁坤至宝丹《卫生鸿宝》 ………………………………………… 245

3.丹参饮《医宗金鉴》 ……………………………………………… 245

4.活络效灵丹《医学衷中参西录》 ………………………………… 245

5.治肝癌、肝区疼痛方（验方） …………………………………… 245

6.消乳汤《医学衷中参西录》 ……………………………………… 246

7.清营汤《温病条辨》 ……………………………………………… 246

8.天王补心丹《校注妇人良方》 …………………………………… 246

9.桃红四物汤《医宗金鉴》 …………………………………… 247、249

10.生化汤《傅青主女科》 ………………………………………… 247

11.桂枝茯苓丸《金匮要略》 ……………………………………… 247

12.桃核承气汤《伤寒论》 ………………………………………… 247

13.大黄牡丹皮汤《金匮要略》 …………………………………… 247

14.苇茎汤《备急千金要方》 ……………………………………… 247

15.复元活血汤《医学发明》 ……………………………………… 247

16.润肠丸《脾胃论》 ……………………………………………… 248

17.红蓝花酒《金匮要略》 ………………………………………… 248

18.膈下逐瘀汤《医林改错》 ……………………………………… 248

19.桃仁红花煎《陈素庵妇科补解》 ……………………………… 249

20.泽兰汤（周黎民方） …………………………………………… 249

21.当归红花饮《麻科活人书》 …………………………………… 249

22.脱花煎《景岳全书》 …………………………………………… 250

23.泽兰汤《医学心悟》 …………………………………………… 250、255

24.三妙丸《医学正传》 …………………………………………… 250

25.虎潜丸《全国中药成药处方集》 ………………………………………… 250

26.独活寄生汤《备急千金要方》 …………………………………………… 251

27.牛膝汤《备急千金要方》 ………………………………………………… 251

28.济生肾气丸《济生方》 …………………………………………………… 251

29.蠲龙汤《医醇滕义》 ……………………………………………………… 251

30.镇肝熄风汤《医学衷中参西录》 ………………………………………… 251

31.加味益母丸《医学入门》 ………………………………………………… 252

32.茺蔚子丸《圣济总录》 …………………………………………………… 252

33.下乳涌泉散《清太医院配方》 …………………………………………… 254

34.滋乳汤《医学衷中参西录》 ……………………………………………… 254

35.凌霄花散《杨氏家藏方》 ………………………………………………… 256

第三节 活血疗伤药

1.骨碎补散《太平圣惠方》 ………………………………………………… 257

2.骨碎补散《中医皮肤病学简编》 ………………………………………… 257

3.加味地黄汤《疡医大全》 ………………………………………………… 257

4.八厘散《医宗金鉴》 ………………………………………… 258、260

5.七厘散《良方集腋》 ……………………………………………………… 258

6.接骨紫金丹《万氏家抄方》 ……………………………………………… 259

7.壮筋续骨丸《伤科大成》 ………………………………………………… 259

8.下瘀血汤《金匮要略》 …………………………………………………… 259

9.大黄䗪虫丸《金匮要略》 ………………………………………………… 259

10.鳖甲煎丸《金匮要略》 …………………………………………………… 260

11.九分散《急救应验良方》 ………………………………………………… 260

12.流伤饮《伤科秘方》 ……………………………………………………… 261

13.止血黑绒絮《伤科补要》 ………………………………………………… 261

14.自然铜散《张氏医通》 …………………………………………………… 262

第四节 破血消癥药

1.莪术散《寿世保元》 ……………………………………………………… 263

2.金铃泻肝汤《医学衷中参西录》 ………………………………………… 263

3.莪术丸《证治准绳》 ……………………………………………………… 263

4.蜕膜散（夏氏经验方） …………………………………………………… 264

5.理冲汤《医学衷中参西录》 ……………………………………………… 264

6.化癥回生丹《温病条辨》 ·············· 264

7.接骨火龙丹《普济方》 ·············· 265

8.穿山甲散《古今医统》 ·············· 265

9.代抵当汤《血证论》 ·············· 265

10.下乳涌泉散《清太医院配方》 ·············· 266

11.滋乳汤《医学衷中参西录》 ·············· 266

12.仙方活命饮《校注妇人良方》 ·············· 266

13.透脓散《外科正宗》 ·············· 266

14.大黄䗪虫丸《金匮要略》 ·············· 267

15.斑蝥通经丸《济阴纲目》 ·············· 268

第十三章　化痰止咳平喘药

第一节　温化寒痰药

1.二陈汤《太平惠民和剂局方》 ·············· 270

2.小青龙汤《伤寒论》 ·············· 270

3.半夏白术天麻汤《医学心悟》 ·············· 270

4.半夏秫米汤《灵枢经》 ·············· 270

5.小半夏汤《金匮要略》 ·············· 271

6.黄连橘皮竹茹半夏汤《温热经纬》 ·············· 271

7.麦门冬汤《金匮要略》 ·············· 271

8.大半夏汤《千金翼方》 ·············· 271

9.半夏泻心汤《伤寒论》 ·············· 271

10.小陷胸汤《伤寒论》 ·············· 271

11.半夏厚朴汤《金匮要略》 ·············· 271

12.海藻玉壶汤《外科正宗》 ·············· 271

13.导痰汤《济生方》 ·············· 272

14.小黄丸《中国医学大辞典》 ·············· 273

15.青州白丸子《太平惠民和剂局方》 ·············· 273

16.玉真散《外科正宗》 ·············· 273、274

17.玉壶丸《太平惠民和剂局方》 ·············· 273

18.牵正散《杨氏家藏方》 ·············· 274

19.白附饮《活幼心书》 ·············· 274

20.三子养亲汤《韩氏医通》 ·········· 275

21.控涎丹《三因极一病证方论》 ·········· 275

22.白芥子散《妇人大全良方》 ·········· 275

23.阳和汤《外科全生集》 ·········· 275

24.皂荚丸《金匮要略》 ·········· 276

25.通关散《丹溪心法附余》 ·········· 276

26.稀涎散《济生方》 ·········· 276

27.金沸草散《类证活人书》 ·········· 277

28.旋覆代赭汤《伤寒论》 ·········· 277

29.止嗽散《医学心悟》 ·········· 278

30.白前散《太平圣惠方》 ·········· 278

31.白前汤《备急千金要方》 ·········· 278

第二节 清化热痰药

1.杏苏散《温病条辨》 ·········· 279

2.桑菊饮《温病条辨》 ·········· 279

3.大七气汤《寿世保元》 ·········· 279

4.桔梗汤《金匮要略》 ·········· 279

5.普济消毒饮《东垣试效方》 ·········· 279

6.百合固金汤《医方集解》 ·········· 280

7.贝母散《鸡峰普济方》 ·········· 280

8.二母散《太平惠民和剂局方》 ·········· 280

9.消瘰丸《医学心悟》 ·········· 281

10.清气化痰丸《医方考》 ·········· 282

11.半夏瓜蒌丸《宣明论》 ·········· 282

12.小陷胸汤《伤寒论》 ·········· 282

13.瓜蒌薤白白酒汤《金匮要略》 ·········· 282

14.治乳腺炎方（验方） ·········· 282

15.神效瓜蒌散《妇人大全良方》 ·········· 282

16.温胆汤《三因极一病证方论》 ·········· 283

17.黄连橘皮竹茹半夏汤《温热经纬》 ·········· 283

18.橘皮竹茹汤《金匮要略》 ·········· 284

19.含化丸《证治准绳》 ·········· 284、288

20.前胡散《证治准绳》 ·········· 285

21.金沸草散《类证活人书》 …………………………… 285

22.抱龙丸《小儿药证直诀》 …………………………… 286

23.小儿回春丹《方剂学》引《敬修堂药说》 ……………… 286

24.内消瘰疬丸《疡医大全》 …………………………… 286

25.海藻玉壶汤《外科正宗》 …………………………… 287

26.礞石滚痰丸《奉定养生主论》 ……………………… 287

27.海蛤汤《杨氏家藏方》 ……………………………… 289

28.消瘿汤（林氏经验方） ……………………………… 289

第三节　止咳平喘药

1.三拗汤《太平惠民和剂局方》 ……………………… 291

2.桑菊饮《温病条辨》 ………………………………… 291

3.麻杏石甘汤《伤寒论》 ……………………………… 291

4.桑杏汤《温病条辨》 ………………………………… 291

5.杏仁煎《古今录验》 ………………………………… 291

6.五仁丸《世医得效方》 ……………………………… 292

7.三子养亲汤《韩氏医通》 …………………………… 292

8.苏子降气汤《太平惠民和剂局方》 ………………… 292

9.定喘汤《摄生众妙方》 …………………………… 293、300

10.紫苏麻仁粥《普济本事方》 ………………………… 293

11.止嗽散《医学心悟》 ……………………………… 293、294

12.百部汤《圣济总录》 ………………………………… 293

13.紫菀汤《医方集解》 ………………………………… 294

14.冷哮丸《张氏医通》 ………………………………… 294

15.紫菀百花散《济生方》 ……………………………… 295

16.款冬花汤《圣济总录》 ……………………………… 295

17.款花汤《疮疡经验全书》 …………………………… 295

18.枇杷清肺饮《外科大成》 …………………………… 296

19.清燥救肺汤《医门法律》 …………………………… 296

20.泻白散《小儿药证直诀》 …………………………… 297

21.五皮饮《中藏经》 …………………………………… 297

22.清金止衄汤《中国医药学报》 ……………………… 297

23.葶苈大枣泻肺汤《金匮要略》 ……………………… 298

24.己椒苈黄丸《金匮要略》 …………………………… 298

25.大陷胸丸《伤寒论》 …………………………………… 298

26.补肺阿胶汤《小儿药证直诀》 ………………… 299

27.鸭掌散《摄生众妙方》 …………………………………… 300

28.易黄汤《傅青主女科》 …………………………………… 300

29.整骨麻药方《医宗金鉴》 ……………………………… 301

第十四章　安神药

第一节　重镇安神药

1.朱砂安神丸《内外伤辨惑论》 ………………………… 303

2.琥珀养心丹《证治准绳》 ……………………………… 303

3.安宫牛黄丸《温病条辨》 ……………………………… 303

4.牛黄散《证治准绳》 …………………………………… 303

5.磁朱丸《备急千金要方》 …………………… 303、306

6.紫金锭《丹溪心法附余》 ……………………………… 304

7.冰硼散《外科正宗》 …………………………………… 304

8.珍珠母丸《普济本事方》 ……………………………… 305

9.镇肝熄风汤《医学衷中参西录》 ……………………… 305

10.琥珀定志丸《饲鹤亭集方》 ………………………… 306

11.琥珀散《灵苑方》 ……………………………………… 306

12.耳聋左慈丸《饲鹤亭集方》 ………………………… 306

13.磁石六味丸《杂病源流犀烛》 ……………………… 307

第二节　养心安神药

1.酸枣仁汤《金匮要略》 ………………………………… 307

2.归脾汤《济生方》 …………………………… 308、310

3.天王补心丹《校注妇人良方》 ……………………… 308

4.柏子仁丸《普济本事方》 ……………………………… 308

5.柏子养心丸《体仁汇编》 ……………………………… 309

6.养心汤《仁斋直指方论》 ……………………………… 309

7.五仁丸《世医得效方》 ………………………………… 309

8.安神定志丸《医学心悟》 ……………………………… 310

9.远志丸《三因极一病证方论》 ……………………… 310

10.枕中丹《医心方》引《葛氏方》 …………………………………… 310

11.定痫丸《医学心悟》 …………………………………………… 310

12.甲乙归藏汤《医醇賸义》 ……………………………………… 312

第十五章　平肝药

第一节　平肝潜阳药

1.育阴潜阳汤《肘后积余集》 …………………………………… 313

2.天麻钩藤饮《杂病证治新义》 ………………………………… 314

3.蒙花散《太平惠民和剂局方》 ………………………………… 314

4.石决明散《证治准绳》 ………………………………………… 314

5.石决明丸《肿瘤方剂大辞典》 ………………………………… 314

6.甲乙归藏汤《医醇賸义》 ……………………………………… 315

7.珍珠母丸《普济本事方》 ……………………………………… 315

8.镇肝熄风汤《医学衷中参西录》 ………………………… 316、317

9.大定风珠《温病条辨》 ………………………………………… 316

10.消瘰丸《医学衷中参西录》 ………………………………… 316

11.消核散《医宗金鉴》 ………………………………………… 317

12.牡蛎丸《太平圣惠方》 ……………………………………… 317

13.旋覆代赭汤《伤寒论》 ……………………………………… 318

14.参赭镇气汤《医学衷中参西录》 …………………………… 318

15.寒降汤《医学衷中参西录》 ………………………………… 318

16.震灵丹《太平惠民和剂局方》 ……………………………… 318

17.达郁汤《杂病源流犀烛》 …………………………………… 319

18.白蒺藜散《张氏医通》 ……………………………………… 319

19.当归饮子《重订严氏济生方》 ……………………………… 319

第二节　息风止痉药

1.羚角钩藤汤《通俗伤寒论》 ……………………………… 321、324

2.钩藤饮《医宗金鉴》 ………………………………………… 321

3.羚羊角汤《医醇賸义》 ……………………………………… 321

4.羚羊角散《太平惠民和剂局方》 …………………………… 322

5.紫雪丹《太平惠民和剂局方》 ……………………………… 322

6.羚羊清肺汤《外科大成》 ·················· 322

7.牛黄散《证治准绳》 ·················· 323

8.万氏牛黄清心丸《痘疹世医心法》 ·················· 323

9.安宫牛黄丸《温病条辨》 ·················· 323

10.牛黄解毒丸《保婴撮要》 ·················· 323

11.犀黄丸《外科全生集》 ·················· 323

12.钩藤饮子《幼幼新书》 ·················· 324

13.天麻钩藤饮《杂病证治新义》 ·················· 325

14.玉真散《外科正宗》 ·················· 325

15.钩藤饮子《小儿药证直诀》 ·················· 325

16.半夏白术天麻汤《医学心悟》 ·················· 326

17.秦艽天麻丸《医学心悟》 ·················· 326

18.天麻丸《普济方》 ·················· 326

19.羚羊角骨汤《邓氏临证心得》 ·················· 327

20.补阳还五汤《医林改错》 ·················· 327

21.小活络丸《太平惠民和剂局方》 ·················· 327

22.撮风散《证治准绳》 ·················· 328、330

23.钩藤熄风汤（韦氏验方） ·················· 328

24.五虎追风丸《史全恩家传方》 ·················· 328

25.牵正散《杨氏家藏方》 ·················· 328、330

26.全蝎乳香散《普济方》 ·················· 329

27.千金散《寿世保元》 ·················· 330

28.醒脾散《活幼口议》 ·················· 330

29.白僵蚕散《世医得效方》 ·················· 331

30.六味汤《咽喉秘集》 ·················· 331

31.通关散《奇效良方》 ·················· 331

第十六章　开窍药

1.安宫牛黄丸《温病条辨》 ·················· 332

2.至宝丹《灵苑方》 ·················· 332

3.牛黄抱龙丸《医方歌括》 ·················· 333

4.苏合香丸《广济方》录自《外台秘要》 ·················· 333、335

5.醒消丸《外科全生集》 ·················· 333

6.六神丸《中国医学大辞典》1921 年版 ······ 333

7.麝香汤《圣济总录》 ······ 333

8.七厘散《良方集腋》 ······ 334

9.香桂散《张氏医通》 ······ 334

10.菖蒲郁金汤《温病全书》 ······ 336

11.清心温胆汤《古今医鉴》 ······ 336

12.安神定志丸《医学心悟》 ······ 336

13.开噤散《医学心悟》 ······ 337

14.蟾酥丸《外科正宗》 ······ 337

第十七章　补虚药

第一节　补气药

1.独参汤《十药神书》 ······ 340

2.参附汤《正体类要》 ······ 340

3.人参胡桃汤《济生方》 ······ 340

4.人参蛤蚧散《卫生宝鉴》 ······ 340

5.四君子汤《太平惠民和剂局方》 ······ 341、346、350

6.生脉散《内外伤辨惑论》 ······ 341

7.白虎加人参汤《伤寒论》 ······ 341

8.归脾汤《济生方》 ······ 341、345

9.八珍汤《正体类要》 ······ 342

10.芪术膏《中药学》 ······ 344

11.补中益气汤《脾胃论》 ······ 345

12.当归补血汤《内外伤辨惑论》 ······ 345

13.玉屏风散《究原方》录自《医方类聚》 ······ 345

14.防己黄芪汤《金匮要略》 ······ 345

15.透脓散《外科正宗》 ······ 345

16.补阳还五汤《医林改错》 ······ 346

17.黄芪桂枝五物汤《金匮要略》 ······ 346

18.理中汤《伤寒论》 ······ 347

19.参苓白术散《太平惠民和剂局方》 ······ 347、348、349

20.苓桂术甘汤《金匮要略》 ······ 347

21.全生白术散《胎产秘书》 ·· 347

22.四苓散《丹溪心法》 ··· 347

23.当归散《金匮要略》 ··· 347

24.完带汤《傅青主女科》 ··· 348

25.六味地黄丸《小儿药证直诀》 ····································· 348

26.玉液汤《医学衷中参西录》 ······································· 349

27.香薷饮《太平惠民和剂局方》 ····································· 349

28.炙甘草汤《伤寒论》 ··· 350

29.苓甘五味姜辛汤《金匮要略》 ····································· 351

30.芍药甘草汤《伤寒论》 ··· 351

31.小建中汤《伤寒论》 ··· 351

32.十枣汤《伤寒论》 ··· 352

33.琼玉膏《医方集解》 ··· 353

第二节　补阳药

1.参茸固本丸《中国医学大辞典》 ···································· 354

2.鹿茸散《太平圣惠方》 ·· 355

3.加味地黄丸《古今医统》 ·· 355

4.治崩漏带下方（验方） ·· 355

5.赞育丸《景岳全书》 ·· 356、357

6.金刚丸《张氏医通》 ·· 356、361

7.青娥丸《太平惠民和剂局方》 ····················· 358、359、365

8.补骨脂丸《太平惠民和剂局方》 ···································· 359

9.四神丸《内科摘要》 ·· 359

10.益智丸《保婴撮要》 ··· 360

11.缩泉丸《校注妇人良方》 ··· 360

12.益智火煮散《普济方》 ··· 360

13.苁蓉润肠丸《济生方》 ··· 361

14.济川煎《景岳全书》 ··· 361

15.茯菟丹《医方论》 ··· 363

16.菟丝子丸《杂病源流犀烛》 ······································· 363

17.五子衍宗丸《摄生众妙方》 ······································· 363

18.驻景丸《太平惠民和剂局方》 ····································· 363

19.寿胎丸《医学衷中参西录》 ··································· 363、366

20.葫芦巴丸《太平惠民和剂局方》 …………………………………………………… 364

21.人参胡桃汤《济生方》 …………………………………………………… 365

22.续断丸《景岳全书》 …………………………………………………… 366

23.金锁固精丸《医方集解》 …………………………………………………… 367

24.人参蛤蚧散《卫生宝鉴》 …………………………………………………… 368

25.河车大造丸《诸证辨疑》 …………………………………………………… 369

第三节　补血药

1.四物汤《太平惠民和剂局方》 ………………………………… 372、373、375

2.六味地黄丸《小儿药证直诀》 …………………………………………………… 374

3.左归丸《景岳全书》 …………………………………………………… 374

4.大补阴丸《丹溪心法》 …………………………………………………… 374

5.白芍药散《太平圣惠方》 …………………………………………………… 375

6.逍遥散《太平惠民和剂局方》 …………………………………………………… 375

7.建瓴汤《医学衷中参西录》 …………………………………………………… 375

8.芍药甘草汤《伤寒论》 …………………………………………………… 376

9.痛泻要方《景岳全书》 …………………………………………………… 376

10.当归芍药散《金匮要略》 …………………………………………………… 376

11.桂枝汤《伤寒论》 …………………………………………………… 376

12.黄土汤《金匮要略》 …………………………………………………… 377

13.胶艾汤《金匮要略》 …………………………………………………… 377

14.黄连阿胶鸡子黄汤《伤寒论》 …………………………………………………… 377

15.清燥救肺汤《医门法律》 …………………………………………………… 377

16.补肺阿胶汤《小儿药证直诀》 …………………………………………………… 378

17.阿胶鸡子黄汤《通俗伤寒论》 …………………………………………………… 378

18.七宝美髯丹《本草纲目》引《积善堂方》 …………………………………………………… 379

19.何人饮《景岳全书》 …………………………………………………… 379

20.归脾汤《济生方》 …………………………………………………… 380

第四节　补阴药

1.沙参麦冬汤《温病条辨》 ………………………………… 381、387

2.月华丸《医学心悟》 …………………………………………………… 381

3.益胃汤《温病条辨》 ………………………………… 381、383、387

4.清燥救肺汤《医门法律》 …………………………………………………… 382

5.二冬膏《摄生秘剖》 ···································· 382

6.麦门冬汤《金匮要略》 ································ 382

7.清营汤《温病条辨》 ································ 383

8.天王补心丹《校注妇人良方》 ························ 383

9.增液汤《温病条辨》 ································ 383

10.三才汤《温病条辨》 ································ 384

11.百合固金汤《慎斋遗书》 ···························· 385

12.百合知母汤《金匮要略》 ···························· 385

13.百合地黄汤《金匮要略》 ···························· 385

14.百合乌药汤《时方歌括》 ···························· 385

15.石斛夜光丸《原机启微》 ···························· 386

16.石斛清胃汤《张氏医通》 ···························· 386

17.加减葳蕤汤《重订通俗伤寒论》 ···················· 387

18.杞菊地黄汤《医级》 ································ 389

19.二至丸《医方集解》 ································ 390

20.首乌延寿丹《世补斋医书》 ·························· 390

21.扶桑丸《目经大成》 ································ 392

22.大补阴丸《丹溪心法》 ······························ 392

23.镇肝熄风汤《医学衷中参西录》 ···················· 393

24.大定风珠《温病条辨》 ······························ 393

25.虎潜丸《丹溪心法》 ································ 393

26.固经丸《妇人大全良方》 ···························· 393

27.孔圣枕中丹《备急千金要方》 ························ 393

28.青蒿鳖甲汤《温病条辨》 ···························· 394

29.秦艽鳖甲散《卫生宝鉴》 ···························· 394

30.鳖甲煎丸《金匮要略》 ······························ 394

第十八章 收涩药

第一节 固表止汗药

1.牡蛎散《太平惠民和剂局方》 ························ 397

2.甘麦大枣汤《金匮要略》 ···························· 397

第二节　敛肺涩肠药

1.都气丸《症因脉治》 ················· 398

2.小青龙汤《伤寒论》 ················· 399

3.生脉散《内外伤辨惑论》 ················· 399

4.玉液汤《医学衷中参西录》 ················· 399

5.麦味地黄丸《医部全录》引《体仁汇编》 ················· 399

6.四神丸《内科摘要》 ················· 399、404

7.天王补心丹《校注妇人良方》 ················· 400

8.一服散《世医得效方》 ················· 400

9.固肠丸《证治准绳》 ················· 401

10.乌梅丸《伤寒论》 ················· 401

11.真人养脏汤《太平惠民和剂局方》 ················· 402、403

12.诃子散《伤寒六书·素问病机气宜保命集》 ················· 402

13.诃子皮散《兰室秘藏》 ················· 403

14.玉锁丹《太平惠民和剂局方》 ················· 404

15.赤石脂禹余粮汤《伤寒论》 ················· 405

16.桃花汤《伤寒论》 ················· 405

17.黄连汤《备急千金要方》 ················· 406

第三节　固精缩尿止带药

1.六味地黄丸《小儿药证直诀》 ················· 407

2.肾气丸《金匮要略》 ················· 407

3.草还丹《扶寿精方》 ················· 408

4.固冲汤《医学衷中参西录》 ················· 408、413

5.来复汤《医学衷中参西录》 ················· 408

6.水陆二仙丹《洪氏集验方》 ················· 409、411

7.秘元煎《景岳全书》 ················· 409

8.金锁固精丸《医方集解》 ················· 410、411

9.参苓白术散《太平惠民和剂局方》 ················· 410

10.易黄汤《傅青主女科》 ················· 412

11.白芷散《妇人大全良方》 ················· 413

12.乌及散《上海中医药杂志》 ················· 413

13.五子衍宗丸《摄生众妙方》 ················· 414

第十九章　其他药

第一节　涌吐药

1. 截疟七宝饮《杨氏家藏方》 …………………………………………………… 416
2. 瓜蒂散《伤寒论》 …………………………………………………… 416
3. 瓜丁散《千金翼方》 …………………………………………………… 416
4. 三圣散《儒门事亲》 …………………………………………………… 418

第二节　解毒杀虫燥湿止痒药

1. 醒消丸《外科全生集》 …………………………………………………… 419
2. 二味拔毒散《医宗金鉴·外科心法要诀》 …………………………… 419
3. 黑锡丹《太平惠民和剂局方》 …………………………………………… 420
4. 半硫丸《太平惠民和剂局方》 …………………………………………… 420
5. 玉关丸《景岳全书》 …………………………………………………… 420
6. 白金丸《普济本事方》 …………………………………………………… 421
7. 大风丸《解围元薮》 …………………………………………………… 423
8. 大风丹《血证论》 …………………………………………………… 424

第三节　拔毒化腐生肌药

1. 神捷散《圣济总录》 …………………………………………………… 427
2. 生肌玉红膏《外科正宗》 ……………………………………………… 427
3. 舟车丸《太平圣惠方》录自《袖珍方》 ……………………………… 427
4. 砒霜膏《太平圣惠方》 …………………………………………………… 428
5. 三品一条枪《外科正宗》 ……………………………………………… 428
6. 枯痔散《外伤科学》 …………………………………………………… 428
7. 紫金丹《普济本事方》 …………………………………………………… 428
8. 桃花散《马氏方》 …………………………………………………… 429
9. 神应散《御药院方》 …………………………………………………… 430
10. 炉甘石散《名家方选》 ………………………………………………… 430
11. 止泪散《证治准绳》 …………………………………………………… 430
12. 平肌散《御药院方》 …………………………………………………… 430
13. 冰硼散《外科正宗》 …………………………………………………… 431
14. 白龙丹《证治准绳》 …………………………………………………… 431
15. 安肺宁嗽丸《医学衷中参西录》 ……………………………………… 431

附录二 药名索引

（按笔画顺序排序）

二 画

丁香 …………………………………… 182
人参 …………………………………… 340
刀豆 …………………………………… 200

三 画

三七 …………………………………… 221
三棱 …………………………………… 263
干姜 …………………………………… 174
土荆皮 ………………………………… 422
土茯苓 ………………………………… 085
土鳖虫 ………………………………… 259
大枣 …………………………………… 352
大黄 …………………………………… 113
大戟 …………………………………… 118
大蒜 …………………………………… 425
大蓟 …………………………………… 215
大风子 ………………………………… 423
大血藤 ………………………………… 087
大青叶 ………………………………… 079
大腹皮 ………………………………… 157
小蓟 …………………………………… 216
小茴香 ………………………………… 179
山药 …………………………………… 348
山楂 …………………………………… 201
山豆根 ………………………………… 093

山茱萸 ………………………………… 407
山慈菇 ………………………………… 090
千年健 ………………………………… 143
千里光 ………………………………… 091
千金子 ………………………………… 122
川乌 …………………………………… 126
川芎 …………………………………… 234
川贝母 ………………………………… 280
川楝子 ………………………………… 192
广藿香 ………………………………… 144
女贞子 ………………………………… 390
马勃 …………………………………… 095
马齿苋 ………………………………… 091
马钱子 ………………………………… 260
马兜铃 ………………………………… 299

四 画

王不留行 ……………………………… 254
天冬 …………………………………… 383
天麻 …………………………………… 325
天花粉 ………………………………… 060
天竺黄 ………………………………… 285
天南星 ………………………………… 272
木瓜 …………………………………… 130
木香 …………………………………… 189
木贼 …………………………………… 051

木通·····················166

木蝴蝶·················097

五加皮·················142

五灵脂·················243

五味子·················398

五倍子·················404

太子参·················343

车前子·················161

瓦楞子·················284

水蛭·····················264

水牛角·················105

牛黄·····················323

牛膝·····················250

牛蒡子·················047

升药·····················426

升麻·····················044

化橘红·················186

月季花·················253

丹参·····················245

乌药·····················194

乌梅·····················400

乌梢蛇·················128

火麻仁·················111

巴豆·····················121

巴戟天·················356

五 画

玉竹·····················387

玉米须·················159

甘松·····················194

甘草·····················350

甘遂·····················117

艾叶·····················231

石韦·····················167

石斛·····················386

石膏·····················053

石决明·················313

石菖蒲·················336

石榴皮·················406

龙骨·····················304

龙胆·····················069

龙眼肉·················379

北沙参·················381

四季青·················081

生姜·····················035

生地黄·················099

仙茅·····················358

仙鹤草·················226

白及·····················225

白术·····················346

白芍·····················374

白芷·····················033

白矾·····················420

白果·····················299

白前·····················277

白蔹·····················089

白薇·····················108

白头翁·················092

白花蛇舌草············088

白芥子·················274

白豆蔻·················149

白附子·················273

白茅根·················218

白扁豆·················349

白鲜皮·················072

瓜蒌·····················281

冬瓜皮·················158

冬虫夏草···············369

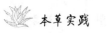

冬葵子 ……………………… 169
玄参 ………………………… 102
半夏 ………………………… 270
半枝莲 ……………………… 089
丝瓜络 ……………………… 140

六 画

老鹳草 ……………………… 133
地龙 ………………………… 326
地榆 ………………………… 217
地肤子 ……………………… 164
地骨皮 ……………………… 106
地锦草 ……………………… 097
芒硝 ………………………… 115
西河柳 ……………………… 038
西洋参 ……………………… 342
百合 ………………………… 385
百部 ………………………… 293
当归 ………………………… 372
肉桂 ………………………… 176
肉苁蓉 ……………………… 361
肉豆蔻 ……………………… 403
朱砂 ………………………… 302
竹叶 ………………………… 061
竹茹 ………………………… 283
伏龙肝 ……………………… 232
延胡索 ……………………… 236
自然铜 ……………………… 262
血竭 ………………………… 258
血余炭 ……………………… 228
全蝎 ………………………… 328
合欢皮 ……………………… 311
冰片 ………………………… 334
刘寄奴 ……………………… 261

决明子 ……………………… 059
灯心草 ……………………… 168
寻骨风 ……………………… 132
阳起石 ……………………… 365
防己 ………………………… 136
防风 ………………………… 026
红花 ………………………… 248

七 画

麦冬 ………………………… 382
麦芽 ………………………… 204
远志 ………………………… 309
赤芍 ………………………… 103
赤小豆 ……………………… 160
赤石脂 ……………………… 405
芜荑 ………………………… 213
芫花 ………………………… 119
花椒 ………………………… 181
花蕊石 ……………………… 225
苍术 ………………………… 146
苍耳子 ……………………… 034
芡实 ………………………… 411
苎麻根 ……………………… 220
芦荟 ………………………… 116
芦根 ………………………… 057
苏木 ………………………… 257
苏合香 ……………………… 335
杜仲 ………………………… 358
连翘 ………………………… 075
吴茱萸 ……………………… 178
牡蛎 ………………………… 316
牡丹皮 ……………………… 100
何首乌 ……………………… 378
伸筋草 ……………………… 131

皂荚 …………………………………… 275

佛手 …………………………………… 197

谷芽 …………………………………… 205

谷精草 ………………………………… 052

龟甲 …………………………………… 392

辛夷 …………………………………… 035

羌活 …………………………………… 027

沙苑子 ………………………………… 367

没药 …………………………………… 242

沉香 …………………………………… 197

诃子 …………………………………… 402

补骨脂 ………………………………… 359

阿胶 …………………………………… 376

陈皮 …………………………………… 185

附子 …………………………………… 172

鸡内金 ………………………………… 202

鸡血藤 ………………………………… 253

八　画

青皮 …………………………………… 188

青果 …………………………………… 098

青蒿 …………………………………… 107

青黛 …………………………………… 080

青风藤 ………………………………… 134

青葙子 ………………………………… 062

青礞石 ………………………………… 287

玫瑰花 ………………………………… 193

苦参 …………………………………… 070

苦杏仁 ………………………………… 291

苦楝皮 ………………………………… 211

枇杷叶 ………………………………… 296

板蓝根 ………………………………… 078

松节 …………………………………… 132

刺猬皮 ………………………………… 230

郁金 …………………………………… 238

郁李仁 ………………………………… 112

虎杖 …………………………………… 171

昆布 …………………………………… 290

罗布麻 ………………………………… 320

败酱草 ………………………………… 087

知母 …………………………………… 055

使君子 ………………………………… 208

侧柏叶 ………………………………… 219

佩兰 …………………………………… 145

金果榄 ………………………………… 096

金荞麦 ………………………………… 086

金钱草 ………………………………… 171

金银花 ………………………………… 073

金樱子 ………………………………… 409

乳香 …………………………………… 241

鱼腥草 ………………………………… 086

狗脊 …………………………………… 142

饴糖 …………………………………… 353

炉甘石 ………………………………… 429

泽兰 …………………………………… 255

泽泻 …………………………………… 155

建神曲 ………………………………… 207

降香 …………………………………… 224

细辛 …………………………………… 031

贯众 …………………………………… 082

九　画

珍珠母 ………………………………… 314

荆芥 …………………………………… 030

茜草 …………………………………… 222

荜茇 …………………………………… 182

荜澄茄 ………………………………… 183

草果 …………………………………… 151

草豆蔻 ·············· 150
茵陈 ·············· 170
茯苓 ·············· 152
荠菜 ·············· 160
胡椒 ·············· 183
胡黄连 ·············· 110
荔枝核 ·············· 198
南瓜子 ·············· 210
枳实 ·············· 187
柏子仁 ·············· 308
栀子 ·············· 056
枸杞子 ·············· 389
柿蒂 ·············· 200
威灵仙 ·············· 125
厚朴 ·············· 147
砒石 ·············· 427
砂仁 ·············· 148
牵牛子 ·············· 120
轻粉 ·············· 426
鸦胆子 ·············· 092
虻虫 ·············· 267
骨碎补 ·············· 256
钩藤 ·············· 324
香附 ·············· 191
香橼 ·············· 199
香薷 ·············· 036
重楼 ·············· 083
禹余粮 ·············· 406
胆矾 ·············· 417
胖大海 ·············· 290
独活 ·············· 124
姜黄 ·············· 239
前胡 ·············· 285
首乌藤 ·············· 311

炮姜 ·············· 233
洋金花 ·············· 301
穿山龙 ·············· 140
穿山甲 ·············· 265
穿心莲 ·············· 078
神曲 ·············· 203
络石藤 ·············· 139
绞股蓝 ·············· 344

十 画

秦艽 ·············· 135
秦皮 ·············· 071
蚕砂 ·············· 130
莱菔子 ·············· 205
莲子 ·············· 409
莪术 ·············· 262
桂枝 ·············· 025
桔梗 ·············· 279
桃仁 ·············· 247
核桃仁 ·············· 365
夏枯草 ·············· 058
柴胡 ·············· 039
党参 ·············· 342
鸭跖草 ·············· 063
铅丹 ·············· 429
臭梧桐 ·············· 138
射干 ·············· 094
徐长卿 ·············· 129
凌霄花 ·············· 255
高良姜 ·············· 180
拳参 ·············· 083
益母草 ·············· 252
益智仁 ·············· 360
海马 ·············· 371

海藻 …………………… 286
海风藤 ………………… 132
海金沙 ………………… 166
海狗肾 ………………… 370
海桐皮 ………………… 139
海浮石 ………………… 288
海蛤壳 ………………… 288
海螵蛸 ………………… 229
海螵蛸 ………………… 412
浮萍 …………………… 051
浮小麦 ………………… 397
通草 …………………… 163
桑叶 …………………… 042
桑枝 …………………… 137
桑椹 …………………… 391
桑白皮 ………………… 297
桑寄生 ………………… 141
桑螵蛸 ………………… 412

十一画

黄芩 …………………… 064
黄芪 …………………… 344
黄连 …………………… 066
黄柏 …………………… 068
黄精 …………………… 388
黄药子 ………………… 289
草薢 …………………… 168
菟丝子 ………………… 362
菊花 …………………… 043
常山 …………………… 415
野菊花 ………………… 077
蛇床子 ………………… 421
银柴胡 ………………… 109
甜瓜蒂 ………………… 416

猪苓 …………………… 154
麻黄 …………………… 023
麻黄根 ………………… 396
鹿茸 …………………… 354
商陆 …………………… 120
旋覆花 ………………… 277
羚羊角 ………………… 321
淫羊藿 ………………… 357
淡竹叶 ………………… 063
淡豆豉 ………………… 050
密蒙花 ………………… 062
续断 …………………… 366
绿豆 …………………… 081

十二画

琥珀 …………………… 305
斑蝥 …………………… 267
款冬花 ………………… 295
葫芦 …………………… 159
葫芦巴 ………………… 364
葛根 …………………… 040
葱白 …………………… 037
葶苈子 ………………… 298
萹蓄 …………………… 165
棕榈炭 ………………… 229
硫黄 …………………… 419
雄黄 …………………… 418
紫草 …………………… 104
紫菀 …………………… 294
紫贝齿 ………………… 320
紫石英 ………………… 370
紫花地丁 ……………… 077
紫苏子 ………………… 292
紫苏叶 ………………… 028

紫河车 ···················· 368
紫珠草 ···················· 228
蛤蚧 ······················ 368
黑芝麻 ···················· 391
锁阳 ······················ 362
番泻叶 ···················· 116
滑石 ······················ 162

十三画

蒺藜 ······················ 319
蒲黄 ······················ 223
蒲公英 ···················· 076
槐花 ······················ 218
硼砂 ······················ 430
雷丸 ······················ 212
雷公藤 ···················· 134
路路通 ···················· 133
蜈蚣 ······················ 329
蜂房 ······················ 422
蜂蜜 ······················ 353

十四画

蔓荆子 ···················· 049
榧子 ······················ 213
槟榔 ······················ 209
酸浆 ······················ 095
酸枣仁 ···················· 307
磁石 ······················ 306
豨莶草 ···················· 137
蝉蜕 ······················ 048
罂粟壳 ···················· 401
漏芦 ······················ 084
熊胆 ······················ 096

十五画

赭石 ······················ 317
蕲蛇 ······················ 127
樟脑 ······················ 338
樟脑 ······················ 424
蝼蛄 ······················ 160
墨旱莲 ···················· 389
僵蚕 ······················ 330
熟地黄 ···················· 373
鹤虱 ······················ 212
鹤草芽 ···················· 211

十六画

薤白 ······················ 196
薏苡仁 ···················· 156
薄荷 ······················ 045

十七画

藁本 ······················ 032
檀香 ······················ 198

十八画

藕节 ······················ 227
藜芦 ······················ 417
覆盆子 ···················· 414
瞿麦 ······················ 165

十九画

蟾酥 ······················ 337
鳖甲 ······················ 394

二十一画

麝香 ······················ 332